Gesundheitssoziologie | Sociology of Health

herausgegeben von

Prof. Dr. Thomas Klein

Band 1

David Rengeling

Vom geduldigen Ausharren zur allumfassenden Prävention

Grippe-Pandemien im Spiegel von Wissenschaft, Politik und Öffentlichkeit

Nomos

Die Deutsche Nationalbibliothek verzeichnet diese Publikation in der Deutschen Nationalbibliografie; detaillierte bibliografische Daten sind im Internet über http://dnb.d-nb.de abrufbar.

Zugl.: Bielefeld, Univ., Diss., 2017

ISBN 978-3-8487-4341-4 (Print)
ISBN 978-3-8452-8565-8 (ePDF)

1. Auflage 2017

The "Red Death" had long devastated the country. No pestilence had ever been so fatal, or so hideous. (...) But the Prince Prospero was happy and dauntless and sagacious. When his dominions were half depopulated, he summoned to his presence a thousand hale and light-hearted friends from among the knights and dames of his court, and with these retired to the deep seclusion of one of his castellated abbeys.
— Edgar Allen POE: The Masque of the Red Death

Prognosen sind schwierig, besonders wenn sie die Zukunft betreffen.
— Bonmot vermutlich dänischer Herkunft

Vorwort und Danksagung

Die vorliegende Dissertationsschrift bewegt sich vor allem in den Themenfeldern der Wissenschafts- und Medizingeschichte, berührt aber auch andere wissenschaftliche Disziplinen und kommt nicht ohne medizinische und epidemiologische Zusammenhänge aus. Bei der daraus entstandenen mehrperspektivischen Betrachtung des Themas Influenza standen mir viele Personen mit Rat und Tat zur Seite, ohne deren Hilfe ich die Arbeit sicherlich nicht in die nunmehr vorliegende Form hätte bringen können.

An erster Stelle gilt mein Dank meinen beiden Betreuern, Herrn Prof. Dr. Carsten Reinhardt und Herrn Dr. Stefan Böschen. Sie haben mir nicht nur von Anfang an bei größtmöglicher Offenheit den richtigen Weg gewiesen, sondern auch durch eine ganzheitliche Betrachtung immer wieder aufgezeigt, wie ich der Arbeit eine Form und eine Narration geben kann, die sie auch als Gesamtwerk aussagekräftig werden lässt. Für die Sichtung der Dissertationsschrift und die Begleitung sowie wichtige Anregungen während der Disputation möchte ich außerdem Herrn Prof. Dr. Kopper meinen Dank aussprechen.

Ebenfalls möchte ich mich bei Frau Prof. Dr. Wahrig sowie den Doktorandinnen und Doktoranden des Instituts für Wissenschafts- und Pharmaziegeschichte der Technischen Universität Braunschweig für die herzliche Aufnahme und die vielen fruchtbaren Diskussionen bedanken.

Herr Walter Pietrusziak hat mir nicht nur das Material der Geschäftsstelle der Deutschen Forschungsgemeinschaft zugänglich gemacht, sondern war auch ein generöser Gastgeber, wofür ich ihm ebenfalls meinen Dank aussprechen möchte.

Gedankt sei an dieser Stelle auch Herrn Dr. Fabian Feil vom Niedersächsischen Ministerium für Soziales, Gesundheit und Gleichstellung, der mir im Rahmen eines Interviews das behördliche Vorgehen gegen die Influenza näherbrachte.

Bei den Mitarbeiterinnen und Mitarbeitern der Wissenschaftlichen Kommission Niedersachsen möchte ich mich für die vielen hilfreichen Hinweise und Diskussionen sowie den freundschaftlich-kollegialen Umgang bedanken. Dadurch ist mir die Erarbeitung der Dissertation parallel zu den beruflichen Verpflichtungen deutlich leichter gefallen. An dieser Stelle sei insbesondere Herrn Dr. Mathias Pätzold gedankt, der dieses lehrreiche Arbeitsverhältnis überhaupt erst ermöglicht hat.

Ferner gilt mein Dank den engagierten Mitgliedern des *Interdisciplinary Network for Studies Investigating Science and Technology* (INSIST), die mit viel Engagement eine Plattform für junge Forschende geschaffen haben. Die gemeinsamen Gespräche auf Tagungen und Netzwerktreffen haben mir ebenfalls sehr weitergeholfen.

Zu Dank verpflichtet für Diskussionen, Hinweise und Korrekturen bin ich außerdem Gregor Lax und Rebecca Mertens sowie Tobias Dreier und Nina Meier. Alle vier Genannten haben in vielen Erörterungen dazu beigetragen, mir das Phänomen Wissenschaft weiter zu erschließen – ob nun aus historischer, philosophischer oder soziologischer Perspektive.

Bedanken möchte ich mich ebenfalls bei Daniel Schunk für seine Inspirationen zum sicherlich auch zukünftig relevanten Thema *Big Data* in der Epidemiologie und bei Maria-Ricarda Egloff für ihre Korrekturen. Ebenfalls sei Mathis Nolte für wiederholte Hinweise auf interessante Quellen gedankt. Bei der Veröffentlichung erfuhr ich zudem sehr hilfreiche Unterstützung durch den Nomos-Verlag, wobei ich mich insbesondere bei Frau Sandra Frey und Frau Claudia Hangen bedanke.

Für ihre beständige Unterstützung, viele interessante Diskussionen und nicht zuletzt die gelegentlichen Zusendungen aus dem ‚Deutschen Ärzteblatt' möchte ich mich ganz herzlich bei meinen Eltern, Martina und Michael Rengeling, bedanken. Ohne ihre tatkräftige Hilfe wären mir sicherlich viele Wege verschlossen geblieben.

Besonderer Dank gilt meiner Verlobten und Freundin Eilika Jensen, die mich fachlich und motivierend von Anfang bis zum Ende dieser Arbeit begleitet hat. Sie war nicht nur die erste Ansprechpartnerin für unzählige Diskussionen und Korrekturen, sondern auch für die Zweifel und Unsicherheiten, die eine Dissertation gelegentlich mit sich bringt.

Gedankt sei abschließend allen anderen nicht genannten Diskussionspartnerinnen und Diskussionspartnern, die mir nicht nur wichtige Fragen gestellt haben, sondern mich immer wieder darin bestärkt haben, dass sich meine Arbeit mit einem relevanten und interessanten Thema beschäftigt und mich dazu motiviert haben, die Arbeit weiterzuverfolgen sowie um verschiedene Aspekte zu bereichern.

Ich hoffe, dass sich alle Genannten ein wenig in der vorliegenden Dissertationsschrift wiederfinden und eine interessante Lektüre vorfinden, die ihnen hinsichtlich des einen oder anderen Aspektes Denkanstöße gibt.

Hannover, im Februar 2017 David Rengeling

Inhaltsverzeichnis

1. Einleitung

1.1 Die Wirkmächtigkeit der historisierten Influenza

Wenngleich Krebs-, Autoimmun- sowie degenerative Erkrankungen derzeit immer mehr in den Vordergrund rücken, sind es doch vor allem Infektionskrankheiten, die nicht nur jedes Jahr weltweit zahlreiche Todesopfer fordern, sondern die Medizin bereits seit Jahrhunderten beschäftigen.[1] Mit der rasanten Entwicklung in den Natur- und Lebenswissenschaften[2], die seit dem 19. Jahrhundert stattgefunden hat, wurden Infektionskrankheiten sowohl bekämpfbar als auch insgesamt sichtbarer. So befand GRADMANN, dass „die Bedrohung durch unsichtbare allgegenwärtige Gegner"[3] zu einer omnipräsenten Erzählung wurde, die sich von bakterienvernichtenden Maßnahmen im Deutschen Kaiserreich bis zu im 21. Jahrhundert geführten Biowaffen-Debatten erstreckt. Insbesondere Viren, denen im Gegensatz zu Bakterien kein Nutzen für den menschlichen Körper attestiert wird,

---

1 In den Industrienationen verlieren die Infektionskrankheiten zunehmend an Sichtbarkeit. In Entwicklungsländern und insbesondere auf dem afrikanischen Kontinent sind Infektionskrankheiten trotz der Erfolge der WHO im Kampf gegen u. a. HIV immer noch die häufigste Todesursache, insbesondere bei Säuglingen und Kindern. Auch leben weltweit mehr als 3 Mrd. Menschen in Malaria-Risikogebieten. Vgl. World Health Organization: World Health Statistics 2015, Genf 2015, S. 12, S. 19 f., S. 72.

2 Die Sammelbezeichnung Lebenswissenschaften, bzw. engl. *life sciences*, wird „für alle naturwissenschaftlichen Disziplinen [verwendet], die sich mit der belebten Natur beschäftigen". Zumeist wird der Begriff in der anwendungsorientierten Forschung genutzt, die beispielsweise zum Ziel hat, neue Medikamente zu entwickeln sowie die Gesundheit von Tier und Mensch zu verbessern. Vgl. s. v. life sciences, in: Freudig, Doris; Sauermost, Ralf (Hrsg.): Lexikon der Biologie, Bd. 8, Heidelberg 2002, S. 425 f. Im Folgenden sind mit dem Überbegriff Lebenswissenschaften alle Disziplinen und Forschungsrichtungen gemeint, die sich mit der Beschaffenheit und den Prozessen von Lebewesen auseinandersetzen. Dazu gehören u. a. die Medizin, die Biologie, die Virologie, die Immunologie, die Zoologie und die Veterinärmedizin.

3 Gradmann, Christoph: Bakteriologie und politische Sprache im Deutschen Kaiserreich, in: Sarasin, Philipp; Berger, Silvia; Hänseler, Marianne et al. (Hrsg.): Bakteriologie und Moderne. Studien zur Biopolitik des Unsichtbaren, Frankfurt am Main 2007, S. 327–353, hier: S. 349.

sondern die vor allem als Pathogene in Erscheinung treten, sind selbst für hochentwickelte Gesundheitssysteme eine Herausforderung. Das zeigt sich anhand der durch das HI-Virus ausgelösten Erkrankung AIDS, welche trotz langjähriger Forschung nach wie vor nicht heilbar ist. Auch das Ebola-Virus sorgte im Jahre 2015 innerhalb der internationalen Staatengemeinschaft für Beunruhigung. Dementsprechend ist es nicht überraschend, dass sich Viren besonders in der westlichen Populärkultur als hervorragende Antagonisten bewährt haben, beispielsweise als globale Gefahr in Katastrophenfilmen. In diesen Filmen können die Viren von den Protagonisten teilweise aufgehalten werden, eine Narration, die sich Wissenschaftlerinnen und Wissenschaftler[4] gerne zu eigen machen, um die Relevanz ihrer Forschungen zu unterstreichen.[5]

Die Dramatisierung von virenbedingten Seuchenereignissen ist kein Alleinstellungsmerkmal einer auf spannende Unterhaltung angewiesenen Populärkultur. Droht ein Seuchenereignis, so wird nach Einschätzung von Weingart wissenschaftliches Wissen zeitnah öffentlich kommuniziert. Im Rahmen dieser Popularisierung werden Debatten um akute Gesundheitsgefahren nicht selten mit einer dramatisierten Argumentation ausgetragen.[6] Institutionen, die mit der Erforschung und Abwehr von Infektionskrankheiten beschäftigt sind, können im Rahmen derartiger Bedrohungen

---

4 Zukünftig wird in der Regel das maskuline Genus verwendet, was jedoch Wissenschaftlerinnen, Epidemiologinnen, Ärztinnen, Expertinnen u. a. keinesfalls ausschließt. Allerdings muss angefügt werden, dass in den vorgefundenen Quellen zumeist männliche Akteure im Vordergrund standen, was sicherlich den nach wie vor patriarchalischen Geschlechterverhältnissen in allen wissenschaftlichen Disziplinen geschuldet ist.

5 Insbesondere die angloamerikanische Filmindustrie griff Viren wiederholt auf. Zu nennen sind hier Katastrophenfilme im Gewande eines ‚wissenschaftlichen Lösungsdramas' wie *Outbreak* (USA, 1995) und *Contagion* (USA, 2011). Science Fiction- bzw. Endzeitfilme wie *12 Monkeys* (USA, 1995) und *28 Days Later* (UK, 2002) zeichnen sich durch Szenarien aus, in denen die Welt nicht mehr durch die Wissenschaft gerettet werden kann, sondern bereits den Viren zum Opfer gefallen ist. Bestseller-Romane wie Ken Follets *Whiteout* (UK, 2005) thematisieren die Freisetzung hochgefährlicher Viren durch Kriminelle oder in terroristischer Absicht.

6 So Peter Weingart in seiner am 19. Mai 2009 an der Universität Göttingen gehaltenen Vorlesung: Wozu Leitlinien guter wissenschaftlicher Politikberatung? Dabei bezog er sich explizit auf die viral bedingten Erkrankungen SARS sowie die Vogel- und die Schweinegrippe. Zur gegenseitigen Inanspruchnahme von Wissenschaft und Öffentlichkeit vgl. ferner: Weingart, Peter: Die Stunde der Wahrheit? Weilerwist 2005.

auf einen erheblichen Mittelzuwachs hoffen.[7] Die Influenza nimmt unter den Infektions- und Viruserkrankungen eine Sonderrolle ein: Das Influenzavirus kann sich jederzeit verändern und somit eine weltweite Epidemie, eine sogenannte Pandemie, hervorbringen. Die Influenza hat sich bisher jedem Eindämmungsversuch entzogen und ist dementsprechend auch außerhalb der Wissenschaft Gegenstand von Debatten.[8] So warnten Wissenschaftler, Ärzte, Politiker und Medien während der sogenannten ‚Schweinegrippe-Pandemie' im Jahre 2009 wiederholt davor, dass eine große Seuche mit zahlreichen Opfern bevorstünde. Tatsächlich blieb dieses Großschadensereignis aus.

Die Influenza nimmt in der Geschichte der großen Seuchen eine ambivalente Rolle ein. Im 19. Jahrhundert waren es Pocken, Pest und Cholera, die nicht nur immer wieder zahlreiche Opfer forderten, sondern weltweit zu einer Forcierung der Seuchenprävention führten. Globale Verkehrswege begünstigten die schnellere Verbreitung von Seuchen, neue Möglichkeiten der Medizin und der Hygiene grenzten sie wieder ein. Für OSTERHAMMEL war die zwischen 1918 und 1920 zirkulierende Spanische Grippe End- und Höhepunkt aller Seuchen des ‚langen 19. Jahrhunderts'.[9] Dies war das erste Mal, dass die Influenza globalhistorisch in Erscheinung trat, und doch war und ist die Spanische Grippe ein Sonderfall der Seuchengeschichte. Sie forderte weltweit etwa 25 bis 100 Mio. Menschenleben und war mit Abstand der größte Influenza-Ausbruch der Geschichte. Während

---

7 Nach den Erfahrungen mit der Vogel- und der Schweinegrippe wurde das Robert Koch-Institut (RKI) gezielt gestärkt, indem 149 neue Stellen und 110 Mio. Euro an Baumitteln bewilligt wurden. Vgl. Robert Koch-Institut: RKI 2010 – eine Zwischenbilanz. Der Ausbau des Robert Koch-Instituts zu einem Public Health Institut für Deutschland, Berlin 2009. U. a. zur Erforschung von neuen gefährlichen Erregern aus Tier-Mensch-Kontakten (Zoonosen) wurde 2012 als neuer Forschungsverbund das Deutsche Zentrum für Infektionsforschung in Braunschweig eingerichtet. Es handelt sich um einen Zusammenschluss aus 32 Universitäten, Kliniken und anderen Forschungseinrichtungen. Dafür sind bis 2015 jährlich 75 Mio. Euro, im Anschluss 40 Mio. Euro eingeplant. Vgl. Steiner, Cornelia: „Wir erwarten sehr gefährliche Erreger", in: Braunschweiger Zeitung vom 27. Juni 2012.

8 Vgl. Rosenberg, Charles E.: Siting Epidemic Disease. 3 Centuries of American History, in: The Journal of Infectious Diseases, 197 – Supplement 1 (2008), S. 4–6, hier insbesondere S. 6.

9 Bereits Napoleon ließ zwischen 1808 und 1811 nahezu 1,7 Mio. Menschen gegen die Pocken impfen. Vgl. Osterhammel: Die Verwandlung der Welt. Eine Geschichte des 19. Jahrhunderts, München [6]2011, S. 268–294 und hier insbesondere S. 271 (Spanische Grippe) und S. 272 (Pockenimpfungen durch Napoleon).

die Spanische Grippe in Deutschland zeitweise in Vergessenheit geriet, wurde sie vor allem im angloamerikanischen Raum memoriert und zu einer der schlimmsten Seuchen der Geschichte erklärt, die zugleich scheinbar nicht ausreichend erforscht ist. So leiteten PHILIPS und KILLINGRAY ihren 2005 herausgegebenen Sammelband zur interdisziplinären Erforschung der genannten Pandemie wie folgt ein:

> Although the flu pandemic of 1918–19 was the single worst demographic disaster of the twentieth century, the precise number of those who died, as the virus swept around the world in the space of few months, is not known.[10]

Ohne eine valide quantitative Grundlage stellten die Autoren die Spanische Grippe als ein Ereignis dar, das selbst die Globalkonflikte und Genozide des 20. Jahrhunderts in den Schatten gestellt habe. Der Arzt und Historiker WITTE ging mit derartigen Äußerungen hart ins Gericht und urteilte, dass die Darstellung der Influenza nicht stehenbleiben dürfe bei der öffentlich inszenierten Suche nach „dem *Killervirus*, das die Welt bedroht".[11] Denn das sei „nun allerdings der Plot einer Abenteuergeschichte, der keine besondere Qualität attestiert werden kann."[12] WITTE sah in den natur- und lebenswissenschaftlichen Auseinandersetzungen mit der Spanischen Grippe die Ursache für die verzerrte Darstellung der Influenza. Eine historische Aufarbeitung der Influenza, welche auch über die Spanische Grippe hinausgeht, stand seiner Ansicht nach zumindest im Jahre 2008 noch aus.[13]

Wie MICHELS 2010 ausführte, wird die Pandemie von 1918 in deutschen historischen Überblickswerken kaum erwähnt. In WEHLERS fünfbändiger Gesellschaftsgeschichte wird die Spanische Grippe nicht als solche genannt; stattdessen wird eine nicht näher datierte Grippeepidemie nach dem Ersten Weltkrieg aufgeführt, die in Deutschland mit 300.000 Todesopfern und 30 Mio. Toten in Europa insgesamt einen erheblichen demographischen Einschnitt bedeutet habe.[14] Auch spezifische Studien zur Pandemie

---

10 Phillips, Howard; Killingray, David: Introduction, in: Dies. (Hrsg.): The Spanish Influenza Pandemic of 1918–19. New perspectives (Routledge studies in the social history of medicine 12), London/New York 2005, S. 1–25, hier: S. 3 f.

11 Witte, Wilfried: Tollkirschen und Quarantäne. Die Geschichte der Spanischen Grippe, Berlin 2008, S. 100. Hervorhebung im Original.

12 Ibid.

13 Vgl. Ibid., S. 97–101.

14 Vgl. Michels, Eckard: Die Spanische Grippe 1918/19. Verlauf, Folgen und Deutungen in Deutschland im Kontext des Ersten Weltkriegs, in: Vierteljahrshefte für

von 1918 sind selten und erschöpfen sich zumeist in regionalhistorischen Beschreibungen[15] bzw. in medizinischen Fachdebatten. Es gibt jedoch mittlerweile gründlichere Untersuchungen zur Spanischen Grippe: In seiner Dissertation untersuchte HIERONIMUS den Verlauf der und die Berichterstattung über die Spanische Grippe in England, Frankreich und dem Deutschen Reich während des Ersten Weltkriegs.[16] Auch WITTE hat umfangreich zur Spanischen Grippe publiziert.[17] Diese und weitere Aufarbeitungen aus den Geschichts- und anderen Wissenschaften zeigen, dass die Pandemie von 1918 wissenschaftlich inzwischen gut erschlossen ist.

Neben der Spanischen Grippe hat die Influenza noch zwei weitere pandemische Ausbrüche im 20. Jahrhundert verursacht: die Asiatische Grippe von 1957/1958 und die Hongkong-Grippe von 1968 bis 1970. In den 1970er Jahren kursierten verschiedene Influenza-Epidemien, und 1976 postulierten US-Wissenschaftler das Eintreten einer neuen Pandemie, die dann aber ausblieb. Hinsichtlich der Frage, wie das Thema Influenza zwischen der Spanischen Grippe von 1918 und der Vogelgrippe zu Beginn des 21. Jahrhunderts rezipiert wurde, gibt es erhebliche ‚blind spots'. Für diesen Zeitraum sind geschichtswissenschaftliche Abhandlungen über die Influenza selten,[18] medizinische und lebenswissenschaftliche Untersuchun-

Zeitgeschichte (1) 2010, S. 1 33, hier insbesondere S. 4 f. und Wehler, Hans-Ulrich: Deutsche Gesellschaftsgeschichte. Vom Beginn des Ersten Weltkriegs bis zur Gründung der beiden deutschen Staaten 1914–1949 (Bd. 4), Bonn 2010, S. 232. WEHLER sieht die Grippeepidemie zwar als gravierendes demographisches Ereignis; dennoch nimmt die Epidemie in seinem Werk gerade einmal vier Zeilen ein. Zugleich bleiben die globalen Auswirkungen der Pandemie unerwähnt.

15 Vgl. beispielsweise Lorenz, Victoria Daniella: Die Spanische Grippe von 1918/1919 in Köln. Darstellung durch die Kölner Presse und die Kölner Behörden, Diss. Köln 2011.

16 Vgl. Hieronimus, Marc: Krankheit und Tod 1918. Zum Umgang mit der Spanischen Grippe in Frankreich, England und dem Deutschen Reich, Diss. Köln 2006.

17 Vgl. Witte: Tollkirschen und Quarantäne, Ders: Erklärungsnotstand. Die Grippe-Epidemie 1918–1920 in Deutschland unter besonderer Berücksichtigung Badens, Herbolzheim 2006 und Ders.: The plague that was not allowed to happen. German medicine and the influenza pandemic of 1918–19 in Baden, in: Phillips, Howard; Killingray, David (Hrsg.): The Spanish Influenza Pandemic of 1918–19. New perspectives (Routledge studies in the social history of medicine 12), London/New York 2005, S. 49–57.

18 Auch hier ist die wichtigste Referenz sicherlich WITTE, der diesen Zeitraum jedoch vor allem unter der Frage verhandelt, wie sich die Angst vor der Influenza in den Kontext des Kalten Krieges einordnen lässt. Vgl. Witte, Wilfried: Bedrohungsszenario. Historische Deutungen der Spanischen Grippe im 20. Jahrhundert, in:

gen hingegen sehr häufig anzutreffen. Letztere unterliegen oft, aber nicht in gleichbleibendem Maße, der Vorstellung, eine Pandemie vom Ausmaße der Spanischen Grippe könne sich jederzeit erneut ereignen. Das folgende Zitat aus dem Jahre 1998 kann diese Vorstellung verdeutlichen:

> As the world awaits the uncertainties of the next millennium with excitement and apprehension, we predict with certainty, on the basis of the history of pandemics during the past century, that another pandemic of influenza will occur sometime in the future.[19]

Dreh- und Angelpunkt der im Zitat angeführten „history of pandemics" ist dabei die Spanische Grippe von 1918 bis 1920, die während des gesamten 20. Jahrhunderts durch Wissenschaftler, Ärzte und Politiker in unterschiedlichem Umfang memoriert und rememoriert[20] wurde sowie als Argument für eine intensivere Beforschung der Influenza und die Implementierung daraus resultierender Präventionsmethoden angeführt wird.[21] Die Vorstellung einer erneuten Auflage der Spanischen Grippe erfuhr von Historikern wiederholt Kritik: Es handle sich um eine unrealistische Inanspruchnahme der Historie.[22] Epidemiologen und andere Wissenschaftler führen hingegen oftmals an, dass die Vorbereitungen auf eine erneute Influenza-Pandemie nicht weitreichend genug seien.[23] Dabei darf nicht unterschlagen werden, dass einige der vorgeschlagenen Maßnahmen gegen

---

Thießen, Malte (Hrsg.): Infiziertes Europa. Seuchen im langen 20. Jahrhundert (Historische Zeitschrift Beihefte N.F., 64), München 2014, S. 186–205.

19 Nicholson, Karl G.; Webster, Robert G.: Preface, in: Nicholson, Karl G.; Webster, Robert G.; Hay, Alan J. (Hrsg.): Textbook of influenza, Oxford u.a. 1998, S. xiii–xiv, hier: S. xiii.

20 „Rememorieren" meint in Abgrenzung zur bloßen Memorierung den Wiederaufruf bzw. das Wiedererinnern von zuvor Memoriertem. Beispielsweise wurden die Spanische Grippe und andere Pandemien zur Zeit ihres Auftretens memoriert, während die Rememorierung dieser Pandemien beispielsweise mit dem Ausbruch der Vogelgrippe 1997 eine eigenständige Dynamik entwickelt hat.

21 So natürlich auch Nicholson und Webster, die angesichts des omnipräsenten Influenza-Risikos entsprechende Lösungsstrategien in ihrem Aufsatz vorschlugen. Dabei hoffen die Autoren vor allem auf medizinische und technische Innovationen. Vgl. Ibid.

22 Beispielsweise von Hieronimus, vgl. Hieronimus: Krankheit und Tod, S. 195.

23 So beispielsweise MacKellar, der darauf hinweist, dass die Mutation von Influenzaviren auch die heute wirksamen Medikamente außer Kraft setzten könnte und sich derzeit keine global abgestimmte Gesundheits- und Präventionspolitik abzeichne. Vgl. MacKellar, Landis: Pandemic Influenza: A Review, in: Population and Development Review, Jg. 33, 3 (2007), S. 429–451, hier insbesondere S. 437.

eine sich ausbreitende Influenza mit demokratischen Grundrechten kollidieren, beispielsweise im Falle einer zwangsweise angeordneten Quarantäne.[24] Es gilt also immer kritisch zu hinterfragen, inwiefern sich Politik und Gesellschaft durch gegenseitig überbietende Risiko- und Maßnahmendebatten zu „Geiseln einer virtuellen Zukunft“[25] machen.

Jedoch war eine solche Instrumentalisierung der Historie um die Spanische Grippe nicht immer in gleichem Maße vorhanden. Wie noch zu zeigen sein wird, veranlasste die Bundesrepublik Deutschland während der pandemischen Ausbrüche in den 1950er und 1960er Jahren kaum Maßnahmen, obgleich sich einige Rekurse auf die Spanische Grippe finden. Die mit der Entdeckung des Vogelgrippe-Virus im Jahre 1997 stattfindenden Risikodiskurse um die Influenza waren also keine Automatismen, sondern wurden durch bestimmte Diskurse präfiguriert, die sich durch das gesamte 20. Jahrhundert ziehen.

Diese Diskurse sind bisher weder trennscharf herausgearbeitet noch hinsichtlich ihrer Wandlungsprozesse charakterisiert worden. Daher wird die hier durchgeführte Untersuchung eine Historisierung der Influenza auf zwei Ebenen vornehmen: Zum einen geht es darum, die ausstehende Geschichte der Influenza selbst zu skizzieren. Zum anderen werden die wiederholten Rekurse auf frühere Seuchenereignisse nachgezeichnet, um die narrativen Mechanismen bei der Reaktualisierung des Influenza-Diskurses sichtbar zu machen. Dafür steht die folgende Fragestellung im Vordergrund: Wie wurden frühere Influenza-Ereignisse wie beispielsweise die Spanische Grippe erinnert und gewertet? Wie beeinflusste die Darstellung der Spanischen Grippe die Risikoerwartung bezüglich zukünftiger Influenza-Pandemien? Und umgekehrt: Wie beeinflusste ein späterer Risikodiskurs womöglich die Erinnerung an die Spanische Grippe? Verhalten sich antizipierte Pandemien und Erinnerungen an die Spanische Grippe komplementär zueinander? Welche Forschungen wurden über die pandemische Influenza betrieben, und welchen Einflüssen unterlagen diese? Wie veränderte sich die Wahrnehmung der pandemischen Influenza zwischen 1918

---

24 Bahnsen nennt die Begrenzung der Versammlungsfreiheit und des Postgeheimnisses, die Durchsuchung von Wohnungen sowie die Absonderung in eine geeignete Einrichtung unter Anwendung behördlicher Zwangsmaßnahmen (Quarantäne). Vgl. Bahnsen, Ulrich: Pandemie. Out of Mexico, in: Die Zeit vom 30. April 2009, http://www.zeit.de/2009/19/Schweinegrippe – abgerufen am 1. Oktober 2013.

25 Radecke, Hans-Dieter; Teufel, Lorenz: Die Diktatur der Zukunft, in: Cicero, 7 (2013), S. 92–95, hier: S. 94.

und heute? Die folgende Graphik verdeutlicht wichtige Ereignisse und Prozesse des Untersuchungszeitraums:

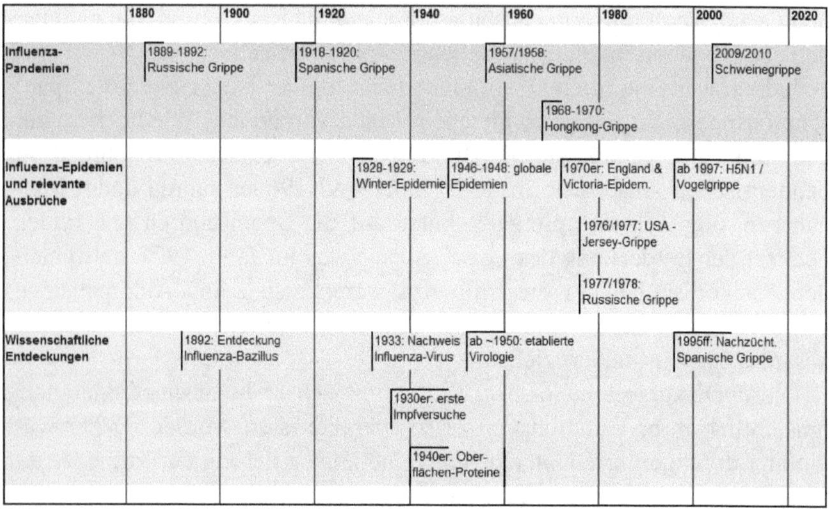

Abb. 1: Wichtige Ereignisse und Prozesse zur Influenza

Da der angelegte Untersuchungszeitraum fast ein Jahrhundert umfasst und dementsprechend die Gefahr besteht, Diskursfragmente, die eine Rememorierung der Spanischen Grippe zum Gegenstand haben, beliebig zu summieren, bedarf es eines präzisen methodischen Zuschnitts. Wie bereits angeführt, dient als Ausgangspunkt der vorliegenden Untersuchung die Annahme, dass jede Risikoantizipation durch frühere Seuchenereignisse präfiguriert wird. Koselleck stellte fest, dass Quellen darüber Aufschluss geben können, „wie in einer konkreten Situation Erfahrungen der Vergangenheit verarbeitet, Erwartungen, Hoffnungen oder Prognosen in die Zukunft zur Sprache gebracht worden sind“.[26] Dazu seien Texte zu befragen, „in denen die Relation von einer jeweiligen Vergangenheit zur jeweiligen Zukunft explizit oder implizit thematisiert worden ist“.[27] Es sind die sich gegenseitig bedingenden Begriffe „Erfahrung“ und „Erwartung“, die bei Koselleck geschichtliche Zeit sichtbar werden lassen und Handlungen im

26 Koselleck, Reinhart: Vergangene Zukunft. Zur Semantik geschichtlicher Zeiten, Frankfurt am Main 1989, S. 11.

27 Ibid.

sozialen sowie politischen Raum konstituieren. Erfahrung meint hier erinnerte, vergegenwärtigte und überlieferte Vergangenheit; Erwartung hingegen das noch nicht Erfahrene, das auf Grundlage der Erfahrung bereits gedacht wird. Vergangenheit und Zukunft sind dabei niemals kongruent, denn oft werden Erwartungen und spekulative Vorannahmen ‚überholt'. Dennoch muss es nicht grundsätzlich problematisch sein, den Erfahrungsraum als Basis für Entscheidungen heranzuziehen.[28]

Zumindest während der Vogel- und der Schweinegrippe zu Beginn des 21. Jahrhunderts wurde die Spanische Grippe immer wieder als Erfahrung herangezogen und hatte zweifelsohne Einfluss auf die Erwartungen zukünftiger Seuchenereignisse. Womöglich sind das Vergessen und Erinnern der Spanischen Grippe und anderer früherer Influenza-Ereignisse sogar in eine Art *kollektives Gedächtnis* bestimmter Gruppen (Epidemiologen, Ärzte) eingegangen und werden bei Bedarf reaktiviert und kommuniziert.[29] Die These in der hier vorliegenden Arbeit lautet, dass das wiederholte Erinnern der Spanischen Grippe ein narratives Eigenleben entwickelte und folglich die Wahrnehmung der Influenza beeinflusste. Allerdings war der Einfluss der Pandemie von 1918 weder gleichbleibend groß, noch kann von einer vergessenen Pandemie gesprochen werden. Die bisherigen historischen Untersuchungen zur Geschichte der Influenza deuten vielmehr auf mehrere Diskursstränge hin, wobei die Frage besteht, warum der Diskurs zwischen der Nichtwahrnehmung der Influenza und einer sehr starken, auch außerwissenschaftlichen Rezeption changierte. Dementsprechend soll die These nicht so stark formuliert werden, dass die Erinnerung an die Spanische Grippe grundsätzlich determinierend auf den Umgang mit weiteren Influenza-Ausbrüchen wirkte. Mangels Untersuchungen zur Rezeption der Influenza über eine mittlere oder gar lange Dauer ist der präfigurative Einfluss der Spanischen Grippe für die zweite Hälfte des 20. Jahrhunderts kaum bewertbar.

---

28 Vgl. Ibid., S. 352–359.

29 Zum ursprünglich auf Maurice Halbwachs zurückgehenden Konzept des kollektiven Gedächtnisses vgl. Assmann, Aleida: Der lange Schatten der Vergangenheit. Erinnerungskultur und Geschichtspolitik, München 2006, hier insbesondere: S. 26–37. Hervorzuheben ist, dass das kollektive Gedächtnis sozial konstruiert ist und bestimmte gemeinsame Wertvorstellungen umfasst. Dadurch ergeben sich Anschlussmöglichkeiten zu Ludvik Flecks Vorstellung von *Denkkollektiven* und *Denkstilen.* So spricht Assmann ebenfalls von sogenannten „Wir-Gruppen". Vgl. Ibid., S. 23, S. 60.

Demnach ist es zielführend, die immanenten Narrationen zum Thema Influenza im Rahmen einer Diskursanalyse sichtbar zu machen. Diese hat zum Ziel, Regeln zu identifizieren, wie und warum in einem bestimmten historischen Setting gesprochen, gedacht und gehandelt wurde.[30] Eine Diskursanalyse ermöglicht die Gegenüberstellung und Kontextualisierung von Aussageereignissen unter besonderer Berücksichtigung des KOSELLECKschen Begriffspaars „Erfahrung" und „Erwartung". Das von FOUCAULT skizzierte Konzept der Diskursmacht zeigt den Spielraum für bestimmte Aussagen zu einem gegebenen Zeitpunkt. Bei der Influenza sind z. B. Präventionsmaßnahmen zu verschiedenen Zeitpunkten noch gar nicht denkbar, werden von der Politik abgelehnt oder aber unbedingt gefordert. Verschiedene Rahmenbedingungen wie wissenschaftliche Debatten, Partikularinteressen, Risiken u. a. wirken auf das diskursive Feld und bestimmen somit Aussage-, Handlungs- und Teilnahmemöglichkeiten. Ein wichtiges Indiz für ein dergestalt beschaffenes *historisches Apriori* ist dabei die Regelmäßigkeit bestimmter Aussagen.[31] Das können beispielsweise oftmals widerholte Katastrophenszenarien und die damit verbundenen Denkfiguren bzw. Motive sein.[32] Erkenntnistheoretisch sind wiederum Viren als Urheber einer Pandemie nicht denkbar, solange nur Bakterien als relevante Humanpathogene anerkannt werden. Es ist für die hier skizzierte Fragestellung daher relevant, mit welchen wissenschaftlichen Ansätzen die Influenza bewertet wurde. Allerdings erschöpfen sich die zu untersuchenden Diskursfragmente sicherlich nicht in wissenschaftlichen Texten. Pressemeldungen und Zeitungsberichte, ministerielle Vermerke und Protokolle sowie Handreichungen für und von Ärzten nehmen einen wichtigen Stellenwert innerhalb des Diskursfeldes ein. Dabei steht zudem die Frage im Raum, wann und zu welchem Zeitpunkt die Influenza den Erfahrungsraum welcher Akteure besetzte und ob sie überhaupt in Erscheinung trat. So

---

30 Vgl. Landwehr, Achim: Historische Diskursanalyse, Frankfurt am Main 2009, S. 21.

31 Vgl. Foucault, Michel: Archäologie des Wissens. 8. Aufl., Frankfurt am Main 1997, S. 170, S. 205.

32 Verschiedene Denkfiguren, die STEINMETZ als Motive bezeichnet, sind sehr anschaulich herausgearbeitet bei Steinmetz, Willibald: Das Sagbare und das Machbare. Zum Wandel politischer Handlungsspielräume: England 1780–1867, Stuttgart 1993, hier insbesondere S. 35–39. Genannt werden z. B. Motive wie die Rolle zukünftiger Risiken (Befürchtetes als Motiv), die Unausweichlichkeit einer Handlung aufgrund einer bestimmten Ausgangslage (Motiv des Zwangs) und zyklische Gesetzmäßigkeiten (Motiv der Natürlichkeit).

sind Aussageereignisse auch bezüglich der (Nicht)erinnerung früherer pandemischer Ereignisse zu bewerten. Zuletzt sind sicherlich auch die Objekte des Diskurses, also die Manifestationen der Influenza, von Interesse, die von submikroskopisch kleinen Viren bis hin zu globalen Pandemien reichen.

Mit der Heterogenität erprobter diskursanalytischer Verfahren ergeben sich verschiedene Möglichkeiten.[33] LANDWEHR beispielsweise konzentriert sich auf Semantiken, gewissermaßen performative Sprache und die längerfristigen historischen Dimensionen, wogegen der Soziologe KELLER die gesellschaftliche Situiertheit und aktuelle Bezüge fokussiert.[34] Bei der hier verwendeten Methodik soll der historischen Diskursanalyse nach LANDWEHR der Vorzug gegeben werden, die sich weniger durch aktuelle Themen, sondern deutlich größere, historische Meta-Narrationen leiten lässt. Ziel der an LANDWEHR angelehnten Untersuchung ist es, zunächst im Rahmen einer Makroanalyse Aussagen zu Erfahrung und Erwartung bezüglich des Risikos vergangener und erwarteter Pandemien zu identifizieren. Eine Mikroanalyse auf rhetorisch-sprachlicher Ebene ist insbesondere an den Bruchstellen – bei Paradigmenwechsel in der Forschung oder großen Pandemie-Ereignissen – sinnvoll.[35]

Angesichts des im Raum stehenden Vorwurfs, dass der Diskursbegriff und das oftmals unscharf zu umreißende Instrumentarium der Diskursanalyse in den Geistes- und Sozialwissenschaften zunehmend inflationär gebraucht wird, schlagen FÜSSEL und NEU drei notwendige Bedingungen vor, die einer historischen Diskursanalyse vorausgehen müssen. Zuerst muss die begrenzte Menge an Aussagen, die für die Diskursformation als relevant angesehen werden, klar beschrieben werden: Wann wird wo und von welcher Position aus unter Nutzung welcher materiellen Form gesprochen? Größte Bedeutung kommt zweitens den Existenzbedingungen der Aussagen zu: Nicht ein tieferer Sinn dieser Aussagen sei entscheidend, sondern die Frage, unter welchen Bedingungen die Aussagen möglich und

---

33 Für die Entwicklung der Diskursanalyse, ihre mannigfaltigen Ausprägungen und Gestaltungsmöglichkeiten vgl. Keller, Reiner: Diskursforschung, Wiesbaden 2011, S. 13–60 und vor allem die neuere, sehr umfangreiche und interdisziplinär angelegte Aufsatzsammlung in Angermuller, Johannes; Nonhoff, Martin; Herschinger, Eva et al. (Hrsg.): Diskursforschung. 2 Bände, Bielefeld 2014.

34 Vgl. Landwehr: Historische Diskursanalyse, S. 22–25, 50–53 und Keller: Diskursforschung, S. 84–88.

35 Vgl. Landwehr, Historische Diskursanalyse, S. 113–121.

wirkmächtig werden konnten. In einem dritten Schritt kann gefragt werden, wie die Aussagen als Machtmittel fungierten, also den Diskurs formten.[36] Um der ersten Bedingung, der Identifikation von Diskursaussagen, gerecht zu werden und zugleich die KELLERsche Dimension der gesellschaftlichen Rahmenbedingungen zu berücksichtigen, wird im Folgenden versucht, verschiedene Akteursgruppen zu identifizieren.

Ohne die Betrachtung der gesellschaftlichen Dimension kann die skizzierte Fragestellung nicht auskommen. So bleibt die Frage nach den Akteuren und deren spezifischer Situation, d. h. wer definiert für wen und von welchem Standpunkt aus die Pandemie und das Risiko? Oder um es mit FOUCAULT auszudrücken: „Die Frage ist also nicht, wer spricht, sondern von wo aus gesprochen wird."[37] Die Lokalisation des Sprechaktes wird hier nicht auf Ebene von Einzelpersonen, sondern vor allem auf Ebene verschiedener Öffentlichkeiten verortet, welche auf Basis von Selbstverortung und Kommunikation auszumachen sind. NIKOLOW und SCHIRRMACHER nehmen dabei auf der Basis von Ludwik FLECK einen schrittweisen Erkenntnistransfer an, der von einem forscherischen Kern über eine fachliche Öffentlichkeit bis hin zu einer breiten Öffentlichkeit reicht. Das Modell impliziert ebenso rekursive Schleifen, d. h. Rückfragen aus der Öffentlichkeit an die Wissenschaft.[38] Für die angestrebte Untersuchung bietet gerade dieses Modell einen Mehrwert, da es eine differenzierte Betrachtung der Distanz verschiedener Akteure zum Diskurs zulässt und neue Fragen aufwirft, beispielsweise zur medialen Darstellung medizinischer und immunologischer Sachverhalte. Eine Sonderrolle kommt dabei praktisch tätigen Ärzten zu, denen hier die Rolle einer breiten Fachöffentlichkeit zugedacht ist und die zugleich als Vermittler zwischen Fach- und breiter Öffentlichkeit fungieren.

Die Betrachtung verschiedener Öffentlichkeiten lässt es zu, die Erinnerung der Spanischen Grippe präziser zu rekonstruieren. FLECK nennt be-

36 Vgl. Füssel, Marian; Neu, Tim: Diskursforschung in der Geschichtswissenschaft, in: Angermuller, Johannes; Nonhoff, Martin; Herschinger, Eva et al. (Hrsg.): Diskursforschung. Bd. 1, S. 145–161.

37 Foucault: Archäologie des Wissens, S. 178.

38 Vgl. Nikolow, Sybilla; Schirrmacher, Arne: Das Verhältnis von Wissenschaft und Öffentlichkeit als Beziehungsgeschichte. Historiographische und systematische Perspektiven, in: Dies. (Hrsg.): Wissenschaft und Öffentlichkeit als Ressourcen füreinander. Studien zur Wissenschaftsgeschichte im 20. Jahrhundert, Frankfurt am Main 2007, S. 11–36 und Fleck, Ludwik: Entstehung und Entwicklung einer wissenschaftlichen Tatsache, Frankfurt am Main. 1980, hier: S. 146–164.

reits das auf gemeinsame Erfahrungen rekurrierende Denkkollektiv, welches wiederum Einfluss auf wissenschaftliche Befunde nimmt.[39] Assmann nähert sich genau dieser Vergangenheit mit ihrem ausdifferenzierten Konzept der *Erinnerung*, wobei für die vorliegende Untersuchung neben dem *sozialen Gedächtnis* insbesondere das *kulturelle Gedächtnis* von Interesse ist: „Das kulturell erzeugte Gedächtnis, das auf externen Medien wie Texten, Bildern, Monumenten und Riten beruht, ist demgegenüber zeitlich entschränkt; es hat einen langfristigen, sich potenziell über Jahrhunderte erstreckenden Zeithorizont."[40] Dabei ist anzunehmen, dass verschiedene Öffentlichkeiten auch verschiedene Kollektivgedächtnisse entwickelten, die bei Bedarf abgerufen werden und Auswirkungen auf die Wahrnehmung der Influenza haben.

Wissenschaftlern und Medizinern kommt sowohl bei der Risikoeinschätzung als auch bei der Expertise für Politik und Öffentlichkeit eine bedeutsame Rolle zu. Weingart identifiziert die damit verbundenen Probleme: Die Legitimation von Experten wird kaum angezweifelt, die Expertisen verursachen teils Unsicherheit, und die Wissenschaft ließe sich von verschiedenen Lagern instrumentalisieren.[41] So verfolgen Pharma-Konzerne sicherlich keine gemäßigte Risikoeinschätzung bezüglich künftiger Pandemien, wenn es um den Absatz von Impfstoffen geht. Dies geht Hand in Hand mit der von Foucault beschriebenen gesundheitlichen Präservation einer zentralinstanzlich gesteuerten *Bio-Macht*.[42] Dementsprechend ist zu fragen, inwiefern Experten eine Deutungshoheit über die Vergangenheit beanspruchen und sich diese in der Literatur zur Influenza wiederfindet.

Bei der Betrachtung der Influenza geht es insbesondere bei größeren epidemischen oder gar pandemischen Ausbrüchen immer wieder um die Frage, wie groß das Risiko für die Bevölkerung ist und ob eine Katastrophe droht. „Wo die Katastrophenschwelle liegt, steht fast im Belieben dessen, der damit argumentiert".[43] Mit diesem Zitat von Luhmann soll der theoretischen Erörterung um den Begriff *Risiko* zunächst Genüge getan sein, denn es unterstreicht den sozialkonstruktivistischen Aspekt von Risi-

---

39 Vgl. Fleck: Entstehung und Entwicklung einer wissenschaftlichen Tatsache, hier: S. 52–70.

40 Assmann: Der lange Schatten der Vergangenheit, S. 35.

41 Vgl. Weingart: Die Stunde der Wahrheit?

42 Vgl. Foucault, Michel: Der Wille zum Wissen. Sexualität und Wahrheit 1, Frankfurt am Main [1]1977, S. 131–140.

43 Luhmann, Niklas: Soziologie des Risikos, Berlin u .a. 1991, S. 5.

ko und fokussiert damit das eigentliche Thema. Statt zu versuchen, den Begriff ‚Risiko' vorab zu definieren oder auf bewährte Konzepte aus anderen Risikoszenarien zurückzugreifen, geht es in der Untersuchung darum, Bilder, Phänomene und Motive herauszuarbeiten, welche Influenza-Pandemien immer wieder mit dem Attribut des Risikos belegen. Der Risikobegriff ist insofern zentral, als dass unter Rückbezug auf die Spanische Grippe ein zum Teil enormes gesamtgesellschaftliches Risiko postuliert und so der Erwartungshorizont bestimmt wird. Dem Risikobegriff und seinen historischen Konjunkturen und Bedeutungen kommt damit eine wichtige Rolle in der vorliegenden Analyse zu. Ähnlich wie bei dem Terminus ‚Influenza' soll aber auch keine Vorabdefinition oder eine theoretische Eingrenzung des Risikobegriffs vorgenommen werden. Vielmehr ist das Ziel der Analyse, die Aussageereignisse, die einen Risikodiskurs um Pandemien konstituiert haben könnten, nachzuzeichnen (*Doing Risk*). Dabei stehen vor allem jene Quellen im Vordergrund, mit welchen sich der Risikobegriff verschiedener Akteure sukzessive einkreisen lässt.

Eine andere Untersuchungsdimension beruht auf dem Konzept des *Nichtwissens* (*ignorance*). Die Abwesenheit von gesichertem wissenschaftlichem Wissen muss nicht automatisch Unsicherheit bedeuten, sondern kann auch die Grundlage einer offenen Forschungsfrage sein. Im Rahmen akuter Risiken können ausbleibende Antworten der Wissenschaft allerdings zu erheblicher Unsicherheit in außerwissenschaftlichen Öffentlichkeiten führen.[44] Sowohl wiederholte Kassandrarufe als auch übersehene Risiken bergen große Herausforderungen für die Wissenschaft. Gerade die Epidemiologie steht in dem Ruf, eine gewisse methodische Offenheit zu verfolgen, Überraschungen in ihren Forschungsergebnissen zu erwarten und unerkanntes Nichtwissen anzuerkennen. Diese Komplexitätsorientierung hat jedoch die Schwäche, sich selbst im Erkenntnisprozess zu blockieren.[45] Eine ebenfalls thematisierte Frage ist, wie angesichts künftig zu erwartender Pandemien mit Nichtwissen umgegangen wurde. Führte dies automatisch zu einer Risikoeinschätzung bezüglich der Unabwägbarkeiten? Wurde gar ein zyklisches Rezidiv von Pandemien angenommen, um

44 Vgl. Weingart: Stunde der Wahrheit, S. 26 f.

45 Vgl. Böschen, Stefan; Kastenhofer, Karen; Rust, Ina et al.: Entscheidungen unter Bedingungen pluraler Nichtwissenskulturen, in: Mayntz, Renate; Neidhardt, Friedhelm; Weingart, Peter (Hrsg.): Wissensproduktion und Wissenstransfer. Wissen im Spannungsfeld von Wissenschaft, Politik und Öffentlichkeit, Bielefeld 2008, S. 197–219, hier: S. 204 f.

die damit verbundenen Risiken zumindest dem Anschein nach handhabbar zu machen?

Nicht alle Aspekte des skizzierten methodischen Instrumentariums werden in der vorliegenden Untersuchung im gleichen Maße herangezogen oder hatten Auswirkungen auf die Materialauswahl. Da die Geschichte der Bakteriologie und der Spanischen Grippe bereits gut aufgearbeitet ist, wird verstärkt auf Sekundärliteratur zurückgegriffen, ergänzt durch Quellen aus der Wissenschaft, von Behörden und Ärzten. Der Kernbereich der vorliegenden Arbeit wird die Rezeption der Influenza während der kaum untersuchten Pandemien von 1957/1958 und 1968 bis 1970 sein. Zudem wird auch die Jersey-Grippe von 1976 thematisiert, welche sich nicht zu einer Pandemie entwickelt hat. Die Vogel- und Schweinegrippe des frühen 21. Jahrhunderts runden den Untersuchungszeitraum als Kulminationspunkte der seit 1918 angewachsenen ‚Grippeangst' ab. Um möglichst viele Akteure abzudecken, wird insbesondere für die pandemischen Manifestationen der Influenza ein breites Quellenkorpus herangezogen. Dazu gehören wissenschaftliche Publikationen, Archivquellen von west- und ostdeutschen politischen Organen und Behörden, medizinische Zeitschriften und Veröffentlichungen sowie Artikel überregionaler Zeitungen. Ein besonderes Augenmerk wird dabei auf die Schnittstellen zwischen Politik und Wissenschaft gelegt, z. B. auf Behörden wie dem Bundesgesundheitsamt (BGA) und dem Robert Koch-Institut (RKI). Medizinische Expertise spielt ebenfalls eine große Rolle, da Ärztinnen und Ärzte darauf angewiesen sind, ihre Therapie möglichst nach neuesten wissenschaftlichen Erkenntnissen auszurichten.

Die folgende Untersuchung ist zum einen chronologisch aufgebaut; zum anderen folgt sie dem bereits skizzierten Konzept der verschiedenen Öffentlichkeiten. Nachdem im zweiten Kapitel zunächst ein kurzer Abriss der Ereignis- und Forschungsgeschichte zur Influenza erfolgt ist, wird es im drittel Kapitel darum gehen, wie Wissenschaftler und Mediziner mit den Erfahrungen durch die Spanische Grippe umgegangen sind (etwa bis 1950). Das vierte Kapitel hat die Reaktionen auf die Asiatische und die Hongkong-Grippe in der BRD und der Deutschen Demokratischen Republik (DDR) unter der Prämisse eines ‚geduldigen Ausharrens' zum Gegenstand (1950–1973). Im fünften Kapitel wird die Impfkampagne in den USA unter dem Eindruck einer sich gegebenenfalls wiederholenden Spanischen Grippe zu erörtern sein. Die Wahrnehmung dieses ‚Impfgroßversuches' seitens BRD und DDR kontrastiert die Vorreiterrolle der USA im Umgang mit der Influenza (1973–1997). Das sechste Kapitel thematisiert die Vogel- und die Schweinegrippe (ab 1997). Das siebte Kapitel fasst die Ergebnisse dieser Arbeit im Rahmen einer Synthese der hier skizzierten Zeitabschnitte zusammen. Die grundlegende These der nachfolgenden Analyse besteht darin, dass sich die Wahrnehmung und der Umgang mit der Influenza zwischen den 1920er und den 2000er Jahren zwischen einem ‚geduldigem Ausharren' größerer Influenza-Ereignisse und dem Versuch einer ‚allumfassenden Prävention' bewegen. Im Rahmen dieser Einleitung schließt sich zunächst eine kurze Auseinandersetzung mit wiederkehrenden Begriffen der Virologie und Epidemiologie sowie einigen grundsätzlichen Beobachtungen zur Rezeption der Influenza an.

1.2 Vom Virus zur Epidemiologie – Zugriffsmöglichkeiten zum Phänomen Influenza

Die Begriffe ‚Influenza' und ‚Grippe' werden oft synonym gebraucht.[46] Der Ausdruck ‚Grippe' ist aus dem Französischen entlehnt (frz. Laune, Grille) und lässt sich ab dem 18. Jahrhundert in weiteren europäischen Sprachen nachweisen. Der Terminus ‚Influenza' hingegen wird bereits seit dem ausgehenden Mittelalter verwendet und leitet sich vom mittellateinischen Wort ‚influentia' (lat. Einfluss) ab, was auf astrologische Erklärungsansätze bei der Seuchenentstehung hindeuten könnte. Eine fortlaufende Verschleifung des Grippe-Begriffs ergibt sich vor allem dadurch, dass oftmals vergleichsweise harmlose Erkältungssymptome wie Fieber, Husten, Schnupfen und Gliederschmerzen zur Verdachtsdiagnose Grippe führen. Die echte Grippe lässt sich hingegen ausschließlich durch einen positiven Labornachweis des Influenzavirus diagnostizieren.[47] Umgangssprachliche Verwendungen von Krankheitsbezeichnungen wie ‚Magen-Darm-Grippe', ein seltenes Symptom bei Influenza-Infektionen, sorgen für eine weitere Unschärfe des Grippe-Begriffs.

---

46 Im Rahmen der hier vorliegenden Arbeit wird der wissenschaftliche und klar umrissene Begriff *Influenza* präferiert. Bei direkten oder indirekten Zitaten aus Quellen sowie Eigennamen („Spanische Grippe") wird jedoch der diskursiv stärker vorbelastete Begriff *Grippe* genutzt.

47 Vgl. Haas, Richard: Influenza – Bagatelle oder tödliche Bedrohung? Vorgelegt in der Sitzung vom 3. Februar 1979, in: Heidelberger Akademie der Wissenschaften (Hrsg.): Sitzungsberichte, Berlin/Heidelberg/New York 1979, S. 203–223, hier: S. 205–208 und Haas, Walter (Hrsg.): Influenza. Prävention, Diagnostik, Therapie und öffentliche Gesundheit, München 2009, S. 1 f.

Viren werden im heutigen wissenschaftlichen Diskurs als infektiöse Partikel aufgefasst, die mit einer Größe im Nanometerbereich deutlich kleiner als Bakterien sind. Sie bestehen in der Regel nur aus einer Proteinhülle und im Innern aus Erbinformationen in Form von RNS oder DNS. Da Viren im Gegensatz zu Bakterien weder einen Stoffwechsel noch die Möglichkeit zur Zellteilung besitzen, befallen sie zur Reproduktion Zellen von Tieren oder Menschen, platzieren dort ihre eigenen Erbinformationen und ‚übernehmen' dadurch deren Zellen. In der Folge produzieren die Wirtszellen weitere Viren und werden anschließend zerstört, wodurch es zur Erkrankung kommt. Einige Viren konzentrieren sich zudem auf bestimmte Körperzellen; die Influenza beispielsweise befällt vorzugsweise die Schleimhäute und den Atemtrakt. Influenzaviren gehören der Familie der Orthomyxoviren an und zeichnen sich vor allem durch eine umfangreiche Variabilität aus, weswegen die Influenza über eine eigene Nomenklatur verfügt. Grundsätzlich werden Influenzaviren nach genetischen Besonderheiten in die Typen A, B, und C unterteilt, wobei die Typen A und B vor allem bei Menschen zu Erkrankungen führen, der Typ A jedoch zugleich in Tieren wie Vögeln und Schweinen vorkommt. Der gleichzeitige Befall von Wirtszellen mit verschiedenen Viren macht eine genetische Mutation, ein sogenanntes *Reassortment*, möglich. Da Influenzaviren vom Typ A viele tierische Wirte und zugleich den Menschen befallen, neigen diese Erreger besonders zu einem solchen Reassortment. Größere Influenza-Ausbrüche waren daher immer auf den Typ A zurückzuführen.[48]

Die Hülle des Influenzavirus (das Kapsid) besteht aus zwei verschiedenen Oberflächenproteinen, dem Hämagglutinin (H) und der Neuraminidase (N), die nicht nur für die Interaktion mit den Wirtszellen relevant, sondern auch namensgebend für die zahlreichen Influenzavirus-Subtypen sind. So wurden die Influenzavirus-A-Typen nach den Serotypen der genannten Oberflächenproteine klassifiziert, beispielsweise H5N1 (Vogelgrippe) und H1N1 (Spanische Grippe, Schweinegrippe). Im Jahre 2005 waren insgesamt 16 Hämagglutinin- und 9 Neuraminidase-Variationen der

48 Vgl. insbesondere Popp, Walter; Hansen, Dorothea; Spors, Jörg et al.: H1N1. Schweinegrippe verstehen statt fürchten, Berlin 2009, S. 57–62. Zum Reassortment vgl. Ferner Tao, Hui; Steel, John; Lowen, Anice C.: Intrahost Dynamics of Influenza Virus Reassortment, in: Journal of Virology, Jg. 88, 13 (2014), S. 7485–7492.

A-Influenza bekannt.[49] Eine weitere Möglichkeit der serologischen Benennung von Influenzaviren ergibt sich aus dem Fundort und dem Entdeckungsjahr einer neuen Virus-Variante. Z. B. zeigt die Bezeichnung ‚A/Sydney/5/97‘ an, dass es sich um ein A-Virus handelt, das 1997 in Sydney isoliert wurde.[50] Der Stamm ‚A/California/7/2009‘ war der Auslöser der Schweinegrippe-Pandemie von 2009/2010.[51] Ältere Virusbezeichnungen integrierten zudem den vermuteten tierischen Ursprung des Virus. Beispielsweise verweist die Bezeichnung ‚A/turkey/Wisconsin/1/66(H_{av}6N2)‘ auf Truthühner und auf einen (naheliegenden) aviären (av) Ursprung.[52] Diese Nomenklatur dient nicht nur der Klassifikation von Influenzaviren. Wissenschaftler haben fortlaufend versucht, die Entwicklung von Influenzaviren phylogenetisch zu rekonstruieren und Anhaltspunkte für eine mögliche weitere Entwicklung dieses Erregers zu finden bzw. einen Zusammenhang zwischen der Beschaffenheit von Viren und deren Virulenz zu identifizieren. Die folgende Abbildung zeigt die Entwicklung vergangener Virusvarianten unter besonderer Berücksichtigung ihres zoonotischen Ursprungs:

49 Vgl. Blaha, Thomas: Epidemiologische Grundlagen der Aviären Influenza, in: Niedersächsisches Kompetenzzentrum Ernährungswirtschaft (Hrsg.): Aviäre Influenza – Hintergründe, Informationen und Perspektiven. Tagung am 27. Oktober 2005, Vechta 2005, S. 15–19, hier: S. 15.

50 Die erste Nummer steht für das jeweilige Isolat, die einer eigenen Zählung unterliegen.

51 Vgl. Haas: Influenza, S. 62–67.

52 Vgl. Cliff, Andrew D.; Haggett, Peter; Ord, John Keith: Spatial aspects of influenza epidemics, London 1986, S. 13 f.

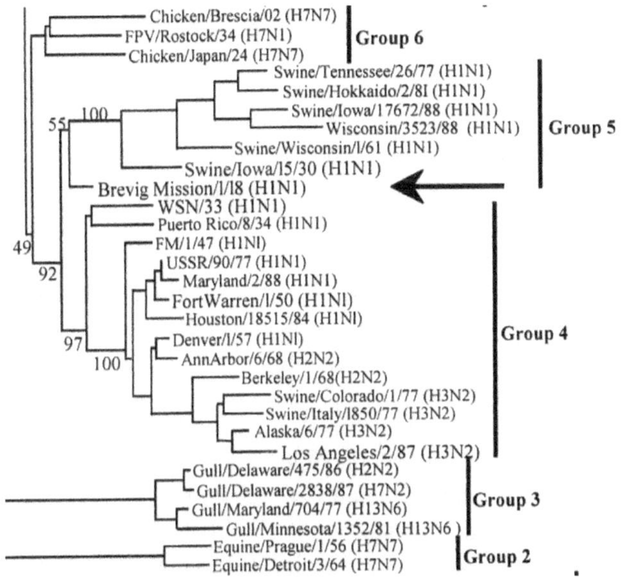

Abb. 2: Phylogenetische Darstellung von Influenza-Virusvarianten, die genetisch aufgeschlüsselt wurden[53]

Basler et al. schlüsselten die Nukleotidsequenz verschiedener, im 20. Jahrhundert aufgefundener Influenzaviren auf und ordneten sie über ihre genetische Verwandtschaft bestimmten Gruppen zu. Diese Gruppen repräsentieren zugleich die jeweiligen Wirte, in denen die Viren aufgefunden wurden. In dem oben gezeigten Ausschnitt sind die folgenden Wirte dargestellt: Pferde (Gruppe 2), Vögel (3 und 6), Menschen (4) und Schweine (5). Durch den Pfeil wird der vermutliche Erreger der Spanischen Grippe hervorgehoben, dem eine nahe Verwandtschaft mit porkinen und humanen Influenzaviren attestiert wird.[54]

---

53 Basler, Christopher F.; Reid, Ann H.; Dybing, Jody K. et al.: Sequence of the 1918 pandemic influenza virus nonstructural gene (NS) segment and characterization of recombinant viruses bearing the 1918 NS genes, in: Proceedings of the National Academy of Sciences of the United States of America, Jg. 98, 5 (2001), S. 2746–2751, hier: Auszug aus der Abbildung 2.

54 Vgl. Ibid. Die Markierung des Virus Brevig Mission/1/18 (H1N1) ist dem Original entnommen. Auf den Fund und die Rekonstruktion dieses speziellen Influenzavirus wird in Kapitel 6.1.1.2 eingegangen.

Neue Virus-Subtypen können durch eine langsame Zufallsmutation, der *Antigen-Drift* entstehen, die auch mit einer schrittweisen Veränderung des Virus-Genoms einhergeht. So können sich bestimmte Influenzaviren durch Anpassung länger in einer Population halten und immer wieder kleinere Epidemien hervorrufen, da sich das menschliche Immunsystem erst auf die Driftvarianten einstellen muss. Zumeist entstehen neue, potenziell gefährliche Erreger jedoch durch einen plötzlichen *Antigen-Shift*, der auf dem bereits beschriebenen Reassortment basiert. Durch einen Antigen-Shift können beispielsweise hochpathogene Erreger, die bisher nur unter Tieren zirkulierten, auf den Menschen überspringen, indem tierische und menschliche Influenza-A-Viren einen neuen, humanpathogenen Stamm bilden. Das menschliche Immunsystem hatte zuvor noch keinen Kontakt zu dem neuen Virenstamm, wodurch sich das Virus schnell verbreiten und schwere Krankheitsverläufe zur Folge haben kann.[55]

Nach heutiger Ansicht nimmt durch die abrupte Entstehung neuer Influenza-Subtypen auch die Wahrscheinlichkeit einer *Pandemie* zu. Die Weltgesundheitsorganisation (WHO) definiert eine Influenza-Pandemie (altgr. pan=alles und demos=Volk) primär über die interkontinentale Ausbreitung eines neuartigen Influenzavirus. Im 20. Jahrhundert gab es insgesamt drei Pandemien, wobei jede mehr als eine Mio. Tote zur Folge hatte. Nach der Entdeckung des hochpathogenen Vogelgrippe-Virus gab die WHO in den Jahren 1999, 2005 und 2009 angepasste Definitionen für Influenza-Pandemien heraus, die kaskadierend auf verschiedenen Alarmstufen basieren. Die wichtigste Neuerung in der Definition von 2005 war sicherlich der Bedeutungszuwachs von Tieren als Trägern von Influenzaviren. Ebenfalls erwähnenswert ist das sechsstufige Warnsystem, wobei Stufe 1 auf das Zirkulieren von potenziell gefährlichen A-Influenzaviren in tierischen Populationen hinweist, die Stufe 6 hingegen eine manifeste Pandemie anzeigt. In der definitorischen Revision von 2009, unmittelbar vor der Schweinegrippe-Pandemie, kamen noch zwischenpandemische Sonderstufen wie z. B. die ‚post-pandemic-period' hinzu.[56] Grundsätzlich lässt sich

---

55 Vgl. Blaha: Epidemiologische Grundlagen der Aviären Influenza, S. 16 und Haas: Influenza, S. 62–67.

56 Vgl. World Health Organization: WHO global influenza preparedness plan. The role of WHO and recommendations for national measure before and during pandemics, Genf 2005, Dies.: Pandemic Influenza Preparedness and Response. A WHO guidance document, Genf 2009 und Popp; Hansen; Spors et al.: H1N1, S. 52 f.

konstatieren, dass die Pandemie-Definitionen von 2005 und 2009 das zukünftige Pandemie-Ereignis deutlich stärker in den Fokus gerückt haben. Da zudem Tiere immer Virusträger sind und sein werden, wurde durch den Einbezug von tierischen Wirten in die Pandemie-Definition von 2005 eine stärkere Risikomarkierung vorgenommen und die Influenza zu einer ökologischen Herausforderung erklärt.

Für die internationale Überwachung der Influenza hat die WHO ab 1949 eine global vernetzte Infrastruktur geschaffen, der 2004 insgesamt 112 nationale Influenza-Referenzzentren angehörten. Das Referenzzentrum für Deutschland ist das RKI. Das Überwachungssystem erfüllt verschiedene Aufgaben wie die Dokumentation der weltweiten Influenza-Verbreitung, die Bestimmung von zirkulierenden Virusstämmen und die Überwachung der bevölkerungsweiten Immunitätslage. Die Daten werden an die WHO-Zentrale in Genf gemeldet, welche ihrerseits Empfehlungen beispielsweise zu Impfmaßnahmen erarbeitet und die nationalen Zentren und Gesundheitsbehörden informiert.[57] Wie sich in der Praxis zeigt, sind für die Einschätzung und Bekämpfung von Seuchen vor allem epidemiologische Daten von Relevanz, weniger die Erkenntnisse der virologischen Grundlagenforschung. Bonita et al. definieren die wissenschaftliche Disziplin der Epidemiologie wie folgt:

> Die Epidemiologie ist eine Grundlagenwissenschaft der öffentlichen Gesundheitspflege (Public Health). Die Epidemiologie leistet einen wichtigen Beitrag zur Verbesserung der öffentlichen Gesundheit. Die Epidemiologie ist für die Identifizierung und Kartierung von neu aufkommenden Krankheiten unentbehrlich. Häufig klafft zwischen der Sicherstellung epidemiologischer Evidenz und der Anwendung dieser Evidenz in der Gesundheitspolitik eine enttäuschend große Lücke.[58]

Die Epidemiologie erschöpft sich längst nicht in der Beschreibung von Infektionskrankheiten; dennoch sind diese ein wichtiges Betätigungsfeld der Epidemiologie. Zur Kartierung von Infektionskrankheiten wie beispielsweise der Influenza werden Größen wie die Inzidenz, die Prävalenz, die

---

57 Vgl. Temmler, Mirko; Ludäscher, Simon: Influenzapandemie. Prävention und Maßnahmen, in: Maurer, Klaus; Mitschke, Thomas (Hrsg.): SEGmente, Bd. 10, Edewecht 2011, hier: S. 20–23 und Lange, Werner: Überwachung der Influenza, in: Lange, Werner; Vogel, Georg E. (Hrsg.): Influenza. Klinik, Virologie, Epidemiologie, Therapie und Prophylaxe, Berlin 2004, S. 188–203, hier: S. 188 f.

58 Bonita, Ruth; Beaglehole, Robert; Kjellström, Tord: Einführung in die Epidemiologie, Bern [2]2008, hier: S. 17.

Letalität, die Mortalität und die Morbidität herangezogen.[59] Allerdings ist die Datenlage oftmals schlecht. Selbst im Jahre 2008 konnte die WHO nur etwa ein Drittel aller weltweiten Todesfälle aus den Sterberegistern von 112 Staaten erfassen.[60] Zudem verkennt die ‚Pandemie-Fixiertheit' der WHO, dass bei der saisonal auftretenden Influenza jährlich bis zu 500.000 Menschen sterben.[61] Aufgrund der schlechten Datenlage und den komplexen Mechanismen einer weltweiten Influenza-Verbreitung muss in der Epidemiologie häufig auf stark vereinfachte, lineare Modelle zurückgegriffen werden, die auf einem eindeutig definierten Status von Populationen basiert, beispielsweise vulnerabel, exponiert, erkrankt, tot oder geheilt.[62] Die erhobenen Daten werden mit einem umfangreichen statistischen Instrumentarium ausgewertet und als aggregierte Informationen im Rahmen von Tabellen, Graphen und kartographischen Darstellungen sichtbar gemacht.[63] Diese z. B. von der WHO und dem RKI generierten Informationen stellen das wichtigste Entscheidungswissen im Umgang mit der Influenza dar, denn „wenn die Epidemiologie Krankheiten verhindern oder eindämmen soll, müssen die Ergebnisse der epidemiologischen Forschung Einfluss auf die öffentliche Politik nehmen."[64]

Politische Entscheidungsträger können die epidemiologischen Auswertungen als Heuristiken und modellhafte Zukunftsprognosen nutzen, um unter Zeitdruck Gesundheitsmaßnahmen zu veranlassen.[65] Auch Historiker bedienen sich epidemiologischer Größen, um Seuchengeschichte zu schreiben:

> Insofern ist die Epidemiologie nicht nur eine Voraussetzung für wirksame politische und medizinische Maßnahmen zur Sicherung der Öffentlichen Gesundheit. Zugleich eröffnet sie einen zentralen Zugang zur Seuchengeschich-

---

59 Eine Definition der in der vorliegenden Arbeit genutzten epidemiologischen Größen und Begriffe ist dem Glossar zu entnehmen.

60 Vgl. Bonita; Beaglehole; Kjellström: Einführung in die Epidemiologie, S. 40–60.

61 Vgl. Vogel, Georg E.: Praxishandbuch Influenza – verstehen, vorbeugen, erkennen und behandeln, Stuttgart 2011, S. 4.

62 Vgl. Haas: Influenza, S. 218–222.

63 Vgl. Bonita; Beaglehole; Kjellström: Einführung in die Epidemiologie, S. 103–130.

64 Ibid., S. 274.

65 Zur überzeugenden Wirkung von Heuristiken und Modellen vgl. insbesondere Morgan, Mary S.; Morrison, Margaret: Models as mediating instruments, in: Dies. (Hrsg.): Models as Mediators. Perspectives on Natural and Social Sciences, Cambridge 1999, S. 10–37.

> te. Mit ihrem soliden Datengerüst kann sie die Basis für politische, wirtschaftliche, soziale und kulturelle Analysen des Seuchengeschehens liefern.[66]

Als wichtige Größe für diese ‚historische Epidemiologie' wird beispielsweise die Mortalität genannt,[67] die jedoch – wie noch zu zeigen sein wird – vor allem bezüglich der Spanischen Grippe mit erheblichen Unsicherheiten behaftet ist. Dieses Defizit stellt keinen überraschenden Befund dar: Bedenkt man, dass die WHO selbst im Jahre 2008 mit moderner EDV und Kommunikationsmöglichkeiten in Echtzeit lediglich ein Drittel aller weltweiten Todesfälle erfassen konnte, dann dürfte die Datenlage bei der historischen Rekonstruktion noch deutlich schlechter ausfallen. Ungleich komplizierter als die Rekonstruktion der Vergangenheit fällt die Antizipation möglicher Zukünfte aus. Das Betätigungsfeld der Epidemiologie ist nicht das Labor, sondern – im Falle der weltweit verbreiteten Influenza – ein globaler Kontext. Somit handelt es sich bei der Bemessung der Virulenz eines neu entdeckten Virus um ein realexperimentelles Setting, denn erst wenn die Influenza ihre globale Ausbreitung erfahren hat, ist es möglich, die tatsächlichen Auswirkungen epidemiologisch zu erfassen.[68] Zwar handelt es sich bei der Frage um die Virulenz des neuen Erregers um Nichtwissen ohne zeitliche Stabilität,[69] doch führt auch ein temporäres Nichtwissen zu Unsicherheiten, ob eine präventive Maßnahme wie eine Massenimpfung sinnvoll ist oder überhaupt wirksam sein kann.

Abschließend verbleiben drei Thesen. Zum ersten ist Seuchengeschichte oftmals von einer Art ‚historischen Epidemiologie' durchsetzt. Zum

---

66 Vögele, Jörg: Vom epidemiologischen Übergang zur emotionalen Epidemiologie. Zugang zur Seuchengeschichte, in: Thießen, Malte (Hrsg.): Infiziertes Europa. Seuchen im langen 20. Jahrhundert (Historische Zeitschrift Beihefte N.F., 64), München 2014, S. 29–49, hier: S. 30. Vögele grenzt die Quantifizierbarkeit der Seuchengeschichte jedoch ein und plädiert für die Berücksichtigung u. a. von politischen, wissenschaftlichen, wirtschaftlichen und gesellschaftlichen Gesichtspunkten im Rahmen einer „Emotionalen Epidemiologie". Vgl. Ibid., S. 47 f.

67 Vgl. Ibid., S. 30.

68 Zum Konzept des Realexperimentes vgl. Groß, Matthias; Hoffmann-Riem, Holger; Krohn, Wolfgang: Realexperimente. Ökologische Gestaltungsprozesse in der Wissensgesellschaft, Bielefeld 2005. Es sei hier insbesondere auf das Beispiel von Pasteur verwiesen, der die Ausbreitung des Milzbrandes nicht anhand eines Laborszenarios, sondern erst *in praxi* eindämmen konnte. Vgl. Ibid., S. 51 f. Zur Rolle des Nichtwissens bei Risikoentscheidungen vgl. ferner Ibid., S. 209 f.

69 Zur zeitlichen und ontologischen Stabilität des Nichtwissens vgl. Wehling, Peter: Jenseits der Wissens? Wissenschaftliches Wissen aus soziologischer Perspektive, in: Zeitschrift für Soziologie, 6 (2001), S. 465–484.

zweiten scheint es aufgrund der Modellhaftigkeit und der Ungenauigkeit der epidemiologischen Daten sinnvoll, jenseits einer Quantifizierung z. B. der Influenza-Mortalität auch größere Diskurszusammenhänge zu identifizieren. Dies soll in der vorliegenden Arbeit für größere Influenza-Ereignisse vorgenommen werden, die bisher noch nicht ausreichend untersucht wurden. Daher ist insbesondere Material heranzuziehen, welches auf epidemiologische Wissensbestände und Debatten rekurriert. Drittens wäre zu überlegen, ob die Seuchengeschichte grundsätzlich stärker von einer historischen Epidemiologie entkoppelt werden soll. Diese Frage kann jedoch im Rahmen der vorliegenden Arbeit nicht nachhaltig beantwortet werden, sondern dient lediglich als Denkanstoß und wird im Fazit erneut aufgegriffen.[70] Im Folgenden wird es im Rahmen eines ersten Zugriffs auf die Rekonstruktion der genannten Diskurse darum gehen, Korrelationen zwischen größeren Influenza-Ausbrüchen einerseits und der Aufmerksamkeit der Wissenschaften gegenüber der Influenza andererseits zu untersuchen.

1.3 Generelle Beobachtungen zur Rezeption von Influenza-Pandemien in den Wissenschaften

Im 20. und 21. Jahrhundert war die Influenza mit abwechselnder Intensität immer wieder im Fokus verschiedener Öffentlichkeiten. Gerade epidemische und pandemische Ausbrüche der Influenza erregten die Aufmerksamkeit einer breiteren medial informierten Öffentlichkeit, der Politik, einer ärztlichen und ebenso einer wissenschaftlichen Fachöffentlichkeit. Dabei ist es kaum möglich, von *einer* wissenschaftlichen Fachöffentlichkeit bzw. *Scientific Community* zu sprechen, da sich ganz verschiedene wissenschaftliche Sub- und Transdisziplinen der Influenza widmen. Genannt seien hier die Bakteriologie, die Medizin, die Mikrobiologie, die Virologie, die Epidemiologie, die Serologie und die Immunologie, welche im Verlauf der Zeit unterschiedliche Bedeutung für die Influenzaforschung erlangten. Die Untersuchungsgestände reichten vom kleinsten der Episteme – dem Virus – über die Beobachtung klinischer Symptome durch Ärzte bis hin zur volksgesundheitlichen Dimension bei der statistischen Bewertung von Epidemien. Während manche Bemühungen darauf abzielten, grundlegende Mechanismen der Influenza-Erkrankungen zu begreifen, standen bei

70 Vgl. Kapitel 7.3.

anderen die Bewertung des Influenza-Risikos und die Bekämpfung der Influenza im Vordergrund.

Obgleich die Erforschung der Influenza alles andere als homogen ist, lassen sich bestimmte Tendenzen für alle Teildisziplinen zeigen. Wie eingangs erwähnt, sind es vor allem die größeren Influenza-Ausbrüche, die das Interesse an der Influenza steigerten. Die amerikanische Metadatenbank für Lebenswissenschaften und Medizin, ‚PubMed', verzeichnet für den Zeitraum von 1908 bis 2014 insgesamt 11.511 Publikationen zum Thema Influenza, Influenza-Epidemien und -pandemien. Eine diachrone Betrachtung des Publikations-Datums kann – ohne eine zwingende Kausalität anzunehmen – einen ersten Eindruck davon geben, wie sich das Interesse in den Wissenschaften bezüglich der Influenza entwickelte. Im Folgenden werden die von der Metadatenbank ‚PubMed' registrierten Artikel des Zeitraums 1908 bis 1989 graphisch dargestellt:

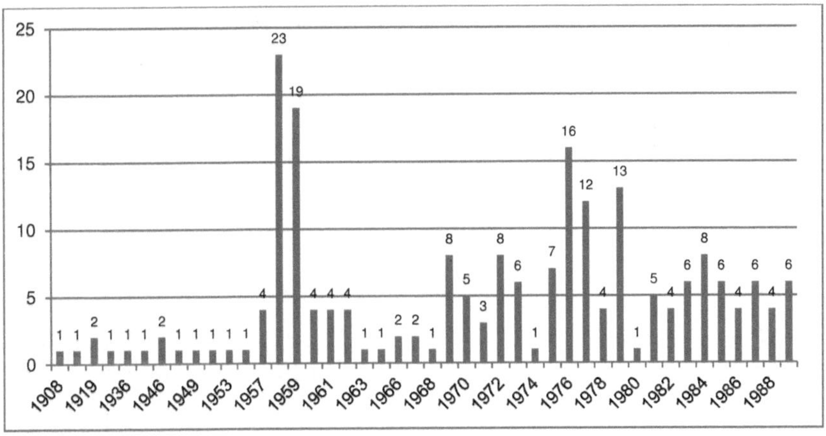

Abb. 3: Anzahl wissenschaftlicher Publikationen über Influenza-Pandemien 1908–1989 bei ‚PubMed'[71]

Grundsätzlich fällt auf, dass von den genannten 11.511 Artikeln nur 212 in den Zeitraum von 1908 bis 1989 fallen, also 1,84 %. Betrachtet man zu-

71 Vgl. US National Library of Medicine; National Institute of Health: PubMed-Metadatenbank, s. v. 'influenza'; 'pandemic', http://www.ncbi.nlm.nih.gov/pubmed /?term=influenza+pandemic – abgerufen am 20. Februar 2015, eigene graphische Darstellung.

dem die zeitliche Verteilung der Publikationszahlen, so wird deutlich, dass vor allem die Asiatische Grippe von 1957 und die sogenannte Schweinegrippe-Panik von 1976/1977 Aufmerksamkeit in den Wissenschaften gefunden haben. Im geringeren Maße wurde die Hongkong-Pandemie von 1968–1970 rezipiert, begleitet von einer generellen Veröffentlichungszunahme in den 1970er Jahren, welche mit verschiedenen Influenza-Ausbrüchen auf epidemischen Niveau einhergingen. Die Spanische Grippe hingegen scheint nur wenig Widerhall in den Wissenschaften gefunden zu haben.

Die eigentliche Zäsur in der Influenza-Aufmerksamkeit ergab sich mit der Vogelgrippe ab Ende der 1990er Jahre, und auch die Schweinegrippe-Pandemie von 2009/2010 scheint zu einem exponentiellen Anstieg der Publikationen über die Influenza beigetragen zu haben. Wie die folgende Abbildung zeigt, entfallen 10.263 Veröffentlichungen aller in ‚PubMed‘ erfassten Publikationen zum Thema Influenza alleine auf den Zeitraum von 2008 bis 2014, was einem Anteil von 89,16 % entspricht:

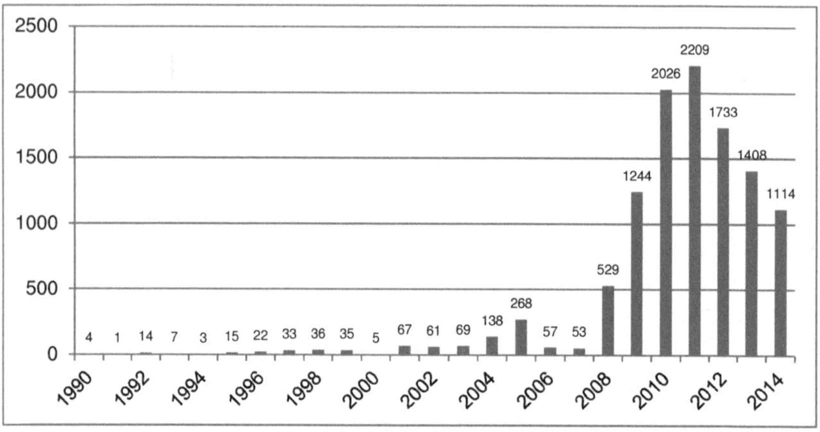

Abb. 4: Anzahl wissenschaftlicher Publikationen über Influenza-Pandemien 1990–2014 bei ‚PubMed‘[72]

Dass es sich bei dieser Auswertung der US-amerikanischen Metadatenbank ‚PubMed‘ um keinen Zufallsbefund handelt, wird im Vergleich mit

72 Vgl. Dies.: PubMed-Metadatenbank, s. v. 'influenza'; 'pandemic', eigene graphische Darstellung.

der vom Leibniz-Informationszentrum Lebenswissenschaften betriebenen Metasuchmaschine ‚MedPilot' deutlich, welche für den Zeitraum von 1890 bis 2014 insgesamt 6.175 Publikationen aufführt:

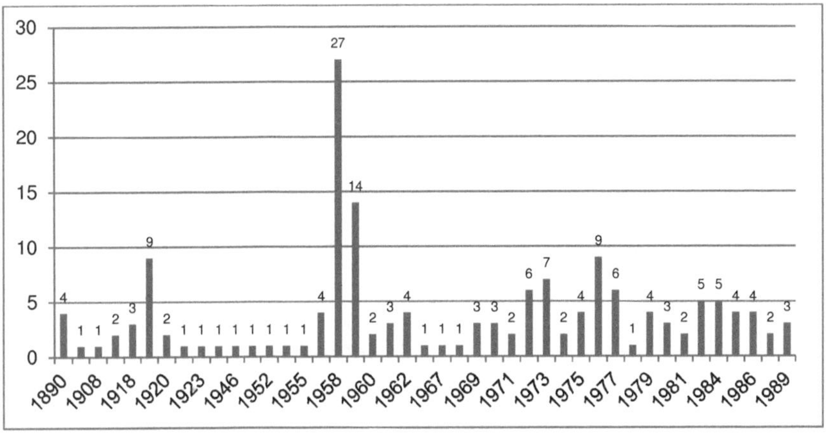

Abb. 5: Anzahl wissenschaftlicher Publikationen über Influenza-Pandemien 1890–1989 bei ‚MedPilot' [73]

Auch hier zeigt sich für den Zeitraum unmittelbar nach der Asiatischen Grippe ein wissenschaftlicher Interessenszuwachs an der Influenza. Im geringeren Maße trifft dieser Befund auch für die Spanische Grippe und die Schweinegrippe von 1976/1977 zu. Insgesamt entfielen aber auch bei ‚MedPilot' nur 162 von 6.175 erfassten Publikationen auf den Zeitraum vom 1890–1989 (2,62 %), während ab den 1990er Jahren das Interesse an der Influenza sehr stark zunahm:

73 Vgl. Leibniz-Informationszentrum Lebenswissenschaften (ZB MED); Deutsches Institut für Medizinische Dokumentation und Information (DIMDI): MedPilot Metasuchmaschine, s. v. 'Influenza'; 'Pandemie', http://www.medpilot.de/app/search/search/f2baa266309d69e3f6012635ce46cda4?FS=TI%3DInfluenza+AND+TI%3DPandemie – abgerufen am 20. Februar 2015, eigene graphische Darstellung.

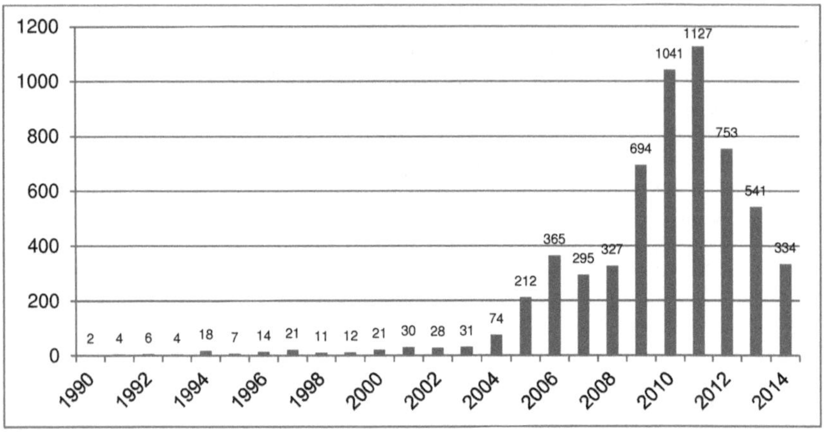

Abb. 6: Anzahl wissenschaftlicher Publikationen über Influenza-Pandemien 1990–2014 bei ‚MedPilot'[74]

Zur Jahrtausendwende ist also eine regelrechte Publikationsflut über Influenza-Pandemien zu verzeichnen. Diese geht zum einen sicherlich auf die generell zunehmenden weltweiten Publikationszahlen in den Lebenswissenschaften und der Medizin zurück. So stiegen die bei ‚PubMed' verzeichneten Artikel zum Thema ‚Lungenkrebs' zwischen 1970 und 2014 von 1.706 auf 14.012 (+721 %), die Artikel über Lungenentzündungen bei Kindern von 241 auf 910 (+278 %) Artikel an. In beiden Fällen ist die skizzierte Zunahme, anders als bei der Influenza, durch eine deutliche Linearität gekennzeichnet.[75] Bei der Influenza dürfte die überproportionale Zunahme in den Veröffentlichungen zum anderen auf das 1997 entdeckte Virus H5N1, die zirkulierende Geflügelpest und die Schweinegrippe-Pandemie des Jahres 2009/2010 zurückzuführen sein.

Ein stetig wiederkehrendes Thema in der Risikoeinschätzung zur Influenza war und ist die Spanische Grippe. Um sich der Frage zu nähern, ob

74 Vgl. Leibniz-Informationszentrum Lebenswissenschaften (ZB MED); Deutsches Institut für Medizinische Dokumentation und Information (DIMDI): MedPilot Metasuchmaschine, s. v. 'Influenza'; 'Pandemie', eigene graphische Darstellung.

75 Vgl. US National Library of Medicine; National Institute of Health: PubMed-Metadatenbank, s. v. 'Lung Cancer', http://www.ncbi.nlm.nih.gov/pubmed/?Db=pubmed&term=lung%20cancer – abgerufen am 5. März 2015 und Ibid., s. v. 'Pneumonia'; 'children', http://www.ncbi.nlm.nih.gov/pubmed/?term=pneumonia+children – beide Informationen abgerufen am 26. August 2015.

diese Pandemie in den Wissenschaften eine besondere Rolle einnimmt, seien ferner die Publikationen zur Spanischen Grippe quantifiziert. Dabei fällt auf, dass in den Lebenswissenschaften und der Medizin bis zur Jahrtausendwende allenfalls mit vereinzelten Publikationen auf die Spanische Grippe reagiert wurde. Auch während größerer Pandemien, z. B. in den Jahren 1957/1958 und 1968 bis 1970, zeigt sich keine Zunahme bei den Veröffentlichungen über die Spanische Grippe. Erst mit der Vogelgrippe und dann vor allem mit der Schweinegrippe-Pandemie 2009/2010 scheint man sich an die Spanische Grippe erinnert und dazu veröffentlicht zu haben, wie eine Stichprobe bei der US-amerikanischen Suchmaschine ‚PubMed' zeigt:

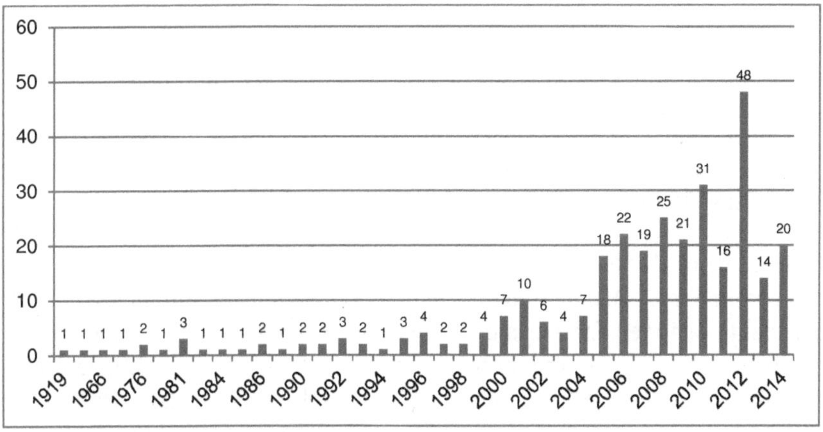

Abb. 7: Anzahl wissenschaftlicher Publikationen über die Spanische Grippe 1919–2014 bei ‚PubMed'[76]

Etwa fünf von sechs wissenschaftlichen Artikeln über die Spanische Grippe entfallen auf den Zeitraum von 2000 bis 2014. Die Darstellung der Publikationszahlen für das deutsche Portal ‚MedPilot' ist nahezu kongruent zum US-amerikanischen Pendant ‚PubMed':

76 Vgl. US National Library of Medicine; National Institute of Health: PubMed-Metadatenbank, s. v. 'Spanish Influenza', http://www.ncbi.nlm.nih.gov/pubmed/?term=spanish+influenza – abgerufen am 20. Februar 2015, eigene graphische Darstellung.

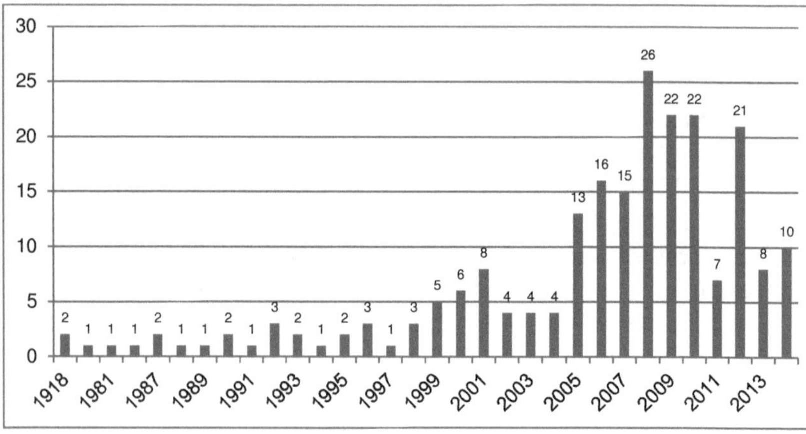

Abb. 8: Anzahl wissenschaftlicher Publikationen über die Spanische Grippe 1919–2014 bei ‚MedPilot'[77]

Über die hier vorgestellte Quantifizierung lassen sich letzten Endes jedoch nur einige Tendenzen zeigen, die sich auch in der einschlägigen Forschungsliteratur zur Geschichte der Influenza-Pandemien wiederfinden. So sieht insbesondere WITTE die Vogelgrippe als eine „Emergenz der Grippeangst in den 1990er Jahren".[78] Diese Zäsur kann auch immer wieder mit der reaktualisierten Erinnerung an die Spanische Grippe in Verbindung gebracht werden. Das Interesse an der größten Pandemie des 20. Jahrhunderts nahm in den 1990er Jahren ohne Zweifel zu, und diese wurde mehr und mehr zu einem Prototyp einer Art ‚Groß-Pandemie', deren Eintreten ab 1997 mit dem Nachweis des neuen Virus H5N1 befürchtet wurde. Über die Wahrnehmung der Influenza 1920 bis 1997 ist vergleichsweise wenig bekannt. Sicher ist, dass die Spanische Grippe eine wichtige Zäsur darstellte. In einer Ausgabe der *Encyclopaedia Britannica* von 1880 wird die Influenza noch als wiederkehrendes aber vergleichsweise harmloses Übel beschrieben:

---

77 Vgl. Leibniz-Informationszentrum Lebenswissenschaften (ZB MED); Deutsches Institut für Medizinische Dokumentation und Information (DIMDI): MedPilot Metasuchmaschine, s. v. 'Spanische Grippe' und 'Spanish Flu', http://www.medpilot.de/app/search/search/26af2bbe07ad8c57fd92da0aa9e3c169?FS=%22Spanische+Grippe%22+OR+%22Spanish+Flu%22 – abgerufen am 20. Februar 2015, eigene graphische Darstellung.

78 Witte: Bedrohungsszenario, S. 199.

> Influenza has in all times been regarded as fulfilling all the conditions of an epidemic in its sudden invasion, rapid and extensive spread, and speedy and complete disappearance. (…) Wherever it appears, the whole community suffers to a greater or less extent, irrespective of age or condition of life.[79]

In der Enzyklopädie-Ausgabe von 1962 hingegen wird die Zäsur durch die Spanische Grippe offenbar, welche eine Umdeutung der Influenza bewirkt hatte. Diese wurde gewissermaßen in den Stand einer ultimativen Seuche erhoben:

> The 1918 epidemic was the most destructive in history; in fact it ranks with the plague of Justinian and the Black Death as one of the severest holocausts of disease ever encountered.[80]

In gemäßigter Form wurde die Bedeutsamkeit der Influenza im deutschsprachigen Raum 1963 zumindest von dem renommierten Medizinhistoriker Ackerknecht geteilt.[81] Die Festlegung der Influenza-Rezeption auf große Zäsuren wie z. B. von 1918 und 1997 beantwortet jedoch nicht die Frage, ob beispielsweise die Asiatische Grippe oder die Hongkong-Grippe memoriert und ebenfalls als Referenz zur Einschätzung des Influenza-Risikos herangezogen wurden und welche bisher unerkannten Diskursfragmente zu einem Wandel in der Rezeption beigetragen haben könnten. Dieses Geflecht historischer Bezüge, die Reaktualisierung der Influenza in verschiedenen Öffentlichkeiten, wird noch näher zu beleuchten sein. Als Einführung wird zunächst ein ereignis- und forschungsgeschichtlicher Abriss zur Influenza folgen.

79 Antimo, José Ordás: S. v. Influenza, in: Encyclopaedia Britannica, Bd. 13, Edinburgh 1880, S. 73.

80 Francis, Th., jr.: S. v. Influenza, in: Encyclopaedia Britannica, Bd. 12, Chicago/Toronto/London 1962, S. 347.

81 Vgl. Ackerknecht, Erwin H.: Geschichte und Geographie der wichtigsten Krankheiten, Stuttgart 1963, S. 66–68.

2. Eine kurze Geschichte der Influenza

2.1 Die Influenza vor der Spanischen Grippe

Bereits für die Große Pest von Athen im Jahre 430 v. Chr. sprechen einige Autoren von einer ersten Influenza-Epidemie.[82] Es ist jedoch nicht möglich, das erste Auftreten der Influenza historisch zweifelsfrei zu verorten. In vormodernen Quellen werden große Seuchenereignisse oft mit dem Begriff *pestis* belegt, der als ‚Seuche', aber auch als ‚Unheil, Untergang' übersetzt werden kann. Selbst mit den heutigen medizinischen Möglichkeiten ist die Diagnose der Influenza ohne einen Virusnachweis noch unsicher. So ist es nicht überzeugend, die Influenza für vergangene Ereignisse aus Textquellen nachweisen zu wollen.[83]

Dennoch sprechen laut Hieronimus die Quellen dafür, dass es bereits im Mittelalter epidemische Ausbrüche der Influenza gegeben haben könnte, welche in mehreren ‚Wellen' abgelaufen seien. Zunächst erfolgte eine schwächere Epidemie mit wenigen Todesopfern, gefolgt von einer weitaus stärkeren zweiten Welle. Für Pyle hingegen sind epidemische oder gar pandemische Ausbrüche der Influenza erst für die Frühe Neuzeit nachweisbar. Er sieht für die Zeit vor der Spanischen Grippe fünf große Pandemien, und zwar für die Jahre 1580, 1732/1733, 1800–1803, 1847/1848 und 1889–1892. Weitere kleinere epidemische Ausbrüche seien wahrscheinlich; diese ließen sich jedoch nicht auf eine Jahreszahl festlegen. Witte sieht darüber hinaus epidemische Influenzausbrüche für die Jahre 1510 in ganz Europa, 1712 in Tübingen, 1737 und 1741 in Süditalien, 1757 in London, 1759 im heutigen Senegal, 1767 in Eisennach und 1775 in Yorkshire. Im Jahre 1788 habe die Influenza das erste Mal einen pande-

---

82 Vgl. Haas (Hrsg.): Influenza, S. 2.

83 Für das Problem, Medizin- und Krankheitsgeschichte auf Basis von lange zurückreichenden Krankheitsbeschreibungen zu verfassen, sei hier auf King verwiesen, der sich u. a. dem Begriffswandel von ‚Schwindsucht' zu ‚Tuberkulose' widmete. Vgl. King, Lester S.: Medical Thinking. A Historical Preface, Princeton 1982. Vgl. ferner Eckart, Wolfgang Uwe; Jütte, Robert: Medizingeschichte. Eine Einführung, Köln/Weimar/Wien 2007, S. 77–79. Bei den hier anführten Autoren gibt es vor 1889 *keine einzige zeitliche Überschneidung* bei der Beschreibung der Influenza vor 1889.

mischen Umfang erreicht, indem sie sich aus Asien über Europa und schließlich auch nach Nord- und Südamerika ausbreitete.[84] Womöglich benötigte das Influenzavirus den europäischen Kolonialismus und den sich ausbreitenden globalen Handelsverkehr als Vehikel, um sich pandemisch, also weltweit, auszubreiten.

Es lässt sich festhalten, dass erst für das 18. Jahrhundert die Beschreibungen hinlänglich präzise und die beschriebenen Symptome insofern übereinstimmend sind, sodass sich von einer Influenza-Epidemie sprechen lässt.[85] Der Begriff „Influenza“ wurde von Medizinern spätestens seit 1766 verwendet. So dokumentierte der hannoversche Militärarzt Himly im Jahre 1833 zwei Influenza-Epidemien aus den Jahren 1762 und 1782, indem er Aufzeichnungen von britischen Fachkollegen heranzog. In seiner epidemiologisch ausgerichteten Dissertationsschrift beschreibt er die Ausbreitung der Influenza von Russland einerseits über Westeuropa bis nach Großbritannien und andererseits nach Süden bis in das Osmanische Reich.[86] Für Himly, im Jahre 1833 selbst mit einem Influenza-Ausbruch konfrontiert, ist die Beschreibung der Epidemie von 1782 vor allem von Relevanz, um die Influenza-Epidemie seiner Zeit besser einschätzen zu können. Dafür greift er auf die historischen Erfahrungen von Ärzten zurück, die zwei Ausbrüche der Influenza in den Jahren 1762 und 1782 erlebt hatten. Als Informationsbasis standen dem Autor aus ganz Europa zusammengetragene Berichte über Krankheitsfälle und deren Verlauf zur Verfügung. Es scheint sich bei der Influenza-Epidemie von 1782 um einen moderaten Ausbruch gehandelt zu haben, weshalb sie in anderen Seuchengeschichten keinen Eingang fand:

> Übrigens war sie (die Influenza von 1782, Anm. DR) weder gefährlich noch langwierig; nur wenige starben daran. Die meisten von ihnen waren alt und

---

84 Vgl. Hieronimus: Krankheit und Tod 1918, S. 8, Pyle, Gerald F.: The diffusion of Influenza. Patterns and Paradigms, New Jersey 1986, S. 23–36 und Witte: Tollkirschen und Quarantäne, S. 24–27.

85 Vgl. Haas: Influenza, S. 2.

86 Vgl. Himly, Gustav: Darstellung der Grippe (Influenza) vom Jahre 1782, ihrer Symptome und Behandlung / Aus vielfachen Berichten englischer Ärzte zur Beurtheilung und Vergleichung mit der jetzigen Epidemie übersetzt von Dr. Gustav Himly, ausübendem Arzte zu Hannover und Assistent-Wundarzte K. H. Artill. Regts., Hannover, in Commission der Helwingschen Hof-Buchhandlung 1833, Gottfried Wilhelm Leibniz Bibliothek Hannover, S. IV–VII.

> engbrüstig, oder durch verschiedene, kürzlich überstandene Krankheiten geschwächt.[87]

Eine ungleich heftigere und die erste überhaupt zuverlässig dokumentierte Influenza-Pandemie[88] stellte die sogenannte ‚Russische Grippe' dar, welche sich 1889–1892 weltweit ausbreitete. Die Russische Grippe sei hier noch einmal gesondert aufgeführt, da sie späteren Wissenschaftlern und Ärzten als erste ‚moderne' Pandemie erschien und wiederholt als Vergleichsfall mit späteren Influenza-Ausbrüchen herangezogen wurde. Die Ausbreitung der Russischen Grippe begann 1889 vermutlich in Vorderasien. Zum Jahreswechsel 1889/1890 griff das Virus nach Europa sowie Nordamerika über, und die Pandemie erreichte hinsichtlich der Sterblichkeit ihren Höhepunkt. Eine zweite Influenza-Welle trat im Frühling 1891 auf, eine dritte schließlich Anfang 1892, welche bis in das Jahr 1893 hineinreichte.[89]

An der Russischen Grippe erkrankten vornehmlich ältere Menschen. Etwa 30–50 % der Gesamtbevölkerung waren betroffen. Schätzungen gehen von ca. 270.000 bis 300.000 Todesopfern alleine für Europa aus. Nach einem sehr heftigen Krankheitsbeginn nahmen die Symptome in der Regel im Verlauf von mehreren Tagen wieder ab, doch in einigen Fällen kam es zu schweren Komplikationen. Diese betrafen vor allem die Atmungsorgane sowie das Herz und verursachten häufig einen tödlichen Ausgang. Auch die Fortschritte in der Medizin durch die Entdeckung der Bakterien und wirksame Mittel gegen selbige ermöglichten den damaligen Ärzten kein Vorgehen gegen die Influenza. Eine wirksame Therapie gegen die Russische Grippe konnte dementsprechend nicht entwickelt werden. The-

87 Ibid., S. 5.

88 Es ist auffällig, dass es in den hier aufgeführten Quellen und in der Sekundärliteratur *keine einzige zeitliche Überschneidung* bei der Beschreibung von Influenza-Ausbrüchen vor 1889 gibt. Erst die Russische Grippe von 1889 bis 1892 kann somit als eine konsensfähige Pandemie angesehen werden.

89 Vgl. Potter, Christopher W.: Chronicle of Influenza Pandemics, in: Nicholson, Karl G.; Webster, Robert G.; Hay, Alan J. (Hrsg.): Textbook of influenza, Oxford u. a. 1998, S. 3–18, hier: S. 7 f., Haas: Influenza, S. 4 f., auch Pyle: The diffusion of Influenza, S. 37 f.

rapeutische Ansätze reichten von harmlosen Tees über potenziell giftige Mittel wie Digitalis[90] bis zum Einatmen von schwefliger Säure.[91]

Die zum Zeitpunkt der Russischen Grippe tätigen Wissenschaftler und Ärzte identifizierten bei vielen Erkrankten das von Richard PFEIFFER entdeckte Bakterium *Haemophilus influenzae*. Dieses Bakterium wurde damals als ursächlich für die Pandemie angesehen und erhielt seine Bezeichnung von der weltweit zirkulierenden Influenza. Nach heutiger Kenntnis war vermutlich ein Virus vom Typ A2 verantwortlich für die zwischen 1889 und 1892 grassierende Influenza, obgleich diese Annahme mangels untersuchbarem Virenmaterial hypothetisch bleiben muss. Die sogenannte ‚Asiatische Grippe' sollte 1957 von einem Virus des gleichen Typus verursacht werden. POTTER stellte darüber hinaus die These auf, dass sich auch zwischen 1898 und 1901 eine sehr milde, aber weit verbreitete Influenza-Welle ereignete, die mittlerweile vollkommen in Vergessenheit geraten ist. Später nachgewiesene Antikörper machten ein Influenzavirus vom Typ A(H3) für diese Erkrankungswelle verantwortlich, einen Virenstamm, der 1968 mit der als ‚Hongkong-Grippe' bezeichneten Pandemie wieder in Erscheinung trat.[92] Die Geschichte der Influenza-Pandemien erscheint in der Forschung immer wieder auch als eine phylogenetische Beschreibung, gewissermaßen eine Genealogie verschiedener Virentypen. Dabei nimmt vor allem die Historisierung der Spanischen Grippe eine wichtige Rolle ein.

2.2 Die Spanische Grippe als pandemische ‚Urkatastrophe' des 20. Jahrhunderts

2.2.1 Herkunft, Ausbreitung und Auswirkungen der Spanischen Grippe

Ihren Anfang nahm die bisher größte Influenza-Pandemie der Geschichte, die als ‚Spanische Grippe' bekannt werden sollte, entgegen erster Vermutungen nicht in Spanien. Vermutlich stammt die Bezeichnung ‚Spanische

90 Das Toxin des Fingerhuts; heute noch als umstrittenes Medikament zur Steigerung der Herzleistung bei herzkranken Patientinnen und Patienten in Gebrauch. Vgl. dpa/oc: Herzmittel mit Digitalis erhöhen die Sterblichkeit, in: Die Welt vom 5. Mai 2015, http://www.welt.de/gesundheit/article140527421/Herzmittel-mit-Digitalis-erhoehen-die-Sterblichkeit.html?config=print – abgerufen am 6. August 2015.

91 Vgl. Haas: Influenza, S. 4–6.

92 Vgl. Potter: Chronicle of Influenza Pandemics, S. 8 f.

Grippe' daher, dass in Spanien 1918 ohne Zensur über das Auftreten der Influenza berichtet werden konnte. Die meisten europäischen Nationen waren zu diesem Zeitpunkt in den Ersten Weltkrieg verstrickt, und Zensurmaßnahmen verhinderten für längere Zeit eine offene Berichterstattung über die Influenza, denn man fürchtete weitere Moraleinbußen der ohnehin schon leidgeprüften Soldaten und der Bevölkerung. Allenfalls Spottlieder über die Influenza kursierten in den kriegsführenden Staaten. Heeresmediziner und Generalstabsoffiziere waren jedoch, so die Quellenlage, über die Influenza schon früh im Bilde.[93]

Mittlerweile konnte rekonstruiert werden, dass die ‚Spanische Grippe' vermutlich aus dem Bundestaat Kansas in den Vereinigten Staaten von Amerika stammte. In Camp Funston brach im März 1918 eine schwere Seuche aus. Vasold nimmt an, dass sich das neue Virus in dieser landwirtschaftlich geprägten Region durch den Austausch von Virusmaterial zwischen Mensch und Nutztier entwickelt hatte. Seit dem späten Kriegseintritt in den USA im Jahre 1917 waren in Camp Funston unter sehr schlechten hygienischen Bedingungen 56.000 Soldaten zur Grundausbildung stationiert worden. Auch diese Rahmenbedingungen dürften die Virusausbreitung innerhalb des Militärlagers begünstigt haben, denn in Kürze waren Menschen in den gesamten USA von der Spanischen Grippe betroffen. Da vom ersten Auftreten der Pandemie bis zum Waffenstillstand von Compiègne am 11. November 1918 mehr als 1,5 Mio. amerikanische Soldaten nach Europa verschifft wurden, wird in der Geschichtsschreibung primär die Meinung vertreten, dass das Influenzavirus über die US-Truppen nach Europa gelangte. Die These wird dadurch gestützt, dass sich die Spanische Grippe vor allem von Brest ausbreitete, der primären Anlandungsstelle für die US-Streitkräfte. Ebenfalls für die Ausbreitung der Spanischen Grippe aus den USA spricht, dass auf dem europäischen Kriegsschauplatz bereits im April 1918 Influenza-Fälle aus US-Militärstützpunkten gemeldet wurden, bevor im Mai 1918 die ersten Fälle auf deutscher Seite bekannt wurden.[94]

93 Vgl. Witte: Tollkirschen und Quarantäne, insbesondere S. 8 f.

94 Vgl. Witte: Tollkirschen und Quarantäne, S. 7 f., Ders.: The plague that was not allowed to happen, hier: S. 49, Vasold, Manfred: Die Spanische Grippe. Die Seuche und der Erste Weltkrieg, Darmstadt 2009, S. 25–31, Pyle: The diffusion of influenza, S. 40 und Müller, Jürgen: Die Spanische Influenza 1918/19. Einflüsse des Ersten Weltkrieges auf Ausbreitung, Krankheitsverlauf und Perzeption einer Pande-

Binnen kürzester Zeit verbreitete sich die Spanische Grippe in der Karibik, den Philippinen und schließlich in Indien und China. Es ist davon auszugehen, dass die Pandemie bis Mitte 1918 weltweite Verbreitung erfuhr. Trotz der damaligen neuen Reisemöglichkeiten über Dampfschiffe und Eisenbahn und den umfangreichen Truppen- und Nachschubwegen im Ersten Weltkrieg ist die hohe Ausbreitungsgeschwindigkeit als erstaunlich zu werten. In wenigen Monaten hatte das Virus von einem peripheren Ort in den USA nahezu jeden Winkel der Erde erreicht. Allerdings blieb es nicht bei dieser einmaligen Ausbreitung. Bis zum Ende der Pandemie 1920 sollten sich insgesamt drei Influenza-Wellen weltweit ausbreiten, wobei die zweite Welle die meisten Opfer forderte. Die erste pandemische Welle wurde im Deutschen Reich als Erstes durch einen Zeitungsbericht am 29. Mai 1918 publik. Man sprach von einer harmlosen Erkrankung, die der Grippe von 1889 ähnlich sei. Ansonsten blieben die Berichte sporadisch: Am 23. September 1918 forderte die ‚Pforzheimer Zeitung' die Regierungen von Frankreich und Spanien auf, die Grenze zwischen beiden Ländern zu schließen, um eine weitere Verbreitung der Spanischen Krankheit zu verhindern.[95] Die wahre Herkunft der Pandemie blieb für mehrere Jahrzehnte unbekannt.

Auch die Auswirkungen der Spanischen Grippe lassen sich bezüglich der Mortalität nur schwer einschätzen, da die Datenlage insbesondere für die damaligen Kolonien äußerst lückenhaft ist. Schätzungen reichen von 6 bis 100 Mio. Todesopfern, eine allgemein akzeptierte Spannweite liegt bei etwa 27 bis 50 Mio. 1918 lag die Weltbevölkerung bei etwa 2 Mrd., sodass von einer Gesamtmortalität von maximal 5 % auszugehen ist. Eine erschreckende Größe, welche die Spanische Grippe jedoch nicht in die Größenordnung der zwischen 1347 und 1351 wütenden Pest (Mortalität bis zu 33 %) rückt, mit der die Influenza wiederholt verglichen wurde und wird. Die stetige Zunahme der Opferschätzungen in den letzten Jahrzehnten mag daher rühren, dass die Auswirkungen der Spanischen Grippe außerhalb der USA und Europas lange Zeit erheblich unterschätzt wurden. Alleine der indische Subkontinent, damals Teil des Britischen Empires, war mit 17 bis 18 Mio. Toten betroffen. Vor allem eine hohe Bevölkerungsdichte in Kombination mit einem kaum entwickelten Gesundheitssystem

---

mie, in: Eckart, Wolfgang U.; Gradmann, Christoph (Hrsg.): Die Medizin und der Erste Weltkrieg, Pfaffenweiler 1996, S. 321–342, hier: S. 324–328.

95 Vgl. Pyle, The diffusion of influenza, S. 41, S. 43–49 und Witte: The plague that was not allowed to happen, S. 49.

und einer wiederholten Unterversorgung der Bevölkerung dürfte in Indien für die Ausbreitung der Influenza förderlich gewesen sein. Aus afrikanischen Kolonien waren aufseiten der Entente-Mächte indigene Hilfstruppen im Einsatz. Diese brachten bei der Rückkehr von der Front das Influenzavirus mit sich. Etwa 2 bis 5 % der Bevölkerung des Afrikanischen Kontinents bezahlten diesen Ansteckungsweg mit dem Leben. Für die USA nimmt man ca. 675.000, für das Deutsche Reich 300.000 influenzabedingte Todesfälle an.[96]

Auffällig ist, dass die Pandemie auch auf regionaler Ebene ganz unterschiedliche Folgen hatte. Während im preußischen Breslau die influenzabedingte Übersterblichkeit mit 0,5 % angegeben wird, lag sie in einigen US-amerikanischen Städten bei 5 %. In vereinzelten Inuit-Dörfern – deren Einwohner waren vorher nie mit einem Influenzavirus in Kontakt gekommen – starb ein Viertel der Bevölkerung. Auf der Insel West-Samoa war die Sterblichkeit ähnlich hoch, wohingegen das 70 Kilometer entfernte Amerikanisch-Samoa durch das konsequente Aufrechterhalten einer Quarantäne vollständig verschont blieb. In Städten, in denen ein Großteil der Bevölkerung erkrankte, kam das öffentliche Leben häufig zum Erliegen.[97]

Wie bereits angedeutet, ist die Spanische Grippe nicht nur bezüglich der räumlichen, sondern auch der zeitlichen Dimension differenziert zu betrachten. Zwischen 1918 und 1920 breitete sich die Pandemie in drei Wellen aus. Die erste Welle im Frühjahr und Sommer 1918 hatte vermutlich negative Auswirkungen auf die militärischen Bemühungen des Deutschen Reiches im Ersten Weltkrieg. Die zweite Welle ab Herbst 1918 verursachte die schwersten Krankheitsverläufe und forderte insgesamt die meisten Todesopfer. Das Virus war in der Lage, binnen kürzester Zeit das Lungengewebe zu zerstören. Es sind Fälle bekannt, in denen Menschen zwölf Stunden nach Auftreten der ersten Symptome bereits verstarben. In der Regel dauerte die Influenzainfektion mehrere Tage. In etlichen Fällen kam es nach Abklingen der Influenza zu einer bakteriellen Sekundärinfektion des geschwächten Körpers, welche eine tödliche Lungenentzündung verursachte. Oftmals wurde in diesem Falle eine Lungenentzündung als Todesursache angegeben, was die historische Rekonstruktion der Spanischen Grippe erschwert. Die dritte Welle ab dem Frühjahr 1919 wurde kaum noch beachtet. Im Gegensatz zu anderen Seuchen waren von der Spani-

96 Vgl. Hieronimus: Krankheit und Tod, S. 10–12, Haas: Influenza, S. 6, Witte: Tollkirschen und Quarantäne, S. 11–22 und Phillips; Killingray: Introduction.

97 Vgl. Witte: Tollkirschen und Quarantäne, S. 11–17.

schen Grippe insbesondere Personen im Alter von 20 bis 40 Jahren betroffen, wohingegen Kinder und alte Menschen den tödlichen Folgen der Influenza zumeist entgingen. Dies habe laut VASOLD zur Überalterung der deutschen Gesellschaft beigetragen und nachteilige Auswirkungen auf die später gegründete Weimarer Republik gehabt, z. B. durch Reduktion der Produktionsleistung und eine Förderung des innerdeutschen Konservativismus.[98]

2.2.2 Maßnahmen gegen die Spanische Grippe im Deutschen Reich

Der vom Reichsgesundheitsamt einberufene Reichsgesundheitsrat trat angesichts der Pandemie das erste Mal am 10. Juli 1918 zusammen. Richard PFEIFFER äußerte die Vermutung, dass die Influenza durch das Bakterium *Haemophilus influenzae* ausgelöst werde. Womöglich war der angesehene Bakteriologe von diesem Erklärungsansatz aber selbst nicht überzeugt. Auf Anfrage des Reichskanzlers Max VON BADEN traf sich der Reichsgesundheitsrat am 16. Oktober 1918 ein zweites Mal und befürwortete Schulschließungen, die aber selten angeordnet wurden. Ferner unterstrich das Gremium die Bedeutung der persönlichen Hygiene und empfahl das regelmäßige Waschen der Hände und das Gurgeln mit Salzwasser. Gelegentlich wurden auch Desinfektionsmaßnahmen durchgeführt. Eine Meldepflicht der Influenza bestand schon deshalb nicht, da kriegsbedingt die nötigen Schreibkräfte fehlten. Vertreter der preußischen Behörden, die keine systematische Bekämpfung der Influenza veranlassten, verteidigten ihr zögerliches Vorgehen mit Blick auf die Schweiz, welche zwar eine Meldepflicht einführte, Sperrstunden ausrief und größere Veranstaltungen untersagte – jedoch ohne messbare Auswirkung auf die Morbidität.[99]

---

98 Vgl. Haas: Influenza, S. 8–11, Hieronimus: Krankheit und Tod, S. 8 f., Vasold: Die Spanische Grippe, S. 27 f., S. 39, S. 134 f. Dies muss natürlich vor dem Hintergrund gesehen werden, dass die Ausfälle in dieser Alterskohorte durch den Ersten Weltkrieg ungleich höher waren.

99 Vgl. Witte: The plague that was not allowed to happen, S. 50. Laut HIERONIMUS war Richard PFEIFFER nicht überzeugt von der Entstehung der Influenza durch den *Haemophilus influenzae*, vgl. Hieronimus: Krankheit und Tod, S. 64. Für das Zögern der preußischen Behörden, vgl. Peiper, Otto: Bericht über die Grippe-Epidemie in Preußen im Jahre 1918/19. Zusammengestellt aus amtlichen Berichten, in: Medizinalabteilung des Ministeriums im Auftrage des Ministeriums für Volks-

Die Spanische Grippe ist fast gänzlich ohne behördliche Maßnahmen durch Instanzen des Reiches oder der Bundesstaaten wie Preußen oder Baden verlaufen. Alleine die Belastungen des Ersten Weltkriegs verhinderten größere Einsätze des militärischen Sanitätsdienstes gegen die Influenza. Zusätzlich übten Militärs wie General LUDENDORFF Druck aus, die Influenza in der Gesundheitsberichtserstattung des Heeres nicht zu erwähnen, da er Auswirkungen auf die Moral der Soldaten fürchtete. Selbst Statistiken mit Erkrankungszahlen fielen unter die Zensur. Im Deutschen Reichstag wurde das Thema Influenza ebenfalls ausgeklammert. Wie WITTE und HIERONIMUS herausgearbeitet haben, wurde lediglich auf kommunaler Ebene gegen die Spanische Grippe vorgegangen. So bat der Stadtrat Kölns das Heer erfolglos um zusätzliche Zuweisungen von Ärzten und Medikamenten. Nach Kriegsende konnten in Köln dann immerhin Schul- und Fabrikschließungen durchgesetzt werden. Auch in einigen Städten in der Region Baden veranlasste man Schul- und Theaterschließungen. Der Widerstand der Bevölkerung und der Stadträte gegen derartige Einschränkungen des öffentlichen Lebens zielte ebenfalls auf die befürchteten Moraleinbußen der ohnehin schon demoralisierten Bevölkerung ab.[100]

Obgleich auch andere Staaten wie beispielsweise das Vereinigte Königreich wenig Interesse an der Influenzabekämpfung zeigten, wurde gerade im Deutschen Reich die Spanische Grippe, insbesondere die so folgenreiche zweite Welle Ende 1918, in den Hintergrund gedrängt. Bereits während des Krieges war das Reichsgesundheitsamt vor allem mit sogenannten kriegswichtigen Aufgaben wie der Tierseuchenbekämpfung und der Herstellung von Ersatzstoffen für bestimmte Mangelartikel befasst gewesen. Die deutsche Niederlage und die darauffolgende Novemberrevolution schränkten die behördlichen Möglichkeiten in der Seuchenbekämpfung erheblich ein. Darüber hinaus war die Influenza nur ein Teil einer kriegsbedingt weitaus größeren gesundheitspolitischen Notlage: Flüchtlingsströme, teils verkrüppelte und kriegstraumatisierte Soldaten und eine notorische Unterernährung der Bevölkerung brachten ein Wiederaufflammen von bisher erfolgreich bekämpften Krankheiten wie Syphilis, Ruhr und Tuberkulose mit sich.[101]

---

wohlfahrt (Hrsg.): Veröffentlichungen aus dem Gebiete der Medizinalverwaltung. Band 10, Berlin 1920, S. 417–443.

100 Vgl. Hieronimus, Krankheit und Tod, S. 74–77 und Witte: The plague that was not allowed to happen, S. 50–52, S. 110.

101 Vgl. Hieronimus, Krankheit und Tod, S. 106–112.

Diese Krankheiten waren jedoch altbekannte Größen, welche durch die Fortschritte der Bakteriologie im ausgehenden 19. Jahrhundert erfolgreich bekämpft werden konnten. Mit der Influenza schienen Wissenschaftler und Ärzte, die das *Haemophilus influenzae* hinter der Pandemie vermuteten, überfordert zu sein. Mediziner verabreichten opiumhaltige Schmerzmittel, Alkohol, Naturheilpräparate, Medikamente gegen Syphilis und mitunter auch Gifte wie Ameisensäure. Witte identifiziert zwei prinzipielle Ansätze der damaligen Ärzte: Die konservative Therapie setzte auf das bloße Auskurieren und die Behandlung der Influenzasymptome durch Schmerzmittel und Hygienemaßnahmen. Eine weitaus aggressivere und gefährlichere Behandlung bestand beispielsweise in der Verabreichung von Chinin-Derivaten wie dem antibakteriell wirksamen Optochin, welches Patienten gelegentlich erblinden ließ und darum im Deutschen Heer bereits im Juli 1917 verboten worden war. Sogar das hochtoxische Strychnin kam als Therapeutikum zum Einsatz. Als persönliche Schutzausrüstung trat die Atemschutzmaske wieder in Erscheinung, die von manchem Arzt als mittelalterliches und vorwissenschaftliches Relikt, als ein Wiederaufleben der Pestmaske, abgetan wurde.[102] Die meisten Ärzte empfahlen lediglich Hausmittel. Hieronimus fasst die Situation der einfachen Bevölkerung wie folgt zusammen: „Patienten und Angehörige werden froh gewesen sein, *irgendetwas* tun zu können, das weder Geld noch Beziehungen noch Fachkenntnisse erforderte."[103] Die Ratlosigkeit der damaligen Wissenschaft präzisiert Mendelsohn wie folgt:

> Zur Zeit des Ersten Weltkriegs erreicht die Autorität der Bakteriologie ihren Höhepunkt. Ihre Grundsätze und Methoden hatte man systematisch und erfolgreich im Krieg angewandt: Zum ersten Mal in der Geschichte spielten Epidemien keine entscheidende Rolle in der Morbiditätsstatistik des Krieges. Dennoch brachte das letzte Jahr des Krieges eine Pandemie unerhörter Dimensionen und Letalität: die Influenza von 1918/19. Im Schatten der Influenzapandemie und ihres geheimnisvollen Auftretens einiger anderer epidemiologisch verwirrender Krankheiten verloren die Bakteriologen die Gewissheit in Bezug auf das Wesen und die Ursachsen der Epidemien. Sie griffen nach alternativen Ideen und Methoden, egal ob neu oder alt.[104]

---

102 Vgl. Hieronimus: Krankheit und Tod, S. 66–69, Witte: The plague that was not allowed to happen, S. 55 f und Haas: Influenza, S. 11–13.

103 Hieronimus: Krankheit und Tod, S. 70. Hervorhebung im Original.

104 Mendelsohn, J. Andrew: Von der »Ausrottung« zum Gleichgewicht. Wie Epidemien nach dem Ersten Weltkrieg komplex wurden, in: Sarasin, Philipp; Berger, Silvia; Hänseler, Marianne et al. (Hrsg.): Bakteriologie und Moderne. Studien zur Biopolitik des Unsichtbaren, Frankfurt am Main 2007, S. 239–281, hier: S. 242.

Die Spanische Grippe überforderte das Deutsche Reich zum einen durch die Schwierigkeiten des Krieges und zum anderen aufgrund der Tatsache, dass eine der führenden Nationen im Bereich der medizinischen Forschung gegenüber der Influenza hilflos war. Daher scheint die relative Wahllosigkeit der Therapien nachvollziehbar.

2.2.3 Die Spanische Grippe im Zeichen des Ersten Weltkriegs

Es wurde bereits festgehalten, dass die Spanische Grippe vermutlich durch Truppentransporte der USA während des Ersten Weltkriegs nach Europa eingeschleppt wurde. Dennoch ist damit nicht erschöpfend behandelt, wie sich der Erste Weltkrieg insgesamt auf die Verbreitung und die Schwere der Pandemie auswirkte. Umgekehrt verbleibt die Frage, wie sich die Spanische Grippe bzw. die Gesundheitssituation der Soldaten und der Bevölkerung auf den Ersten Weltkrieg auswirkten. Die Spanische Grippe wird immer wieder als Influenza-Pandemie *par excellence* dargestellt und präfiguriert bis heute nachhaltig den Erfahrungsraum von Wissenschaftlern und Ärzten. Eine erneute Pandemie vom Ausmaß der Spanischen Grippe ist die bis heute erwartete ‚größte anzunehmende Seuche'. Es wird also der Frage nachzugehen sein, inwiefern eine derartige Wiederholung der Spanischen Grippe, die in der besonderen historischen Konstellation des Ersten Weltkriegs entstand, überhaupt wahrscheinlich ist.

Die Frage nach den Auswirkungen der Spanischen Grippe auf die kriegsführenden Nationen ist vor allem darum interessant, da sie einen Eindruck darüber geben kann, wie sehr die Spanische Grippe memoriert wurde, d. h in das kollektive *Gedächtnis* eingegangen ist. Tatsächlich hatten die Erfolge der Bakteriologie im ausgehenden 19. Jahrhundert auch erhebliche Auswirkungen auf die Kriegsführung. Der Deutsch-Französische Krieg 1870/1871 war vermutlich der erste moderne Krieg, in dem mehr Soldaten durch Waffenfeuer starben als durch die schlechten hygienischen Bedingungen. Im Ersten Weltkrieg fürchtete man in Hinblick auf den sich lange hinziehenden Stellungskrieg den Verfall der hygienischen Standards. Das Deutsche Heer war durch Hygiene- und Desinfektionsmaßnahmen zwar gut auf den Krieg vorbereitet, litt aber durch die zunehmenden Belastungen des sich über Jahre hinziehenden Krieges unter Infektionskrankheiten wie Fleckfieber und Parasitenbefall. Ein besonderes Novum dieses ‚Massenkrieges' bestand in der Unterbringung von bis zu 2,5 Mio. Kriegsgefangenen. Viele davon stammten aus dem medizinisch rückschrittlichen russischen Zarenreich und brachten zahlreiche Infektionskrankheiten mit sich.[105]

Der Spanischen Grippe räumt VASOLD keine große Rolle beim Zusammenbruch des Deutschen Reiches am Ende des Ersten Weltkriegs ein, wenngleich sowohl die Moral der Bevölkerung als auch die Industrieproduktion durch Arbeitsausfälle gelitten haben mag. Allerdings war die Influenza nur eine von vielen Problemen. HIERONIMUS führt an, dass Infektions- und Mangelkrankheiten im Lebensalltag der Deutschen während des Ersten Weltkriegs nichts Besonderes waren. Das Deutsche Reich litt erheblich unter der britischen Seeblockade, es fehlte an vielem: Nahrung, Verbrauchsmittel und Hygieneartikeln – Seife gab es im dritten Kriegsjahr kaum noch, ebenso wenig saubere Kleidung. Energieträger wie Kohle wurden zumeist der Rüstungsindustrie zugeführt. Die Säuglingssterblichkeit nahm um 300 % zu. Die Spanische Grippe traf auf eine durch Mangel und schlechte Hygienebedingungen geschwächte deutsche Bevölkerung. Allerdings dürften diese Rahmenbedingungen dazu geführt haben, dass die Aufmerksamkeit der Deutschen eher ‚von der Grippe wegverlagert wurde', da es vielmehr um das ‚nackte Überleben' ging. Im kollektiven Gedächtnis der breiten Bevölkerung nahm die Spanische Grippe darum lange Zeit nur eine randständige Position ein.[106]

Inwiefern der Erste Weltkrieg Auswirkungen auf die Spanische Grippe hatte, ist in der Forschung – abgesehen vom bereits skizzierten Verbreitungsweg – strittig. Gegen einen großen Einfluss des Ersten Weltkriegs auf die pandemiebedingte Mortalität spricht der Umstand, dass auch zahlreiche neutrale Länder wie Schweden und die Schweiz erheblich von der Spanischen Grippe betroffen waren. In den USA, welche nicht im gleichen Maße wie das Deutsche Reich von Mangel und Entbehrungen gezeichnet waren, starben mehr als 600.000 Menschen. Nach vorsichtigen Schätzungen war nur jeder fünfte deutsche Soldat und lediglich jeder zehnte deutsche Marineangehörige von der Spanischen Grippe betroffen. Das Militär war also hinsichtlich des Erkrankungsrisikos vergleichsweise

---

105 Vgl. Vasold, Manfred: Pest, Not und schwere Plagen, München 1991, S. 263–265.

106 Vgl. Vasold: Die Spanische Grippe, S. 131–134., S. 145–170 und Hieronimus: Krankheit und Tod, S. 102–106. Die Reaktualisierung der Spanischen Grippe bis zur Vogel- und Schweinegrippe wird in den Kapiteln 4 bis 6 dieser Arbeit ausführlich behandelt.

geringfügig betroffen.[107] Andererseits dürfte bei vielen Soldaten die Influenza nicht diagnostiziert, sondern als ‚Drückebergerei' oder gar Desertionsversuch abgetan worden sein.[108]

VASOLD hingegen vertritt die Ansicht, dass der Krieg zumindest verstärkend auf die Spanische Grippe gewirkt haben könnte. Neben den Truppenbewegungen bei der Ausbreitung der Seuche sei ein wichtigstes Indiz, dass in der Vergangenheit Kriege oftmals mit großen Seuchen einhergingen. VASOLD führt die Fleckfieber-Epidemien während der Befreiungskriege 1813/1814 und der Revolution von 1848, die Cholera während der Einigungskriege 1866 und die Pocken während des Deutsch-Französischen Krieges an. Allerdings räumt er ein, dass durch die umfangreichen Migrationsbewegungen zwischen Europa und Amerika die Spanische Grippe auch ohne Krieg verbreitet worden wäre. CROSBY relativiert die niedrige Krankenlast des deutschen Militärs, indem er gegenhält, dass die US-Marine und deren Stützpunkte ungleich härter von der Spanischen Grippe betroffen waren als die Kaiserliche Marine. Der Versuch des US-Generalarztes William C. GORGAS, weitere Truppentransporte aus den USA auszusetzen, scheiterte am Druck von General PERSHING, der dringend Nachschub an der Westfront benötigte. Wirksame Quarantänen konnten auf den stark überbelegten Schiffen ebenfalls nicht etabliert werden.[109]

CROSBY attestiert der Spanischen Grippe sogar einen wenig überzeugenden ereignishistorischen Zusammenhang, da er vermutet, US-Präsident Woodrow WILSON habe unter anderem darum sein 14-Punkte-Programm bei der Friedensverhandlung von Versailles nicht durchsetzen können, da er während der entscheidenden Verhandlungsphase für etwa zehn Tage durch eine Influenzainfektion ausfiel. WILSON habe sich nach der Erkrankung nie mehr vollständig erholt und konnte nach seiner Rückkehr in die USA den Senat nicht dazu bewegen, dem Völkerbund beizutreten, was

---

107 Eher ablehnend bezüglich des Zusammenhangs zwischen Erstem Weltkrieg und Spanischer Grippe sind HAAS und HIERONIMUS, vgl. Haas: Influenza, S. 6 und Hieronimus: Krankheit und Tod, S. 12, S. 193–195.

108 Vgl. Hüntelmann, Axel C.: Hygiene im Namen des Staates. Das Reichsgesundheitsamt 1876–1933, S. 343–352.

109 Auswirkungen des Ersten Weltkrieges auf die Spanische Grippe sehen VASOLD, CROSBY und BARRY, vgl. Vasold: Die Spanische Grippe, S. 128–130, Crosby, Alfred W.: America's forgotten pandemic. The influenza of 1918. (zunächst erschienen als: Epidemic and peace, 1918, im Jahre 1976), Cambridge 1989, S. 56–63 und S. 122 sowie Barry, John M.: The Great Influenza. The Story of the Deadliest Pandemic in History, New York 2009, S. 303–306.

diesen nach Ansicht Crosbys von vorneherein zum Scheitern verurteilte. Damit habe sich die Spanische Grippe in letzter Konsequenz fatal auf die globale Friedensordnung nach dem Ersten Weltkrieg ausgewirkt. Derartig deterministische Ansichten lehnt Müller ab und vertritt die These, dass in Südosteuropa die Spanische Grippe durch den Ersten Weltkrieg womöglich eine weitaus langsamere Ausbreitung erfahren habe. Der Krieg habe zwar Einfluss auf die Pandemie gehabt, jedoch weder in eskalierender noch in mäßigender Hinsicht.[110]

Abschließend verbleibt die Frage, ob die Spanische Grippe auch ohne den Einfluss eines bewaffneten globalen Konfliktes als wiederholbar angesehen wird. Dies wird in der Forschung grundsätzlich bejaht. Obgleich in den Industrieländern so nicht mehr sichtbar, gebe es laut Davis heute in vielen Teilen der Welt hygienische Zustände, die nicht weit von den Feldlagern des Ersten Weltkrieges entfernt seien. Insbesondere in den Entwicklungsländern finden sich überfüllte urbane Zentren mit kaum vorhandener medizinischer Versorgung.[111] Den medizinischen Fortschritt relativiert er in der Form, dass neue Erreger die heute wirkungsvollen Arzneimittel außer Kraft setzen können. Witte fügt hinzu, dass es auch heute eine Reihe von Bedingungen gebe, welche eine Ausbreitung der Influenza begünstigen. Neue Risiken wie die Massentierhaltung relativierten Errungenschaften im Bereich der Medizin und könnten die Entstehung und weltweite Verbreitung von potenziell gefährlichen Viren befördern.[112]

---

110 Zu divergierenden Positionen tendieren Barry, vgl. Crosby: America's forgotten pandemic, S. 188–200 und Müller, vgl. Müller, Jürgen: Die Spanische Influenza 1918/19, S. 321–342.

111 Man denke beispielsweise an die Ebolafieber-Epidemie in Westafrika 2014/2015. Viel erschreckender ist jedoch die Tatsache, dass nach einem WHO-Bericht von 2009 jedes Jahr 1,5 Mio. Kinder unter fünf Jahren an einer Durchfallerkrankung sterben. Hauptursache ist der Umstand, dass weltweit mehr als 2,5 Mrd. Menschen keinen Zugang zu Sanitäreinrichtungen und 1. Mrd. Menschen keinen Zugang zu sauberem Trinkwasser haben. Wie schon während der Spanischen Grippe ist Indien mit 386.600 durchfallbedingten Todesfällen (2007) bei unter 5-Jährigen am stärksten betroffen. Vgl. World Health Organization; UNICEF: Diarrhoea. Why children are still dying and what can be done, Genf 2009, S. 1–7.

112 Vgl. Davis, Mike: Vogelgrippe. Zur gesellschaftlichen Produktion von Epidemien, Hamburg 2005, S. 132–140 und Witte: Tollkirschen und Quarantäne, S. 98 f. In eine ähnliche Richtung argumentieren Phillips und Killingray, sehen das Phänomen aber als noch nicht hinreichend untersucht an, vgl. Phillips; Killingray: Introduction, S. 12, S. 20 f.

Letzen Endes ist die kontrafaktische Frage kaum zu klären, ob die Spanische Grippe ohne den Ersten Weltkrieg in gleicher Weise verlaufen wäre. So hätte angesichts des stark vernetzen Welthandels alleine durch das Britische Empire kurz vor dem Ersten Weltkrieg die Influenza vermutlich in jedem Falle Indien erreicht. Unabhängig davon, ob dies nun über den Transport von Industriewaren und Rohstoffen zwischen England und dem Subkontinent geschehen wäre, durch indische Soldaten in britischen Diensten oder durch die Sandsacklieferungen aus Bengalen für die Schützengräben der Westfront.[113] Eine Bewegung von Personen respektive ganzen Populationen, die das Influenzavirus in sich tragen können, ist im Krieg wie im Frieden gegeben. Sicher ist, dass der Erste Weltkrieg dafür Sorge trug, dass die Regierungen der kriegsführenden Staaten nicht die notwendigen Maßnahmen ergreifen konnten, um die Pandemie einzudämmen – ob diese nun erfolgreich gewesen wären oder nicht. Teilweise wurde die Spanische Grippe sogar aktiv geleugnet bzw. durch Zensur eine Vorbereitung der Öffentlichkeit unmöglich gemacht. Auch Mangel und Entbehrung dürften die influenzabedingte Mortalität vieler Menschen in Europa gesteigert haben. Spätere Pandemien trafen auf ganz andere Rahmenbedingungen als im Zeitraum von 1918 bis 1920. Das wird im weiteren Verlauf dieser Arbeit zu thematisieren sein.

113 Für die Rolle des Freihandels im britischen Empire und den Einsatz indischer und afrikanischer Hilfstruppen durch das Empire, vgl. u. a. Darwin, John: Das unvollendete Weltreich. Aufstieg und Niedergang des Britischen Empire 1600–1997, Frankfurt am Main 2013, S. 186–198 und S. 348–353. Für die wichtige Rolle der bengalischen Juteindustrie für die Versorgung der Royal Army mit Sandsäcken, vgl. Olbrecht, Urs: Fluch und Segen, Die indische Juteindustrie in spät- und nachkolonialer Zeit, Stuttgart 2000, S. 28. Zwischen 1850 und 1913 verzehnfachte sich der Wert des Welthandels, und auch wenn man nach Osterhammel erst für die Zeit nach dem Zweiten Weltkrieg von einem „globalen Kapitalismus" sprechen kann, so gilt doch zu bedenken, dass das Handelsvolumen von 1913, durch zwei Weltkriege unterbrochen, erst zwischen 1945 und 1975 wieder erreicht werden konnte, vgl. Osterhammel: Die Verwandlung der Welt, S. 1033.

2.3 Die Entdeckung des Influenzavirus und seiner pathogenen Eigenschaften

Im Anschluss an den Ersten Weltkrieg und die Spanische Grippe bemühte sich die Völkergemeinschaft, die Überwachung von Seuchen stärker zu internationalisieren. Dafür wurde eine Epidemie-Kommission eingerichtet, die sich jedoch hauptsächlich mit der Ausbreitung von Typhus in Osteuropa und weniger mit der Influenza auseinandersetzte. In den Jahren 1928/1929 trat das erste Mal nach der Spanischen Grippe wieder eine Influenza epidemischen Ausmaßes auf, welche hauptsächlich ältere Menschen betraf. Noch bis weit in die 1930er Jahren sorgte dieses Influenzavirus für eine weltweite Übersterblichkeit. Daher bezeichnete PYLE diese epidemische Episode als Pandemie – eine Einschätzung, die heute nicht geteilt wird, sondern vielmehr die unscharfe Abgrenzung des Pandemiebegriffs unterstreicht.[114]

Während die Völkergemeinschaft wenig unternahm, um die Ausbreitung der Influenza einzudämmen, irritierte diese Erkrankung unklarer Genese weiterhin die Wissenschaft, welche nicht in der Lage gewesen war, eine Ursache oder gar eine Behandlungsmethode für die Spanischen Grippe zu finden. Erste Hinweise auf den tatsächlichen Influenza-Erreger ergaben sich aus dem Bereich der Veterinärmedizin. Der US-amerikanische Mediziner Richard SHOPE stellte fest, dass während der Spanischen Grippe Influenzasymptome auch bei Schweinen festgestellt wurden, was aber zunächst nicht in Verbindung mit der weltweiten Pandemie gebracht wurde. Zwischen 1928 und 1931 erforschte SHOPE diese als Schweine-Influenza bezeichnete Tiererkrankung und vertrat zunächst die These, dass erst das Zusammenspiel eines noch unbekannten Virus, des Bakteriums *Haemophilus influenzae*, und passende klimatische Bedingungen eine Influenza-Erkrankung auslösen können. Viren waren in der Erforschung von Humanpathogenen bereits hypothetische Größen, doch eigentlich führte man in den 1920er Jahren die meisten Erkrankungen auf Bakterien zurück. Mittels Filtrierung war es SHOPE gelungen, ein nichtbakterielles Pathogen

114 Vgl. Witte: Tollkirschen und Quarantäne, S. 71 f. sowie Pyle: The diffusion of influenza, S. 52–64 und S. 169 f. Nach heutiger WHO-Definition wäre die Influenza von 1928/1929 aufgrund der globalen Virusausbreitung womöglich eine Pandemie, doch da keine massive Übersterblichkeit eintrat, wird sie nicht, wie von PYLE, zu den „Great Pandemics“ gerechnet.

aus erkrankten Schweinen zu gewinnen. Diese Ergebnisse publizierte er 1931.[115]

Die Resultate wurden von den britischen Forschern Christopher ANDREWES, Wilson SMITH und Patrick LAIDLAW aufgenommen. Ihnen stand in Mill Hill nahe London eines der damals sichersten und modernsten Labore der Welt mit aufwendigen Hygiene- und Desinfektionsstandards zur Verfügung. ANDREWES, SMITH und LAIDLAW forschten in den frühen 1930er Jahren zunächst an der für Tiere fast immer tödlich verlaufenden Hundestaube. Diese wird von Viren ausgelöst, und Frettchen waren für dieses Virus besonders empfänglich. Sie wurden zu diesem Zeitpunkt das erste Mal als Versuchstiere eingesetzt. 1933 war London von einem Ausbruch der Influenza betroffen. Das Forscherteam nahm Gurgelwasser von Erkrankten und entfernte daraus die Bakterien, indem sie es nach SHOPES Methode filtrierten und dann mit dem zurückbleibenden Filtrat die Frettchen infizierten.[116] Diese zeigten Influenzasymptome und konnten weitere Versuchstiere anstecken. Eine vergleichbare Erkrankung konnte bei Frettchen weder durch die Beibringung anderer menschlicher Sekrete z. B. von Erkältungskranken noch durch den *Haemophilus influenzae* hervorgerufen werden. Überstand ein Frettchen die Influenza, so war es für mehrere Monate gegen die selbige immun. Im Jahre 1934 konnte Thomas FRANCIS die pathogene Wirkung des Filtrats erfolgreich mit Erkrankten aus Philadelphia und Puerto Rico wiederholen. Damit war erwiesen, dass die Influenza durch ein bisher unbekanntes Pathogen hervorgerufen wurde.[117]

Trotz dieser sensationellen Entdeckung erreichten die Versuche mit dem als Virus bezeichneten Erreger ihre Grenzen. Das neue Pathogen konnte zu diesem Zeitpunkt weder wie Bakterien mikroskopisch sichtbar

---

115 Vgl. Witte: Tollkirschen und Quarantäne, S. 81–83, Ders: Erklärungsnotstand, S. 14 und Eyler, John M.: Influenza and the Remaking of Epidemiology, 1918–1960, in: Giles-Vernick, Tamara; Craddock, Susan (Hrsg.): Influenza and Public Health. Learning from past pandemics, London/Washington 2010, S. 156–179, hier: S. 167.

116 Tatsächlich war SHOPE nicht der erste Wissenschaftler, der einen derartigen Bakterienfilter nutzte, um nichtbakterielle aber infektiöse Flüssigkeit zu gewinnen. Frühere Versuche werden in dieser Arbeit in den Kapitel 3.1. und 3.2 thematisiert.

117 Vgl. Jacobsen, Jens: Schatten des Todes. Die Geschichte der Seuchen, Darmstadt/Mainz 2012, S. 120–122, Crosby: America's forgotten pandemic, S: 288 f., Eyler: Influenza and the Remaking of Epidemiology, S. 167, Witte: Erklärungsnotstand, S. 15 und Ders.: Tollkirschen und Quarantäne, S. 84.

gemacht noch manipuliert werden. Der Virusnachweis war zunächst ausschließlich durch die pathogene Wirkung bei Frettchen erfolgt. Auch blieben viele Fragen zur Wirkung des Virus ungeklärt. So war beispielsweise nicht bekannt, wie sich das Virus ausbreitet, warum es bestimmte Regionen besonders hart trifft, andere hingegen auslässt. Vor allem die Frage, warum das Influenzavirus bei einigen Patienten lebensgefährliche Symptome hervorruft und andere lediglich eine harmlose Erkältung davontragen, konnte durch die Forscher nicht beantwortet werden. Dafür waren weitere Forschungsarbeiten erforderlich. Mitte der 1930er Jahre waren bereits vier verschiedene, noch nicht näher klassifizierte Virentypen bekannt.[118]

FRANCIS und SHOPE konzentrierten sich nun darauf, Antikörper gegen diese Influenzavirus-Subtypen nachzuweisen. Dies konnte erprobt werden, indem man versuchte, Frettchen mittels Seren von vormals infizierten Menschen gegen die Influenza zu immunisieren, gewissermaßen zu impfen. Dabei stellten sie fest, dass gerade Kinder und junge Erwachsene einen viel niedrigeren Antikörperwert als ältere Personen besaßen. FRANCIS und SHOPE vermuteten, dass der wiederholte Viruskontakt, beispielsweise während der Spanischen Grippe und anderer Influenza-Ausbrüche, die Bildung von menschlichen Abwehrkräften forcierte. Zugleich wurde jedoch deutlich, dass diese Abwehrkräfte, anders als bei Kinderkrankheiten, keine dauerhafte Resistenz gegen Influenza ermöglichten. In den 1930er Jahren gab es für dieses Phänomen verschiedene Hypothesen, z. B. dass verschiedene Virenstämme eine Kreuzimmunität ausschlössen oder der menschliche Körper über kein gutes ‚Virengedächnis' verfüge.[119]

Die verschiedenen Influenzavirus-Typen wurden zunächst nach fortlaufenden römischen Großbuchstaben klassifiziert, wobei das erste entdeckte Virus die Bezeichnung ‚Influenza Typ A' trug. Allerdings wurde den Wissenschaftlern bald klar, dass es weitere, bisher unbekannte Influenza-Subtypen geben müsse und darum das Klassifikationssystem für Influenzaviren nicht ausreichend war. Zwei Punkte trugen zu dieser Erkenntnis bei: Zum einen traten Widersprüche auf. So ereigneten sich Epidemien mit deutlichen Influenza-Symptomen, die sich dem jüngst entwickelten Labornachweis entzogen. Auch fand man Influenzaviren, welche kaum Auswirkungen auf die Bevölkerung hatten. Auf der anderen Seite waren es die

---

118 Vgl. Eyler, Influenza and the Remaking of Epidemiology, S. 167–170.

119 Vgl. Eyler: Influenza and the Remaking of Epidemiology, S. 167–170 und Crosby: America's forgotten pandemic, S. 288 f.

wechselhaften Erfolge bei der Impfstoffproduktion, welche die Forscher vermuten ließen, dass sie nicht alle pathogenen Eigenschaften der Viren erkannt hatten. Erste Impfversuche unternahm Smith 1935, der eher zufällig entdeckt hatte, dass aus Hühnereiern, in die das Influenzavirus injiziert wurde, eine Art Impfserum gewonnen werden konnte. Dieses gewährte bei subkutaner Verabreichung einen bis zu sechs Monate andauernden Schutz gegen die Influenza. Einen ähnlichen Effekt konnte man mit der intramuskulären Verabreichung von einem Filtrat erreichen, dass aus den Lungen infizierter Mäuse gewonnen wurde. In der UdSSR begann Alexander Smorodincev mit ähnlichen Versuchen.[120]

Das britische Militär unternahm mit diesem Impfstoff in den 1930er Jahren erste Versuche, die weitgehend erfolglos blieben. 1940 konnte von dem australischen Forscher und späteren Nobelpreisträger Frank Macfarlane Burnet eines der beiden Oberflächenproteine des Influenzavirus, das Hämagglutinin, identifiziert werden. Dadurch wurden Virentypen genauer bestimmbar. Zudem konnte George Hirst im Jahre 1941 einige pathogene Effekte des Influenzavirus klären und den Virusnachweis verbessern. Eine technische Innovation war der Einsatz von Hochleistungszentrifugen, welche die Herstellung einer größeren Impfstoffmenge ermöglichte. Dieser Impfstoff wurde 1942 das erste Mal in einem Massenversuch der US-Army eingesetzt. Da jedoch in dieser Saison die Influenza kaum zirkulierte, wurde 1943 ein neuer Versuch mit 12.000 Probanden angesetzt, und es konnte festgestellt werden, dass von den geimpften Soldaten lediglich 2,2 % gegenüber 7,2 % der nicht geimpften Soldaten erkrankten. Durch diese Erfolge bestärkt, beabsichtigten die USA, die gesamten Streitkräfte noch während des Zweiten Weltkriegs zu impfen und den Impfstoff ebenfalls für den zivilen Bedarf freizugeben.[121]

Als sich nach dem Zweiten Weltkrieg zwischen 1946 und 1948 eine weitere Influenza-Epidemie zunächst in China und Australien und dann

120 Vgl. Pyle: The diffusion of influenza, S. 65, Wood, John M.; Williams, Michael S.: History of Inactivated Influenza Vaccines, in: Nicholson, Karl G.; Webster, Robert G.; Hay, Alan J. (Hrsg.): Textbook of influenza, S. 317–323, hier: S. 317, Eyler: Influenza and the Remaking of Epidemiology, S. 171–174 und Witte, Wilfried: Eine Bombe gegen Grippe. Grippe im Jahre 1976 – ein deutsch-deutscher Vergleich, in: Wahrmann, Carl Christian; Buchsteiner, Martin; Strahl, Antje (Hrsg.): Seuche und Mensch. Herausforderung in den Jahrhunderten, Berlin 2012, S. 409–428, hier: S. 410.

121 Vgl. Wood; Williams: History of Inactivated Influenza Vaccines, S. 317 f. und Haas: Influenza, S. 18.

nach Europa und in den Vereinigten Staaten ausbreitete, erwies sich der im Jahre 1947 erneut eingesetzte Impfstoff als wirkungslos. Im selben Jahr entdeckte der im australischen Exil lebende Biochemiker Alfred GOTTSCHALK das zweite Oberflächenprotein, die Neuraminidase. Jetzt wurde es möglich, Viren nach den beiden Oberflächenproteinen, dem Hämagglutinin und der Neuraminidase, zu klassifizieren. Insbesondere bei britischen und australischen Virologen wie ANDREWES und BURNETT setzte sich in den 1950er Jahren die Annahme durch, dass es eine potenziell unbegrenzte Zahl von Influenzavirentypen geben müsse und sich diese fortlaufend evolutionär weiterentwickeln. Damit könnten sich die Influenzaviren dem menschlichen Immunsystem und allen Impfbemühungen immer wieder entziehen und seien ein fortwährendes Risiko. In den USA hingegen vertrat man lange Zeit die Ansicht, dass die Entwicklungsmöglichkeiten von Influenzaviren numerisch begrenzt seien. Grundsätzlich wurde jedoch Wissenschaftlern und Ärzten die Wandlungsfähigkeit des Influenzavirus bewusst.[122]

Die Erkenntnis, dass mutierende und sich ausbreitende Influenzaviren einer permanenten internationalen Überwachung bedürfen, nahm Einfluss auf die Gründung der Weltgesundheitsorganisation der Vereinten Nationen, der World Health Organization (WHO). 1947 wurde ein Komitee eingerichtet, das die Ausbreitung von Influenzaviren verhindern sollte, doch gab es noch keine rechte Vorstellung davon, wie diese Aufgabe zu bewerkstelligen sei. Einer der drei Entdecker des Virus, Christopher ANDREWES, sandte ein Memorandum an das Komitee und plädierte dafür, ein ‚zweites 1918' zu verhindern. Ihm wurden geringfügige Mittel bewilligt, um eine weltweite Influenza-Überwachung aufzubauen. Dieses Surveillance-System der WHO sollte künftig neue, potenziell gefährliche Influenzavirustypen frühzeitig entdecken und nach Möglichkeit Gegenmaßnahmen veranlassen können. Nach zwei kleinen Epidemien in den USA in den Jahren 1951 und 1953, ausgelöst durch das bisher zirkulierende Virus des Typs A/H1N1, stellte vor allem die Asiatische Grippe im Jahre 1957

---

122 Vgl. Potter: Chronicle of Influenza Pandemics, S. 12, Eyler: Influenza and the Remaking of Epidemiology, S. 174–176, Wood; Williams: History of Inactivated Influenza Vaccines, S. 318, Witte: Tollkirschen und Quarantäne und Haas: Influenza, S 18.

das Überwachungssystem vor seine erste Bewährungsprobe, als man das neue Influenzavirus A/H2N2 entdeckte.[123]

Bis dahin hatte die Erforschung der Influenzaviren viel bewegt. Ausgehend von einer in ihrer Genese nicht erklärbaren Spanischen Grippe beförderten Mikrobiologen und Mediziner die sich entwickelnde Virologie erheblich. Dazu trugen nicht nur die Entdeckung des humanpathogenen Influenzavirus bei, sondern auch Erkenntnisse im Bereich des menschlichen Immunsystems und Immungedächtnisses. Ab den 1950er Jahren könne man die Sub- oder Transdisziplin[124] der Virologie nach HAAS als weitgehend konstituiert betrachten. Insbesondere für den Zeitraum von 1935 bis 1960 gilt das Influenzavirus als das am gründlichsten untersuchte Virus schlechthin. Obgleich Viren schon vor der Entdeckung des Influenzavirus in Zusammenhang mit menschlichen Erkrankungen wie den Pocken und der Polio gesehen wurden, setzte sich das Virus nun als ein Krankheitserreger durch, der dem Bakterium in nichts nachstand. Ferner gewann das Labor für die Diagnose erheblich an Bedeutung. Während der Spanischen Grippe bestand die Arbeit der Epidemiologen laut EYLER vornehmlich aus der Beobachtung und Auswertung von Statistiken zur Morbidität und Mortalität. Diese Angaben krankten oftmals schon am unsicheren Nachweis der Influenza. In den 1930er Jahren vollzog sich mit der Entdeckung des Influenzavirus insofern ein Paradigmenwechsel, als dass nun immunologische Laboruntersuchungen zur Beschreibung der epidemiologischen Situation herangezogen werden konnten. Die Influenza wurde trotz einiger Anfangsschwierigkeiten zweifelsfrei definier- und nachweisbar, die Epidemiologie gewann an Exaktheit.[125]

Wie noch zu zeigen sein wird, war diese Kooperation jedoch ambivalent. Einerseits war das Virus nun im Labor darstellbar, doch andererseits entstand ein Konkurrenzverhältnis zur Epidemiologie bei der Prognose zur weiteren Influenza-Situation. Die statistische Beschreibung nahm für sich in Anspruch, den Verlauf früherer Epidemien und Pandemien auswerten

---

123 Vgl. Witte: Tollkirschen und Quarantäne, S. 74–76 und Pyle: The diffusion of influenza, S. 90–105.

124 Inwiefern es sich bei der Virologie um eine Subdisziplin z. B. der Biologie oder gar um eine weitgehend eigenständige Transdisziplin handelt, welche Ansätze aus Medizin, Mikrobiologie, Immunologie, Serologie, Epidemiologie u. a. vernetzt, bleibt zunächst offen.

125 Vgl. Haas: Influenza, S. 17, Witte: Tollkirschen und Quarantäne, S. 72 f. und Eyler: Influenza and the Remaking of Epidemiology, S. 166–177.

und daraus Tendenzen extrapolieren zu können. In Konkurrenz dazu standen die Methoden des Labors, welche dem Virusnachweis ein größeres Gewicht zubilligten. Beide Ansätze konnten sich gegenseitig befruchten, führten aber *in praxi* zu disparaten Ergebnissen.

2.4 Die Asiatische Grippe von 1957/1958

Auch in der Bundesrepublik Deutschland (BRD) setzte sich der Virusnachweis als Standardmethode durch, um Influenza-Ausbrüche festzustellen. Im Jahre 1953 gelang es Forschern der Landesmedizinaluntersuchungsanstalt Berlin zum ersten Mal, den Verursacher einer kleineren Epidemie nachzuweisen. Das Virus wurde aus der Rachenflüssigkeit von Patienten isoliert, auf Hühnereiern nachgezüchtet und durch Übersendung von Proben an das WHO-Weltgrippezentrum in London als ‚Typ A/Skandinavien' identifiziert. Im Rahmen derartiger Untersuchungen wurde auch der *Haemophilus influenzae* noch isoliert, aber Funde dieses Bakteriums traten selten auf und nahmen bei der Diagnostik der Influenza keine bedeutsame Rolle mehr ein, obwohl der *Haemophilus influenzae* durchaus schwere Erkrankungen auslösen kann.[126] Bakterielle Zusatzinfektionen z. B. durch Tuberkulose oder Lungenentzündung führten laut Vertretern des BGA häufig zu einem tödlichen Verlauf der Influenza.[127]

---

126 Untersuchungen zeigten, dass die Influenza im Zusammenhang mit dem *Haemophilus influenzae* deutlich schwerer verlaufen kann. Auch seltene Primärerkrankungen durch das Bakterium sind nachgewiesen; dazu gehören Lungen- und Hirnhautentzündung, weswegen der *Haemophilus influenzae* noch im Jahre 2013 meldepflichtig war. Für das Jahr 2012 wurden dem RKI 339 Infektions- und 28 Sterbefälle übermittelt. Der *Haemophilus influenzae* erregte 1995 erneut Aufsehen in der Wissenschaft, da die Entschlüsselung seines Genoms die erste Gensequenzierung eines frei lebenden Organismus darstellte. Vgl. Mulder, J.; Hers, J. F. Ph.: Influenza, Groningen 1972, S. 180–192, Robert Koch-Institut: Infektionsepidemiologisches Jahrbuch meldepflichtiger Krankheiten für 2012. (Stand: 1. März 2013), Berlin 2013, S. 86–89 und Fleischmann, R. D.; Adams, M. D.; White, O. et al.: Whole-genome random sequencing and assembly of Haemophilus influenzae Rd, in: Science 269/5223, DOI: 10.1126/science. 7542800, S. 496–512.

127 Vgl. Eggert, A.: Kulturelle und serologische Diagnostik bei Influenza A/Asia/57. Anzüchtungen aus Krankheitsmaterial, in: Bundesgesundheitsamt (Hrsg.): Zur Grippe-Pandemie 1957. Referate und Diskussionen auf einer Sachverständigen-Tagung am 25. und 26.11.1957 in Berlin, Abhandlungen aus dem Bundesgesund-

1957 trat erneut neue Influenza-Welle auf, die als sogenannte Asiatische Grippe ein pandemisches Ausmaß erreichen sollte. Allgemein kann davon ausgegangen werden, dass die Influenza-Pandemie von 1957 ihren Ursprung in China hatte. Die ersten Krankheitsfälle wurden im Februar 1957 in Yunnan festgestellt. Die erste mediale Rezeption findet sich am 17. April 1957 in der Hongkonger Zeitung ‚South China Morning Post'. Auch in der UdSSR wurde das neue Virus klassifiziert, doch der WHO lagen aufgrund der Spannungen im Kalten Krieg längere Zeit keine verlässlichen Informationen aus der Sowjetunion vor. Erst ein eigens in Moskau gegründetes Grippezentrum kooperierte mit der WHO und übermittelte Daten über das Virus, welche dem BGA zugingen. In der Folge konnte das Asia-Virus auch in Deutschland erfolgreich nachgewiesen werden. Es handelte sich um ein Influenzavirus Typ A, Subtyp H2N2 mit der Bezeichnung ‚Influenza A/Asia/57'.[128] Das Virus hatte Ähnlichkeit mit dem Erreger, der bereits die Russische Grippe von 1889 bis 1892 ausgelöst hatte. Vermutlich spielten Nutztiere wie beispielsweise Schweine bei der Mutation des Virus zum Erreger der Asiatischen Grippe eine nicht unbedeutende Rolle.[129]

In wenigen Monaten breitete sich die Asiatische Grippe zum einen über den Landweg in Asien aus. Zum anderen erreichte sie über den Seeweg Australien, Indien, Afrika sowie schließlich Nord- und Südamerika. Im Jahre 1957 spielte das Schiff als Massenverkehrsmittel die primäre Rolle; das Flugzeug hatte sich noch nicht durchgesetzt. Das Asia-Virus verbreite-

---

heitsamt Heft 1, Berlin/Göttingen/Heidelberg 1957, S. 7–9, hier: S: 7, Höring, F. O.: Zur Klinik der Influenzaerkrankung 1957, in: Bundesgesundheitsamt: Zur Grippe-Pandemie 1957, S. 3–7, hier: S. 4 f. und Henneberg, H.: Anzüchtung von Influenzavirusstämmen im Robert Koch-Institut 1957, in: Bundesgesundheitsamt: Zur Grippe-Pandemie 1957, S. 9–13.

128 Neben drei Virus-Haupttypen, welche vor allem nach ihren Wirten unterschieden werden (A/B/C), gibt es Subtypen, die nach der Oberflächenstruktur klassifiziert werden, z. B. H5N1 und H1N1. Das erste nachgewiesene Virus im Jahre 1933 war vom Subtyp H1N1, wie auch der Erreger der Spanischen Grippe und der Schweinegrippe 2009/2010. Die hier aufgenommene Bezeichnung ‚Influenza A/Asia/57' rührt vom Ort und dem Jahr des ersten Virusfundes her. Allerdings gilt zu bedenken, dass die Virusbezeichnungen im Laufe des 20. Jahrhunderts variierten und verschiedenen Konventionen ausgesetzt waren. Vgl. insbesondere Kapitel 1.2 für die Nomenklatur.

129 Vgl. Bundesgesundheitsamt: Zur Grippe-Pandemie 1957, S. 2, Haas: Influenza, S. 14, Potter: Chronicle of Influenza Pandemics, S. 12–14 und Eggert: Kulturelle und serologische Diagnostik bei Influenza A/Asia/57, S. 8.

te sich in sechs Monaten weltweit. Im Mai 1957 erreichte es Europa, nachdem es vermutlich aus Djakarta oder den Vereinigten Staaten eingeschleppt worden war. Im Juni 1957 wurde der erste influenzabedingte Todesfall aus Ost-Berlin gemeldet. In den meisten Bundesländern Westdeutschlands waren nur tödliche Ausgänge der Influenza meldepflichtig, sodass die Behörden längere Zeit nicht von einem Ausbruch pandemischen Ausmaßes ausgingen. Zu Beginn des Jahres 1958 ereignete sich darüber hinaus noch eine zweite pandemische Welle, welche jedoch hauptsächlich die nördliche Hemisphäre betraf.[130]

Die Besonderheit des neuen Virus vom Subtyp H2N2 bestand darin, dass die Weltbevölkerung in den letzten Jahrzehnten vor allem Kontakt zu dem bisher kursierenden Virus vom Subtyp H1N1 hatte und darum gegen das neue Virus kaum Resistenzen besaß. Dementsprechend heftig fiel die Asiatische Grippe von 1957/1958 aus, an der weltweit vermutlich 1 bis 2 Mio. Menschen starben. Damit gilt sie als die zweitschwerste Influenza-Pandemie des 20. Jahrhunderts, obgleich sie weit hinter der Spanischen Grippe rangiert. Das Virus H2N2 verdrängte das bis dahin dominante Virus vom Subtyp H1N1 und sollte auch noch Jahre nach der Asiatischen Grippe weltweit kursieren, bis es schließlich durch den Erreger der Hongkong-Grippe abgelöst wurde. Mit der Verbreitung des neuen Virus-Subtyps ergaben sich darüber hinaus zwei wichtige Befunde: Zum einen sahen Wissenschaftler ihre Befürchtungen bestätigt, dass neue Virus-Subtypen gefährliche Pandemien auslösen können. Zum anderen hatte sich das neue Virus bereits im Tierreich angekündigt, und schrittweise gerieten Tiere als Entstehungsort und Überträger sogenannter *zoonotischer* Infektionskrankheiten stärker in den Fokus der Wissenschaft.[131]

Anders als bei der Spanischen Grippe waren von der Asiatischen Grippe vor allem Personen im Alter von 15 bis 20 Jahren und in geringerem Maße auch Schulkinder und ältere Personen betroffen; bei Kindern und Jugendlichen war die Letalität am höchsten. Die Mortalität war aber deut-

---

130 Vgl. Potter: Chronicle of Influenza Pandemics, S. 12 f., Raetig, H.: Epidemiologie der Influenza 1957 in Mitteleuropa, in: Bundesgesundheitsamt: Zur Grippe-Pandemie 1957, S. 31–40, hier: S. 31 f. und Bundesgesundheitsamt: Zur Grippe-Pandemie, S. 2.

131 Vgl. Kilbourne, Edwin D.: A virologist's perspective on the 1918–19 pandemic, in: Phillips, Howard; Killingray, David (Hrsg.): The Spanish Influenza Pandemic of 1918–19. New perspectives (Routledge studies in the social history of medicine 12), London/New York 2005, S. 29–38, S. 33 und Haas: Influenza, S. 14.

lich geringer als bei der Spanischen Grippe: Weltweit wird sie auf etwa 0,025 % geschätzt, im Hamburg lag sie bei 1,6 pro 100.000 Einwohner. Todesfälle waren also vergleichsweise selten.[132] SCHLEYER äußerte sich zur Letalität drei Jahre nach dem ersten Auftreten der Asiatischen Grippe wie folgt:

> Es kam nicht, wie zu befürchten war, zu einem Anstieg der Letalität wie bei der Grippepandemie 1918. Für die geringe Letalität gegenüber früheren Grippepandemien kann sowohl die Mutation des A-Virus als auch die Anwendungsmöglichkeit von Antibiotika bei Sekundärinfektionen bei Grippe verantwortlich gemacht werden.[133]

Mit der Mutation des A-Virus war gemeint, dass die frühere Exposition gerade von älteren Personen mit dem Virus der Russischen Grippe von 1889-1892 vermutlich einige Resistenzen bewirkt hatte. Demnach waren vor allem jüngere Personen sowohl von der Asiatischen Grippe als auch von Komplikationen durch bakterielle Sekundärinfektionen betroffen. Erwähnung finden Erkrankungen wie die vergleichsweise harmlose Konjunktivitis (Bindehautentzündungen), aber auch Myokarditis (Herzmuskelentzündungen), Nervenentzündungen und Diphterie. Das BGA schätzte die Asiatische Grippe als mild ein, denn trotz einer hohen Gesamtmorbidität von etwa 40 % starben nur wenige Patienten. Die hohe Erkrankungsrate hatte auch Auswirkung auf das öffentliche Leben. Zwischen dem 15. September und dem 5. Oktober 1957 mussten alleine in Nordrhein-Westfalen 2.648 Schulen und 10.193 Schulklassen den Unterricht einstellen. In westdeutschen Betrieben nahm die Fehlquote bei einer Stichprobe in 10.000 Schichten etwa um den Faktor 3 zu. Da die Influenza-Erkrankungen jedoch zumeist harmlos verliefen und sich die vom BGA einbestellten Experten verhalten zu der Frage äußerten, ob das Asia-Virus zu einer gefährlicheren Form mutieren könnte, blieben größere Maßnahmen in Deutschland aus.[134]

---

132 Vgl. Höring: Zur Klinik der Influenzaerkrankungen 1957, S. 3–7, Potter: Chronicle of Influenza Pandemics, S. 13 und Schleyer, Ingrid: Zum klinischen Bild der sogenannten „Asiatischen Grippe“ in Berlin 1957. Diss., Berlin 1960, S. 5.

133 Schleyer: Zum klinischen Bild der sogenannten „Asiatischen Grippe“, S. 5.

134 Vgl. Schleyer: Zum klinischen Bild der sogenannten „Asiatischen Grippe, S. 5, Höring: Zur Klinik der Influenzaerkrankung 1957, S. 3–6, Schwarzenburg, Lothar: Die A2-Influenza-Pandemie 1957/58. Therapie und insbesondere Prophylaxe, Diss., Hamburg 1963, S. 4 f. und Henneberg: Anzüchtung von Influenzavirusstämmen im Robert Koch-Institut 1957, S. 11.

2.5 Die Hongkong-Grippe von 1968 bis 1970

Die dritte und letzte Influenza-Pandemie des 20. Jahrhunderts war die Hongkong-Grippe, die sich zwischen 1968 und 1970 weltweit ausbreitete und auf den neuen Virus-Subtyp A/H3N2 zurückzuführen ist.[135] Die Londoner Zeitung ‚The Times‘ berichtete am 12. Juli 1968 von einem Ausbruch akuter Atemwegserkrankungen in Südostchina. Aufgrund der marginalen Entwicklung des chinesischen Gesundheitssystems und der zurückhaltenden Informationspolitik des totalitären Regimes der Volksrepublik China gab es jedoch zu diesem Zeitpunkt lediglich Verdachtsmomente bezüglich eines Erregers mit Pandemiepotenzial. Von China aus griff die Influenza schnell nach Hongkong über, und binnen weniger Wochen gab es in der Kronkolonie über 500.000 Krankheits- aber nur wenige Todesfälle. Insgesamt schien der Verlauf eher mild und weniger gravierend im Vergleich zur Pandemie von 1957/1958.[136]

Die genauen Ausbreitungswege der Hongkong-Grippe lassen sich laut Pyle aus zwei Gründen nicht zweifelsfrei rekonstruieren. Zum einen hatte der Flugverkehr stark zugenommen und somit gab es viele Routen, über die sich das Influenzavirus binnen Tagen oder gar Stunden interkontinental ausbreiten konnte. Zum anderen kursierte immer noch das H2N2-Virus der Asiatischen Grippe, welches ebenfalls noch Opfer forderte. Schrittweise löste das Hongkong-Virus das ältere Virus der Asiatischen Grippe ab; auch durch Impfmaßnahmen z. B. in den USA konnte das neue Virus H3N2 nicht eingedämmt werden. Bei der Ausbreitung des Virus in den USA spielte vermutlich auch die Militärpräsenz in Vietnam im Rahmen des Zweiten Indochinakriegs eine Rolle. Bereits Anfang September 1968 wurden die ersten Fälle der Hongkong-Grippe aus den USA gemeldet. Einer der ersten Erkrankten auf US-amerikanischem Boden war ein Offizier des US Marine Corps. Zudem verbreitete sich die Hongkong-Grippe im Herbst 1968 in Südostasien, in Indien und im Iran. In Europa war zu-

---

135 Da man sich der Oberflächenstruktur des neuen Virus zum damaligen Zeitpunkt nicht sicher war, ist das Virus in den Quellen wiederholt unter der Bezeichnung „A2 Hong Kong“ zu finden, vgl. u. a. Hannoun, Claude; Craddock, Susan: Hong Kong Flu (1968) revisited 40 years later, in: Giles-Vernick, Tamara; Craddock, Susan (Hrsg.): Influenza and Public Health. Learning from past pandemics, London/Washington 2010, S. 180–190, S. 180.

136 Vgl. Hannoun; Craddock: Hong Kong Flu (1968) revisited 40 years later, S. 181 und Pyle: The diffusion of influenza, S. 114 f.

nächst das Vereinigte Königreich betroffen, das bis zum 20. Dezember 1968 bereits 702 Influenza-Tote meldete. Von den britischen Inseln aus erreichte die Hongkong-Grippe schließlich das europäische Festland. In der BRD traten die ersten Fälle erst Anfang 1969 auf, in der UdSSR sogar erst im Februar. Eine zweite Welle erreichte die BRD überraschend zum Jahreswechsel 1969/1970.[137]

Obgleich die Influenza-Überwachung in der Vergangenheit stetig verbessert wurde, waren die Angaben zur Morbidität und zur Mortalität der Hongkong-Grippe ungenau, die Datenlage ist bis heute vage. HANNOUN ET AL. führen an, dass jede Nation über verschiedene Standards hinsichtlich der Meldepflicht, der Verfügbarkeit von Laboruntersuchungen und der statistischen Auflösung (Berücksichtigung von Geschlecht und Alter der Erkrankten) verfügte. Dazu lässt sich die Gesamt- und die Exzessmortalität nicht immer genau trennen, da im Rahmen der Pandemie die Todesursache oft unklar blieb. Influenza kann sich ebenso hinter einer tödlich verlaufenden Lungenentzündung oder einer anderen unklaren Atemwegserkrankung verbergen.[138] Somit sind die folgenden statistischen Angaben zur Auswirkung der Hongkong-Grippe eher als Tendenzen zu betrachten. An späterer Stelle wird in dieser Arbeit zu klären sein, wie verschiedene Akteure diese statistischen Unabwägbarkeiten interpretierten und gegebenenfalls auch instrumentalisierten.

Die WHO schätzt, dass die Hongkong-Grippe zwischen 1968 und 1970 weltweit circa 1,5 Mio. zusätzliche Todesfälle verursachte. In Europa war insbesondere Frankreich mit etwa 36.000 Influenza-Toten betroffen. Die Krankenhäuser waren überlastet, und zeitweise war man nicht in der Lage, alle Leichen sachgerecht unterzubringen. Im Vereinigten Königreich erlagen etwa 30.000 Personen der Influenza, und aus Polen wurden etwa 3–4 Mio. Krankheitsfälle gemeldet. Im übrigen Europa verlief die Pandemie vergleichsweise mild. Zahlreiche Krankheitsfälle gab es auch in den USA, wo sich die Influenza sehr schnell ausbreitete. Bis heute ist der Umstand ungeklärt, warum manche Nationen von der ersten Welle der Hongkong-Grippe ausgelassen wurden und auch von der zweiten Welle nur mäßig betroffen waren. Dazu gehörten Sri Lanka, Kenia, Brasilien, Südafrika, Ar-

---

137 Vgl. Pyle: The diffusion of influenza, S. 114–122, S. 136–138, Hannoun; Craddock: Hong Kong Flu (1968) revisited 40 years later, S. 181 f. und Haas: Influenza, S. 15.

138 Vgl. Hannoun; Craddock: Hong Kong Flu (1968) revisited 40 years later, S. 184 f.

gentinien, Neuseeland, Chile und Uruguay. Als Erklärung für dieses Phänomen wurden die Hypothesen aufgestellt, dass diese Nationen entweder von einer harmloseren Variante des H3N2-Virus betroffen waren, oder aber dass ein ähnlicher Virus-Subtyp bereits in den 1960er Jahren endemisch vorhanden war und die dortige Bevölkerung Resistenzen ausbilden konnte. Für Neuseeland und Australien weisen Indizien auf ein derartiges Virus hin, dass bereits in den frühen 1960er Jahren nachweisbar gewesen sein soll.[139]

Wenngleich in der BRD die Hongkong-Grippe mild verlief, so ließ sie sich doch demographisch nachweisen. Aus dem Gesundheitsbericht, den die Bundesregierung des Kabinetts Brandt dem Bundestag überreichte, geht hervor, dass die Grippesterblichkeit zwischen 1967 und 1968 um den Faktor vier zunahm: Kamen 1967 auf 100.000 Einwohner 2,8 Grippetote, so waren es ein Jahr später 10,4. Auch gegenüber dem Jahresmittel von 1964-1967, 2,5 Tote auf 100.000 Einwohner, war das eine deutliche Zunahme. In Niedersachsen starben schätzungsweise 7.600 Personen an den Folgen der Influenza. Unterdessen nahmen die Influenza-Erkrankungen zwischen Januar und April 1969 wie folgt zu: In Niederachsen um etwa 30–100 %, in Hamburg um 25 % und in Baden-Württemberg um 120 %. Die Bundeswehr führte etwa 25–50 % ihrer Krankheitsfälle des Jahres 1968 auf die Influenza zurück. Im Schnitt waren die Patienten für etwa drei bis sechs Tage erkrankt. Die ökonomische Zusatzbelastung durch Gehaltsfortzahlungen und Krankengeld wird für das gesamte Bundesgebiet auf etwa 300 Mio. DM geschätzt. Zudem traten im Winter 1969/1970 gefährliche respiratorische Erkrankungsformen der Influenza auf, die in West-Berlin teils zu erheblichen Überlastungen der Krankenhäuser führten.[140]

Trotz medizinischer Fortschritte wurden Patienten mit manifesten Influenza-Symptomen vor allem symptomatisch behandelt. Erkrankte mit den schweren respiratorischen Symptomen wurden mit Sauerstoff versorgt.

---

139 Vgl. Ibid., S. 182–184.

140 Vgl. Deutscher Bundestag - 6. Wahlperiode: Gesundheitsbericht, Drucksache 6/1667 vom 18. Dezember 1970, S. 42 – die Angaben stammen wiederum vom Statistischen Bundesamt. Vgl. ferner. Haas: Influenza, S. 15, Thiele, Hans: Epidemiologische Untersuchungen zur Schutzimpfung gegen Influenza. Diss., Marburg 1971, S. 10–18 und Witte, Wilfried: Die Grippepandemie 1968–1970: Strategien der Krisenbewältigung im getrennten Deutschland. „Wodka und Himbeertee“, in: Deutsche Medizinische Wochenschrift, 51/52 (2011), S. 2664–2668, hier: S. 2666 f.

Ebenso kamen fiebersenkende Mittel und Medikamente zur Steigerung der Herzleistung zum Einsatz. Ein großer Fortschritt war sicherlich, dass bakterielle Sekundärinfektionen mittlerweile wirksam mit Antibiotika behandelt werden konnten. Während der Hongkong-Grippe wurden das erste Mal Versuche mit dem antiviralen Medikament Amantadin unternommen, wobei sich das Mittel eher als wirksam gegen Parkinson zeigte. Da gegen eine schwere Influenza-Erkrankung kein probates Mittel vorhanden war, wurde sogar der Einsatz chemotherapeutischer Präparate diskutiert, welche zellintern die Bildung virusspezifischer Proteine blockieren sollten. Auch Pharma-Firmen nutzten die Unsicherheit im Umgang mit der Influenza aus, indem sie z. B. Merfen-Tabletten anpriesen, die wirksam gegen Grippeviren sein sollten. In ihrer damaligen Form enthielten die Tabellen Quecksilber und wurden darum später verboten. Auch 50 Jahre nach der Spanischen Grippe war ein gewisser Enthusiasmus in der Anwendung chemisch-toxischer ‚Wundermittel' noch spürbar.[141]

Das eigentliche Ziel in der Bekämpfung der Influenza wurde jedoch von Wissenschaftlern und Ärzten zunehmend nicht in der direkten Behandlung der Influenza gesehen, sondern in einer weitreichenden Immunisierung ganzer Bevölkerungen – und zwar durch die Schutzimpfung. Obgleich sich die grundlegende Methode zur Erzeugung von Influenza-Impfstoffen durch Bebrütung von Hühnereiern seit den 1940er Jahren nicht verändert hatte, wurden in den 1960er und 1970er die Reinheit der Vakzine[142] und die Trägersubstanzen deutlich verbessert, sodass die Wirksamkeit und die Verträglichkeit der Impfstoffe zunahmen. Ebenfalls gab es Versuche mit sogenannten Adjuvantien (Wirkverstärkern) auf Basis von zugesetzten Ölen und Aluminiumverbindungen, die bis heute bezüglich ihrer Risiken umstritten sind.[143] Als Reaktion auf die Hongkong-Grippe

---

141 Vgl. Kukovetz, Walther R.: Pharmakologie der Grippe, in: Blumencron, Wilhelm (Hrsg.): Der praktische Arzt, Zeitschrift für ärztliche Fortbildung. Band 5: Grippe, Wien 1970, S. 106–109, Stepantschitz, Gerhard: Klinische Erfahrungen bei der Grippeepidemie 1969/70, in Ibid. S, 30–35, Blumencron, Wilhelm (Hrsg.): Der praktische Arzt, Werbung für Merfen auf S. 152, Haas: Influenza, S. 15 sowie Anonymus: Vielseitiges Virostatikum, in: Deutsches Ärzteblatt, Jg. 66, 34 (1969), S. 2336.

142 Singular: *Vakzin*; Synonym zu Impfstoff.

143 Allerdings stellten diese Wirkverstärker auf Aluminiumbasis zu diesem Zeitpunkt kein Novum dar. Wie in Kapitel 3.3.3 expliziert wird, wurde in Deutschland bereits in den 1940er Jahren während des Zweiten Weltkrieges mit diesen Adjuvantien experimentiert. Insbesondere während der Schweinegrippe 2009/2010 gab es

standen in den USA im Januar 1969 bereits 15 Mio. Impfdosen zur Verfügung.[144] Die Schutzimpfung wurde in der Folge der Hongkong-Grippe zum Goldstandard der Influenzabekämpfung, wenngleich dies nicht in allen Ländern gleich schnell vonstattenging.

Die Meinungen über die Wirksamkeit der Schutzimpfung gingen damals weit auseinander. Die geschätzte Effektivität einer Impfung, also die Rate, mit der eine Influenza-Erkrankung verhindert oder zumindest abgeschwächt werden konnte, schwankte 1970 zwischen einigen wenigen und 80 %. THIELE stellte in einer epidemiologisch-statistischen Untersuchung über 154 Industriebetriebe mit einer Gesamtbelegschaft von 159.289 Personen fest, dass 24,75 % der Geimpften wirksam gegen die Influenza geschützt werden konnten. Er betonte die Alternativlosigkeit für die Influenzabekämpfung und unterstrich, dass durch die Schutzimpfung auch ökonomische Auswirkungen wie Krankheitsausfälle und Belastung des Gesundheitssystems verringert würden. Wichtig sei laut WIEDERMANN, nach Möglichkeit *rechtzeitig vor* einer Epidemie oder Pandemie zu impfen und *nicht* in diese ‚hineinzuimpfen'. Zudem müsse der Impfstoff immer den aktuell zirkulierenden Influenzaviren angepasst sein. Insbesondere bei der pathogenen Wirkung von Influenzaviren und der Immunreaktion des menschlichen Körpers wurde damals Forschungsbedarf gesehen, um die Vakzine passender zuzuschneiden.[145]

Während der Hongkong-Grippe war immer noch die Frage offen, wie sich Influenzaviren entwickeln und warum einige Viren-Subtypen mit veränderten Eigenschaften nach mehreren Jahrzehnten wieder auftraten. Bekannt war jedoch, dass neben gelegentlichen kleineren Mutationen mit Epidemie-Potenzial alle 30 bis 40 Jahre eine größere Mutation stattfindet,

---

Kritik von Ärzten und Impfkritikern an den zugesetzten Adjuvantien, vgl. Zylka-Menhorn, Vera: Neue Influenza (H1N1). Nicht adjuvantierte Vakzine für Schwangere und Kinder, in: Deutsches Ärzteblatt, Jg. 106, Heft 39 (2009), S. A1876.

144 Vgl. Wood; Williams: History of Inactivated Influenza Vaccines, S. 318 f. und Wiedermann, Gerhard; Hofmann, Hanns: Geschichte, Epidemiologie und Prophylaxe der Grippe, in: Blumencron: Der praktische Arzt, S. 7–20, hier: S. 15.

145 Vgl. Thiele, Hans: Epidemiologische Untersuchungen zur Schutzimpfung gegen Influenza. Diss., Marburg 1971, S. 42–48 und Wiedermann, Gerhard; Hofmann, Hanns: Geschichte, Epidemiologie und Prophylaxe der Grippe, in: Blumencron: Der praktische Arzt, S. 15–17.

welche ein „ganz neues A-Influenzavirus“[146] mit pandemischem Potenzial hervorbringt. Eine neue Pandemie könne auch durch einen ‚alten‘ Virus-Subtyp entstehen, der nach langer Zeit wiederauftritt und auf eine Population trifft, die keine Abwehrkräfte mehr gegen das Virus besitzt:

> Seit 1957 wissen wir, daß ein A-Influenzavirus imstande ist, nach einem Menschenalter (1889–1957) beim Menschen wiederum als krankheitserregendes Agens aufzutreten. Seit 1968 wissen wir, daß die antigene Verschiebung, die jedes 8. bis 12. Jahr stattfindet, entlang eines bestimmten Weges verläuft. A_2 (1889/90) zu $A_{2'}$/Hongkong (1900) und A_2 (1957/58) zu $A_{2'}$/Hongkong (1968).[147]

Damit zeichnete sich so etwas wie eine Gesetzmäßigkeit in der Virusentwicklung und dem Auftreten größerer Influenzausbrüche ab. Nach der Hongkong-Grippe bestand seitens Wissenschaftlern und Ärzten mehr und mehr die Hoffnung, die jeweiligen Influenza-Vakzine auf zukünftige Seuchenereignisse gewissermaßen *präemptiv* zuzuschneiden und zeitnah produzieren zu können. Laut Masurel „muss es in naher Zukunft möglich sein, sich auf eine antigene Variation des Influenzavirus besser vorzubereiten“.[148] Die phylogenetische und statistische Historisierung von größeren Influenza-Ausbrüchen wurde somit Teil einer Präventionsstrategie.[149]

Während der Hongkong-Grippe selbst erfuhr diese Präventionsstrategie noch keine Umsetzung. Zwar erkannte das BGA nach der Auswertung epidemiologischer Statistiken an, dass die Influenza-Impfung eine Schutzwirkung hatte, und 1969 standen genug Impfmittel für eine größere Kampagne zur Verfügung; allerdings scheiterte ein übergreifendes koordiniertes Krisenmanagement in der BRD am dortigen föderalen System. Aufgrund der ungeklärten Kostenfrage wurde keine größere Impfkampagne eingeleitet. In der DDR hingegen waren die Maßnahmen zumeist zentral gesteuert und regelten das Vorgehen im Seuchenfall dirigistisch bis hinunter auf die Kreisebene. Dabei wurden klare Vorgaben z. B. zu Impfungen, Medikamentenversorgung und der Bereitstellung von Krankenhausbetten

---

146 Masurel, N.: Die Zukunft der Immunoprophylaxe bei Influenza, in: Blumencron: Der praktische Arzt, S. 99.

147 Ibid. S. 100.

148 Ibid. S. 104.

149 Versuche, über phylogenetische und statistische Methoden das nächste Influenzageschehen vorherzusagen, sind insbesondere zu finden bei Pyle: The diffusion of Influenza. Mit der Vogel- und der Schweinegripppe zur Jahrtausendwende wurden diese Methoden auch durch den Einsatz moderner EDV und dem Internet wieder verstärkt aufgegriffen (siehe insbesondere Kapitel 2.8).

getroffen.[150] Nach der Hongkong-Grippe wurde in der DDR ein sogenanntes Führungsdokument erarbeitet, mit dem in Zukunft Influenzausbrüchen größeren Ausmaßes begegnet werden sollte. Dieses Dokument „entbehrte jedoch eines demokratischen Abstimmungsprozesses als Korrektiv"[151], so WITTE, der den Umgang mit der Influenza gewissermaßen zu einem ideologischen Ost-West-Gegensatz stilisiert. Wie noch zu zeigen sein wird, kann dieses Führungsdokument als eine Art Prototyp für die späteren Pandemiepläne der WHO und der BRD angesehen werden. Auf internationaler Ebene wurde die Influenza-Überwachung ebenfalls intensiviert: So gibt es seit 1973 regelmäßige Treffen der *WHO Collaborating Centers of Influenza* zum Austausch über die aktuelle Bedrohung und die Zusammenstellung von Impfstoffen.[152]

2.6 Die Schweinegrippe-‚Panik' von 1976/1977 und die Russische Grippe 1977/1978

Im Januar 1976 traten in der Militärbasis Fort Dix, Pennsylvania, eine Reihe von Influenza-Erkrankungen unter amerikanischen Soldaten auf, die bald als ‚Schweinegrippe' bezeichnet wurden. Ein Soldat starb an der Influenza. Die US-Gesundheitsbehörde *Centers for Disease Control and Prevention* (CDC) attestierte dem neuen Influenzavirus vom Subtyp A/H1N1 bald eine Ähnlichkeit mit dem Erreger der Spanischen Grippe. Am 20. Februar 1976 titelte die New York Times, dass die Pandemie von 1918-1919, die größte Influenza-Epidemie der Geschichte, zurückkehren könnte. Dabei war zu diesem Zeitpunkt unklar, ob sich die Influenzaviren von 1918 und von 1976 bezüglich ihrer Struktur oder ihrer Virulenz ähnelten. Tatsächlich verursachte Anfang des Jahres 1976 immer noch das Virus H3N2, sechs Jahre nach dem Abebben der Hongkong-Pandemie, kleinere Epidemien und war damit für die meisten influenzabedingten Todesfälle in den USA verantwortlich.[153] Womöglich wollte die US-Politik das

---

150 Vgl. Witte: Die Grippepandemie 1968–1970, S. 2667.

151 Ibid.

152 Vgl. Witte: Tollkirschen und Quarantäne, S. 77.

153 Vgl. Haas: Influenza – Bagatelle oder tödliche Bedrohung?, S. 205, Witte: Erklärungsnotstand, S. 28, Harold M.: U.S. Calls Flu Alert On Possible Return Of Epidemic's Virus; U.S. FLU ALERT SET ON EPIDEMIC VIRUS, in: New York Times vom 20. Februar 1976, S. 1 und Pyle: The diffusion of Influenza, S. 140–143.

aktualisierte Influenza-Risiko nutzen, um nun einen erfolgreichen Feldzug gegen die Influenza zu führen.

An 24. März 1976 erfolgte eine Konsultation des damaligen US-Präsidenten Gerald FORD mit verschiedenen Wissenschaftlern, zu denen auch der angesehene Virologe Edwin KILBOURNE gehörte. Kurz vor dem Ausbruch der Influenza in Fort Dix waren Vertreter verschiedener Staaten bei einer Konferenz der WHO zu dem Schluss gekommen, dass bei „Vorliegen einer konkreten Pandemie-Gefahr sehr schnell und großangelegt der passende Impfstoff hergestellt werden müsse".[154] Es kann als wahrscheinlich angesehen werden, dass FORD von der Gefahr durch das neue H1N1-Virus überzeugt war und die Wiederholung einer Pandemie in der Größenordnung der Spanischen Grippe als realistisches Szenario ansah. Dazu trug laut KILBOURNE bei, dass alle großen Pandemien bisher auf Influenzaviren aus dem Tierreich zurückgeführt wurden und das Virus von 1976 porkiner Herkunft schien. Bereits am 15. April 1976 wurde ein Bundesgesetz erlassen, das die bisher größte Impfkampagne der Geschichte zum Gegenstand hatte. Zum Jahresende 1976 sollte die gesamte US-Bevölkerung gegen das Influenzavirus geimpft werden.[155]

Auch in der Europäischen Gemeinschaft und in der BRD wurden die Warnungen vor einer neuen Influenza-Pandemie aufgenommen und nötigten Politik und Behörden zu Stellungnahmen, vor allem, da die westdeutschen Behörden eng mit den USA kooperierten. Bund und Länder einigten sich nach Rücksprache mit Experten schließlich darauf, eine Impfstoffreserve von etwa 6 Mio. Impfdosen zu ordern. Die Bestellung konnte allerdings erst am 14. September 1976 aufgegeben werden, da die zuvor angefragten Behringwerke ihren Impfstoff bereits an Kanada verkauft hatten. Die Impfstoffreserve war nur für Notfälle vorgesehen und hätte nicht annähernd gereicht, um die gesamte westdeutsche Bevölkerung zu impfen. Im November 1976 sprach sich das BGA eindeutig gegen eine Massenimpfung der Bevölkerung aus und setzte weiterhin auf eine sukzessive Beobachtung der Situation. In der DDR war bereits Anfang des Jahres 1976 auf die Grippe reagiert worden. So wurden zusätzliche Krankenhausbetten bereitgestellt und Ärzte erhielten die Anweisung, bei Bedarf impfen zu

---

154 Witte: Erklärungsnotstand, S. 29.

155 Vgl. Haas: Influenza – Bagatelle oder tödliche Bedrohung, S. 205, Witte: Erklärungsnotstand, S. 29, Pyle: The diffusion of influenza, S. 146–150 und Kilbourne: A virologist's perspective on the 1918–19 pandemic, S. 33.

dürfen. Im April 1976 erklärte die DDR die Influenza allerdings für beendet und unterließ weitere Maßnahmen.[156]

Die Vereinigten Staaten von Amerika hielten weiter an ihrer Präventionsstrategie fest: Am 1. Oktober 1976 wurden die ersten Bürger der USA gegen die Influenza geimpft. Wie bei vielen anderen großangelegten Impfkampagnen waren auch die Impfungen gegen die Influenza umstritten und stießen auf Kritik. Pyle spricht von einem höchst gewinnbringenden Geschäft für die Pharmaunternehmen; zweifellos konnte die Branche erhebliche Umsätze verbuchen. Zur Beförderung der Impfbereitschaft ließ Präsident Ford sich und seine Familie medienwirksam vor laufenden Fernsehkameras impfen. Es konnte jedoch nicht verhindert werden, dass der Influenza-Impfstoff mit dem sogenannten Guillain-Barré-Syndrom, einer gefürchteten Nervenkrankheit, in Verbindung gebracht wurde. Die genaue Ursache des GBS ist bis heute ungeklärt. Schwere Formen führen zu Lähmungen des Körpers und schließlich zum Tod. Während der Impfkampagne gab es 532 GBS-Fälle, von denen 32 tödlich verliefen. Allerdings waren nicht alle GBS-Betroffenen geimpft.[157] Auch andere Nebenwirkungen traten auf. Bereits am 11. Oktober 1976 starben drei ältere Patienten binnen sechs Stunden nach der Impfung.[158]

Nach öffentlichen Protesten und Kritik aus der Wissenschaft wurde das Impfprogramm im Februar 1977 eingestellt. Letzten Endes sind vermutlich durch die Impfkampagne gegen die Influenza mehr Menschen zu Schaden gekommen als durch das Schweinegrippe-Virus selbst, welches bald nicht mehr in der Bevölkerung nachweisbar war. Von den bestellten 150 Mio. Impfdosen waren lediglich 45 Mio. verimpft worden. Aufgrund der Impfschäden kam eine Reihe von Schadenersatzforderungen auf die US-Regierung zu. Die US-Impfkampagne galt als auf der ganzen Linie gescheitert. Pyle sieht immerhin Teilerfolge, da durch die Impfungen die Influenzasterblichkeit in den USA zurückging. Für Witte lag der einzige

---

156 Vgl. Witte: Eine Bombe gegen die Grippe, S. 418–425.

157 Mindestens 67 GBS-Betroffene waren nicht gegen die Schweinegrippe geimpft worden, vgl. Bundesgesundheitsamt: an die obersten landesgesundheitsbehoerden. influenza-ueberwachung 1976/77 nr. 3, Berlin vom 30. Dezember 1976, BArch, B 208/1101. In der Sekundärliteratur werden jedoch häufig *alle* GBS-Fälle aus diesem Zeitraum *cum hoc ergo propter hoc* der Impfkampagne zugeschlagen; diese Erzählung hat sich quasi verselbstständigt, obgleich einige GBS-Fälle somit falsch-positiv der Impfung zugeordnet wurden.

158 Vgl. Pyle: The diffusion of influenza, S. 150 f. und Witte: Eine Bombe gegen die Grippe, S. 416.

Fortschritt der Impfkampagne darin, dass von nun an das Influenza-Surveillancesystem auch den Auftrag erhielt, Impfschäden zu dokumentieren. Witte sieht in der Schweinegrippe von 1976/1977 insofern eine Zäsur, als dass Impffolgen und -komplikationen zu einem gleichberechtigten Risikothema neben einer möglichen Rückkehr der Spanischen Grippe wurden. Während die Pharmakonzerne nicht in Regress genommen wurden, setzte der Kongress durch, dass die US-Regierung für die Folgeschäden durch die Impfkampagne aufzukommen habe. Die Vorbehalte der US-Bevölkerung gegen Impfungen waren u. a. nach den Erfahrungen mit dem risikoreichen Polio-Impfstoff so groß, dass in den USA erst nach der Schweinegrippe von 2009/2010 wieder begonnen wurde, bevölkerungsweit gegen die Influenza zu impfen. Die Abwägung von Influenza- und Impfrisiko muss vermutlich für national divergierende Risikokulturen eigenständig betrachtet werden, denn in Japan wurde von 1976 bis 1994 jedes Schulkind konsequent gegen Influenza immunisiert.[159]

Ebenfalls dem Subtyp ‚A/H1N1' wird die Russische Grippe von 1977 zugerechnet. Diese wurde zunächst als Pandemie bewertet, später jedoch zu einer Epidemie bzw. einer Häufung von Epidemien heruntergestuft, da sie zu keinem Zeitpunkt global vertreten war. Die Russische Grippe kam vermutlich, wie verschiedene Influenzaviren zuvor, aus China, zirkulierte aber vor allem in der UdSSR und wurde von dortigen Virologen klassifiziert. Möglicherweise handelte es sich bei dem Erreger um jenen Influenzavirus, der bereits kurz nach dem Zweiten Weltkrieg global zirkulierte. Gerade Kinder und Jugendliche hatten mangels Exposition keine Resistenzen gegen das Virus bilden können und erkrankten darum häufiger. Im Januar 1978 trat die Russische Grippe in Europa und den USA in Erscheinung. Im Juni 1978 erreichte sie Südamerika und Neuseeland. Die Russische Grippe galt als mild, könnte aber weltweit mehrere Hunderttausend Opfer gefordert haben. Sie erlangte allerdings wenig Aufmerksamkeit und löste keine größeren Maßnahmen seitens der WHO oder von Nationalstaaten aus. Die Russische Grippe blieb letzten Endes eher eine Fußnote der Influenza-Geschichte.[160] Erst mit der Vogelgrippe bzw. der Geflügelpest

---

159 Vgl. Kilbourne: A virologist's perspective on the 1918–19 pandemic, S. 33 f., Pyle: The diffusion of influenza, S. 152–162, Witte: Eine Bombe gegen die Grippe, S. 416, S. 427–428, Ders.: Erklärungsnotstand, S. 41 f. und Davis: Vogelgrippe, S. 41 f.

160 Vgl. Kilbourne: A virologist's perspective on the 1918–19 pandemic, S. 34 und Potter: Chronicle of Influenza Pandemics, S. 14 f.

ab 1997 sollten wieder Befürchtungen vor einer neuen Influenza-Pandemie geweckt werden.

2.7 Die unvollendete Geschichte der Vogelgrippe und der Geflügelpest ab 1997

Am 16. Mai 1997 wurde ein drei Jahre alter Junge mit Fieber und Hals- sowie Unterleibschmerzen in das Queen Elizabeth Hospital in Hongkong eingeliefert. Die Symptome konnte man auf ein neues Influenzavirus vom Subtyp H5N1 zurückführen. Am 21. Mai verstarb der Junge an Multiorganversagen. Vermutlich stammte das Virus von einem Huhn, das in dem Kindergarten des Dreijährigen als Haustier gehalten wurde. Auch eine Geflügelpest, die in Hongkong in den Monaten zuvor grassierte und 70 bis 100 % der Geflügelbestände tötete, war durch ein Virus vom Subtyp H5N1 ausgelöst worden. Im November 1997 traten weitere Fälle einer H5N1-induzierten Influenza auf: Am 11. November erkrankte ein zweijähriger Junge, der sich vollständig erholte. Von 18 weiteren Infizierten starben jedoch bis zum 28. Dezember fünf Patienten. Die Infektion ging dabei oftmals mit schweren Komplikationen wie Lungenentzündungen einher.[161] Trotz zeitnaher Behandlung in gut ausgestatteten Krankenhäusern waren ein Viertel der Erkrankten gestorben, mehr als bei jeder anderer Influenza-Variante. Damit war das Virus H5N1 der bisher tödlichste Influenza-Erreger, wenngleich sich dieser nicht schnell ausbreitete.

Kurzfristig angeordnete Untersuchungen fanden eine nahezu vollständige Übereinstimmung zwischen der Struktur der in Hühnern und bei Menschen aufgefundenen Influenzaviren. Dies rückte das Geflügel als möglichen Ursprung und Überträger der Influenza, die bald als *Vogelgrippe* Bekanntheit erlangen sollte, stark in den Mittelpunkt. Seit dem 19. Jahrhundert kursierten immer wieder influenzabedingte Geflügelseuchen, welche sowohl bei Nutztieren als auch bei frei lebenden Vögeln schwere, oft tödliche Influenzasymptome hervorriefen. Diese Tier-Epidemien wurden zumeist als *Geflügelpest* bezeichnet. Nachdem ein Virus dieser Tierseuche die Artengrenze überspringen konnte und somit eine Gefährdung für Men-

161 Vgl. Webster, Robert G.; Hay, Alan J.: The H5N1 Influenza Outbreak in Hong Kong. A Test of Pandemic Preparedness, in: Nicholson, Karl G.; Webster, Robert G.; Hay, Alan J. (Hrsg.): Textbook of influenza, Oxford u. a. 1998, S. 561–565, hier: S. 561 f.

schen darstellte, begann man bereits am 29. Dezember 1997 in den New Territories von Hongkong mit Massenschlachtungen von Geflügel. Als das Virus sich in Südostasien weiterverbreitete, sollte diese Maßnahme auch in Kambodscha, Vietnam und Thailand angewandt werden, was jedoch aufgrund der zahlreichen, schwer überprüfbaren Kleinbetriebe nicht umgesetzt werden konnte. Letzten Endes schien die Massenschlachtung das einzig probate Mittel, um bisher nicht befallene Nutztierbestände zu schützen. In Massenbetrieben breitete sich das Virus H5N1 schnell aus und verlief bei den dortigen Tieren fast immer tödlich.[162]

Die ab 1997 kursierende Geflügelpest erreichte deutlich größere Dimensionen als frühere Ausbrüche. Am 12. Dezember 2003 trat H5N1 erneut in Nordkorea auf. Innerhalb von einem Tag verendeten 26.000 Hähnchen. In den zwei darauffolgenden Jahren breitete sich das Virus in ganz Südostasien und bis nach Russland aus. 2005 waren das erste Mal auch Wildvögel betroffen, in denen zumeist harmlose Influenzaviren vorzufinden sind. Zwischen 2005 und 2007 verbreitete sich die Geflügelpest in Europa, Nahost und Afrika. Sogar in Hauskatzen wurde vereinzelt H5N1 nachgewiesen. Bis 2010 wurden mehr als 450 Mio. teils infizierte, teils gefährdete Nutztiere getötet. Der ökonomische Schaden durch den Verlust der Nutztiere und anderer Ausfälle wird auf etwa 20. Mrd. Euro beziffert. Ferner ergaben sich gravierende Auswirkungen auf den weltweiten Markt für Geflügelerzeugnisse.[163]

---

162 Vgl. Ibid., S. 561–563.
Für die Differenzierung von Geflügelpest und Vogelgrippe vgl. Bundesministerium für Ernährung, Landwirtschaft und Verbraucherschutz: Vogelgrippe / Geflügelpest, http://www.bmelv.de/DE/Landwirtschaft/Tier/Tiergesundheit/Tierseuchen/Vogelgrippe/vogelgrippe_node.html – abgerufen am 18. April 2013. Gelegentlich wird sowohl die Tierseuche als auch die menschliche Erkrankung als *Vogelgrippe* bezeichnet. Hier wird wie folgt differenziert: Die *Geflügelpest* ist eine durch verschiedene Influenzaviren verursachte Seuche bei Geflügel. Die *Vogelgrippe* hingegen ist eine schwere Influenzaerkrankung des Menschen, ausgelöst durch H5N1.
Vgl. ferner Windhorst, Hand-Wilhelm: Die globale Eier- und Putenwirtschaft im Wandel. Herausforderungen an die Welteierwirtschaft, in: Mitteilungen des Instituts für Strukturforschung und Planung in agrarischen Intensivgebieten der Hochschule Vechta, 59 (2005), S. 11–34, hier: S. 25 f.

163 Grabkowsky, Barbara J.: Qualitative Risikobewertung eines Eintrags von Aviärer Influenza in europäischen Geflügelbetrieben auf lokaler und überregionaler Ebene, in: Broll, Gabriele; Flath, Martina; Windhorst, Hand-Wilhelm (Hrsg.): Vechtaer Studien zur Angewandten Geographie und Regionalwissenschaft, Bd. 29,

Das eigentliche Risiko wurde von Wissenschaftlern und Politikern jedoch in Bezug auf die Frage gesehen, inwiefern das Kursieren von H5N1 eine Gefährdung für den Menschen darstellte. Insbesondere die Rahmenbedingungen in Südostasien begünstigten die Mutation von Influenzaviren menschlichen und tierischen Ursprungs zu neuen, gefährlichen Erregern; Nutztiere fungieren dabei als sogenannte *mixing vessels*. Die Übertragung auf den Menschen sei dann nur noch eine Frage der Zeit. Dazu trage zum einen bei, dass sich in Südostasien Geflügel und Menschen einen eingeengten Lebensraum teilen müssen. Zum anderen werden die Tiere teils in unkontrollierbarer Hinterhofhaltung lebend gehandelt (sogenannte *wet markets*) und könnten so das H5N1-Virus unkontrolliert verbreiten. Im Zuge der Vogelgrippe gewannen für die Risikoeinschätzung agrarökonomische und veterinärmedizinische Sachverhalte an Bedeutung. Geflügelpest und Vogelgrippe, Tier und Mensch scheinen bis heute eng verzahnt. Bei den Behörden stand jedoch vor allem die Gesundheit der Menschen im Vordergrund. Auch wenn durch die Vogelgrippe insgesamt nur wenige Menschen betroffen waren, galt das Virus H5N1 laut der WHO im Jahre 2004 als die womöglich größte Bedrohung für die Menschheit. Die Virulenz des Virus H5N1 übertraf während der punktuell auftretenden Vogelgrippe die ursprünglichen Annahmen. So starben zwischen dem 28. Januar 2004 und dem 15. April 2005 bei erneuten Ausbrüchen der Vogelgrippe in Südostasien 51 von 88 Personen. Damit lag die Letalität von H5N1 deutlich über 50 %, also um ein Vielfaches höher als bei allen vorherigen Influenza-Erkrankungen. Dementsprechend galt H5N1 als äußerst aggressiv.[164]

Zugleich wurde der südostasiatische Raum stärker als Ursprungsort größerer Seuchen im Allgemeinen und von Influenza-Ausbrüchen im Speziellen gesehen, obwohl die Spanische Grippe ihren Ursprung aller Wahrscheinlichkeit nach in den USA genommen hatte. So führte Potter bereits 1998 an, dass von zwölf größeren Epidemien bzw. Pandemien der letzten 400 Jahre elf ihren Anfang vermutlich in Südostasien nahmen. Dafür sei womöglich auch die große Bevölkerungsdichte verantwortlich. Gleichwohl mahnte Potter an, dass eine Neuentstehung von Viren potenziell an jedem Ort der Erde auftreten könne. Südostasien geriet erneut in den Fo-

Vechta 2010, S. 25, S. 38–51 sowie Bundesministerium für Ernährung, Landwirtschaft und Verbraucherschutz: Vogelgrippe / Geflügelpest.

164 Vgl. Blaha: Epidemiologische Grundlagen der Aviären Influenza, hier: S. 16 und Windhorst: Die globale Eier- und Putenwirtschaft im Wandel, S. 25.

kus, als in China zusätzlich zur zirkulierenden Vogelgrippe ab 2002/2003 mit SARS[165] eine neue Atemwegserkrankung auftrat. Diese betraf weltweit 8.500 Menschen, von denen etwas mehr als 1.000 starben. Das dafür verantwortliche Coronavirus konnte auch in einigen Tieren wie z. B. Schleichkatzen und Marderhunden nachgewiesen werden. Obgleich bald deutlich wurde, dass SARS und das Virus H5N1 in keinem Zusammenhang standen,[166] darf doch die Wirkung von zwei sich kurz nacheinander ausbreitenden Viruserkrankungen auf die internationale Gemeinschaft nicht unterschätzt werden. Da SARS nur eine kurze Episode blieb, konzentrierten sich die Bemühungen der internationalen Staatengemeinschaft wieder auf die Eindämmung des Virus H5N1.

In den USA, wo sich die Administration von Präsident George W. Bush 2005 nach dem Scheitern des Katastrophenmanagements während des Hurrikans ‚Katrina' erheblicher Kritik ausgesetzt sah, wurde mit einem Maßnahmenpaket in Höhe von 128 Mio. US-Dollar reagiert. Womöglich spielte in den USA nach den Terroranschlägen vom 11. September 2001 zusätzlich die Angst vor Biowaffen eine wichtige Rolle. Mit den Mitteln sollten mögliche ‚wet markets' in den USA eingedämmt werden, was sich dann als unnötig herausstellte, da US-Amerikaner ohnehin der Tiefkühlware aus Supermärkten den Vorzug gaben. In Europa, Thailand, Hongkong und Vietnam wurden Richtlinien erlassen, um das Virus einzudämmen. Dementsprechend erging die Empfehlung von Experten, eine engmaschige Überwachung einzuleiten und erkrankte Tiere zu töten, um eine erneute Einschleppung des Virus nach Europa zu verhindern. Der Veterinärmediziner Thomas Blaha empfahl, die Kompetenzen bei der Virusbekämpfung an einer zentralen Stelle zusammenzufassen und in der geflügelverarbeiteten Industrie Impfungen für Mitarbeiter einzuführen. Auf EU-Beschluss wurde bereits im Oktober 2001 die Nutzung von Legetierhaltung untersagt. Auch wenn die Gründe hierfür im Tierschutz zu suchen sind, so dürfte auch die Produktsicherheit eine Rolle gespielt haben, denn im Jahre 2005 war Deutschland noch weltweit führend im Export von Hühnereiern, welche möglicherweise H5N1-Viren beinhalten konnten. Den Konsumenten wurde versichert, dass keine Infektionsgefahr mit

165 Severe acute respiratory syndrome bzw. Schweres Akutes Respiratorische(=Atemwegs) Syndrom, hochakute, virusbedingte Lungenerkrankung.

166 Potter: Chronicle of Influenza Pandemics, S. 15 f. und Davis: Vogelgrippe, S. 62–71.

H5N1 bestehe, solange Geflügelfleisch und tierische Produkte nicht roh konsumiert würden.[167]

Auch im medizinischen Bereich wurden Maßnahmen getroffen, bzw. den Ärzten standen seit der letzten Influenza-Pandemie von 1968–1970 ganz neue Therapiemöglichkeiten zur Verfügung. Eine verbessere Virusanzüchtung, Genomentschlüsselungen und der Antigennachweis machten es Wissenschaftlern leichter, im Falle eines Virusfundes das Virus schnell zu bestimmen und im Rahmen des weltweiten Überwachungssystems an die WHO zu melden. Arztpraxen erhielten Schnelltests, welche zumindest eine grobe Zuordnung eines potenziell gefährlichen Influenzavirus ermöglichen, um eine antivirale Therapie einzuleiten. Im Falle einer akuten Influenzainfektion konnten Ärzte nun neben Amantadin auch Neuraminidasehemmer wie Oseltamivir und Zanamivir einsetzen, die 2002 das erste Mal erprobt und in der Folge als Durchbruch in der Influenzabekämpfung gefeiert wurden. Bei schweren Krankheitsverläufen bestand die Option, intensivmedizinische Behandlungen bis hin zu Kompensationsmaßnahmen für ausgefallene Organe zu veranlassen. Trotz all dieser vielleicht auch nicht immer genutzten Möglichkeiten, welche den Menschen beispielsweise während der Spanischen Grippe nicht zuteilwerden konnten, starben bis 2010 von 500 H5N1-Erkrankten immerhin 300, was einer Letalität von 60 % entspricht. Die saisonal fast jedes Jahr in den Wintermonaten auftretende Influenza, die oftmals Zehntausende Leben forderte, wurde dabei zumeist durch die Agendasetzung ‚neue Pandemie durch Vogelgrippe‘ in den Hintergrund gedrängt.[168]

---

167 Vgl. Scoones, Ian: The International Response to Avian Influenza. Science, Policy and Politics, in: Ders. (Hrsg.): Avian Influenza. Science, Policy and Politics, London/Washington 2010, S. 1–18, hier: S. 1 sowie Blaha: Epidemiologische Grundlagen der Aviären Influenza, S. 16–19 und Windhorst: Die globale Eier- und Putenwirtschaft im Wandel, S. 25–32.

168 Für neue Behandlungsmethoden vgl. Heckler, Rolf; Lange, Werner: Diagnostik, in: Lange, Werner; Vogel, Georg E. (Hrsg.): Influenza. Klinik, Virologie, Epidemiologie, Therapie und Prophylaxe, Berlin 2004, S. 28–43, Wutzler, Peter: Antivirale Therapie und Prophylaxe, in: Ibid., S. 153–171, Vogel, Georg E.: Klinik der Influenza, in: Ibid., S. 69–118 und Lange: Überwachung der Influenza, in: Ibid., S. 188–203. Für die Sterblichkeit durch H5N1 und die Gefährlichkeit der saisonalen Influenza, vgl. Robert Koch-Institut (Hrsg.): Influenza (Saisonale Influenza, Influenza A(H1N1) 2009, Aviäre Influenza). Aktualisierte Fassung vom Januar 2011. Erstveröffentlichung im Epidemiologischen Bulletin 7/1999, Berlin 2011, S. 9–14.

Dementsprechend plädierten Wissenschaftler und Ärzte nach dem Auftreten der Vogelgrippe dafür, Vorbereitungen gegen H5N1, z. B. durch neue Impfmittel, zu treffen. Zwar lag der Fokus in den Jahren 2009/2010 vor allem auf der Bekämpfung der sogenannten ‚Schweinegrippe-Pandemie', doch wurde mindestens im gleichen Umfang befürchtet, eine Influenza-Pandemie könnte von einem bisher unbekannten Virus aviären Ursprungs ausgehen. So warnte die chinesische Dependance der WHO noch im April 2013 vor einem neuen Vogelgrippevirus Typ H7N9, dem in kurzer Zeit 20 Menschen zum Opfer gefallen waren.[169] Der Begriff ‚Vogelgrippe' mag mit dem Virustyp H5N1 assoziiert sein, doch aufgrund möglicher neuer Virustypen aviären Ursprungs muss die Geschichte der Vogelgrippe zum jetzigen Zeitpunkt eine Unvollendete bleiben.

2.8 Die sogenannte ‚Schweinegrippe-Pandemie' 2009/2010 und die zunehmende Verwendung von Big Data in der Influenzabekämpfung

Nach dem wiederholten Auftreten von H5N1 war die Erwartung einer neuen Pandemie bei Wissenschaftlern und Gesundheitsbehörden groß. Die erste Influenza-Pandemie des 21. Jahrhunderts kam jedoch weder aus dem südostasiatischen Raum, noch wurden das verursachende Virus Vögeln zugeordnet. Die sogenannte ‚Schweinegrippe'[170] trat das erste Mal im März 2009 in Mexiko auf, wo sie zwischen dem 24. März und dem 29. April 2.155 Fälle teils schwerer Lungenerkrankungen mit etwa 100

---

169 Die erste deutliche Warnung bezüglich der Influenza H5N1 sprach WEBSTER bereits 1998 aus, vgl. Webster; Hay: The H5N1 Influenza Outbreak in Hong Kong. Für die Forderung eines konsequenten Vorgehens gegen die Influenza in ärztlicher Hinsicht kann VOGEL als exemplarisch gelten, vgl. Vogel: Praxishandbuch Influenza. Für das Auftreten von H7N9 und eine erste Positionierung der WHO-Dependance in der Volksrepublik China, vgl. World Health Organization, Representative Office China: Transcript of press conference in Beijing. The China-WHO joint mission on H7N9 assessment (24. April 2013), http://www.wpro.who.int/china/topics/h7n9_influenza/transcript_20130424/en/– abgerufen am 20. August 2015.

170 Für die Influenza-Pandemie 2009/2010 setzte sich vor allem der Begriff ‚Schweinegrippe' oder ‚Swine flu pandemic 2009/2010' durch. Allerdings gab es auch eine Reihe von weiteren Bezeichnungen wie ‚Mexikogrippe' und ‚Neue Grippe A/H1N1'. Die Debatten um die Begrifflichkeit werden an späterer Stelle wieder aufgegriffen (vgl. Kapitel 6.2). Im Folgenden wird der Begriff ‚Schweinegrippe' präferiert.

Todesfällen verursachte. Insbesondere Menschen im Alter von 20 bis 40 Jahren waren von schweren Krankheitsverläufen betroffen, was Reminiszenzen an die Spanische Grippe weckte. Als Erreger wurde ein bis dahin unbekanntes Virus vom Subtyp A(H1N1) identifiziert. Kurz darauf wurden ebenfalls Infektionen aus den USA sowie aus Kanada gemeldet. Die WHO-Pandemiewarnstufe, seit 2006 galt aufgrund von H5N1 durchgehend Stufe 3, wurde Ende April 2009 zunächst auf Stufe 4, dann auf Stufe 5 erhöht. Am 30. April 2009 berichteten Medien auf Basis einer Bekanntmachung der WHO-Generaldirektorin Magret CHAN, dass die Schweinegrippe sich von Mexiko ausgehend weltweit ausbreite und eine gravierende Pandemiegefahr darstelle. Nachdem das Virus Europa erreicht hatte, gab die WHO am 11. Juni 2009 die Stufe 6 aus, womit eine manifeste Influenza-Pandemie bezeichnet wird. Obgleich die WHO kritisiert wurde, unnötig Panik zu verbreiten und den Impfherstellern in die Hände zu spielen, handelte sie nach ihrem eigenen Regelsystem folgerichtig: Ein neues humanpathogenes Virus hatte sich über mehrere Kontinente ausgebreitet, was der WHO-Definition einer Pandemie entsprach. Die tatsächliche Virulenz des Virus, welche sich nach dem ersten Auftreten eines neuen Virus ohnehin kaum feststellen lässt, spielte keine Rolle.[171]

Die Symptome der Schweinegrippe reichten von leichten Erkältungskrankheiten bis zu schweren Verläufen und Todesfällen. Letztere betrafen vor allem Personen, die bereits an Vorerkrankungen litten. Bis zum August 2010 konnte das Schweinegrippe-Virus in 214 Ländern und Überseeterritorien nachgewiesen werden und wurde von der WHO mit 18.449 Todesfällen in Verbindung gebracht. Im Vergleich zu früheren Pandemien stellte die Schweinegrippe 2009/2010 einen eher harmlosen Influenza-Ausbruch dar, der sich zwar weltweit verbreitete, jedoch weniger Opfer forderte als manche saisonale Influenza-Welle. In der BRD häuften sich die ersten Influenza-Fälle ab Juli 2009. Zwischen August und Oktober des Jahres ließ die Schweinegrippe in Deutschland wieder nach und erreichte dann Anfang November einen Höchststand von 45.000 Fällen pro Woche. Bis März 2010 wurden dem RKI bei einer erheblichen Dunkelziffer 220.000 Erkrankungen und 250 Todesfälle gemeldet. Die Mortalität bei Säuglingen sowie Erwachsenen im Alter von 35 bis 59 Jahren war etwa doppelt so hoch wie bei der saisonalen Influenza. Während der Schweine-

---

171 Vgl. Scoones: The International Response to Avian Influenza, S. 1 f. und Popp; Hansen; Spors et al.: H1N1, S. 12, S. 52 f.

grippe-Pandemie kam es zu etwa 1,8 bis 3,5 Mio. zusätzlichen Arztbesuchen. Eine weitere Belastung des Gesundheitssystems entstand durch die bisher größte Influenza-Impfkampagne, welche in Deutschland im Oktober 2009 begann und die nicht nur auf erhebliche Kritik, sondern vor allem eine geringe Impfbereitschaft der Bevölkerung traf.[172]

Obwohl die Schweinegrippe-Pandemie von 2009/2010 von vielen Kritikern als ‚falscher Alarm' bezeichnet wurde, könnte man sie in der Retrospektive auch als teure aber effektive ‚Alarmübung' betrachten. Ebenfalls kann man am Beispiel der Reaktionen auf die Pandemie aufzeigen, welche tiefgreifenden Entwicklungen sich bei der epidemiologischen Datengenerierung im 21. Jahrhundert abzeichneten. So konnte durch die Zusammenarbeit u. a. der WHO, der CDC und des RKI bereits in wenigen Wochen das vollständige Genom des neuen H1N1-Virus entschlüsselt werden. Dadurch erhoffte man sich, Informationen über „Virulenz, Übertragbarkeit und eine erste Einschätzung zur Wirksamkeit von Medikamenten"[173] zu erhalten. Nach anfänglichen Behauptungen, dass man sich bei Schweinen mit der Influenza infizieren könnte, stellte sich im Rahmen der genetischen Untersuchung heraus, dass das Virus Erbmaterial von aviären, porkinen und humanen Viren enthielt, die Übertragung des Virus über Schweine hingegen als unwahrscheinlich galt. Für die Zusammensetzung eines Impfstoffes war die frühzeitige Entschlüsselung des Virusgenoms ebenfalls von Bedeutung.[174]

Auch die Erfassung der Erkrankungszahlen entwickelte sich stetig weiter. Während der Schweinegrippe 2009/2010 nahmen 879 Ärzte aus 761 Sentinel-Praxen am Surveillance-System des RKI teil und übermittelten kontinuierlich Angaben zu Krankheitsfällen und Symptomen sowie Virusproben. Damit konnte das RKI ein Lagebild über die Influenza erstellen, das wöchentlich in sogenannten ‚Epidemiologischen Bulletins' zusammengefasst und veröffentlicht wurde. Dennoch wurden laut RKI viele Influenza-Erkrankungen nicht erkannt. Anhängern eines *Big Data*-Ansatzes

---

172 Vgl. Krause, G.; Gilsdorf, A.; Becker, J. et al.: Erster Erfahrungsaustausch zur H1N1-Pandemie in Deutschland 2009/2010. Bericht über einen Workshop am 22. und 23. März 2010 in Berlin, in: Bundesgesundheitsbl., Jg. 53, 5 (2010), S. 510–519, Popp; Hansen; Spors et al.: H1N1, S. 15 und World Health Organization: Pandemic (H1N1) 2009 – update 112, http://www.who.int/csr/don/2010_08_06/en/ – abgerufen am 21. August 2015.

173 Robert Koch-Institut: Neue Tests und neue Daten zur Neuen Influenza, Pressemitteilung vom 2. Juni 2009.

174 Vgl. Scoones: The International Response to Avian Influenza, S. 2.

ging diese Form der Surveillance daher nicht weit genug. In der Folge wurden auch die Daten von Internet-Suchmaschinen herangezogen, um Influenza-Ausbrüche schnell einzuschätzen. Die Zeitschrift ‚Nature' berichtete 2009 über eine Kooperation zwischen der CDC und Google Inc., die zum Ziel hatte, Informationen über Influenza-Infektionen in Echtzeit zu liefern. Theoretische Grundlage dafür war die Feststellung, dass es eine Korrelation zwischen der Influenza-Morbidität und Google-Suchanfragen bezüglich Influenza-Symptomen gibt. Dafür wurden Erkrankungszahlen vergangener Influenza-Ausbrüche mit der Suchhistorie verschiedener Suchmaschinen abgeglichen. Es wird davon ausgegangen, dass etwa 90 Mio. US-Bürger im Krankheitsfall Symptome und Therapiemöglichkeiten im Internet recherchieren. Die Suchanfragen lassen sich gegen das Gesamtsuchaufkommen quantifizieren und sowohl zeitlich als auch geographisch zuordnen. Somit lässt sich eine Art Echtzeitkarte des Influenza-Verlaufs erstellen, die auf *Google Flutrends* einsehbar ist. Bei der saisonalen Influenza in New York soll es in den Jahren 2003 bis 2008 sogar gelungen sein, den weiteren Verlauf der Influenza um etwa sieben Wochen im Voraus zu prognostizieren. Eine derartige Vorlaufzeit reichte jedoch immer noch nicht aus, um eine Vakzination der Stadtbevölkerung vorzubereiten.[175]

Man mag diese Versuche als Machbarkeitsphantasien besonders technikaffiner Wissenschaftler und Politiker aus den USA abtun, welche technikgestützte Datengewinnung immer mehr als Mittel der Wahl gegen globalen Terrorismus und nun auch gegen sich weltweit verbreitender Krankheiten sehen. Doch tatsächlich gibt es auch in Deutschland Versuche, flächendeckende Daten von den Betroffenen der Influenza zu erhalten. So haben das RKI und die Arbeitsgemeinschaft Influenza im März 2011 die Plattform *GrippeWeb* online geschaltet. Mithilfe von 8.000 registrierten

175 Zum Sentinel-System des RKI, vgl. Robert Koch-Institut: Bericht zur Epidemiologie der Influenza in Deutschland. Saison 2009/10, Berlin 2010, S. 20–22. Beispiel für ein Bulletin bzgl. der Impfakzeptanz, vgl. Robert Koch-Institut: Repräsentative telefonische Erhebung zur Impfung gegen die Neue Influenza A/H1N1, in: Epidemiologisches Bulletin, Jg. 2010, 4 (1. Februar 2010), S. 34–35. Für die Versuche, mittels Suchmaschinen die Influenza zu kartographieren, vgl. Ginsberg, Jeremy; Mohebbi, Matthew H.; Patel, Rajan S. et al.: Detecting influenza epidemics using search engine query data, in: Nature, 457 (2009), doi:10.1038/nature07634, S. 1012–1014, Google Inc.: Google Flu Trends, http://www.google.org/flutrends/ – abgerufen am 5. April 2013 und Deutscher Hochschulverband (Hrsg.): Grippewellen, in: Forschung und Lehre, Jg. 2013, Ausg. 1.

Teilnehmern (Stand: Ende 2014), welche Woche für Woche Angaben zu ihrer Erkrankungssituation machen, wird unter Zuhilfenahme weiterer epidemiologischer Kenngrößen, z. B. zirkulierender Viren, ein Lagebild erzeugt. Da der Virusnachweis fehlt, wird bei der Auswertung der Befragten nicht von Influenza, sondern von akuten Atemwegserkrankungen (ARE) gesprochen. Mit den ‚Reisewegen' von Influenzaviren ist zudem der für das RKI tätige Physiker Dirk Brockmann befasst, der eine von der VolkswagenStiftung finanzierte Forschergruppe zur Erforschung komplexer Systeme leitet. Ziel ist es, mittels sogenannter ‚Schnappschüsse' über Erkrankungsschwerpunkte zunächst die Ursprungsorte der Viren und dann deren mögliche globale Verbreitung festzustellen. Die Berücksichtigung von 20.000 Flugrouten, die jährlich 3 Mrd. Fluggäste befördern, ist dabei eine immense Herausforderung, für die unter anderem auf Daten von *Google Flutrends* zurückgegriffen wird. Dabei bestehen Forschungskooperationen mit US-Forschern, die ähnliche Methoden verfolgen.[176] Die papiergestützten Methoden der Pandemie-Modellierung und -vorhersage haben offenbar ausgedient.

Die Nutzung von Massendaten in der Forschung und die Förderung von gemeinsam mit Google Inc. durchgeführten Forschungsprojekten durch die amerikanische National Science Foundation stößt dabei auch auf Kritik. Laut Anderson ersetze die Korrelation großer Datenmengen in vielen Untersuchungsfeldern zunehmend die differenzierte Betrachtung kausaler Zusammenhänge. Der ehemalige Chefredakteur der Zeitschrift ‚Wired' sah sogar die Fundamente der Wissenschaft selbst im Umbruch: „But faced with massive data, this approach to science — hypothesize, model, test — is becoming obsolete".[177] Große Datenmengen liefern also automatische Antworten, wo vielleicht ein Denk- und Umdenkprozess, wo *Fragen* im Vordergrund stehen müssten, wo die Markierung von Nichtwissen

---

176 Für das GrippeWeb, vgl. Robert Koch-Institut: GrippeWeb, https://grippeweb.rki.de/ – abgerufen am 21. August 2015. Für die Modellierungsversuche Brockmanns, vgl. Hoferichter, Andrea: Ausbreitung von Pandemien. Wie ein Steinwurf in die Pfütze, in: Süddeutsche.de vom 12. Dezember 2013, http://www.sueddeutsche.de/gesundheit/erforschung-von-pandemien-wie-ein-steinwurf-in-die-pfuetze-1.1842544 – abgerufen am 10. Januar 2014 und Brockmann, Dirk: Research on Complex Systems. Brockmann Lab, http://rocs.hu-berlin.de/ – abgerufen am 21. August 2015.

177 Anderson, Chris: The End of Theory: The Data Deluge Makes the Scientific Method Obsolete, in: Wired vom 27. Juni 2008.

wieder in den Vordergrund gerückt werden müsste.[178] Ökologen wie Ian SCOONES plädieren dafür, nicht nur kurzfristige Alarmsituationen im Auge zu behalten, sondern die Influenza-Pandemien als Resultate langfristiger ökologischer und ökonomischer Probleme zu thematisieren. Als ursächlich für die Virusausbreitung sieht er strukturelle Probleme in Entwicklungsländern und ökologische Probleme durch die Massentierhaltung. Nur ein verstärkt interdisziplinärer Ansatz in der Pandemieforschung könne alle Facetten der Influenza beleuchten. In der Angewandten Geographie und der Veterinärmedizin kommen bereits Methoden zum Einsatz, welche Faktoren wie Handelswege von Nutztieren, die Haltungsdichte, Spezifikation der Betriebe, den Wildvogelbestand, deren Überwinterungsgebiete und Tierinfektionen sichtbar machen sollen.[179]

Ein langfristiges Thema bleibt auch die Herstellung einer ausreichenden Menge von Impfmitteln. Wie bereits in den 1940er Jahren werden auch heute noch die Influenza-Impfstoffe mittels Hühnereiern erzeugt, die mit Viren bebrütet werden. Die in einer Pandemie notwendige Produktion von mehreren hundert Millionen Impfdosen kann sich über Monate hinziehen und die Produktionskapazitäten der großen Impfstoffhersteller stark belasten. Bei den derzeitigen Vorwarnzeiten lässt sich ein größerer Influenza-Ausbruch durch die lange Produktionszeit zumeist nicht mehr verhindern. Gerade Entwicklungs- und Schwellenländer haben bei der erhöhten Nachfrage nach Impfstoffen oft das Nachsehen. Die wohl größte Ironie der Influenza-Prävention besteht jedoch darin, dass durch die massenhafte Vernichtung von Geflügelbeständen ein Mangel an Hühnereiern entsteht, die wiederum für die Impfstoffproduktion vonnöten sind. Nach den Erfahrungen der Schweinegrippe-Pandemie von 2009/2010 hat das Max-Planck-Institut für Dynamik komplexer technischer Systeme mit der Konzeption von Bioreaktoren begonnen, mit denen genug Impfstoffe ohne die Abhän-

---

178 So wies Andreas BERNARD darauf hin, dass der Einsatz von *Big Data* im Verbund mit der unhinterfragten Autorität von Algorithmen nicht zu einem Zuwachs an Transparenz, sondern einer Vermehrung von unerkanntem Nichtwissen führt. Vgl. Bernard, Andreas: Das totale Archiv. Zur Funktion des Nicht-Wissens in der digitalen Kultur, in: Merkur, Heft 801 (2016), S. 5–17.

179 Vgl. Scoones: The International Response to Avian Influenza, S. 11 f. und Grabkowsky: Qualitative Risikobewertung eines Eintrags von Aviärer Influenza, S. 80–124. Auch Davis betont die sozioökonomische Bedingtheit von Influenz-Pandemien, vgl. Davis: Vogelgrippe.

gigkeit von Hühnereiern produziert werden sollen.[180] Ein großer Durchbruch wäre ein Universalimpfstoff gegen die Influenza, der alle möglichen Erreger-Typen abdeckt. Damit wäre eine der letzten großen Infektionskrankheiten, welche die Industriestaaten noch bedrohen, besiegt, das weitere Auftreten einer Pandemie unwahrscheinlich. Allerdings lag dieser Universalimpfstoff auch im Jahre 2015 noch in weiter Ferne.[181]

Bei der Entwicklung derartiger Technologien ist vor allem das Vermarktungspotenzial ein wichtiges Argument. So habe sich nach den Informationen des genannten Max-Planck-Instituts der weltweite Umsatz von Impfstoffen aller Art zwischen den Jahren 2001 und 2015 von 6,9 auf 64,2 Mrd. US-Dollar nahezu verzehnfacht. Nach Angaben des Niedersächsischen Ministeriums für Soziales, Gesundheit und Gleichstellung entfällt die Hälfte des Krankenkassen-Budgets für Impfungen alleine auf die jährlich angebotene Vakzinierung gegen die saisonale Influenza.[182] 2008 wurden 17 Mio. Einzeldosen mit einem Wert von ca. 300 Mio. Euro verimpft.[183] Mediziner und Impfkritiker betonen immer wieder, dass die repetitiven Warnungen vor neuen Pandemien vor allem darauf abzielten, Pharmaunternehmen staatlich alimentierte Gewinne zuzuführen. Diese Kritik, die vor allem nach der Schweinegrippe 2009/2010 aufgekommen ist, hat sicherlich ihre Berechtigung, greift aber in der historischen Perspektive letzten Endes zu kurz, denn kommende Pandemien wurden in der Vergangenheit nicht immer auf dieselbe Weise als Untergangs- und Katastro-

180 Vgl. Max-Planck-Gesellschaft (Hrsg.): Chemie - Infektionsbiologie - Medizin. Impfstoffe aus dem Reaktor, http://www.mpg.de/grippeimpfung?seite=1 – abgerufen am 17. März 2015.

181 Vgl. Kaulen, Hildegard: Sollen die Pandemie-Erreger doch über ihren Stil stolpern, in: Frankfurter Allgemeiner Zeitung vom 2. September 2015, S. N 1.

182 Vgl. Max-Planck-Gesellschaft: Impfstoffe aus dem Reaktor und Interview mit Fabian Feil, siehe: www.nomos-shop.de/30181.

183 Der 2012 als Entwurf herausgegebene Nationale Impfplan führt an, dass Influenza-Schutzimpfungen etwa 40 % der bei den Krankenkassen abgerechneten Impfstoffe ausmachen. Vgl. Ministerium für Soziales, Gesundheit, Frauen und Familie des Saarlandes (Hrsg.): Nationaler Impfplan. Impfwesen in Deutschland – Bestandsaufnahme und Handlungsbedarf, Stand: 1. Januar 2012, S. 34 f. In den 2010er Jahren war der Umfang an Influenza-Schutzimpfungen zwar deutlich rückläufig, nahm aber mit Ausgaben in Höhe von 119 Mio. (2012) bzw. 109 Mio. (2013) Euro immer noch einen prominenten Platz in der Rangfolge der Impfmittel ein. Vgl. Häussler, Bertram; Höer, Ariane; Hempel, Elke (Hrsg.): Arzneimittel-Atlas 2014. Der Arzneimittel-Verbrauch in der GKV, Berlin/Heidelberg 2014, S. 189–191, S. 198 (hier: Tab. 3.34).

phenszenario imaginiert. In den folgenden Kapiteln wird es vor allem darum gehen, die jeweiligen Bedingungen für die Wissensgenese und Risikowahrnehmung von Influenza-Pandemien zu rekonstruieren und zu hinterfragen, welche Rolle frühere Pandemien bei der Risikomarkierung bezüglich kommender Pandemien gespielt haben.

3. Die Influenza als Krise des bakteriologischen Denkstils

Insbesondere in der ersten Hälfte des 20. Jahrhunderts unterlag die Influenza in Deutschland der Vorstellung, dass für diese Erkrankungen Bakterien verursachend seien. Dieser ‚bakteriologische Denkstil'[184], der im angloamerikanischen Raum bis in die 1930er Jahre und in Deutschland bis in die 1940er Jahre Bestand haben sollte, spielte eine bedeutsame Rolle bei der Influenza-Rezeption. Konstituierend für diesen Denkstil, der nicht nur die Influenza, sondern die meisten Infektionskrankheiten betraf, waren die kurativen Erfolge, welche im 19. Jahrhundert zunächst durch die Einführung von Hygiene-Richtlinien und im Anschluss durch neue therapeutische Ansätze erzielt werden konnten. Diese Erfolge konnten jedoch nicht auf die Influenza übertragen werden, was sich spätestens während der Spanischen Grippe zu einer Krise für die Bakteriologie entwickelte. Im Gegensatz zum internationalen Umfeld konnte sich ein leicht abgewandelter bakteriologischer Erklärungsansatz für Infektionskrankheiten im Deutschen Reich bis in die 1940er Jahre stabilisieren.

3.1 Die Wirkmächtigkeit des bakteriologischen Denkstils

Im 18. Jahrhundert und bis weit hinein in das 19. Jahrhundert wurden in der Medizin und der historischen Pathologie Erklärungen herangezogen, welche astronomische Einflüsse oder verdorbene Luft (Miasmen) als ursächlich für die meisten Erkrankungen ansahen. Diese Theorien gingen bis auf antike Mediziner wie Hippokrates zurück. In der Mitte des 19. Jahrhunderts waren es vor allem die Fortschritte in der Hygiene und der Bakteriologie, welche eine ‚moderne' Medizin begründeten und mit zunehmenden Behandlungserfolgen einhergingen. Die Händedesinfektion nach dem zunächst von Ärzten angefeindeten Ignaz Semmelweis und die Desinfektion von Operationsräumen nach Joseph Lister ließ die Sterblichkeits-

184 Für den Denkstil-Begriff, der hier durch verschiedene Denkkollektive im Sinne wechselseitig kommunizierender Öffentlichkeiten verfolgt werden soll, vgl. insbesondere: Fleck: Entstehung und Entwicklung einer wissenschaftlichen Tatsache, S. 146–164.

rate in Krankenhäusern auf einen Bruchteil sinken. Bei der Bekämpfung von Bakterien waren in den 1880er Jahren vor allem Louis PASTEUR durch die Impfung gegen die Tollwut und Robert KOCH durch die Entdeckung des Tuberkulose-Bakteriums erfolgreich. 1890 gelang die Heilung eines Diphterie-Patienten auf Basis der Arbeiten von Emil von BEHRING und Kitasato SHIBASABURŌ.[185]

Obwohl für die Tollwut kein Bakterium ursächlich war und PASTEUR sich daher mit der Disziplinenbezeichnung ‚Bakteriologie' unzufrieden zeigte, erlangten bakteriologische Denkansätze vor allem im deutschen Raum Geltung und wurden durch die Erfolge der deutschen Wissenschaft auch sukzessive im Ausland rezipiert. Insbesondere Robert KOCH wurde zu einer Ikone der deutschen Bakteriologie und beförderte sie nach GRADMANN derart, dass sie „die Wahrnehmungsgewohnheiten einer ganzen Generation von Labormedizinern prägte, bestimmte Wirklichkeiten schuf und den Blick auf andere verstellte".[186] Silvia BERGER legte in ihrer Dissertation überzeugend dar, wie sich die Bakteriologie und die bakteriologisch geprägte Hygieneforschung bis zum Vorabend des Ersten Weltkriegs zu einem prägenden Denkstil in der Seuchenbekämpfung entwickelten. Die Bakteriologie konnte diese Deutungshoheit behaupten, obgleich wiederholt Zweifel an der Allgemeingültigkeit bakteriologischer Erklärungen geäußert wurden, wenn beispielsweise Erkrankungen ohne bakterielle Infektionen auftraten. Bei der Erlangung dieser Deutungshoheit spielten zunächst Erfolge der teils willkürlich erfolgten Sichtbarmachung von Bakterien und die Entwicklung von Therapeutika eine Rolle. Darüber hinaus bildeten sich regelrechte Netzwerke und Allianzen zwischen bakteriologischer Wissenschaft, Staat und Militär. Die wichtigsten Forschungseinrichtungen und staatlichen hygienischen Untersuchungsanstalten führten zahlreiche Bakteriologen in ihren Reihen, die darüber hinaus oftmals auch Parallelpositionen im Sanitätswesen des Militärs einnahmen.[187]

---

185 Vgl. Witte: Tollkirschen und Quarantäne, S. 27 f.; Winkle, Stefan: Geißeln der Menschheit. Kulturgeschichte der Seuchen, Düsseldorf/Zürich 1997, S. XXIV–XXXIII, Gradmann, Christoph: Krankheit im Labor. Robert Koch und die medizinische Bakteriologie, Göttingen 2005, S. 18 und Barry: The Great Influenza, S. 70.

186 Gradmann: Krankheit im Labor, hier: S. 11.

187 Vgl. Berger, Silvia: Bakterien in Krieg und Frieden. Eine Geschichte der medizinischen Bakteriologie in Deutschland 1890–1933, Göttingen 2009.

Da zwischen den Jahren 1847 und 1889 kein größerer Influenza-Ausbruch stattfand, blieben die Erfolge der Bakteriologie für die Erforschung der Influenza zunächst ohne Bedeutung. Erst 1892 entdeckte Richard PFEIFFER das Bakterium *Haemophilus influenzae*, oftmals auch *Pfeiffer-Influenzabakterium* genannt, dem er die Influenza zuschrieb. Eine Behandlungsmöglichkeit wurde nicht entwickelt, doch die Frage zur Genese der Influenza schien zunächst beantwortet. Die vermeintliche Rolle des *Haemophilus influenzae* stieß jedoch auf Kritik, denn das Bakterium war erst entdeckt worden, nachdem die bereits vier Jahre dauernde Pandemie der Russischen Grippe schon weitgehend abgeklungen war. Das Bakterium konnte lediglich bei einigen verspäteten Ausbrüchen der Russischen Grippe nachgewiesen werden. Nichtsdestotrotz verlieh PFEIFFER seiner Entdeckung besonderen Nachdruck und unterstrich, nur das Influenzabazillus könne tatsächlich eine echte Influenza auslösen. Andere respiratorische Erkrankungen wie Erkältungen oder grippale Infekte würden auf sogenannte ‚Pseudoinfluenzabazillen' zurückgehen.[188]

Erklärungsbedürftig ist, dass damalige Wissenschaftler und Ärzte jeden Widerspruch in Bezug auf die Genese der Influenza durch Bakterien zurückwiesen. Robert KOCH selbst hatte festgelegt, dass ein spezifischer Erreger immer einer bestimmten Erkrankung zuzuordnen sein muss, etwa bei Tuberkulose, welche durch das Bakterium *Mycobacterium tuberculosis* ausgelöst wird. Dieses Axiom musste einige Zeit später als zu strikt aufgegeben werden, bestimmte aber eine Zeit lang die Wahrnehmung von Krankheitserregern.[189] Eine bedeutsame Rolle nahmen vor allem die sogenannten *Henle-Koch-Postulate* ein, die vermutlich erst von KOCHS Schüler Friedrich LÖFFLER aufgestellt wurden.[190] In dem hier vorliegenden bzw. einem ähnlichen Wortlaut entfalteten die Henle-Koch-Postulate bei damaligen Bakteriologen vermutlich eine hohe Wirkmächtigkeit:

> Der Erreger müsse regelmäßig nachweisbar sein, beim Gesunden müsse er regelmäßig fehlen; der verdächtige Erreger müsse sich vom Kranken auf einen unbelebten Nährboden übertragen und fortzüchten lassen; der auf diese Weise

188 Witte: Tollkirschen und Quarantäne, S. 28–32 und Ders.: Erklärungsnotstand, S. 47–50.

189 Vgl. Hieronimus: Krankheit und Tod, S. 12.

190 Zur Autorenschaft der Henle-Koch-Postulate und ebenfalls zur Frage, inwiefern Koch selbst überhaupt seine Dogmen vertrat bzw. selbige infrage stellte, vgl. insbesondere Gradmann: Krankheit im Labor, hier: S. 10 f. und S. 28 f.

> fortgezüchtete Erreger müsse beim Versuchstier dieselbe Krankheit hervorrufen und wiederum mikroskopisch nachweisbar sein.[191]

Wenngleich umstritten ist, ob den damaligen Wissenschaftlern und Ärzten diese Leitsätze tatsächlich als eine Art Handbuchwissen zur Verfügung standen, kommen SARASIN ET AL. zu dem Schluss, dass die Postulate für damalige Bakteriologen einen „ins Naturwissenschaftliche gewendeten[r] Kriterienkatalog von Modernität"[192] darstellten. Hier wurde die Natur radikal einem Experimentalsystem unterworfen und im Labor nachgebildet, auch unter Nutzung von Versuchstieren, welche dem Labor in Massen zum Opfer fielen. Insbesondere der optische Nachweis von Krankheitserregern – *in concreto* von Bakterien – trug zur Festigung von Sehgewohnheiten und der Glaubwürdigkeit der Bakteriologie bei. Aber: Der *Haemophilus influenzae* erfüllte keines der Kriterien zur völligen Zufriedenheit, um als Erreger der Influenza angesehen werden zu können. Weder konnte er regelmäßig bei Influenza-Erkrankten nachgewiesen werden, noch waren die Symptome übertragbar. Mitunter wurde als Hilfshypothese angeführt, dass das Bakterium sich durch seine geringe Größe dem Nachweis bei vielen Erkrankten entzöge.[193]

Robert KOCH hatte bereits auf dem 10. internationalen medizinischen Kongress in Berlin im August 1890 darauf hingewiesen, dass es sich bei einigen Infektionskrankheiten wie den Masern oder der Influenza mangels Sichtbarkeit nicht um bakterielle Erreger handeln könnte. Im nationalen Wettstreit der französischen und der deutschen Forschung wurde vermutlich willentlich ignoriert, dass sowohl KOCH als auch PASTEUR auf eine wichtige Erklärungslücke in der Bakteriologie hingewiesen hatten. Robert KOCH, lange Zeit eine Gallionsfigur der deutschen Forschung, geriet in den 1890er Jahren aufgrund seines wirkungslosen und sogar gefährlichen Tuberkulose-Medikamentes Tuberkulin in Misskredit. Die u. a. auf KOCH zurückgehenden Maßstäbe der Bakteriologie blieben jedoch bestehen. Versuche mit nichtbakteriellen Kontagionen beschränkten sich zunächst auf die Pflanzenkunde. Bereits 1887 beschäftigte sich der russische Botaniker Dimitri IWANOWKSI mit einer für Tabakpflanzen fatalen Erkrankung,

191 Vasold: Die Spanische Grippe, S. 38.

192 Sarasin, Philipp; Berger, Silvia; Hänseler, Marianne et al.: Bakteriologie und Moderne. Eine Einleitung, in: Dies. (Hrsg.): Bakteriologie und Moderne, S. 8–43, hier: S. 20.

193 Vgl. Sarasin; Berger; Hänseler et al.: Bakteriologie und Moderne, S. 22 f. und Hieronimus: Krankheit und Tod, S. 12.

die nicht alleine auf Bakterien zurückgeführt werden konnte. Er verwendete einen Filter, der Bakterien wirksam zurückhielt; dennoch behielt die filtrierte Lösung aus befallenen Tabakblättern ihre infektiöse Eigenschaft bei. Folglich musste ein Pathogen vorliegen, welches mit den damaligen Lichtmikroskopen nicht sichtbar gemacht werden konnte. Iwanowksi hatte die Grundlagen für die moderne Virologie gelegt, deren Durchbruch sich aber noch einige Zeit verzögern sollte.[194]

Auch im veterinärmedizinischen Bereich fanden Viren Einzug. Friedrich Löffler gelang es zusammen mit Paul Frosch im Jahre 1898, die Maul- und Klauenseuche von einem Tier auf ein anderes Tier zu übertragen. Dazu verwendeten sie entnommene Lymphe eines erkrankten Tieres, welche sie „durch Bakterien jeder Art sicher zurückhaltende Filter filtriert“[195] hatten. Das Filtrat behielt dennoch seine infektiöse Eigenschaft bei. Löffler hielt das Virus dabei für ein „corpusceluläres und nicht etwa um ein gelöstes Agens“[196], also nicht z. B. für ein bakterielles Toxin, sondern tatsächlich für ein eigenständiges Pathogen zellularer Form. Der Erreger wurde als Virus klassifiziert. Löffler beschrieb ebenfalls erfolgreiche Impfversuche gegen die Maul- und Klauenseuche. Dennoch erfuhren diese Entdeckungen offenbar keine Rezeption in der Humanmedizin. Als nichtbakterielles Humanpathogen wurde allenfalls der Erreger der Malaria, das 1880 von Alphonse Laveran identifizierte *Plasmodium falciparum*, akzeptiert. Dieser einzellige Parasit stand jedoch nicht im Gegensatz zu einer Denkschule der Bakteriologie und der Hygiene. So konnte man versuchen, der Malaria mit den Instrumenten der Gesundheitsvorsorge Herr zu werden und regelrechte Feldzüge gegen das Plasmodium und dessen Überträger, die *Anopheles*-Mücke, durchführen.[197]

Trotz fortbestehender Zweifel an der bakteriologischen Genese der Influenza setzte sich das *Haemophilus influenzae* zunächst als entscheidendes Pathogen durch. Gelegentlich wurden auch Hilfshypothesen angeführt.

---

194 Vgl. Winkle: Geißeln der Menschheit, S. XXXII f. und Jacobsen: Schatten des Todes, S. 120.

195 Loeffler, Friedrich: Bericht der Kommission zur Erforschung der Maul- und Klauenseuche bei dem Institut für Infektionskrankheiten in Berlin, in: Centralblatt fuer Bakteriologie, Parasitenkunde und Infektionskrankheiten, Erste Abteilung, 24. Band (1898), S. 569–576, hier: S. 570.

196 Ibid., S. 570.

197 Vgl. Loeffler: Bericht der Kommission zur Erforschung der Maul- und Klauenseuche, S. 574–576 und Packard, Randall M.: The Making of a Tropical Disease. A Short History of Malaria, Baltimore 2007, S. 22 f. und S. 115–118.

So wurden bestimmte Klima- und Umweltbedingungen als mitursächlich oder zumindest förderlich für die Entstehung der Influenza angesehen, womöglich eine Anleihe aus der bereits überwundenen Miasmalehre. Filtrationsversuche zur Gewinnung von nichtbakteriellen Humanpathogenen wurden in den Niederlanden, Frankreich und auch Deutschland fortgesetzt, blieben aber ein randständiges und wenig beachtetes Phänomen.[198] Bakteriologische Erklärungsansätze waren insbesondere im Deutschen Reich der Goldstandard zur Genese und Behandlungen aller möglichen Erkrankungen des Menschen. Erst durch die Erfahrungen der Spanischen Grippe sollte sich das ändern.

3.2 Die zeitgenössische Wahrnehmung der Spanischen Grippe

3.2.1 Die Spanische Grippe im Spiegel von Behörden, Ärzten und der öffentlichen Berichterstattung

Im Folgenden sei die Wahrnehmung der Pandemie von 1918 bis 1920 durch Behörden, Ärzte und in der öffentlichen Berichterstattung kurz skizziert. In der vorliegenden Arbeit wird es vor allem darum gehen, die Rekurse *auf* die Spanische Grippe während späterer Influenza-Ereignisse aufzuzeigen, zugleich aber auch spätere Rekurse auf die folgenden Influenza-Pandemien des 20. Jahrhunderts herauszuarbeiten. Daher sei hier insbesondere auf die Studien von Witte und Hieronimus verwiesen, welche die Rezeption der Spanischen Grippe sowohl regionalhistorisch als auch im internationalen Vergleich bereits umfangreich bearbeitet haben.[199] Gleichwohl sind hier die wichtigsten Tendenzen in der Influenza-Wahrnehmung aufzuzeigen, welche im weiteren Verlauf des 20. Jahrhunderts bei der Reaktualisierung der Influenza eine erneute Relevanz erhielten.

Quellen, welche die behördliche und ärztliche Perspektive auf die Spanische Grippe offenlegen, sind vor allem aus der frühen Zeit der Weimarer Republik nach dem Abklingen der dritten Influenza-Welle im Jahre 1920 verfügbar, beispielsweise durch das Ministerium für Volkswohlfahrt. Während des Ersten Weltkriegs war die Influenza insbesondere im Deutschen

198 Vgl. Witte: Erklärungsnotstand, S. 51–64 und Jacobsen: Schatten des Todes, S. 120.

199 Vgl. Ders.: Tollkirschen und Quarantäne, Ders.: Erklärungsnotstand, Ders.: The plague that was not allowed to happen und Hieronimus: Krankheit und Tod.

Heer marginalisiert und in der Presse zensiert worden. Im Jahre 1920 war die Zensur der Influenza ausgesetzt. So konnte über die Spanische Grippe berichtet werden, welche zumeist als ‚Epidemie von 1918' (oder den dementsprechenden Jahren) deklariert wurde. In Preußen trat die Influenza ab April 1918 vereinzelt, ab Juni dann gehäuft auf. Im Oktober 1918 traf die zweite Welle der Influenza-Pandemie in Preußen ein, welche deutlich schwerere Krankheitsverläufe, vermehrte Sekundärinfektionen und insgesamt eine Häufung von Todesfällen hervorrief. Bereits damalige Amtsärzte vermuteten, dass die erste Influenza-Welle durch Militärurlauber verursacht wurde und die zweite Welle durch Kriegsheimkehrer.[200]

Die Behörden schätzten die Mortalität durch die Spanische Grippe Anfang der 1920er Jahre teils als sehr hoch ein, womöglich um die Dunkelziffer der lückenhaften und zensierten Berichterstattung der Kriegszeit zu kompensieren. Auch wird aus den Quellen nicht immer deutlich, ob mit dem Begriff ‚Sterblichkeit' die Mortalität oder die Letalität beschrieben wurde. Die Influenza-Sterblichkeit variiert zudem deutlich nach der beschriebenen Verwaltungseinheit. Für den Regierungsbezirk Arnsberg wird die Influenza-Mortalität mit 2 % veranschlagt. Im Regierungsbezirk Oppeln seien 4,3 % der Erkrankten gestorben (Letalität). Peiper schätzt die Influenza-Mortalität in Preußen auf etwa 10 %, was deutlich zu hoch gegriffen sein dürfte. Einig ist man sich jedoch, dass vor allem Erwachsene im Alter von etwa 20 bis 40 Jahren und Säuglinge von schweren und häufig auch tödlichen Influenza-Erkrankungen betroffen waren. Die Vulnerabilität bestimmter Altersgruppen sollte später die Erinnerung an die Spanische Grippe wiederholt bestimmen. Insbesondere die zweite pandemische Welle habe auf dem Land zu wirtschaftlichen Verwerfungen geführt, da die in der Erntezeit dringend benötigten Arbeitskräfte fehlten. Die schlechte Ernährungslage während und nach dem Ersten Weltkrieg habe dabei die Influenza zusätzlich befördert.[201]

---

200 Für die Marginalisierung der Spanischen Grippe im Deutschen Heer, vgl. u. a. Bauer, Frieder; Vögele, Jörg: Die „Spanische Grippe" in der deutschen Armee 1918: Perspektive der Ärzte und Generäle, in: Medizinhistorisches Journal, 48 (2013), S. 117–152. Vgl. ferner Peiper: Berichte über die Grippe-Epidemie in Preußen, S. 419–432.

201 Vgl. Peiper: Berichte über die Grippe-Epidemie in Preußen, S. 422, Lemke: Die Grippeepidemie des Jahres 1918 im Regierungsbezirk Oppeln, in: Medizinalabteilung des Ministeriums im Auftrage des Ministeriums für Volkswohlfahrt (Hrsg.): Veröffentlichungen aus dem Gebiete der Medizinalverwaltung. Band 10, Berlin 1920, S. 463–478, hier: S. 468–474, Koenig: Die Grippeepidemie im Re-

Bei der Bewertung der Spanischen Grippe gab es ebenfalls Rekurse auf die Erfahrungen mit der letzten großen Influenza-Pandemie, der Russischen Grippe, welche sich etwa 1889 bis 1892 weltweit verbreitete. Dabei war den Behördenvertretern bereits bewusst, dass im Abstand von mehreren Jahrzehnten größere Influenza-Ausbrüche zu erwarten sind. Die epidemischen Influenza-Ausbrüche zwischen 1918 und 1920 wurden aber als deutlich gravierender angesehen als die der Russischen Grippe. Als bedeutender Unterschied wurde ferner festgehalten, dass durch die Russische Grippe vor allem ältere Menschen zu Tode gekommen waren, weniger junge Erwachsene. FASSBENDER bemerkte, dass eine Immunisierung gegen die Influenza durch eine ein- oder mehrmalige Infektion nicht stattfand. Es bleibt unklar, ob bereits vermutet wurde, dass man durch die Exposition mit den Influenza-Erregern früherer Epidemien Resistenzen gegen die Influenza entwickelt. Den damaligen Medizinalbeamten und Ärzten war bereits deutlich geworden, dass von der Spanischen Grippe primär Menschen betroffen waren, welche nicht dem Erreger der Russischen Grippe ausgesetzt waren. Allerdings stellte die Spanische Grippe einen Sonderfall dar: Der aggressive Erreger passte sich während der drei pandemischen Wellen dergestalt an, dass er auch zum Tod von Personen führte, welche bereits eine Infektion überlebt hatten. Für den damaligen Beobachter gab es daher keine Möglichkeit, auf Resistenz- oder Immunitätsmechanismen des menschlichen Immunsystems zu schließen.[202]

Ohnehin war die Erregerfrage ungeklärt. LEMKE bemerkte, dass das für die Influenza verantwortliche Pfeiffer-Influenzabakterium kaum gefunden wurde. Er bezweifelte jedoch nicht, dass die Epidemie durch ein „filtrierbares Lebewesen“[203] verursacht werden müsse, womit ausschließlich Bakterien infrage kämen, gleichzeitig womöglich auf die bereits stattgefunde-

gierungsbezirk Arnsberg (Herbst 1918), in: Ibid., S. 445–462, hier: S. 451–456, S. 461 f. und Faßbender, Christian: Das epidemische Auftreten der Grippe und der Encephalitis lethargica in Preußen im Jahre 1920 und die gegenseitigen Beziehungen der beiden Krankheiten. Nach den amtlichen Berichten bearbeitet, in: Medizinalabteilung des Ministeriums im Auftrage des Ministeriums für Volkswohlfahrt (Hrsg.): Veröffentlichungen aus dem Gebiete der Medizinalverwaltung. Band 13, Berlin 1921, S. 563–602, hier: S. 567–572.

202 Vgl. Peiper: Berichte über die Grippe-Epidemie in Preußen, S. 426 f., Koenig: Die Grippeepidemie im Regierungsbezirk Arnsberg, S. 447 und Faßbender: Das epidemische Auftreten der Grippe und der Encephalitis lethargica, S. 571 f.

203 Lemke: Die Grippeepidemie des Jahres 1918 im Regierungsbezirk Oppeln, S. 477.

nen Filtrationsversuche nichtbakterieller Pathogene angespielt wurde. Obgleich sich die damalige Forschung nicht in der Lage sah, die Influenza-Pandemie effektiv zu bekämpfen oder deren Ursache zu finden, durfte ein Lob der deutschen Medizin und die Apotheose des „unvergesslichen Robert Koch[s]“[204] nicht fehlen. Die Autorität der Bakteriologie schien auch im Jahre 1920 immer noch zu greifen. War die Frage nach dem Influenza-Erreger ungeklärt, so konnte man immer noch Hygienemaßnahmen empfehlen, die sich in der Vergangenheit bereits vielfach bewährt hatten. Die Amtsärzte vertraten die Ansicht, dass sich die Influenza über Tröpfcheninfektionen ausbreitete – eine bis heute gültige Erklärung. Diesem Ausbreitungsweg wollte man durch Quarantänen, Desinfektionen, Schulschließungen und der Unterbindung von Menschenansammlungen begegnen; Vorhaben, die wegen des Krieges und der Revolution selten umgesetzt wurden. LEMKE hoffte indes auf den wissenschaftlichen Fortschritt in der Medizinforschung, um der Influenza in Zukunft effektiver begegnen zu können.[205]

Da man den Ursachen der Influenza selbst wenig entgegenzusetzen hatte, konzentrierte man sich im ärztlichen Umfeld vor allem auf die bakteriellen Sekundär- und Folgeerkrankungen, mit denen die Ärzte ihrerseits umzugehen wussten. Der Chirurg Friedrich BALHORN berichtete von einem gehäuften Auftreten eitriger Pneumonien (Lungenentzündungen). Diese wurden von Pneumokokken und Streptokokken verursacht und konnten die Lunge des Patienten regelrecht zersetzen. Eine chirurgische Extraktion des befallenen Gewebes mit nachfolgender desinfizierender Spülung und eine Drainage versprachen gute Heilungschancen. Laut BALHORN seien die beschriebenen Bakterien vor allem so gefährlich, da die Betroffenen bereits durch die Influenza geschwächt waren. Ein bisher nicht näher benannter Krankheitserreger habe vor allem das Lungengewebe für einen weiteren bakteriellen Befall vorbereitet. In keinem Falle habe sich dabei der Pfeiffersche Bazillus als Influenza-Erreger herausgestellt; diesen habe man ohnehin nur „sehr selten gefunden“.[206] Auch bei weiteren scheinbaren oder tatsächlichen Sekundärerkrankungen der Influenza, genannt werden Knochenerkrankungen, Veränderungen der Muskulatur sowie Magen- und Darmbeschwerden, sei das Pfeiffer-Influenzabakterium nur vereinzelt

204 Ibid., S. 465.
205 Vgl. Ibid., S. 475–478.
206 Balhorn, Friedrich: Über chirurgische Nachkrankheiten der Grippe. Diss., Tübingen 1920, S. 12.

nachweisbar. Bei vielen Ärzten, die sich vor allem dem Patientenwohl verpflichtet sahen, sollten sich in den 1920er Jahren die Zweifel an der bakteriologischen Erklärung häufen.[207]

Die breitere Öffentlichkeit wurde durch die Zeitungen im Deutschen Reich nur zögerlich über die Spanische Grippe in Kenntnis gesetzt. Während des Ersten Weltkriegs unterlagen deutsche Zeitungen nicht nur einer Zensur, sondern viele Sachverhalte wurden im Rahmen einer patriotischen Berichterstattung sehr stark vereinfacht oder gefärbt dargestellt. So wurde verbreitet, dass insbesondere die Soldaten der Entente-Mächte von der Influenza betroffen seien. Sollten Berichte von Erkrankungen im Deutschen Reich vorliegen, diffamierten die Zeitungen die Influenza als neue Modekrankheit, derweil durchaus auf die Russische Grippe von 1889 und deren Folgen eingegangen wurde. Während der gravierenden zweiten pandemischen Welle im Herbst 1918 zielten die meisten Zeitungsartikel darauf ab, die Bürger des Reiches zu beschwichtigen und ihnen Hygieneempfehlungen an die Hand zu geben. Es handle sich um ein gutartiges Auftreten der Influenza; die Gesundheitsbehörden nähmen sich des Ausbruchs an. Schuld an der Ausbreitung sei die schlechte Ernährungslage, wobei in der Berichterstattung vermieden wurde, den Krieg als ursächlich für die desolate Versorgungslage zu nennen. Auch das Nichtbefolgen von Hygienerichtlinien habe die Ausbreitung der Influenza befördert. Einige Zeitungsartikel traten ferner der Behauptung entgegen, bei der Pandemie handelte es sich um eine neue Verbreitung der Pest, die offenbar noch eine erhebliche Rolle im kollektiven Gedächtnis der deutschen Bevölkerung einnahm. Mit dem Wegfall der Zensur zum Ende des Ersten Weltkriegs nahm die Influenza-Pandemie interessanterweise jedoch keinen größeren Raum ein. Ab November 1918 konzentrierte sich die mediale Agendasetzung auf den Waffenstillstand, die Revolution im Deutschen Reich und die Friedensverhandlungen. Die dritte pandemische Welle der Spanischen Grippe fand aus diesem Grund kaum mediale Rezeption.[208] Allerdings beschäftigte die Spanische Grippe ab 1920 vor allem Wissenschaftler und Ärzte bezüglich der Frage, wieso die Influenza nicht effektiv bekämpft werden konnte und welche Ansätze jenseits der bisher verfolgten bakteriologischen Erklärung denkbar waren.

207 Vgl. Ibid., S. 14–18.
208 Vgl. Hieronimus: Krankheit und Tod, S. 158–171.

3.2.2 Die Spanische Grippe als Herausforderung des bakteriologischen Denkstils

Während der Spanischen Grippe vertraten insbesondere deutsche Wissenschaftler weiterhin die These, dass der Verursacher der Influenza der *Haemophilus influenzae* sei. Die Bakteriologie hatte in der Vergangenheit bei der Verbesserung der allgemeinen Volksgesundheit im Rahmen der Therapie von Krankheiten und der Seuchenbekämpfung trotz bestehender Desiderate gute Dienste geleistet: So äußerte Westenhöfer bei einem Vortrag im Februar 1919:

> Auch bei der Bekämpfung der Infektionskrankheiten, einem Kapitel der Hygiene, das gerade uns Deutsche, von denen die wichtigsten Krankheitserreger entdeckt wurden, mit Stolz erfüllen darf, bleibt noch vieles zu tun übrig.[209]

Das wichtigste Ziel der Rassenhygiene und der Gesundheitsvorsorge bestünde laut Westenhöfer nun darin, die Menge der Bevölkerung nach den großen Verlusten im Ersten Weltkrieg wieder zu vermehren. Dabei argumentierte der Redner weniger im Sinne eines völkisch-nationalistischem Rassebegriffes, sondern betonte vielmehr die angegriffene Volksgesundheit, welche epidemiologisch kartographiert und mittels einer leistungsfähigen Gesundheitsvorsorge gegen Infektionskrankheiten geschützt werden müsse.[210] Im Vordergrund stand dabei die Bekämpfung von bekannten Bakterien, deren Entdeckung ein wichtiger Meilenstein der deutschen Forschung darstelle. Das hygienisch-bakteriologische Institut im Regierungsbezirk Arnsberg führte an, das Pfeiffersche Influenzabakterium in 25 % des während der Spanischen Grippe eingegangenen Untersuchungsmaterials gefunden zu haben. Auch Streptokokken fände man gehäuft. Trotz Zweifel an der bakteriologischen Genese der Influenza hätten Tierversuche mit dem *Haemophilus influenzae* wiederholt die Richtigkeit dieser Hypothese gezeigt.[211]

---

209 Westenhöfer: Die Aufgaben der Rassenhygiene (des Nachkommenschutzes) im neuen Deutschland. Vortrag, gehalten am 27. Februar 1919 in der Berliner Gesellschaft für Rassenhygiene, in: Medizinalabteilung des Ministeriums im Auftrage des Ministeriums für Volkswohlfahrt (Hrsg.): Veröffentlichungen aus dem Gebiete der Medizinalverwaltung. Band 10, Berlin 1920, S. 77–116, hier: S. 81.

210 Vgl. Ibid., hier insbesondere: S. 89.

211 Vgl. Faßbender: Das epidemische Auftreten der Grippe und der Encephalitis lethargica, S. 575 f.

Die breitgefächerte Symptomatik der Influenza und deren zahllose Komplikationen gaben den Ärzten jedoch kaum Möglichkeiten, die Spanische Grippe greifbar zu machen. Auch für den am 14. Juni 1920 verstorbenen Max Weber bleibt unklar, ob er tatsächlich an der Spanischen Grippe selbst oder einer bakteriellen Folgeerkrankung wie der Lungenentzündung gestorben ist.[212] Dementsprechend gab es kaum eine andere Möglichkeit, als sich bei der Diagnose weiterhin auf die bisher bewährten Kenntnisse der Bakteriologie zu verlassen, und selbst dabei hegten zumindest einige Ärzte erhebliche Zweifel am bakteriologischen Erklärungsansatz. 1919 äußerte der Arzt Bernhard Möller, dass der *Haemophilus influenzae* zwar im Verbund mit Influenza-Symptomen auftreten konnte; teils war dies aber wiederum nicht der Fall. Gelegentlich wurden offensichtliche Influenza-Symptome ohne Bakterienfund einfach als ‚Pseudo-Influenza' deklariert.[213] Auch Amtsärzte kamen bezüglich der Bakterienfunde zu ganz unterschiedlichen Schlussfolgerungen, wie folgender Behördenbericht aus dem Jahre 1920 im Kontrast zur Meldung aus Arnsberg zeigt:

> In Posen fanden sich einmal im Sputum Stäbchen, die färberisch und bakteriologisch dem Pfeifferschen Influenzabazillus glichen; in allen übrigen Fällen wurden eindeutige Befunde nicht erhoben.[214]

Ein weiteres, bis zum heutigen Zeitpunkt nicht vollständig geklärtes Phänomen war das Auftreten der sogenannten *Enzephalitis lethargica*, der Europäischen Schlafkrankheit. Diese das erste Mal im Jahre 1916 von dem österreichischen Neuroanatom Constantin von Economo beschriebene Nervenerkrankung, konnte in Preußen während der Influenza-Pandemie in 520 Fällen bestätigt werden. Ca. 20–30 % dieser Erkrankungen seien tödlich verlaufen. In England und Wales kam es zwischen 1920 und 1930 zu etwa 10.000 Erkrankungen. Die *Enzephalitis lethargica* ging mit Schläfrigkeit, Schmerzen im Kopf- und Nackenbereich sowie fortschreitendem geistigen Verfall einher. Als Überträger standen verschiedene Zwischen-

---

212 Vgl. Witte: Tollkirschen und Quarantäne, S. 37–43. Weber war am 4. Juni 1920 an einer Erkältung erkrankt, die sich innerhalb der nächsten zehn Tage zu einer Lungenentzündung auswuchs und tödlich ausging. Es gilt als wahrscheinlich, dass die Spanische Grippe Ursache des zunächst vergleichsweise harmlosen Infekts war, so Radkau in seiner monumentalen Weber-Biographie. Vgl. Radkau, Joachim: Max Weber. Die Leidenschaft des Denkens, Wien 2005, S. 823 f., S. 868.

213 Vgl. Ders.: The plague that was not allowed to happen, S. 52 f.

214 Peiper: Berichte über die Grippe-Epidemie in Preußen, S. 436.

wirte wie Mücken, Schnaken, Ratten und andere Schädlinge zur Debatte. Da die *Enzephalitis lethargica* während und nach der Spanischen Grippe gehäuft auftrat, vermuteten damalige Wissenschaftler einen Zusammenhang mit der Influenza. FASSBENDER führte an, dass einige Symptome der Schlafkrankheit auch während früherer Influenza-Pandemien, z. B. während der Russischen Grippe 1889/1890, aufgetreten seien. In der Folge wurde diskutiert, ob die jeweiligen bakteriellen Krankheitserreger der Spanischen Grippe und der *Enzephalitis lethargica* sich gegenseitig in ihrer Virulenz bedingen oder womöglich sogar nur gemeinsam die Influenza auslösen könnten. Ungeachtet ihres seltenen Auftretens wurde die *Enzephalitis lethargica* als eine Hilfshypothese der in ihrer Genese nicht erklärbaren Influenza herangezogen. Noch 1982 versuchten Wissenschaftler der CDC erfolglos, einen Zusammenhang zwischen der Spanischen Grippe, der Parkinson-Krankheit und der mittlerweile ausgestorbenen *Enzephalitis lethargica* herzustellen.[215]

Derweil verstärkten sich auch in den USA die Zweifel, dass der *Haemophilus influenzae* als ursächlich für die Spanische Grippe angesehen werden kann. Der Wissenschaftler Milton ROSENAU führte im Winter 1918/1919 einen Großversuch durch, bei dem er 100 Angehörige der US-Streitkräfte mit dem Pfeiffer-Influenzabakterium infizierte und die Versuchspersonen anschließend in engem Kontakt beließ. Diese sogenannten ‚Freiwilligen' hatten wegen verschiedener Vergehen Anklagen vor Militärgerichten zu erwarten und konnten durch die Teilnahme an diesem fragwürdigen Menschenversuch eine Begnadigung erwarten. Zu ihrem Glück erkrankte keiner der Teilnehmer, womit ROSENAU nachweisen konnte, dass der *Haemophilus influenzae* als alleinige notwendige Bedingung der Spanischen Grippe nicht infrage kam. Ein ähnlicher Versuch wurde im November und Dezember 1918 in der Navy-Ausbildungseinrichtung von Yerba Buena angesetzt. 50 Seeleute, die sich zuvor in Quarantäne aufgehalten hatten, wurden zunächst dem Pfeiffer-Influenzabakterium, dann Pneumo- und Streptokokken ausgesetzt – keiner der Betroffenen erkrankte an Influenza.[216] Damit wurde die bakteriologische Genese der Influenza *per se* in Zweifel gezogen. Im Jahre 1918 gelang es Charles NICOLLE und

---

215 Vgl. Faßbender: Das epidemische Auftreten der Grippe und der Encephalitis lethargica, S. 580–595, Ackerknecht: Geschichte und Geographie der wichtigsten Krankheiten, S. 68–72 und Witte: Tollkirschen und Quarantäne, S. 54–69.

216 Eyler: Influenza and the Remaking of Epidemiology, S. 166 und Crosby: America's forgotten pandemic, S. 268.

Charles LEBAILLY vom Institut Pasteur in Paris, ein nichtbakterielles, virales Kontagion mittels Filtration zu isolieren. Obgleich dieser Versuch mitunter als Falsifikation der bakteriellen Genese der Influenza gewertet wird, gilt zu bedenken, dass zu diesem Zeitpunkt ein Virus oftmals noch als spezielle, submikroskopische Form des Bakteriums gedacht wurde.[217] Von deutschen Amtsärzten, die weiter dem bakteriologischen Denkstil und deren Denkkollektiven verpflichtet waren, wurden derartige Befunde grundlegend abgelehnt, so von FASSBENDER:

> Auch die Meldung des Journ. of infect. dis., nach welcher von amerikanischen Forschern ein dem virus (sic!) der spinalen Kinderlähmung ähnlicher, aber von ihm experimentell deutlich abgrenzbarer Mikrobe entdeckt worden sei, scheint als abgetan betrachtet werden zu können, obgleich es anfänglich hieß, daß der Befund im Pariser Institut Pasteur bestätigt und erweitert worden sei.[218]

Diese Einschätzung fand in der deutschen Fachöffentlichkeit ausreichend Anhänger. Auf der 8. Tagung der Freien Vereinigung für Mikrobiologie am 9. Januar 1920 in Jena konnte sich Richard PFEIFFER gegen seine Kritiker durchsetzen. Selbst der langjährige Präsident des RKI Fred NEUFELD, der später von den Nationalsozialisten u. a. wegen seiner Zweifel gegenüber der ‚deutschen' Bakteriologie geschasst wurde,[219] unterstützte PFEIFFER. Dieser erkannte sogenannte ‚Pseudoinfluenza-Bazillen' als mögliche Erreger an, bezweifelte aber, dass es filtrierbare Viren gebe, allenfalls bisher unerkannte Toxine bakterieller Herkunft. Dennoch zweifelten immer mehr Ärzte an einer bakteriologischen Genese der Influenza. So sprachen sich Vertreter des 32. Kongresses für innere Medizin im April 1920 gegen PFEIFFERS Thesen aus.[220] Weitere Forschungen zur Darstellung von Viren, z. B. von SELTER, KRUSE und FEJES, blieben Randphänomene und hatten

217 LÖWY sieht in dem Versuch von NICOLLE und LEBAILLY eine entscheidende Zäsur auf dem Weg zu einer modernen Virologie. WITTE hingegen sieht die damalige Virus-Vorstellung noch unter der Ägide eines bakteriologischen Denkstils. vgl. Löwy, Ilana: Comment. Influenza and Historians: A Difficult Past, in: Giles-Vernick, Tamara; Craddock, Susan (Hrsg.): Influenza and Public Health. Learning from past pandemics, London/Washington 2010, S. 91–97, hier: S. 92 und Witte: Tollkirschen und Quarantäne, S. 35 f.

218 Faßbender: Das epidemische Auftreten der Grippe und der Encephalitis lethargica in Preußen, S. 601. Ähnlich äußerte sich PEIPER, vgl. Peiper, Otto: Bericht über die Grippe-Epidemie in Preußen im Jahre 1918/1919, S. 437.

219 Vgl. Mendelsohn: Von der »Ausrottung« zum Gleichgewicht, S. 278.

220 Vgl. Witte: Erklärungsnotstand, S. 377 f.

laut WITTE angesichts der „bakteriologischen Orthodoxie“[221] keinen Platz in der deutschen Wissenschaftslandschaft der 1920er Jahre.

Obwohl die Spanische Grippe so etwas wie einen kontinuierlichen Widerspruch – oder im KUHNschen Sinne eine Anomalie[222] – für eben diese bakteriologische Orthodoxie darstellte, wurde doch kein neuer Erklärungsansatz für die Influenza gefunden. Stattdessen wurden eine Reihe von Hilfshypothesen für die bakteriologische Erklärung entwickelt, welche in veränderter Form teilweise bis in das 21. Jahrhundert überdauern sollten – also bis weit über die Entwicklung der modernen Virologie hinaus. So wurde im Rahmen der Fischer-Grabisch-Debatte Anfang der 1920er Jahre diskutiert, warum gerade junge, gesunde Erwachsene mit guten Abwehrkräften und ohne Vorerkrankungen der Spanischen Grippe erlagen. Der Arzt Albert Wilhelm FISCHER stellte die These auf, dass die Überreaktion des Immunsystems gegen den aggressiven Erreger der Spanischen Grippe zu einer Schädigung der Organe und schließlich zum Tod führe.[223] Nach den Erfahrungen der Vogel- und der Schweinegrippe 2009/2010 wurde diese Erklärung wieder aufgegriffen und reaktualisiert: Der Mediziner Georg E. VOGEL erläuterte 2011 in einem Ratgeber zur Influenza, Botenstoffe des Immunsystems, sogenannte Zytokine, reagieren auf eine Influenza-Infektion mit einem regelrechten ‚Zytokin-Sturm‘, der die Organe schädige. Die schweren Lungenschäden während der Spanischen Grippe und während der Schweinegrippe seien auf einen derartigen Zytokin-Sturm zurückzuführen.[224]

Ähnlich wie WITTE vermutet auch BERGER, die als Erste überhaupt eine gründliche historische Betrachtung der Bakteriologie nach dem Ersten Weltkrieg durchgeführt hat, dass die Bakteriologie trotz oder gerade wegen ihrer Krise nach dem Ersten Weltkrieg als „Transformierte Bakteriologie“[225] in der Weimarer Republik und auch in der Zeit des Nationalsozialismus gewissermaßen eine Renaissance erlebte. Insbesondere das Ende der Allianz zwischen wissenschaftlicher Bakteriologie und Militär am Ende des Ersten Weltkriegs könne nach BERGER als Zäsur gewertet werden. Sowohl bei den Bakteriologen als auch deren Kritikern setzten sich Zwei-

---

221 Ibid., S. 378.

222 Vgl. Kuhn, Thomas S.: Die Struktur wissenschaftlicher Revolutionen Frankfurt am Main ^{2}1969, S. 65–77.

223 Vgl. Witte: The plague that was not allowed to happen, S. 53 f.

224 Vgl. Vogel: Praxishandbuch Influenza, S. 15–17.

225 Berger: Bakterien in Krieg und Frieden, S. 331.

fel an den scheinbaren Erfolgen der bakteriologisch-hygienischen Seuchenbekämpfung durch. Dafür sorgte nicht nur die Spanische Grippe, sondern ironischerweise vor allem der Umstand, dass Seuchen wie Pocken, Fleckfieber und Cholera nicht in dem Maße eingetreten waren, wie es von den Bakteriologen und Hygienikern angesichts des kollabierten (Heeres-)hygienewesens am Ende des Ersten Weltkriegs prognostiziert wurde.[226]

Die Bakteriologen hätten dem labordiagnostischen Nachweis ihrer auszurottenden Feinde – den Bakterien – sehr oft den Vorzug gegeben. Klinische Zeichen wie Symptome sowie weitere Rahmenbedingungen wie die individuelle Konstitution des Patienten oder auch nur der Zustand seiner Bekleidung seien sträflich vernachlässigt worden. Einerseits waren im RKI weiterhin starke Verfechter der Bakteriologie vertreten, andererseits büßten diese in der zivilen Medizinalverwaltung und dem Militär ihre Sprecherposition zugunsten der Sozialhygiene, der Eugenik, der Bevölkerungswissenschaft und der Statistik ein. Die genannte „Transformierte Bakteriologie" bezog laut Berger nunmehr „physikalisch-chemische und parasitologisch-ökologische Wissensbestände"[227] mit ein, wozu insbesondere in der Weimarer Republik die wiederentdeckte Epidemiologie gehörte. Diese konzentrierte sich auf das Phänomen wiederkehrender Seuchen, wobei die Interaktion zwischen bakteriellen und menschlichen Lebensräumen, soziale und räumliche Bedingungen der Seuchenausbreitung, Umwelteinflüsse und Resistenzen innerhalb der Bevölkerung Berücksichtigung fanden. Vermehrt wurden historische Berichte und statistische Auswertungen herangezogen. Auch neue Hypothesen wurden aufgestellt, z. B. über die Anpassungs- und Wandlungsfähigkeit von Bakterien.[228]

Dass selbst im internationalen Kontext das Bakterium als entscheidender Erreger seine Wirkmächtigkeit nicht verloren hatte, lässt sich auch am Beispiel der Forschung von Alexander Fleming verdeutlichen. Der 1945 wegen seiner Entdeckung des Antibiotikums Penicillin mit dem Nobelpreis ausgezeichnete Fleming befasste sich 1929 in einem Aufsatz ebenfalls mit der Influenza. Zunächst beschreibt er in dem Aufsatz die antibakterielle Wirkung von Penicillin, welches in der Lage sei, das Wachstum hochpathogener bakterieller Krankheitserreger zu hemmen und diese in höherer Dosierung sogar vollständig abzutöten. Das eigentlich Entschei-

226 Vgl. Ibid., S. 299–314.
227 Ibid., S. 322.
228 Vgl. Ibid., S. 329 f. und S. 355–375.

dende ist jedoch, dass Fleming vorschlägt, Penicillin zu nutzen, um das Pfeiffersche Influenzabakterium – hier auch „B. influenzae"[229] genannt – sichtbar zu machen. Dieses Bakterium reagiere nicht auf Penicillin, sodass es möglich ist, selbiges z. B. aus Sputum-Proben leichter zu isolieren. Insbesondere bei Sekundärinfektionen mit Pneumokokken und Streptokokken ließe sich das *B. influenzae* mittels Penicillin von den genannten Bakterien gut trennen. Fleming räumte dem antibiotischen Therapeutikum also ebenso eine diagnostische Rolle ein:

> In addition to its possible use in the treatment of bacterial infections penicillin is certainly useful to the bacteriologist for its power of inhibiting unwanted microbes in bacterial cultures so that penicillin insensitive bacteria can readily be isolated. A notable instance of this is the very easy isolation of Pfeiffers bacillus of influenza when penicillin is used.[230]

Abgesehen von der Autorität, die der Bakteriologe Richard Pfeiffer bei Fleming ganz offensichtlich genoss, würde ein derartiger Nachweis des Pfeifferschen Influenzabazillus wenig sinnvoll sein, wenn man diesem Bakterium nicht die Genese der Influenza oder anderer gefährlicher Erkrankungen attestierte. Eine deutlich nationalistischere Überformung der bakteriologischen Forschungsleistungen findet man in Deutschland. Noch 1951 kann man dem medizinhistorischen Werk des ehemaligen königlich-preußischen Oberstabsarztes Wilhelm von Drigalski folgende Widmung entnehmen:

> Es ist gut, sich wieder einmal darauf zu besinnen, daß erst die waffenlose Armee in weißen Mänteln die Menschheit von dem Terror der 'Unsichtbaren' befreit, zumindest sie schachmatt gesetzt hat. So mag denn dieses Buch von den Schrecknissen der großen Völkerplagen ausklingen als ein Hoheslied auf ihre Überwinder, die Bakteriologen.[231]

Und dennoch findet man in dieser Monographie, welche immerhin einen Exkurs zu Viren enthält, keine einzige Erwähnung der großen Pandemie von 1918 bis 1920, welche offensichtlich in dieser deutlich von ‚Whig-

229 Vgl. Fleming, Alexander: On the antibacterial action of cultures of a penicillium, with special references to their use in the isolation of influenzæ. Ursprünglich in: The British Journal of Experimental Pathology 10 (1929), S. 226–236, Nachdruck, in: Bulletin of the World Health Organization, Jg. 79, 8 (2001), S. 780–790.

230 Ibid. S. 234.

231 Drigalski, Wilhelm von: Männer gegen Mikroben. Pest, Cholera, Malaria und ihre Verwandten in Geschichte und Leben, Berlin 1951, hier: Vorwort.

History' geprägten Abhandlung letzten Endes keinen Platz im Selbstverständnis der Wissenschaftler und Ärzte einnehmen darf. Im Folgenden gilt es zu fragen, welche Auswirkungen die Anomalie der Spanischen Grippe auf das Wissen, Nichtwissen, Vergessen und Erinnern von Wissenschaftlern und Ärzten eingenommen hat.

3.3 Wissen, Nichtwissen und Erinnerungsdiskurse zur Influenza zwischen Spanischer Grippe und Asiatischer Grippe

3.3.1 Vergessen der Spanischen Grippe als Krisenreaktion?

Auch wenn der Denkstil der Bakteriologie sich in den 1920er Jahren in reformierter und ausdifferenzierter Form zu erholen schien, blieb immer noch der Sachverhalt bestehen, dass der Spanischen Grippe viele Millionen Menschen zum Opfer fielen, ohne dass Wissenschaftler, Ärzte und Behörden erfolgreich hatten eingreifen können. Weder konnte die Ursache für dieses gravierende Seuchenereignis zweifelsfrei ermittelt noch konnten erfolgreiche Gegenmittel zur Verfügung gestellt werden. Die erste Influenza-Pandemie des 20. Jahrhunderts wurde von der gesamten Weltbevölkerung gewissermaßen ,ausgestanden'. WITTE geht davon aus, dass die Spanische Grippe in Deutschland mit einem impliziten Redeverbot belegt wurde. Man hoffte dadurch, dass die mündliche Weitergabe der individuellen Krankheitserfahrung in einer Kultur der Schriftlichkeit nicht lange überleben würde. Geschrieben wurde über die Spanische Grippe laut WITTE nur, wenn es unbedingt notwendig war, um z. B. einer weiteren Gesundheitskrise zu begegnen.[232]

ZYLBERMAN spricht daher nicht von einem Vergessen der Spanischen Grippe, sondern unter Bezug auf Überlegungen von Paul RICŒUR vielmehr von einem Verschütten der Erinnerungen, die bei Bedarf reaktiviert werden können. So erklärt er sich die Hysterie in den USA, als 1976 bekannt wurde, das Virus der Schweinegrippe 1976/1977 habe eine große Ähnlichkeit mit dem Erreger von 1918, womit eine Wiederholung der Spanischen Grippe als wahrscheinlich gelte. Eine ähnliche Analogie findet sich für das Jahr 2009, als das französische Kabinett im Zuge der Schweinegrippe unter Rückgriff auf die Erfahrungen von 1918 diskutierte, jede Person im Al-

232 Witte: The plague that was not allowed to happen, S. 57.

ter über drei Jahren impfen zu lassen. Zylberman kommt zu dem Schluss, dass eine Pandemie in der postpandemischen Phase schnell dem Vergessen überantwortet werde und trotz zwischenzeitlicher historischer Aufarbeitungen der Spanischen Grippe in den 1970er Jahren erst eine neue Pandemie diese Erinnerungen wieder wirkmächtig werden lässt.[233]

Die Wissenschaftshistorikerin Ilana Löwy vertritt die Ansicht, dass die Spanische Grippe das bakteriologische Paradigma dergestalt in seinen Ansichten erschüttert hat, dass die Pandemie in Vergessenheit geriet. Erst durch das Vergessen konnte das Paradigma erhalten werden. Schließlich haben die Erfolge der Bakteriologie und der Hygiene die großen Seuchen des 19. Jahrhunderts gut kontrollierbar gemacht, aber angesichts der Herausforderung der Influenza zeigten sich die Anwender dieser Techniken machtlos, unfähig und verwirrt. Dementsprechend schlussfolgert Löwy: „The ideology of scientific medicine has helped to mask the severity of a pandemic."[234] Dafür spräche auch, dass den Begründern dieser ‚Ideologie' oder dieses Denkstils nahezu religiöse Bewunderung entgegengebracht wurde, so etwa Pasteur im Jahre 1914 in Form des ihm gewidmeten Gedicht „La Gloire de Pasteur". Auch die tiefgreifende Krise der Moderne im Rahmen des Ersten Weltkriegs, welche sowohl den Fortschrittsglauben erschütterte als auch erhebliche gesellschaftliche, kulturelle und mentale Brüche mit sich brachte, habe an den wissenschaftlichen und medizinischen Praktiken wenig ändern können.[235] Offen bleibt bei Löwy hingegen, welche Akteure in welchem Umfang vergaßen.

Zu einem ähnlichen Schluss kommt Mendelsohn; er sieht jedoch – ähnlich wie Berger – einen grundlegenden Wandel der Bakteriologie, eine Art Paradigmenwechsel bei den um die Infektionsforschung aufgestellten wissenschaftlichen Disziplinen. Dieses grundlegende Umdenken äußere sich darin, dass die Infektionsforschung nicht mehr nur bei bestimmten Krankheitserregern wie Bakterien sowie deren Vorhanden- oder Nichtvorhandensein stehengeblieben sei, sondern dass weitere Rahmenbedingungen wie Umweltfaktoren zu notwendigen Bedingungen wurden. Dabei könnte auch die Irritation durch ungeklärte Folgeerkrankungen wie die

233 Vgl. Zylberman, Patrick: Comment. Influenza Epidemics and the Politics of Historical Analogy, in: Giles-Vernick, Tamara; Craddock, Susan (Hrsg.): Influenza and Public Health. Learning from past pandemics, London/Washington 2010, S. 84–90, S. 84 f.

234 Löwy: Comment. Influenza and Historians, S. 95.

235 Vgl. Ibid., S. 95 f.

Enzephalitis lethargica eine Rolle gespielt haben. MENDELSOHN bezieht sich dabei auf den US-Forscher Simon FLEXNER, der durch die Spanische Grippe ebenfalls in hohem Maße irritiert war.[236] FLEXNER habe erkannt, dass die Kausalerklärung bakteriell erworbener Infektionen nicht mehr ausreichte, vielmehr Wechselwirkungen zwischen Mikroorganismen, Umweltfaktoren und der persönlichen Situation des Erkrankten entscheidend seien. Nach MENDELSOHN wurden Epidemien damit *komplex*.[237] Wie tiefgreifend der Wandel ab etwa 1920 gewesen sei, macht er in folgendem Zitat deutlich:

> Die Mannigfaltigkeit der Wissenschaften, in denen sich diese Veränderungen zeigten, und das Konglomerat von Traditionen, Methoden, Institutionen und Nationalkulturen, aus dem sich oben beschriebene Entwicklung im Wissen über Epidemien zusammensetzte, spricht vielleicht eher für das Vorhandensein eines viel breiteren epistemischen Wandels.[238]

Diese sicherlich fruchtbare These lädt dazu ein, eine Zäsur in der Influenzaforschung nicht einfach mit der Entdeckungsgeschichte des Virus ab 1933 beginnen zu lassen, sondern vielmehr einen fließenden Übergang anzunehmen. Hervorzuheben sei hier ebenfalls das Konzept der ‚Nationalkulturen'. Es stellt sich die Frage, ob der hier skizzierte Übergang zu einem flexibleren Infektionsverständnis gerade in Bezug auf die Influenza im Deutschen Reich anders vonstattenging als in der internationalen Wissenschaftsgemeinschaft, also gewissermaßen eine Art ‚Ungleichzeitigkeit' vorlag. Zudem könnten technopolitische Kulturen einen erheblichen Einfluss darauf gehabt haben, welche bevölkerungsmedizinischen Maßnahmen ergriffen werden können.[239] Womöglich hat auch eine Umdeutung

---

236 In BARRYS Abhandlung nimmt FLEXNER gewissermaßen die Rolle des heldenhaften Influenzabekämpfers ein, der jedoch ebenso vor der Herausforderung steht, mit den Techniken der Bakteriologie nicht gegen die Pandemie angehen zu können, vgl. Barry: The great influenza, u. a. S. 73–75.

237 Hervorhebung DR, vgl. Mendelsohn: Von der »Ausrottung« zum Gleichgewicht, S. 261–265.

238 Ibid., S. 281.

239 Wie JASANOFF für u. a. die Stammzellenforschung herausgearbeitet hat, spielen politische Kulturen und Werte eine erhebliche Rolle auf Machbarkeiten in Biomedizin und Gesundheit. Vgl. hierzu Jasanoff, Sheila: Design and Nature. Science and Democracy in Europe and the United States, Princeton 2007, hier insbesondere S. 171–202. Für bestimmte Zeiträume wäre es m. E. schwer vorstellbar, dass im Deutschen Bundestag diskutiert würde, alle Personen ab dem Alter von drei Jahren gegen die Influenza impfen zu lassen.

von Begriffen wie ‚Virus' und ‚Epidemie' stattgefunden. Im Folgenden wird zu untersuchen sein, wie die Influenza zwischen Erinnern und Vergessen, verschiedenen Denkstilen und unter Berücksichtigung der jeweiligen Nationalkultur verhandelt wurde. Zunächst wird dies für das Deutsche Reich der 1930er und 1940er Jahre – hier insbesondere für eine breitere Fachöffentlichkeit – vorgenommen. Eine sukzessive Untersuchung für verschiedene Öffentlichkeiten schließt sich dann bezüglich der Asiatischen Grippe an, deren Untersuchung bisher noch ein Desiderat der historischen Forschung ist.

3.3.2 Die Influenza im Deutschen Reich im Anschluss an die Spanische Grippe

In der Zeit der Weimarer Republik lassen sich kaum Forschungsbemühungen innerhalb der Fachwissenschaften zum Thema Influenza nachweisen, was vermutlich darin begründet liegt, dass mit der erneuten Stärkung der ‚Bakteriologischen Orthodoxie' kein Raum vorhanden war, um neues Wissen zur Influenza zu schaffen. Dementsprechend wird es im Folgenden zunächst darum gehen, Erinnerung und Wahrnehmung der Influenza in der Handbuchwissenschaft und einer breiteren Fachöffentlichkeit (Ärzteschaft) zu betrachten, denn gerade Ärzte nehmen als Mediatoren eine wichtige Rolle ein: Sie sind angehalten, ihre Klienten (Patienten) mit den besten zur Verfügung stehenden wissenschaftlichen Methoden zu kurieren.

Dieses ärztliche Anwendungswissen wird vor allem in medizinischen Nachschlagewerken verdichtet, welche man auch als Indikatoren einer FLECKschen Handbuch- und Lehrbuchwissenschaft ansehen kann. Einen historischen Wert besitzt dabei vor allem der sogenannte *Pschyrembel*, ein klinisches Wörterbuch, das 1894 zum ersten Mal als ‚Wörterbuch der klinischen Kunstausdrücke' von Otto DORNBLÜTH und von 1932 bis 1982 von Willibald PSCHYREMBEL als ‚Klinisches Wörterbuch' herausgegeben wurde. Derzeit wird das Klinische Wörterbuch von einem Redaktionsteam betreut, welches die Zulieferungen von 135 Medizinprofessoren und Oberärzten verwaltet und redigiert. Bis 2014 erschienen insgesamt 266 Auflagen des Klinischen Wörterbuchs.[240]

240 Siehe u. a. das Editorial von Arnold, Ulrike; Mailahn, Miriam; Nagl, Britta et al. (Hrsg.): Pschyrembel Klinisches Wörterbuch. 263., neu bearbeitete und erweiterte Auflage 2012 und Schramm, Stefanie: Lexikon. Handbuch für Hypochonder,

Insbesondere die Frage nach dem Influenza-Erreger schlägt sich in den verschiedenen Ausgaben des Klinischen Wörterbuchs nieder. In der Erstausgabe von 1894 wurde die Influenza noch als „epidemische Infektionskrankheit“[241] bezeichnet, welche durch einen von „R. PFEIFFER entdeckten Bazillus hervorgerufen“[242] werde. In der 12. Auflage aus dem Jahre 1922 wird die rein bakteriologische Genese der Influenza hingegen bezweifelt: „Der Influenzabazillus PFEIFFER hat wohl nur die Bedeutung einer Mischinfektion“.[243] Zudem werden in der neueren Ausgabe ernst zu nehmende Folgeerkrankungen wie Hirnentzündungen, Lungenentzündungen, Herz- und Nervenerkrankungen betont. Ebenfalls genannt wird die Pandemie von 1918, welche unter dem Begriff „Spanische Krankheit“[244] firmiert.

In der 1935 erschienenen Ausgabe des Klinischen Wörterbuchs waren die von verschiedenen Ärzten geäußerten Zweifel an der bakteriologischen Erklärung der Influenza wieder ausgeräumt. Als Erreger der Influenza wird dezidiert das Pfeiffer-Influenzabakterium angesehen, wohingegen der Begriff Virus mit ‚Gift, Giftstoff‘ übersetzt wird. Viren stünden allenfalls in Zusammenhang mit Tollwut-Infektionen, hätten jedoch für die Influenza keine Relevanz. Die 1933 in Mill Hill, Vereinigtes Königreich, erfolgreich durchgeführte Übertragung von Influenza-Symptomen auf Frettchen wurde in dieser Ausgabe des Klinischen Wörterbuchs nicht erwähnt. Stattdessen wurde die Influenza – wie bereits während der Spanischen Grippe – in Verbindung mit der in ihrer Genese ungeklärten Grippeenzephalitis (*Enzephalitis lethargica*) gebracht. Die Grippeenzephalitis sei eine bedeutsame Nebenerkrankung der Influenza und gehe mit plötzlichen Lähmungen und Sprachverlust einher, bevor sie nicht selten blitzartig zum Tod führe. Epidemische Ausbrüche der Influenza finden keine Erwähnung.[245]

---

in: Zeit online vom 20. September 2007, http://www.zeit.de/2007/39/M-Pschyrembel – abgerufen am 10. September 2015.

241 Dornblüth, Otto (Hrsg.): S. v. Influenza, in: Wörterbuch der Klinischen Kunstausdrücke, Leipzig 1894, S. 61.

242 Ibid., KAPITÄLCHEN dem Original entnommen.

243 Dornblüth, Otto (Hrsg.): S. v. Grippe/Influenza/Spanische Krankheit, in: Klinisches Wörterbuch. 12. Auflage 1922, S. 149, 183, 387, hier: S. 149, KAPITÄLCHEN im Original.

244 Ibid.

245 Vgl. Pschyrembel, Willibald (Hrsg.): S. v. Grippe/Virus, in: Dornblüth Klinisches Wörterbuch. 23. bis 26. vermehrte u. verbesserte Auflage 1935, S. 195, 601.

Eine deutliche Zäsur ergab sich in der Ausgabe des Klinischen Wörterbuchs von 1944. Das 1933 von Smith, Andrewes und Laidlaw entdeckte Influenzavirus wurde eindeutig als Auslöser der Influenza angesehen, wohingegen das Pfeiffer-Influenzabakterium nur noch eine Rolle als ‚Begleiterreger' einnahm. Dieses Bakterium könne neben zahlreichen anderen Bakterien die Schwäche des Influenza-Kranken ausnutzen und Krankheiten wie Lungenentzündungen auslösen, womit es eine erhebliche Sekundärgefahr im Rahmen der Influenza darstelle. Auch werden erstmals Labor- und weitere diagnostische Werte wie die Leukozyten-Anzahl, Puls und Blutdruck genannt. In der Ausgabe von 1944 wurde ferner zwischen großen Pandemien, welche alle 25 bis 40 Jahre auftreten, und kleineren, in kürzeren Abständen erscheinenden Epidemien unterschieden. Als therapeutischer Ausblick wird eine Schutzimpfung genannt, denn mittels der Injektion eines lebenden Virus könne bei Menschen eine Immunität erzeugt werden.[246] Der Grippe-Eintrag im Klinischen Wörterbuch von 1944 steht also deutlich unter dem Zeichen einer britischen, australischen und US-amerikanischen Influenzaforschung. Es bleibt die Frage, wie dieses Umdenken zur Influenza in der Zeit des Nationalsozialismus vonstattenging.

Genauer lässt sich dieser Umdenkprozess in der Hand- und Lehrbuchwissenschaft anhand der Veröffentlichungen deutscher Ärzte verfolgen. Die aufgrund ihrer Differenziertheit als Ausnahmefall zu betrachtende Dissertationsschrift des Arztes Max Levisohn aus dem Jahre 1927 konzentrierte sich vor allem auf die Spanische Grippe. Levisohn zog dabei die bakteriologische Genese der Influenza in Zweifel. Darüber hinaus markierte er deren Ursache als offene Forschungsfrage und löst sich somit in bemerkenswerterweise von dem damals verbreiteten bakteriologischen Denkstil:

> Die Frage der Ätiologie[247] der Grippe bedarf trotz intensiver Forschungsarbeit beinahe unzähliger Autoren noch der letzten Klärung und muß heute noch als ungelöst betrachtet werden.[248]

246 Vgl. Pschyrembel, Willibald (Hrsg.): S. v. Grippe, in: Klinisches Wörterbuch. 61. bis 84. Auflage 1944, S. 266 f.

247 Fachrichtung der Medizin: Lehre zur Entstehung von Krankheiten. Die gesamte Debatte um die Genese der Influenza durch Bakterien bzw. Viren unterliegt streng genommen einer ätiologischen Fragestellung.

248 Levisohn, Max: Ueber Grippe. Diss., Bonn 1927, S. 27.

Versuche, ein womöglich noch unentdecktes „virus“[249] zu filtrieren, bewertete der Arzt als ambitioniert und überzeugend, doch stehe der Nachweis eines Virus noch aus. Auch bezüglich der symptomatischen Diagnose unterstrich LEVISOHN das Nichtwissen um die Influenza. So würden oftmals verschiedenste Symptome genannt, von Kopfschmerzen über Fieber und Lungenentzündungen bis hin zu Spätfolgen wie Haarausfall. Bei der Vielfältigkeit der Symptome sei die differentialdiagnostische Abgrenzung der Influenza unmöglich; sie werde tatsächlich für viele Beschwerden des Menschen herangezogen, für die es sonst keine Erklärung gebe. LEVISOHN resümierte: „Mit einiger Bestimmtheit ist die Diagnose ‚Grippe‘ stets nur zu Zeiten einer Epidemie zu stellen.“[250] Anhand der Spanischen Grippe zeigte er, wie sich eine solche Epidemie über Schiffe und Bahnverkehr ausbreitet und vor allem junge Erwachsene trifft, was dadurch zu erklären sei, dass ältere Personen durch früheren Influenza-Kontakte, z. B. während der Russischen Grippe 1889, bereits Resistenzen erworben haben. Pragmatisch und zeitlos fallen die therapeutischen Empfehlungen von LEVISOHN aus: Der Verabreichung von Alkohol erklärt er eine klare Absage; Bettruhe, Isolation und fiebersenkende Mittel würden beim Auskurieren einer Influenza helfen.[251]

Inwiefern die Influenza in den 1920er Jahren als Platzhalter für die Wissenslücken anderer Erkrankungen herangezogen wurde, wird anhand einer Abhandlung des Arztes Felix FRANKE über die sogenannte ‚chronische Influenza‘ deutlich. Diese zeichne sich durch langfristige Folgeschäden aus, welche sich nach einer durchlebten Influenza-Infektion einstellen und die Patienten über einen langen Zeitraum begleiten. Beschwerden seien u. a. wiederkehrendes Fieber, unklare Schmerzen und Schwellungen, Entzündungen von Organen sowie eine Zungenschwellung, die sogenannte „Influenzazunge“.[252] FRANKE zweifelte dabei ebenso an der bakteriologischen Erklärung der Influenza und hoffte auf Fortschritte bei der Identifikation des tatsächlichen Pathogens. Es sei hilfreich,

---

249 Ibid., S. 5.

250 Ibid., S. 15.

251 Vgl. Ibid., S. 4–6, S. 16–30.

252 Vgl. Franke, Felix: Die chronische Influenza (Grippe), in: Gmelin, Otto (Hrsg.): Sammlung diagnostisch-therapeutischer Abhandlungen für den praktischen Arzt. Heft 28, München 1928, S. 12–15.

> wenn I. wir einen bestimmten Mikroorganismus als Erreger der Influenza unzweifelhaft festgestellt hätten und wenn wir 2. ihn in diesen chronisch verlaufenden Fällen feststellen könnten.[253]

Da derzeit ein solcher Mikroorganismus nicht bekannt sei, führte FRANKE eine umfangreiche Liste an Symptomen an, welche für die chronische Influenza signifikant seien. Dazu gehören sowohl leichte Befindlichkeitsstörungen als auch manifeste Erkrankungen wie Gedächtnis- und Koordinationsstörungen, Muskelschwäche, Schwindel, schnelle Ermüdung, Kopfschmerzen, Schlafstörungen sowie interessanterweise auch Hypochondrie (sic!), Potenzstörungen, unklare Schmerzen beim Coitus, Verdauungsbeschwerden, Krampfanfälle, Darmverschlüsse, Tumore und Lähmungen, Anämie, akute Herzerkrankungen sowie ein Wechsel der Farbe des Stuhlgangs.[254] Die Liste ist so umfangreich, dass sich die Frage aufdrängt, inwiefern die Diagnose der chronischen Influenza noch sinnvoll eingegrenzt werden kann. Zwar riet FRANKE dazu, diese Symptome immer auch differentialdiagnostisch abzuklären; indes war er davon überzeugt, durch den Befund der chronischen Influenza offene Fragen der Medizin klären zu können:

> Wenn man in der von mir angegebenen Weise verfährt, wird man finden, dass vieles, was den erwähnten Krankheiten gebucht ist, auf das Konto der Influenza einzutragen ist, und man wird dann nicht mehr so freigebig sein mit der Diagnose Gicht, Hysterie, psychogene Schmerzen, Anämie, Basedow, und auch das Wort Simulation, die ich in meiner langjährigen Tätigkeit sehr, sehr selten angetroffen habe, weniger häufig anwenden.[255]

Als Therapie gegen die chronische Influenza empfahl FRANKE neben einer direkten Behandlung der Symptome Wechselbäder, Kuren, die Verabreichung von Brom, Baldrian und Opium sowie naturheilkundliche Anwendungen, z. B. in Form von Umschlägen aus geriebenen Pellkartoffeln. Nervenschmerzen könne man mittels Durchtrennung der betroffenen Nerven beenden.[256] Obgleich die chronische Influenza letztendlich ein Kuriosum bleibt, zeigt sich hier jene Beliebigkeit von Therapeutika, die bereits während der Spanischen Grippe auffällig war. Auch erinnern die Symptome der chronischen Influenza an jene ungeklärte *Enzephalitis lethargi-*

---

253 Ibid., S. 17.
254 Vgl. Ibid., S. 21, S. 24–95.
255 Ibid., S. 100.
256 Vgl. Ibid., S. 104–125.

ca, die in dieser Zeit immer wieder in Verbindung mit der Influenza genannt wird.

In den 1930er Jahren hatten die Ärzte ihre Zweifel gegenüber dem bakteriologischen Paradigma abgelegt und waren bemüht, das Pfeiffer-Influenzabakterium erneut als das entscheidende Pathogen der Influenza zu etablieren. Ärzte zogen auch verstärkt Laborwerte und Blutbilder zur Diagnose heran. In seiner Dissertationsschrift von 1935 nannte Jost Schattenberg Abweichungen bei der Anzahl von weißen und roten Blutkörperchen als Untersuchungsbefund von Influenza-Kranken.[257] Schattenberg vertrat die These, dass die Influenza durch das Zusammenspiel verschiedener Bakterien entstünde, welche er aus dem Patienten habe isolieren können. Dabei trete das „Pfeifersche [sic!] Bakterium als primus inter pares"[258] auf. Für mangelnde Funde an Bakterien bei Influenza-Erkrankten macht er die ungenaue und langsame Arbeit von Ärzten und im Labor verantwortlich. Die Versuche britischer Virologen in Mill Hill werden nicht rezipiert. Diese Leerstelle könnte damit zusammenhängen, dass Schattenberg in seiner Dissertation primär Referenzen aus der Zeit unmittelbar nach dem Ersten Weltkrieg verwendet hat.[259]

Walter Kobel nahm die Debatte um die Genese der Influenza in seiner Dissertationsschrift von 1936 wieder auf und zog in Erwägung, dass die Influenza von einem noch unbekannten Virus verursacht werden könne. Dabei erwähnte er die US-amerikanischen Forscher Lewis und Shope, welche für die Schweine-Influenza überzeugend dargelegt hätten, dass sie von Viren verursacht werde. Allerdings führte Kobel an, dass bei Influenza-Kranken weiterhin Bakterien gefunden würden und die Pathogenität dieser Bakterien im Tierversuch bestätigt werden konnte. Vor allem stünden Bakterien in Verdacht, die zahlreichen Folgeerkrankungen der Influenza zu verursachen. Dementsprechend schlägt Kobel die folgende Trennung vor: Virale Erkrankungen sollten als ‚Grippe' tituliert werden. Die deutlich schwereren bakteriellen Erkrankungen, u. a. ausgelöst durch das Pfeiffer-Influenzabakterium, sollten hingegen als ‚Influenza' bezeichnet wer-

257 Vgl. Schattenberg, Jost: Zur Haematologie und Bakteriologie der diesjährigen Grippe. Diss., Rostock 1935, S. 3–8.

258 Ibid., S. 11.

259 Vgl. Ibid., S. 1 f.

den.[260] Hier deutet sich ein Ausgleich zwischen Bakterium und Virus an, allerdings zugunsten der als gefährlicher eingestuften Bakterien.

Deutlich offensiver gegenüber der jungen angloamerikanischen Virologie – genannt werden Wilson, Smith, Andrewes und Laidlaw – positionierte sich Albrecht Kairies in seiner Habilitationsschrift, ebenfalls aus dem Jahre 1936. Zum Nachweis des Influenzavirus meinte er, dass „die Existenz einer bakteriellen Influenza im Sinne Pfeiffers dadurch nicht in Frage gestellt würde."[261] Kairies rekapitulierte, dass es während der Pandemie von 1918 zu einer Spaltung der Bakteriologie in zwei Lager gekommen sei. Eine Gruppe sehe weiterhin das Pfeiffer-Influenzabakterium als Ursache der Influenza; der zweiten Gruppe hingegen reiche diese Erklärung nicht länger aus. Kairies hatte sowohl im Winter 1933/1934 als auch 1934/1935 versucht, die Experimente des Teams um Shope zu reproduzieren. Dabei hatte er sogar Shope kontaktiert, um an Virus-Material zu gelangen, da 1933/1934 kaum Grippefälle in Deutschland vorlagen, aus denen man Virus-Proben hätte isolieren können. Zwar lehnte Kairies die Existenz von Viren nicht ab, bezeichnete deren Pathogenität jedoch als unterhalb der von Bakterien liegend. Viren seien vielmehr in der Lage, sogenannte ‚Provokationen' hervorzurufen. Durch einen an sich harmlosen Virus-Infekt wie einem Schnupfen würden die eigentlich gefährlichen Krankheitserreger, beispielsweise Streptokokken und das Pfeiffer-Influenzabakterium, aktiviert und lösten eine ‚echte' Influenza aus.[262] Dabei bleibe aber unverändert gültig, dass „die Influenza vera und mit ihr vergleichbare Erkrankungen (...) durch das Auftreten gramnegativer, auf Blut optimal wachsender, toxischer Bakterien charakterisiert"[263] ist. Gleichwohl würdigte Kairies die angloamerikanischen Influenza-Forschung: Das Frettchen sei als Labortier eine Innovation und die Versuche, gegen die Influenza zu immunisieren seien ebenso vielversprechend, wie jede Bemühung, noch bestehende Lücken in der Influenza-Forschung zu schließen.[264] Unter Zusatz einiger

260 Vgl. Kobel, Walter: Über Influenza unter besonderer Berücksichtigung der Influenzabazillen-Meningitis und Sepsis. Diss., Bonn 1936, S. 3–12, S. 22 f.

261 Kairies, Albrecht: Die Pasteurellen-Influenza des Frettchens als Modell zur Erklärung der Hemophilus-Influenza des Menschen. Habilitationsschrift, Jena 1936, S. 9, Sperrung dem Original entnommen.

262 Vgl. Ibid., S. 10, S. 18, S. 32 f., S. 42 f.

263 Ibid., S. 43.

264 Vgl. Ibid., S. 42.

Hilfshypothesen konnte sich der bakteriologische Erklärungsansatz bezüglich der Entstehung der Influenza im Deutschen Reich der 1930er Jahre erneut festigen.

Dabei wurde in den späten 1930er Jahren die Virusforschung im Deutschen Reich durchaus intensiviert. Nachdem dem US-Forscher Wendell STANLEY 1935 die Darstellung des Tabakmosaik-Virus gelungen war, verstärkte sich bei deutschen Forschern die Ansicht, dass die Arbeit mit Viren „moderne biologische Forschung"[265] sei und Deutschland diesbezüglich den Vorsprung zu den USA verkleinern müsse. So widmete sich das am Kaiser-Wilhelm-Institut für Biologie und Biochemie angesiedelte, gut verflochtene Netzwerk um den renommierten Forscher Alfred BUTENANDT ab 1937 der Erforschung des Tabakmosaik-Virus. Dabei konnte er u. a. auf Mittel der I.G. Farben und der Rockefeller Foundation zurückgreifen. Auch wurde in Deutschland zu virusbedingten Tierseuchen, der Kinderlähmung und Herpes geforscht. Zu nennen ist die Forschungsanlage des Friedrich-Loeffler-Instituts auf der Insel Riems, welche vom NS-Regime sogar als kriegswichtig eingestuft wurde. Unter anderen fanden hier Versuche mit dem viralen Erreger der Maul- und Klauenseuche und möglichen Biowaffen statt.[266] Laut MUNK wurde dort auch an Influenza und Influenza-Impfstoffen geforscht;[267] der Wissensstand und die Zielrichtung dieser Forschung lassen sich jedoch nicht zweifelsfrei rekonstruieren.

1940 gelang es den Forschern Fritz VON WETTSTEIN, Alfred KÜHN und Alfred BUTENANDT, eine effektiv agierende ‚Arbeitsstätte Virusforschung' aufzubauen, welche sich damals modernster Instrumental- und Experimentaltechniken wie Elektronenmikroskopen, Hochleistungszentrifugen und UV-Messtechniken zur Gewinnung und Vermessung von Viren bediente. Kriegsrelevant war beispielsweise die Erforschung von Viren, die man gegen den Kartoffelkäfer anwenden konnte, da befürchtet wurde, die Alliierten würden diesen Schädling über Deutschland abwerfen. Auch der Schutz der Seidenraupenzuchten der Luftwaffe in Celle profitierte von Erkenntnissen dieser Virusforschung. Folglich konnte die ‚Arbeitsstätte Virusforschung' mit einem kontinuierlichen Zufluss an Forschungsmitteln rechnen. Die Influenza-Forschung hingegen nahm nur eine äußert periphe-

265 Rheinberger, Hans-Jörg: Epistemologie des Konkreten. Studien zur Geschichte der modernen Biologie, Frankfurt am Main 2006, S. 196.

266 Vgl. Geißler, Erhard: Hitler und die Biowaffen, Münster 1998, S. 122–124.

267 Munk, Klaus: Virologie in Deutschland. Die Entwicklung eines Fachgebietes, Basel 1995, S. 1–17.

re Rolle ein. Einzig Rolf Daneel experimentierte mit einem Virus, das dem von Shope entdeckten Influenza-Erreger zumindest ähnlich war. Allerdings ging es Daneel um die krebserregende Wirkung von Viren. Laut Rheinberger schied Daneel bereits 1943 aus der Forschergruppe aus, in die er sich nie richtig hatte einfinden können. Zudem hatte er aufgrund des Krieges keinen Zugang mehr zu Virusmaterial aus den USA. Während des Zweiten Weltkriegs litt die deutsche Virusforschung insgesamt unter einem Bedeutungsverlust, da sie immer mehr vom internationalen Publikationswesen abgeschnitten wurde. Auch die deutschen Veröffentlichungen gingen kontinuierlich zurück.[268]

Am Rande beschäftigte sich auch der Wissenschaftler Eugen Haagen mit der Influenza. Dieser war zusammen mit seiner Assistentin Brigitte Crodell international bekannt geworden, nachdem er die Bronchopneumonien bei Bewohnern der Färöer-Inseln auf zoonotische Infektionen durch das Psittakose-Virus zurückführen konnte. Laut Munk soll ihm 1939 das erste Mal die Isolierung eines Influenza-Virusstamms in Deutschland gelungen sein.[269] Diese Pionierleistung darf nach der Beschreibung vergleichbarer Versuche durch Kairies jedoch in Zweifel gezogen werden. Haagen, der ab 1936 eine leitende Funktion am RKI einnahm, forschte in den späten 1930er Jahren – ähnlich wie Daneel – insbesondere zur krebserregenden Wirkung von verschiedenen Viren, darunter Influenza. Dafür wurde er von der Deutschen Forschungsgemeinschaft und dem Reichsforschungsrat gefördert.[270] 1954 wurde Haagen in Frankreich als Kriegsverbrecher zum Tode verurteilt, nachdem er im Zweiten Weltkrieg bei der Erprobung von Fleckfieber-Impfstoffen den Tod von mindestens 54 Menschen in den Konzentrationslagern Natzweiler und Schirmeck billigend in Kauf genommen hatte. Auch mit Influenza-Impfstoffen hatten derartige Versuche stattgefunden. Die Todesstrafe wurde in eine lebenslange Freiheitsstrafe umgewandelt; kurz darauf wurde Haagen vollständig begnadigt.[271]

---

268 Vgl. Rheinberger: Epistemologie des Konkreten, S. 193–215.

269 Vgl. Munk: Virologie in Deutschland, S. 17.

270 Vgl. Deutsche Forschungsgemeinschaft: Übersicht Forschungsförderung Eugen Haagen, Bonn. Für die Bereitstellung dieser Information sei an dieser Stelle insbesondere Herrn Walter Pietrusziak von der Deutschen Forschungsgemeinschaft gedankt.

271 Anonymus: Material für das eigene Urteil. Französische Stimmen zum Fall Haagen-Bickenbach, in: Wochenzeitung für das Ganze Deutschland. 13. Juni 1953, BArch, All. Proz 21/166, S. 98–99 und Baader, Gerhard: Menschenversuche im

Festzuhalten ist, dass die Ansichten über die Genese der Influenza in den 1930er Jahren zunächst kaum über den bakteriologischen Erklärungsansatz hinausreichten und auch in der Virusforschung der Kaiser-Wilhelm-Gesellschaft die Influenza nahezu keine Rolle spielte. Zumeist erstreckte sich die Virusforschung ohnehin auf die Veterinärmedizin und Nutzpflanzen. In den wenigen Fällen, in denen das Influenzavirus tatsächlich eine Rolle als Humanpathogen spielte, wurde es allenfalls als krebserregend oder eben als Nebenbedingung der Influenza angesehen. Zum Ende des Zweiten Weltkrieges sollte das Influenzavirus bei deutschen Ärzten und Funktionären des Medizinalwesens wieder stärker in den Fokus rücken.

3.3.3 Vorbereitungen für eine deutsche Influenza-Prophylaxe im Zweiten Weltkrieg

Während die angloamerikanische Forschung neue Erkenntnisse zur Influenza beitragen konnte und die US-Armee bereits 1942 Impfstoffe in Massenversuchen erprobte, wurden im Deutschen Reich derartige Versuche erst 1944 erwogen. Dabei stand vor allem die Überlegung im Vordergrund, dass eine Influenza-Prophylaxe kriegswichtig sein könnte. Am 10. Januar 1944 fand in Berlin eine Besprechung zum Thema Influenza statt, an welcher der Chef des Wehrmachtssanitätswesens Generaloberstabsarzt Prof. Dr. Siegfried Handloser sowie weitere Hygieniker und Internisten der Wehrmacht teilnahmen. Wie dem Protokoll zu entnehmen ist, welches in Kopie auch dem Reichsminister des Innern zuging, wurde die bakteriologische Erklärung zur Genese der Influenza verworfen:

> Die Influenza wird durch einen Virus verursacht, darüber kannheute [sic!] kein Zweifel mehr bestehen. Der Pfeiffersche Influenzabazillus dient vielleicht als Wegbereiter für das Virus, obwohl auch das noch nicht sicher ist. Sehr wichtig ist die Tatsache, dass es verschiedene Typen des Influenzavirus gibt, die in antigener Beziehung z.T. sich nahe stehen, z.T. aber sehr different sind.[272]

Nationalsozialismus. Die Beteiligung des Robert Koch-Instituts, in: Bundesgesundheitsbl., Jg. 32, 3/Sonderheft (1999), S. 7–12, hier: S. 11 f.

272 Anonymus: An den Herrn Reichsminister des Innern. Betrifft: Influenzabesprechungen in der Heeres-Sanitätsinspektion, Berlin vom 12. Januar 1944, BArch, R 86/4163, S. 1.

Die Besprechung zielt aber vor allem darauf ab, mögliche Vorgehensweisen gegen die Influenza aufzuzeigen. Die chemische Prophylaxe und auch die Therapiemöglichkeiten der Influenza wurden als sehr eingeschränkt beschrieben. Unter Berufung auf Prof. HAAGEN aus Straßburg und Prof. HERZBERG aus Greifswald wurde davon ausgegangen, dass die Impfprophylaxe das zukünftige Mittel der Wahl sein wird. Die Teilnehmer der Besprechung waren sich bewusst, dass in den USA schon eine beschränkte Impfstoffproduktion für Menschen begonnen hatte. Zugleich war man sich darüber im Klaren, dass das Deutsche Reich nicht die Kapazitäten hatte, eine vergleichbare Impfstoffproduktion zu beginnen. Sollte eine Schutzimpfung zur Verfügung stehen, so würde sich deren Einsatz vor allem auf kleine Gruppen wie Spezialtruppen, höhere Kommandostäbe und Krankenpflegepersonal beschränken.[273]

Einem weiteren Aktenvermerk zur Besprechung am 10. Januar 1944 ist zu entnehmen, dass die Influenza-Situation bei den Alliierten mittels internationaler Pressemeldungen beobachtet wurde. So stellte man fest, dass „in England, Spanien und in der Schweiz Grippeepidemien aufgetreten sind. Auch bei einer sowjetrussischen Armee an der Ostfront soll echte Grippe herrschen".[274] Im Deutschen Reich war die Influenza bisher nur in Straßburg epidemisch aufgetreten; ein Umstand, den HAAGEN vermutlich nutzte, um dort Experimente mit Influenza-Vakzinen vorzunehmen. Dennoch fürchteten die Verantwortlichen des Sanitätswesens eine Wiederholung der Spanischen Grippe, welche sich bereits während des Ersten Weltkriegs negativ auf die Kriegssituation ausgewirkt hatte: „Da nach den Erfahrungen von 1918 ein Einbruch [der Grippe, Anm. DR] jedoch plötzlich eintreten kann, ist Vorsicht am Platze."[275]

Es wurden verschiedene Herstellungsverfahren für Influenza-Impfstoffe diskutiert. Als zukunftsweisend wurde das bereits in den USA erprobte Verfahren bewertet, aus Lungen infizierter Mäuse Impfstoffe zu gewinnen, wobei sich aus einer Maus 10 Impfdosen ergeben. Die Geimpften würden zwar an einer leichten Grippe erkranken, dann aber einige Wochen gegen jede Influenza geschützt sein. Deutlich wirksamer sei ein in Greifswald von HERZBERG entwickelter Impfstoff, der bereits einen Impfverstärker auf

273 Vgl. Ibid., S. 2–4.

274 OKW/Chef W San: Aktenvermerk über eine Besprechung bei Chef W San über Grippe-Prophylaxe und -Therapie am 10.1.1944, Berlin vom 12. Januar 1944, BArch, R 86/4163, S. 1.

275 Ibid., S. 2.

Aluminium-Basis enthielt (Aluminiumhydroxyd-Adsorbatimpfstoff mit Phenolzusatz). Dieser Impfstoff sei noch nicht erprobt, könne die Geimpften aber vermutlich über einen längeren Zeitraum schützen. Für einen Feldversuch des adjuvantierten Impfstoffes stünde eine Studentenkompanie in Greifswald zur Verfügung. Die Anwesenden der Besprechung waren sich darin einig, dass andere Therapeutika gegen die Influenza wirkungslos seien. Man könne mit Chinin-Präparaten, Novalgin-Chinin und Sulfonamid allenfalls Symptome verringern.[276] Im Februar 1944 fanden Feldversuche mit Impfstoffen im Bürgerspital von Straßburg statt. Trotz einiger Erfolge wurde die Nutzung dieses Impfstoffes für die Wehrmacht vom Chef des Wehrmachtssanitätswesens Handloser abgelehnt. Allerdings geht aus einem Aktenvermerk hervor, dass ein „Bericht zur Vorlage bei RF-SS [Reichsführer-SS, Heinrich Himmler, Anm. DR]“[277] erbeten wurde. Offenbar bestand an hoher Stelle des NS-Staates Interesse an der Influenza-Prophylaxe.

Eine weitere Auseinandersetzung mit der Influenza seitens führender NS-Stellen fand erst Ende des Jahres 1944 statt. In einer Besprechung beim Reichskommissar für das Sanitäts- und Gesundheitswesen am 19. Dezember 1944, an der Vertreter aus Militär, Wissenschaft und Gesundheitsbehörden teilnahmen, wurde festgehalten, dass die Wehrmacht doch die Beschaffung von 5 Mio. Impfdosen gegen Influenza geordert habe. Mit der Herstellung des Impfstoffes nach Herzberg seien die Behringwerke beauftragt worden. Für die Bereitstellung dieses großen Vorrats wurden acht Monate veranschlagt, wobei sich Verzögerungen durch alliierte Bombenangriffe und die schlechte Transportlage ergaben. Als weiteres Problem wurde der Engpass an Mäusen angesehen, welche zunächst in ausreichender Zahl gezüchtet werden müssten.[278] Am 19. Dezember 1944 wurde vom Reichsminister des Innern zudem ein Schnellbrief an das Sächsische Serumwerk, die Schering AG, die Hamburger Serumwerke und das Anhaltische Serum-Institut gesandt, in welchem Impfstoffe für einen nicht näher erläuterten Verwendungszweck geordert wurden:

---

276 Vgl. Ibid., S. 3 f.

277 Anonymus: Aktenvermerk. Betr.: Influenza-Impfung von Professor Hagen. Besprechung mit SS-Hstuf. Prof. Dr. Hirt am 2.2.44 i.Strassburg, Waischenfeld vom 18. Februar 1944, BArch, NS 21/903.

278 Vgl. Der Bevollmächtigte des Führers für das Sanitäts- und Gesundheitswesen: Bericht über eine Besprechung über Grippeimpfstoff, Berlin vom 19. Dezember 1944, BArch, R 86/4163, S. 2 f.

> Ich bitte Sie, mir möglichst bald mitzuteilen, ob Sie in der Lage und bereit sind, sich an der Herstellung des Virusgrippe-Impfstoffes zu beteiligen. Der Impfstoff soll vor allem von Mäuselungen, aber auch von befruchteten und bebrüteten infizierten Hühnereiern gewonnen werden. Das Robert Koch-Institut, Reichsanstalt zur Bekämpfung der übertragbaren Krankheiten, ist bereit, Sie bei der Impfstoffherstellung zu beraten und Ihnen auch anzugeben, auf welche Weise Sie das erforderliche Material gegebenenfalls auch Personal erhalten können.[279]

Es wurde darum gebeten, sich bezüglich der Impfstoff-Entwicklung und -herstellung mit dem RKI zu koordinieren.[280] Bereits zwei Tage später nahmen die Hamburger Serumwerke Kontakt zum RKI auf und gaben an, dass sie mit der Herstellung des Impfstoffes beginnen und zur Koordinierung der Produktion im Januar 1945 einen Vertreter an das RKI entsenden werden.[281] Die Sächsischen Serumwerke meldeten sich erst am 5. Januar 1945, bestätigten jedoch ebenfalls, mit der Impfstoffproduktion beginnen zu können.[282] Am 8. Januar 1945 erging die Weisung des Reichsministers des Innern an das RKI, mit der Erprobung des Impfstoffes zu beginnen. Mit der Prüfung der Vakzine wurde das Staatliche Institut für experimentelle Therapie in Frankfurt am Main beauftragt.[283]

Obgleich die Großaufträge an die Impfstoff-Hersteller des Deutschen Reiches als Indikator dafür gesehen werden können, dass die Influenza ernst genommen und von höchsten Stellen des NS-Regimes vermutlich sogar eine Wiederholung der Spanischen Grippe befürchtet wurde, scheiterten die Präventions-Vorhaben doch an den Realitäten der letzten beiden Kriegsjahre. Von der Impfung ganzer Populationen ganz zu schweigen, stellte sich in den Laboren schon bald ein Materialmangel ein. So ließ der Reichskommissar für das Sanitäts- und Gesundheitswesen bereits am 30. Dezember 1944 beim RKI anfragen, ob für die Influenza-Versuche statt Frettchen auch Nerze infrage kämen. Im gesamten Reichsge-

---

279 Der Reichsminister des Innern: Schnellbrief, Berlin vom 19. Dezember 1944, BArch, R 86/4163.

280 Vgl. Ibid.

281 Vgl. Hamburger Serumwerke: An das Robert Koch-Institut. Betr.: Virusgrippe-Impfstoff, Hamburg vom 21. Dezember 1944, BArch, R 86/4163.

282 Vgl. Sächsische Serumwerke: An den Präsidenten des Robert Koch-Instituts, Dresden vom 5. Januar 1945, BArch, R 86/4163.

283 Der Reichsminister des Innern: An das Robert Koch-Institut, Berlin vom 8. Januar 1945, BArch, R 86/4163.

biet gebe es womöglich nur noch 10 Frettchen.[284] Am 13. Januar 1945 antwortete Prof. GILDEMEISTER, dass eine Alternative zu Frettchen in der Literatur nicht erwähnt werde. Nerze seien sowohl teuer als auch schwer zu halten. Auch wisse man nicht, ob Nerze überhaupt an Influenza erkranken können. GILDEMEISTER schlug jedoch vor, Tests mit 20 Nerzen zu beginnen und darüber hinaus auch mit Igeln zu experimentieren.[285]

Inwiefern die Impfstoff-Erprobung und -produktion in den letzten Kriegsmonaten tatsächlich noch begonnen wurde, kann aus den zur Verfügung stehenden Quellen nicht ermittelt werden. Da es bereits in den Laboren zu Engpässen in der Impfstoff-Forschung kam, ist es naheliegend, dass die Herstellung von Impfstoffen im Umfang von mehreren Millionen Impfdosen den politischen Realitäten, also den Wirren der letzten Kriegsmonate und der Kapitulation Deutschlands, zum Opfer gefallen sind. Erst für 1946 liegen Dokumente vor, die auf weitere Prophylaxe-Maßnahmen hindeuten. Am 25. Oktober 1946 bat der Geheime Medizinische Oberrat Prof. Dr. LENTZ den Leiter der Gesundheitsverwaltung in der amerikanischen Zone, Colonel DEHNÉ, Mittel für die Weiterentwicklungen von Schutzimpfungen bereitzustellen.[286] Zumindest zeigen die Quellen, dass die angloamerikanische Influenza-Forschung in Deutschland rezipiert wurde; vermutlich vor allem, um die deutsche Militärmaschinerie auch im Falle eines Influenza-Ausbruchs einsatzbereit zu halten. Allerdings bleibt die Frage, ob sich auch jenseits zentraler Stellen des NS-Regimes in der deutschen Influenza-Forschung eine stärkere Orientierung an der angloamerikanischen Virologie ergeben hatte und welche Auswirkungen das Ende des Zweiten Weltkriegs womöglich auf die deutsche Bakteriologie gehabt haben könnte.

---

284 Vgl. Der Reichskommissar für das Sanitäts- und Gesundheitswesen: Herrn Prof. Gildemeister, Robert Koch Institut, Berlin vom 30. Dezember 1944, BArch, R 86/4163.

285 Vgl. Gildemeister, Robert Koch-Institut: Betr. Schreiben vom 30.12.v.J. von Prof.R/Kr., Berlin vom 12. Januar 1945, BArch, R 86/4163.

286 Vgl. Geh.Obermed.Rat. Prof. Dr. Lentz: An den Magistrat der Stadt Berlin, Abtlg. für Gesundheitsdienst, Berlin vom 25. Oktober 1946, BArch, R 86/4163.

3.3.4 Das Ende des ‚Dritten Reichs' als Zäsur im deutschen Influenza-Verständnis?

Von deutschen Bakteriologen und Medizinern wurde eher selten angesprochen, dass es gerade in der Frühzeit des NS-Regimes ideologische Gründe gegeben haben könnte, an der altbewährten ‚deutschen' Bakteriologie festzuhalten. Wie bereits gezeigt wurde, brachten deutsche Wissenschaftler und Ärzte den Pionieren der Bakteriologie, z. B. KOCH und PFEIFFER, große, oftmals national aufgeladene, Bewunderung entgegen. Auch die Stärkung einer ‚Transformierten Bakteriologie' in den 1920er Jahren und die Ablehnung der sich entwickelnden angloamerikanischen Virologie seitens deutscher Bakteriologen in den 1930er Jahren sind Indizien für eine derartige nationalistische Überformung. Zudem wurde 1933 der langjährige Leiter des RKI, Fred NEUFELD, „durch einen Bakteriologen, dessen Lebenslauf Hermann Göring selbst für ausreichend militärisch, kolonial und bakterienvernichtend hielt"[287], ersetzt. NEUFELDS Gesundheitszustand könnte ebenso ausschlaggebend dafür gewesen sein, dass Friedrich Karl KLEINE die Leitung des RKI übernahm. Andererseits war NEUFELD wiederholt durch seine Kritik an der Bakteriologie sowie seinen verstärkten Rekurs auf internationale Forschungsergebnissen aufgefallen.[288]

Dabei gab es durchaus Forscher, die bereits früh internationale Forschungsergebnisse rezipierten. Zu diesen gehörten auch Richard BIELING und Heinrich HEINLEIN, die nach eigenen Angaben bereits 1935 in der Influenza-Forschung tätig waren, ihre Kenntnisse über Influenza hingegen erst 1947 publizierten, sodass sie ihre Determiniertheit durch einen bakteriologischen Denkstil womöglich *ex post* verklärten. Im Vorwort ihrer Monographie von 1949 führten BIELING und HEINLEIN an, dass sie nach der Entdeckung des Influenzavirus durch Londoner Virologen mit selbigen in Kontakt standen, um an Proben dieser Viren zu gelangen. Aufgrund des Zweiten Weltkriegs seien sie jedoch sowohl von Untersuchungsmaterial als auch von internationaler Literatur abgeschnitten gewesen. Lediglich die Fortschritte von HIRST bei der Klärung pathogener Eigenschaften von Influenzaviren seien ihnen im Jahre 1941 bekannt geworden.[289]

---

287 Mendelsohn: Von der »Ausrottung« zum Gleichgewicht, S. 278.

288 Vgl. Ibid., S. 279 f.

289 Vgl. Bieling, Richard; Heinlein, Heinrich: Die Grippe. Ergebnisse experimenteller Untersuchungen, Leipzig 1949, S. III.

In ihrer Publikation von 1947 stellten Bieling und Heinlein jene Fortschritte der deutschen Infektionsforschung der Jahre 1939 bis 1946 vor, welche aufgrund der ungünstigen Rahmenbedingungen im Krieg nicht mehr veröffentlicht werden konnten. So sei ihnen bei einer der wenigen Influenza-Ausbrüche im Winter 1943/1944 der Nachweis eines Influenzavirus Typ A gelungen.[290] Unter Rekurs auf eine Publikation von Kairies aus dem Jahre 1941 wird gleichzeitig deutlich, dass die deutsche Infektionsforschung Anfang der 1940er Jahre noch annahm, dass erst das konzertierte Zusammenwirken von Virus und Bakterium als ein sogenanntes ‚kombiniertes Kontagium' eine pathogene Wirkung entfalte, die zu einer Influenza führen könne.[291]

Nach der langen Bevorzugung des Pfeiffer-Influenzabazillus war Anfang der 1940er Jahre ein Gleichgewicht zwischen bakteriologischer und virologischer Erklärung in der Genese der Influenza eingetreten. Bieling und Heinlein hatten während des Zweiten Weltkriegs nach eigenen Angaben auch an Influenza-Impfstoffen geforscht, zogen aber lange Zeit auch in Betracht, Chemotherapeutika zur Beeinflussung des Virus bei einer manifesten Infektion einzusetzen.[292] Nach dem Ende des Zweiten Weltkriegs war es wieder möglich, Anschluss an die internationale Wissenschaftsgemeinde zu finden. Dabei relativierten Bieling und Heinlein im Jahre 1949 den Einschnitt, den der Krieg dargestellt hat:

> Der offene mündliche Erfahrungsaustausch mit Kollegen aus Amerika im Jahre 1946 zeigte dann erfreulicherweise, daß wir hüben und drüben in vielen wesentlichen Punkten, wohl vielfach auch im einzelnen, trotz der Trennung in gleicher Richtung marschiert waren, und vor einigen Monaten sind uns auch die Bände des Journal of exp. Med. des Rockefeller-Instituts zugegangen, so daß die zahlreichen darin enthaltenen Mitteilungen über Grippe mit berücksichtigt werden konnten.[293]

Unverkennbar war der wiederhergestellte Kontakt zu einer internationalen Community eine wichtigere Zäsur, als hier zunächst eingestanden wurde. Die in der Monographie von 1949 referierten neuen Erkenntnisse zur In-

---

290 Vgl. Bieling, Richard; Heinlein, Heinrich: Viruskrankheiten des Menschen, Wiesbaden 1947, S. VII f. Auf S. 54 f. wird in der Fußnote 105 weiterhin auf eine nicht veröffentlichte Publikation aus dem Zeitraum hingewiesen. Andere frühere Publikationen von Heinlein und Biehling befassen sich mit u. a. Streptokokken, dem Gasbrand, der allgemeinen Immunologie etc.

291 Vgl. Ibid., S. 55 und Fußnote 111.

292 Vgl. Ibid., S. 57–70.

293 Bieling; Heinlein: Die Grippe, S. III.

fluenza-Forschung beziehen sich vor allem auf Publikationen aus der angloamerikanischen Virologie.[294] Ebenfalls gestanden Bieling und Heinlein ein, dass die deutschen Forschungsleistungen in der Virologie mangels Publikationen zumeist nicht belegt werden können.[295]

Ohne Zweifel nimmt die angloamerikanische Forschung bei Bieling und Heinlein eine bedeutende Rolle ein. Als die entscheidende Zäsur in der Influenza-Forschung gaben sie die erfolgreiche Übertragung von Influenza-Symptomen zwischen Frettchen durch Smith, Andrewes und Laidlaw in den Jahren 1932/1933 an.[296] Bezüglich der pathogenen Prozesse der Influenza kamen die Autoren zu folgendem Schluss:

> … bei der Grippe ist das Vorhandensein des Virus obligat, die anderen Keime fakultativ, wobei freilich die Anwesenheit dieser anderen pathogenen Keime für den Ausgang von wesentlicher Bedeutung sein kann.[297]

Dabei ist ersichtlich, dass Bakterien als Pathogene ihre Rolle für die Influenza noch nicht völlig eingebüßt hatten. Eine weitaus größere Zäsur in der Publikation von Bieling und Heinlein von 1949 ist jedoch, dass der Impfung nun das größte Potenzial in der Prophylaxe gegen die Influenza zugesprochen wurde. Die Autoren beobachteten die Impfkampagnen in den USA und deren Scheitern, was sie – wie ihre internationalen Kollegen – darauf zurückführten, dass es bis dahin noch nicht gelungen war, alle Influenzavirustypen zu klassifizieren und die Impfungen darauf zuzuschneiden.[298]

Inwiefern sich die Kenntnisse der Virologie innerhalb der deutschen Forschung etablierten, kann auch anhand einer Publikation des Wissenschaftlers und Arztes Friedrich Otto Höring aus dem Jahre 1948 gesehen werden, der dem BGA während der Asiatischen Grippe 1957/1958 beratend zur Seite stehen sollte. Auch Höring bestätigte die Bedeutsamkeit der Virus-Entdeckung und führte an, dass Viren bei weiteren Erkrankungen als Erreger auftreten, so bei Pneumonien, Polio und Masern. Stellenweise liest sich seine Abhandlung wie eine Abrechnung mit eben jenen Bakteriologen, welche Erkrankungen, bei denen man keine Bakterien fand, teils geleugnet oder als bakterielle Infektionen mit einem abnormalen Verlauf

294 Vgl. Ibid., S. 65–123.
295 Vgl. Ibid., S. III.
296 Vgl. Ibid., S. 1.
297 Ibid., S. 120.
298 Vgl. Ibid., S. 148 f.

deklariert haben. Höring wandte sich ferner gegen die Postulate Kochs: Es sei nicht länger haltbar, dass jeweils ein spezifischer Erreger einem bestimmten Krankheitsbild zugeordnet werde.[299] Mit einer validen Erklärung für die Genese der Influenza durfte auch die vergessene oder verdrängte Pandemie von 1918 wieder in Erscheinung treten. Höring widmete den Epidemien ein eigenes Kapitel und sparte ebenso wenig die Spanische Grippe aus, über die er schrieb, dass „die Zahl ihrer Todesopfer auf der ganzen Erde allein 1918–1921 die des Ersten Weltkriegs bei Weitem übertraf und in die Millionen ging."[300] Der Frage, ob eine weitere Pandemie in dieser Größenordnung zu erwarten sei, wich er insofern aus, als dass eine Abgrenzung zwischen pandemischen und saisonalen Grippen schwierig sei. Der derzeit zirkulierende Influenza-Virenstamm könne zweifellos als pandemisch bezeichnet werden, da er weltweit verbreitet sei.[301]

Es dürfte deutlich geworden sein, dass trotz gewisser Verzögerungen durch das NS-Regime und den Zweiten Weltkrieg die angloamerikanische Virologie spätestens ab den 1940er Jahren zu einer Art Leitstern für die deutsche Virusforschung geworden ist. In den 1930er Jahren versuchten deutsche Forscher und Mediziner noch, die bakterielle Entstehung der Influenza durch Hilfshypothesen und Zusatzannahmen zu retten. Im Anschluss existierten Bakterien und Viren zeitweise als gleichrangige Pathogene. Doch noch während des Zweiten Weltkriegs setzte sich der virologische Erklärungsansatz sukzessive durch. Sowohl Forscher als auch politische Führung waren sich dabei bewusst, dass sie bezüglich des Forschungsstandes in der Virologie hinter die USA und andere zurückgefallen waren. Mit der Wieder- oder Neuentdeckung der Influenza wuchsen jedoch auch die Anforderungen, dieser Bedrohung durch präemptive Maßnahmen im Gesundheitswesen zu begegnen. Anhand der Asiatischen Grippe und der Hongkong-Grippe wird zu zeigen sein, wie Wissenschaftler, die Politik, Ärzte und die breite Öffentlichkeit in Deutschland auf die neue Influenza-Pandemie reagierten.

---

299 Vgl. Höring, F. O.: Grippe und grippeartige Krankheiten, in: Beckmann, Kurt (Hrsg.): Vorträge aus der praktischen Medizin, Stuttgart 1948, 23. Heft, S. 1–23.

300 Ibid., S. 29.

301 Vgl. Ibid., S. 29–31.

4. Das ‚geduldige Ausharren' im deutschen Gesundheitssystem

Der im vorigen Kapitel geschilderte ‚Siegeszug' der Virologie – zunächst vor allem im angloamerikanischen Raum, mit einiger Verzögerung auch in Deutschland – stand nicht im Widerspruch zu verschiedenen Prämissen der modernen Medizin, wie sie sich seit der Etablierung des bakteriologischen Denkstils im fortgeschrittenen 19. Jahrhundert manifestiert hatten. Viele Imperative des bakteriologischen Denkstils blieben nach dessen Krise erhalten und wurden nunmehr durch die Erkenntnisse der Virologie ergänzt; dazu gehören die Wahrnehmung von Kontagionen als invasiver Feind des menschlichen Körpers, die Rolle der Hygiene, bestimmte Termini in der Epidemiologie sowie die Rolle des Staates bei der Erhaltung der Volksgesundheit. Diese Konzepte bilden einen übergeordneten Diskurs, dem sich der Diskurs um die Akzeptanz und Zurückweisung bestimmter Kontagiongruppen wie Bakterien und Viren unterordnete. Während der Asiatischen Grippe 1957/1958 und der Hongkong-Grippe von 1968 bis 1970, die weltweit etwa 2–3 Mio. und in der BRD und der DDR ca. 100.000 Todesopfer forderten, war das Risiko durch die Influenza u. a. wegen der Akzeptanz des virologischen Erklärungsansatzes kommunizierbar. Dennoch blieb es angesichts beider Pandemien insbesondere in der BRD bei einem ‚geduldigen Ausharren' beider pandemischer Ereignisse. Die Gründe dafür sollen im Folgenden untersucht werden, beginnend bei dem Versuch, eine scheinbare oder tatsächliche Rückständigkeit in der Virus- und Influenzaforschung zu kompensieren.

4.1 Die erste Pandemie nach 1918: Wahrnehmung der Asiatischen Grippe 1957/1958

4.1.1 DFG-Förderung der Influenza-Forschung in den 1950er und 1960er Jahren

Hinsichtlich des Umgangs mit der Influenza sind sowohl die Politik als auch Mediziner auf Entscheidungswissen angewiesen, wobei häufig auf wissenschaftliches Wissen rekurriert wird und Wissenschaftlern somit die Aufgabe zukommt, Expertise zu generieren. Wie gezeigt werden konnte, hatte sich bei deutschen Wissenschaftlern in den 1940er Jahren ein tiefgreifender Wandel im Verständnis zu Viren im Allgemeinen und der Influenza im Speziellen ergeben. In den 1950er Jahren wurden in der BRD zunehmend finanzielle Mittel bereitgestellt, um die Erforschung der Influenza zu fördern.

Für die Zuteilung dieser Mittel nach wissenschaftlichen Auswahlkriterien war und ist vor allem die Deutsche Forschungsgemeinschaft (DFG) zuständig. Darum wurden die Jahrbücher, Planungsberichte und Archivmaterial der DFG für den Zeitraum von 1952 bis 1990 einer Überprüfung unterzogen, inwiefern eine natur-, lebenswissenschaftliche oder medizinische Erforschung der Influenza stattgefunden hat. Zum einen wurde dabei der Umfang der Forschungsförderung ermittelt. Zum anderen wird es aber vor allem darum gehen, Begründungszusammenhänge für die Erforschung von Influenzaviren zu betrachten. Alles in allem lautet die Frage, ob größere epidemische oder gar pandemische Ausbrüche der Influenza eine Sichtbarkeit in der Forschung erreichten und womöglich auch Einfluss auf die Forschungsförderung hatten. Dabei wird es weniger darum gehen, einzelne Erkenntniszusammenhänge nachzuzeichnen. Im Fokus stehen vielmehr disziplinäre Verschiebungen und relevante Akteure im Umgang mit einer epidemischen oder gar pandemischen Influenza.

Im Laufe der Zeit war die Forschungsförderung zu Viren und Influenza deutlichen Veränderungen unterworfen. Das sicherlich größte Programm zu diesem Thema war der Sonderforschungsbereich 47, der von 1968 bis 1988 mit insgesamt 52.811.723 DM gefördert wurde und unter verschiedenen Bezeichnungen firmierte.[302] Allerdings gewann die Influenza innerhalb dieser Forschungsförderung neben der animalen Virologie, der Tumorvirologie, der Veterinärpathologie und der Pharmakologie nur langsam an Einfluss. Im Zeitrahmen der Asiatischen Grippe von 1957/1958 hingegen war eine anwendungsorientierte Erforschung der Influenza, auch in ihrer seuchenartigen Manifestation, durchaus noch Gegenstand der Forschungsförderung. Dies geschah in den 1950er Jahren freilich noch auf Ebene der Einzelförderung und Sachbeihilfe; größere Förderkonzepte waren noch nicht etabliert worden. In einem Gutachten zum Antrag ‚Die Isolierung und Differenzierung von Virusstämmen der Influenzagrippe‘ vom 14. März 1954 heißt es: „Ein anderer Bakteriologe gibt an, die Isolierung

302 Vgl. Deutsche Forschungsgemeinschaft: Jahresbericht der DFG. Band II: Programme und Projekte, 2 Bände, Bonn 1989, S. 695, eigene Berechnungen bei der Summierung des gesamten Fördervolumens.

und Differenzierung von Influenzavirenstämmen stelle bei Grippeepidemien zweifellos eine sehr wichtige Aufgaben dar."[303] Abgesehen von dem interessanten Befund, dass einer der Gutachter als ‚Bakteriologe' bezeichnet wird, macht das Gutachten deutlich, dass die Virusforschung in Deutschland immer noch als rückständig angesehen wurde. So sei es wichtig, „noch weitere westdeutsche Labore personell und materiell auszustatten, um damit Grippeviren zu isolieren und zu differenzieren"[304]. Ein weiterer Gutachter kam zu dem Schluss, dass der Antragsteller aufgrund seiner Erfahrung etwas zur Entwicklung von Impfstoffen beitragen könne.[305] In Folge der positiven Gutachten wurde dem Antragsteller Gross bei einem Eigenverdienst von 240 DM eine Sachbeihilfe von 6.400 DM gewährt.[306]

Im Jahre 1956 stellte Gross erneut einen Antrag, diesmal über Mittel in Höhe von 53.000 DM, um damit unter anderem ein Influenza-Labor einzurichten. Diesmal äußerten sich die Gutachter jedoch negativ zu den Kompetenzen des Antragstellers und empfahlen die Ablehnung seines Gesuches. Von Interesse ist zudem, dass sich die Medizinalabteilung des Gesundheitsressorts im Bundesministerium des Innern einschaltete und äußerte, die Förderung derartiger Anträge sei nicht Aufgabe der DFG, sondern des BGA. Diese Behörde förderte das Vorhaben von Gross mit 12.180 DM, wobei sich die Gutachter der DFG befremdet zeigten, dass der damalige Präsident des RKI, Georg Henneberg, den nicht besonders reputierten Gross bei sich aufnahm. Die DFG lehnte eine weitere Förderung des Vorhabens ab.[307]

Es bleibt offen, welche Vorbehalte die Gutachter der DFG gegen den Antragsteller hatten. Hervorzuheben ist allerdings der Kompetenzstreit zwischen der DFG und dem BGA, welches Ressortforschung für den Bund leistete und dem Bevölkerungsschutz verpflichtet war. 1958 wiederholte sich diese Kompetenzüberschneidung. Als Henneberg selbst einen

---

303 Deutsche Forschungsgemeinschaft: Stellungnahme der Fachgutachter zum Forschungsvorhaben ‚Die Isolierung und Differenzierung von Virusstämmen der Influenzagrippe' vom 14. März 1954, DFG-Geschäftsstelle Mikrofiche, Gr 65/1.

304 Ibid.

305 Vgl. Ibid.

306 Vgl. Deutsche Forschungsgemeinschaft: Herrn Privatdozent Dr. Walter Groß. Kennwort: Influenzavirus vom 30. März 1954, DFG-Geschäftsstelle Mikrofiche, Gr 65/1.

307 Vgl. Deutsche Forschungsgemeinschaft: Gutachten zu Antrag Groß 1956 vom 23. Januar 1956, DFG-Geschäftsstelle Mikrofiche, Gr 65/2.

Antrag bei der DFG mit dem Titel „Untersuchungen über die Antigenstruktur von Influenzaviren mit besonderer Berücksichtigung des Influenzavirus A/Asia/57“ einreichte, wurde befunden, dass „die sorgfältig geplanten Untersuchungen des Antragsstellers über die Antigenstruktur von Influenzaviren der sog. asiatischen Grippe förderungswürdig seien.“[308] Allerdings waren die Gutachter unsicher, ob die Forschung einer Bundesanstalt durch die DFG unterstützt werden könne.[309] Der Hauptausschuss der DFG bewilligte letzten Endes den Antrag des RKI-Präsidenten, kritisierte aber auch, dass der sehr allgemein gehaltene Antrag nicht deutlich werden lasse, wie eine Gesetzmäßigkeit bei der Entstehung weiterer Virusstämme erkannt werden solle. Es wurde eine Sachbeihilfe in Höhe von 16.200 DM bewilligt.[310]

Nachdem bislang die Influenza-Forschung im Rahmen einer Einzelförderung stattgefunden hatte, intensivierte die DFG im Rahmen der Asiatischen Grippe von 1957/1958 die Förderungen zur Erforschung von Viren insgesamt. Dies ist sicherlich nicht alleine der genannten Pandemie zuzuschreiben, sondern ebenfalls dem Umstand, dass die Mittel der DFG trotz oder gerade wegen wiederholter Lamenti seit den 1950er Jahren stetig zunahmen. 1957 wurde ein Schwerpunktprogramm (SPP) zum Thema ‚Klinische Virusforschung‘ eingerichtet und zunächst mit 679.000 DM gefördert, was in etwa 39 % der vier medizinischen SPP sowie 4,5 % der gesamten damaligen Aufwendungen für SPP ausmachte.[311] Es wurden deutschlandweit 14 Forscher gefördert, die sich unter anderem mit Adeno- und Influenzaviren sowie Impfschäden auseinandersetzten.[312] Der Einrichtung des SPP lag eine Besprechung führender Virologen am 27. November 1957 zugrunde. Obgleich die Besprechung nicht unmittelbar das Thema Influenza zum Gegenstand hatte, gibt das Protokoll einen Einblick darüber, wie sich damals das Verhältnis zwischen einer Art theoretischen

308 Deutsche Forschungsgemeinschaft: Stellungnahme der Fachgutachter zum Antrag auf Gewährung von Sachbeihilfe zur Untersuchung von Influenzavirus A/Asia/57 vom 11. April 1958, DFG-Geschäftsstelle Mikrofiche, He 118/14, S. 26.

309 Vgl. Ibid., S. 26.

310 Vgl. Deutsche Forschungsgemeinschaft: Nachtrag zur Hauptausschussliste 9/58, N4. 140 vom 1. September 1958, DFG-Geschäftsstelle Mikrofiche, He 118/14.

311 Deutsche Forschungsgemeinschaft: Bericht der Deutschen Forschungsgemeinschaft über ihre Tätigkeit vom 1. April 1957 bis zum 31. März 1958, Bad Godesberg 1958, S. 50–52 sowie eigene Weiterberechnungen.

312 Vgl. Ibid., S. 217 f.

Forschung im Labor und einer klinischen Forschung gestaltete.[313] Demnach könne klinische Forschung nicht mit Modellviren betrieben werden wie am Max-Planck-Institut, wo u. a. mit dem Tabakmosaikvirus und der atypischen Hühnerpest experimentiert werde. Vielmehr gelte:

> Die menschenpathogenen Viren seien im Gegensatz zu Bakterien unbeständig, und oft sei nicht bekannt, welches spezielle Krankheitsbild sie beim Menschen hervorrufen und welchen Wandlungen die Symptomatik der Krankheit unterliegt. Es handele sich um eine besondere Art der Grundlagenforschung, aber doch im Hinblick auf die Klinik praktischer Art (‚fundamental applied research').[314]

Abgesehen von der besonderen Problematik, zwischen Grundlagen- und Anwendungsforschung zu differenzieren,[315] ist hier von Interesse, dass sich eine zweigleisige Entwicklung in jener Fachöffentlichkeit ergab, die sich mit der Virus- oder Influenzaforschung auseinandersetzte. Zum einen gab es eine naturwissenschaftliche Forschung, die sich im Labor mit Viren beschäftigte. Zum anderen gab es aber auch eine klinische Forschung, deren eigentliche Aufgabe es war, Virus-Krankheiten *in vivo*, also am Patienten, verständlich zu machen und – im Hinblick auf eine breitere Fachöffentlichkeit praktizierender Ärzte – nach Möglichkeit auch noch zu kurieren.

Die Asiatische Grippe von 1957/1958 nahm bei der Begründung derartiger Forschungsförderung bezüglich der Influenza aber allenfalls eine sekundäre Rolle ein. Am 26. Juni 1957 – die Asiatische Grippe breitete sich bereits weltweit aus – erging ein positiver Förderbescheid an Prof. Heinrich Lippelt. Ihm wurde zur Erforschung von Influenza- und Adenoviren unter besonderer Berücksichtigung der Morphologie und immunologischer Verhältnisse eine Beihilfe in Höhe von 40.400 DM gewährt. Ausschlaggebend war jedoch nicht die Pandemie, sondern vor allem das hohe Renommee des Antragstellers, der aufgrund seiner früheren Errungen-

313 Vgl. Deutsche Forschungsgemeinschaft: Vermerk Vorbesprechung über die Förderung von Untersuchungen über Fragen der klinischen Virologie, Bonn-Bad Godesberg vom 21. November 1957, BArch, FC 7565 N, S. 1.

314 Ibid.

315 Zur Problematik, Grundlagen- und Anwendungsforschung zu trennen oder gar eine lineare Abfolge zwischen Grundlagen- und angewandter Forschung zu postulieren, vgl. Stokes, Donald E.: Pasteur's quadrant. Basic science and technological innovation, Washington 1997. Ferner: Lax, Gregor: Das „lineare Modell der Innovation" in Westdeutschland. Eine Geschichte der Hierarchiebildung von Grundlagen- und Anwendungsforschung nach 1945, Baden-Baden 2015.

schaften auf dem Gebiet der Virologie und seiner Tätigkeit für das angesehene Bernhard-Nocht-Institut für Schiffs- und Tropenkrankheiten in den Augen der Gutachter als qualifizierter Wissenschaftler galt.[316] Auch die 1958 ausgesprochene Bewilligung zur Weiterförderung von Lippelts Forschung mit einer Sachbeihilfe von 21.800 DM spart die Asiatische Grippe vollständig aus.[317] Im Jahre 1959 änderte sich die Argumentationsstrategie von Heinrich Lippelt geringfügig. So geht aus dem Bericht der Gutachter vom 11. Juni 1959 hervor:

> Der Antragssteller habe verschiedene Themen genannt, so Untersuchungen über das Influenza-Virus und die Untersuchungen der Immunitätslage derjenigen Personen, die an der Influenza-Asien-Pandemie erkrankt seien. Der Antragssteller verfolge weiter die Herstellung reiner Antigene für die Influenza-Komplement-Bindungsreaktion. Schließlich befasse er sich mit der Züchtung von Influenza-Viren in der Gewebekultur.[318]

Allerdings stellt die hier erfolgte Nennung der Asiatischen Grippe eine Ausnahme dar. Die Pandemie ist womöglich eher als Gelegenheit wahrgenommen worden, Untersuchungsmaterial für die Influenza-Forschung zu gewinnen. Lippelt beantragte 1959 zudem Sachbeihilfe zur Beschaffung einer Ultrazentrifuge. Zumindest einer der drei Gutachter äußerte Bedenken, dem Antragsteller diese Mittel bereitzustellen, da dieser nur wenige Ergebnisse vorzuweisen habe. Im Verlauf des Verfahrens wurde dieser dann aber von den anderen beiden Gutachtern überstimmt.[319]

Im dritten Fortsetzungsantrag von Prof. Heinrich Lippelt von 1960 wird bereits deutlich, dass die DFG immer weniger Interesse besaß, die Influenza-Forschung im Rahmen von Einzelförderungen zu unterstützen. Am 9. Juni 1960 äußerte die Gutachtergruppe Zweifel, ob durch die Forschungen Lippelts überhaupt ein wissenschaftlicher Mehrwert gewonnen wer-

---

316 Vgl. Deutsche Forschungsgemeinschaft: Bewilligung des Antrags von Heinrich Lippelt bezüglich einer Beihilfe zur Erforschung von Influenza- und Adenoviren vom 26. Juni 1957, DFG-Geschäftsstelle Mikrofiche, Li 58/2.

317 Vgl. Deutsche Forschungsgemeinschaft: Bewilligung des Antrags von Heinrich Lippelt bezüglich einer Beihilfe zur Erforschung von Influenza- und Adenoviren. 1. Fortsetzungsantrag vom 11. Juli 1958, DFG-Geschäftsstelle Mikrofiche, Li 58/3.

318 Deutsche Forschungsgemeinschaft: Bewilligung des Antrags von Heinrich Lippelt bezüglich einer Beihilfe zur Erforschung von Influenza- und Adenoviren. 2. Fortsetzungsantrag vom 11. Juni 1959, DFG-Geschäftsstelle Mikrofiche, Li 58/4, S. 10.

319 Vgl. Ibid., S. 10.

den könne. Abermals wurde auf die hohe Reputation des Antragsstellers verwiesen. Auch habe dieser bereits erfolgreich mit sogenannten Neutralisationstests im Falle von Influenza-Infektionen[320] begonnen. Die Gutachter entschieden sich letzten Endes dafür, eine weitere Förderung in Höhe von 33.515 DM zu gewähren. Für die Zukunft wurde LIPPELT jedoch nahegelegt, sich andere Fördermöglichkeiten wie z. B. durch die WHO zu erschließen.[321] LIPPELT reichte nach 1960 bei der DFG keine weiteren Anträge auf Einzelförderung zur Influenza ein; ab 1962 widmete er sich den Pocken und der Pockenschutzimpfung.[322]

So trat die Influenza-Forschung Anfang der 1960er Jahre in der grundlagenforschungsorientierten DFG-Förderung sukzessive in den Hintergrund; epidemische oder gar pandemische Zusammenhänge spielten nahezu gar keine Rolle mehr. Diese fielen, wie noch zu zeigen sein wird, hauptsächlich in den Aufgabenbereich der Ressortforschung von Bund und Ländern. Während das Schwerpunktprogramm ‚Klinische Virusforschung' im Jahre 1958 mit einem Zuwachs rechnen und Fördermittel in Höhe von 800.000 DM abrufen konnte,[323] ging davon nur ein kleiner Teil in die Influenza-Forschung. Prof. LIPPELT erhielt Mittel zur Einstellung eines Mitarbeiters und 4000 DM für Verbrauchsmaterial sowie für Kühltruhen für Trockeneis.[324] Dr. PETERS konnte zwei Mitarbeiterinnen und zwei

---

320 Es wird aus dem Gutachten nicht deutlich, ob damit z. B. die Herstellung von Impfmitteln gegen die Influenza gemeint ist.

321 Vgl. Deutsche Forschungsgemeinschaft: Bewilligung des Antrags von Heinrich Lippelt bezüglich einer Beihilfe zur Erforschung von Influenza- und Adenoviren. 3. Fortsetzungsantrag vom 9. Juni 1960, DFG-Geschäftsstelle Mikrofiche, Li 58/5.

322 Vgl. z. B. Deutsche Forschungsgemeinschaft: Begutachtung des Antrags zur Bearbeitung eines sicheren Neutralisationstestes zum Einblick in die Immunität nach einer Pockeninfektion oder Pockenschutzimpfung vom 26. Juli 1962, DFG-Geschäftsstelle Mikrofiche, Li 58/6 sowie weitere DFG-Akten zu Heinrich LIPPELT.

323 Es handelte sich um die bewilligten Mittel, von denen letzten Endes aber nur 373.247 DM abgerufen wurden, vgl. Deutsche Forschungsgemeinschaft: Vermerk über Besprechung zu den Schwerpunktprogrammen „Klinische Virusforschung" und „Rheumaforschung", Bonn-Bad Godesberg vom 23. Juli 1958, BArch, FC 7565 N sowie Dies.: Bericht der Deutschen Forschungsgemeinschaft über ihre Tätigkeit vom 1. April 1958 bis zum 31. März 1959, Bad Godesberg 1959, S. 49–60, S. 226.

324 Vgl. Deutsche Forschungsgemeinschaft: Herrn Professor Dr. Lippelt. Betr.: Kennwort Klinische Virusforschung, Bad Godesberg vom 25. Juli 1958, BArch, FC 7565 N.

Assistentinnen einstellen sowie 2000 DM für Verbrauchsmaterialien aufwenden.[325] Beide Forscher hatten den Antrag für ein Teilprojekt mit dem Titel „Viruserkrankungen Influenza u. Adenovirus, Vaccinevirus – unter besonderer Berücksichtigung d. Morphologie und immunologischen Verhältnisse“[326] eingereicht, der mit einem Schreiben vom 25. Juli 1958 bewilligt wurde. Die Influenza-Forschung wurde innerhalb des SPP noch bis zum Auslaufen desselben fortgeführt. Im Jahre 1960 wurden innerhalb des SPP ‚Klinische Virusforschung‘ 13 Teilprojekte mit insgesamt 615.750 DM gefördert; zwei Teilprojekte beschäftigten sich genuin mit der Erforschung der Influenza. Allerdings finden sich innerhalb der DFG-Akten keine Anhaltspunkte, welche Relevanz die Influenza-Forschung z. B. für die Gefahrenabwehr im Falle einer Epidemie besaß.[327] In der Einzelförderung der DFG spielte die Influenza ab Anfang der 1960er Jahre keine Rolle mehr.[328]

In der Förderung der Deutschen Forschungsgemeinschaft zeichnete sich im Jahre 1964 eine disziplinäre Verschiebung bei der Erforschung von Mikroorganismen insgesamt und deren pathogenen Eigenschaften ab. Deren Erforschung wurde immer stärker von der Medizin zu den Naturwissenschaften verlagert. So wurden 1964 zwei neue Schwerpunktprogramme eingerichtet, und zwar zur Immunbiologie und der Molekularen Biologie, welche dem DFG-Themenbereich ‚Naturwissenschaften‘ zugeschlagen wurden. Beide SPP, welche insgesamt 104 Teilprojekte beinhalteten, wurden mit insgesamt 3,3 Mio. DM gefördert, davon entfielen 2,3 Mio. DM auf die Molekulare Biologie. Die Teilprojekte der Molekularen Biologie setzten sich zum Ziel, die Wirkungsweise der DNS und RNS näher zu beleuchten. Das SPP Immunbiologie sollte sich insbesondere der immunologischen Grundlagenforschung, der Funktion der Immunabwehr und der Behandlung chronischer Erkrankungen widmen. In den geförderten Anträgen beider SPP wurde immer wieder auf Pathogene und Viren rekurriert,

325 Vgl. Deutsche Forschungsgemeinschaft: Herrn Dr. Peters. Betr.: Kennwort Klinische Virusforschung, Bad Godesberg vom 25. Juli 1958, BArch, FC 7565 N.

326 Ibid.

327 Vgl. Deutsche Forschungsgemeinschaft: Vermerk über Schwerpunktprogramm „Klinische Virusforschung“ Bad Godesberg vom 16. Februar 1962, BArch, FC 7565 N.

328 Vgl. Deutsche Forschungsgemeinschaft: Bericht der Deutschen Forschungsgemeinschaft über ihre Tätigkeit vom 1. April 1960 bis zum 31. Dezember 1960, Bad Godesberg 1961, S. 51 (SPP) und S. 97–114 (Einzelförderung).

doch findet sich kein Bezug zur Influenza.[329] Dass das Schwerpunktprogramm Immunbiologie in der deutschen Wissenschaftslandschaft als bedeutsam angesehen wurde, geht aus folgender Einschätzung im DFG-Bericht von 1975 hervor:

> Die Förderung eines Schwerpunktes »Immunbiologie« war besonders durch den großen Nachholbedarf, der für diesen Wissenschaftszweig in der Bundesrepublik Deutschland nach dem Zweiten Weltkrieg offensichtlich wurde, bedingt. Die immunbiologische Forschung geriet in Deutschland bereits um 1920 in eine deutliche Stagnation. Pragmatische Ansätze wie Ausbau der Schutzimpfung, Verbesserung der serologischen Diagnostik und Verfeinerung der Keimtypisierung bestimmten weitgehend die Zielsetzung der Forschung. Demgegenüber hatte sich in England und in den Vereinigten Staaten schon in den Jahren nach dem Ersten Weltkrieg das Bestreben entwickelt, die immunologischen Grundvorgänge mit Hilfe chemischer und physikalischer Methoden zu analysieren.[330]

Auch die im Rahmen des Schwerpunktprogramms Immunbiologie geförderten Austauschprogramme, welche es deutschen Wissenschaftlern ermöglichten, in den USA zu forschen, habe zu einem Wissenstransfer beigetragen.[331] Das SPP habe laut DFG seinen Anteil daran gehabt, dass in den „meisten Teilbereichen der Immunologie der Anschluß an das Weltniveau erreicht werden konnte"[332]. Obgleich die Quelle der DFG hier gewissermaßen als Leistungsschau der eigenen Förderleistung kritisch eingeschätzt werden muss, kann sie doch als Indikator für das erschütterte Selbstvertrauen deutscher Forscher gesehen werden, nachdem die angloamerikanische Virus- und Immunforschung die deutsche Wissenschaft in den 1930er und 1940er Jahren regelrecht ,abgehängt' hatte.

Inwiefern jedoch explizit die deutsche Influenza-Forschung wieder Anschluss an das Weltniveau erreichte, wird nicht deutlich. Auch als das SPP Immunbiologie 1965 von der DFG wieder dem Themenfeld ,Medizin' zu-

329 Vgl. Deutsche Forschungsgemeinschaft: Bericht der Deutschen Forschungsgemeinschaft über ihre Tätigkeit vom 1. Januar bis zum 31. Dezember 1964, Bad Godesberg 1965, S. 64–69, S. 281–286.

330 Deutsche Forschungsgemeinschaft: Jahresbericht der DFG. Band I: Tätigkeitsbericht, 2 Bände, Bonn-Bad Godesberg 1975, S. 56.

331 Auch Munk teilt in seiner Geschichte der Virusforschung die Einschätzung, der Austausch mit den USA habe die deutsche Virus- und Immunforschung deutlich befördert, lebenslange Freundschaften zwischen Forschern zur Folge gehabt und die Arbeitsweise an deutschen Instituten deutlich beeinflusst, vgl. Munk: Virologie in Deutschland, S. XI.

332 Deutsche Forschungsgemeinschaft: Jahresbericht der DFG. Band I, 1975, S. 56.

geschlagen wurde und eine stärker klinische Ausrichtung bekam, änderte sich dies nicht. Die Tuberkulose, Allergien und Tumore rückten stärker in den Fokus der Wissenschaftler.[333] Eine Forschergruppe mit dem Titel ‚Medizinische Virologie', die u. a. mit Mitteln der Fritz-Thyssen-Stiftung und des Stifterverbandes unterstützt wurde, widmete sich in den 1960er Jahren zwar den Masern, der Poliomyelitis, Tumorerkrankungen und den Röteln, nicht jedoch der Influenza.[334] Galt das Influenzavirus zwischen 1935 und 1960 als das am besten erforschte aller Viren und sozusagen als ‚Prototyp' eines Virus schlechthin,[335] rückte es Ende der 1950er Jahre insbesondere in der deutschen Grundlagenforschung in den Hintergrund. Auch die Asiatische Grippe von 1957/1958 konnte daran wenig ändern, wenngleich diese Pandemie in die Begründungszusammenhänge einiger weniger Förderanträge einging. Die Influenza sollte erst mit dem Sonderforschungsbereichs 47 ‚Mikrobiologie', der während der Hongkong-Grippe 1968–1970 eingerichtet wurde, wieder Sichtbarkeit in der DFG-Förderung erlangen.

4.1.2 Geringe Aufmerksamkeit gegenüber der Asiatischen Grippe in deutschen Ministerien, Behörden und der Ressortforschung

4.1.2.1 Die Wahrnehmung der Influenza in den Bundesbehörden

Wenngleich dies nur zögerlich geschah, so mussten sich auch politische Akteure zur grassierenden Asiatischen Grippe von 1957/1958 positionieren. Im Folgenden wird die Rezeption dieser Pandemie anhand der Korrespondenz und der Unterlagen, die der Abteilung für Gesundheit beim Innenministerium der BRD vorlagen, untersucht.[336] Dabei wird der Frage nachgegangen, inwiefern politische Entscheidungsträger die Asiatische Grippe wahrnahmen und welche Anfragen sich aus einer breiteren Öffentlichkeit an die Politik ergaben. Dafür bietet sich die Korrespondenz zwi-

333 Vgl. Deutsche Forschungsgemeinschaft: Bericht der Deutschen Forschungsgemeinschaft über ihre Tätigkeit vom 1. Januar 1965 bis zum 31. Dezember 1965, Bad Godesberg 1966, S. 63, S. 315 f.

334 Vgl. Ibid., S. 94–97.

335 So Haas, vgl. Haas: Influenza, S. 17.

336 Da das Bundesministerium für Gesundheit erst 1961 gegründet wurde, fungierte die Abteilung Gesundheit im Bundesministerium des Innern als oberste Bundesbehörde in Gesundheitsfragen.

schen der Abteilung für Gesundheit mit internationalen Behörden wie der WHO und nachgeordneten Stellen wie dem BGA an. Grundlegend lässt sich feststellen, dass es während der Pandemie von 1957/1958 zu einer deutlichen Extensivierung dieser Korrespondenz kam.

Das Auftreten der Asiatischen Grippe schien in der breiten Öffentlichkeit eine erhebliche Besorgnis auszulösen, nachdem sie sich in der ersten Jahreshälfte 1957 hauptsächlich im südostasiatischen Raum ausgebreitet hatte und im Mai 1957 auch die ersten Fälle in Europa auftraten. In der Abteilung Gesundheit des Innenministeriums ging am 7. Juli 1957 die Anfrage des Versicherungskaufmanns Rudi CHRIST mit dem Betreff „Auftreten der asiatischen Grippe in Holland"[337] ein. Der Verfasser dieses Briefes beabsichtigte, mit seiner Familie in den Urlaub in die Niederlande zu reisen, doch „fast tägl. lese ich nun in der Presse die alarmierenden Nachricht, daß die genannte Krankheit Holland erreicht hat und sich bereits eine größere Anzahl von Erkrankungen gezeigt hat."[338] Er bat um Auskunft, ob die Reise überhaupt zu verantworten sei. Dabei dachte CHRIST nicht nur an den Schutz seiner Familie, sondern befürchtete zudem, die Influenza durch seine Reise auch in Deutschland zu verbreiten.[339] Dieses altruistische Motiv wurde ihm jedoch nicht gedankt. In einer kurzen Stellungnahme antwortete ihm der Verantwortliche in der Abteilung für Gesundheit, Ministerialrat Dr. HABERNOLL, am 17. Juli 1957: „Von einer Influenza-Epidemie in Holland ist mir zur Zeit nichts bekannt."[340]

Diese Aussage steht dabei in eindeutigem Gegensatz nicht nur zur medialen Agendasetzung, sondern auch zu den Informationen, die der Abteilung Gesundheit laut Aktenbestand vorlag. Bereits am 3. Juli 1957 hatte die WHO in einer Pressemeldung verlauten lassen, dass sich in den Niederlanden eine Grippe-Epidemie ausbreite, welche durch das Influenzavirus ‚A/Singapore/1/57' ausgelöst würde. In manchen Schulklassen seien 100 % der Schüler erkrankt. Das Virus habe sich vermutlich von Neuguinea nach Europa ausgebreitet und finde sich ebenfalls im Nahen Osten.[341]

---

337 Christ, Rudi: Auftreten der Asiatischen Grippe in Holland, Annweiler am Trifels vom 7. Juli 1957, BArch, B 142/34.

338 Ibid.

339 Vgl. Ibid.

340 Ministerialrat Habernoll: Herrn Rudi Christ, Versicherungs-Kaufmann, Bonn vom 17. Juli 1957, BArch, B 142/34.

341 Vgl. World Health Organization: Press. First influenza outbreaks in Europa reported from the Netherlands and Czechoslovakia, Genf vom 3. Juli 1957, BArch,

In einer weiteren Pressemeldung vom 18. Juli 1957 relativierte die WHO die Warnung zwar dahingehend, dass in den Niederlanden das epidemische Virus nur vereinzelt isoliert werden könne und die Influenza dort bezüglich ihrer Krankheitssymptome vergleichsweise mild verlaufe. Dennoch rückte die WHO nicht von ihrem Befund einer sich weltweit ausbreitenden Influenza-Epidemie ab und bestätigte alleine für Indien 1,4 Mio. Influenza-Fälle.[342] Warum HABERNOLL die Anfrage von CHRIST trotz des ersten Informationsschreibens der WHO nicht differenzierter beantwortete, muss offenbleiben. Vermutlich wollte die Abteilung Gesundheit die weitere Entwicklung der Pandemie abwarten und keine voreiligen Prognosen abgeben.

Eine vorschnelle mediale Berichterstattung nötigte die deutschen Behörden Ende Juli 1957 zu einer Stellungnahme. Der niederländische Bund der Hotel-, Restaurant- und Kaffeehausbesitzer (Horecaf) und der Verband für Fremdenverkehr der Stadt Den Haag waren bei der deutschen Botschaft in Den Haag mit einer Beschwerde über das deutsche Nachrichtenmagazin ‚Stern' vorstellig geworden. Das Nachrichtenmagazin hatte Bilder aus einem dänischen Militärhospital von 1954 als Aufnahmen von niederländischen Pandemie-Betroffenen ausgegeben. Die falsch zugeordnete Fotografie habe laut eines internen Vermerks der Botschaft den Eindruck erweckt, dass die Niederlande von einer schweren Grippe-Epidemie heimgesucht werden, obgleich die Anzahl der Influenza-Erkrankten nicht signifikant erhöht sei. Horecaf behalte sich vor, vom ‚Stern' eine Richtigstellung einzufordern oder diese gar mittels der diplomatischen Vertretungen auf Basis des deutschen Pressegesetzes von 1874 durchzusetzen. Die deutsche Botschaft in Den Haag sagte den Niederländern zur Sicherung der guten Beziehung ihre Unterstützung zu.[343] Die Influenza wurde hier zu einem Politikum: Einerseits wurden die Niederlande als von der Influenza durchseucht imaginiert. Die fehlerhafte Berichterstattung im ‚Stern' minderte dabei die Glaubwürdigkeit der Darstellung. Andererseits negierte die Beschwerde der niederländischen Interessensgruppen nicht das Vorhan-

---

B 142/34 – entnommen dem Aktenbestand der Abteilung Gesundheit im Bundesministerium des Innern.

342 Vgl. World Health Organization: Press. Influenza remains mild, Genf vom 18. Juli 1957, BArch, B 142/34.

343 Vgl. Botschaft der Bundesrepublik Deutschland in Den Haag: Grippe-Epidemie in den Niederlanden, hier: Falscher Bildbericht der Illustrierten „Der Stern", Den Haag vom 31. Juli 1957, BArch, B 142/34.

densein einer Epidemie. Für die deutschen Behörden stellte sich nun die Aufgabe, nicht nur die diplomatischen Beziehungen zu den Niederlanden zu sichern, sondern gleichfalls im Falle einer Epidemie die Bevölkerung über mögliche Risiken in Kenntnis zu setzen.

Von der WHO wurde die Asiatische Grippe als Risiko aufgefasst oder zumindest die Notwendigkeit gesehen, weitere Maßnahmen zu veranlassen. Am 23. Juli 1957 schickte der Generaldirektor der WHO, Marcolino Gomes CANDAU, ein Telegramm an den im deutschen Innenministerium tätigen Ministerialdirigent Dr. F. KOCH. CANDAU empfahl angesichts der weltweiten Ausbreitung der Influenza, unverzüglich mit der Beschaffung von Impfstoffen zu beginnen. Er bot an, als Vermittler zwischen Impfstoffherstellern und den deutschen Behörden zu fungieren,[344] was als Lobbyismus ausgelegt werden kann. CANDAU führte an, dass die Influenza zwar mild verlaufe, aufgrund der Neuartigkeit des Virus jedoch dringend Maßnahmen erforderlich seien, um die Auswirkungen der Influenza-Epidemie zu mindern.[345] Der Bundesminister des Innern fand diese Einschätzung der WHO überzeugend genug, das Angebot der WHO am 20. August 1957 an das BGA und die obersten Landesgesundheitsbehörden weiterzuleiten. Diese sollten sich mit der WHO bezüglich der Beschaffung von Impfstoffen in Verbindung setzen.[346] Die WHO übte somit jenen Einfluss auf die Risikowahrnehmung bundesdeutscher Behörden aus, den man für die Presse und die Briefe besorgter Bürger nicht konstatieren kann.

Auch kuriose Eingaben wurden an die deutsche Bundesregierung selbst herangetragen. So empfahl etwa der Diplomkaufmann Karl SCHLEGEL in einem Brief an das Bundeskabinett ein Hausmittel gegen die Grippe. Dieses bestünde aus Rogen (Deutschem Kaviar) mit Zwiebeln, Zitronensaft sowie heißem Rum und bewirke eine schnelle Gesundung, womit die influenzabedingten Arbeitsausfälle der Vergangenheit angehören dürften. Angeblich sei das Rezept durch das Berliner Krankenhaus Charité als wir-

344 Vgl. World Health Organization, Director-General: With the compliments of the Director General to Dr. F. Koch, Genf vom 23. Juli 1957, BArch, B 142/34.

345 Vgl. Ibid.

346 Vgl. Der Bundesminister des Innern: An die obersten Landesgesundheitsbehörden/den Herrn Präsidenten des Bundesgesundheitsamtes, Bonn vom 20. August 1957, BArch, B 142/34. Ebenso im Niedersächsischen Sozialministerium, vgl. NLA Standort Hannover, Acc. 50/78 Nr. 141.

kungsvoll eingestuft worden.[347] Ein in der Geschichte der Influenza wiederholt auftretender Diskurs ist außerdem die an sich harmlose Grippe oder Erkältung, die erst durch mediale Berichterstattung zu einer regelrechten Seuche gemacht werde. So wandte sich Herr NEUHÄUSER mit einer deutlichen Medienkritik an die Abteilung Gesundheit des Innenministeriums:

> Nach meiner Ansicht hat die Grippe mit Ansteckung nichts zu tun, denn viele der Erkrankten sind mit niemand zusammengekommen, der an Grippe erkrankt war. Ich bin davon überzeugt, dass diese Krankheit durch Selbstsuggestion auf Grund der Propaganda in den Zeitungen und durch Rundfunk entstanden ist … [348]

Weiter führte NEUHÄUSER an, dass die genannte medieninduzierte Selbstsuggestion das Immunsystem schwäche, sodass die Bazillen die Influenza erst herbeiführen könnten.[349] Zwar widerspricht sich der Verfasser des Briefes selbst, da seine Selbstsuggestions-Hypothese keine Bazillen vorsieht. Dennoch macht diese Quelle die Skepsis gegenüber der medialen Berichterstattung deutlich. Der Diskurs einer medien- und experten-induzierten Seuchenangst sollte während späterer Pandemien immer wieder in Erscheinung treten, um als überzogen wahrgenommene Maßnahmen wie großangelegte Influenza-Impfkampagnen zu kritisieren. NEUHÄUSER indes schlug eine Medienkampagne zur Harmlosigkeit der Grippe vor, um dem eigentlichen Auslöser der Epidemie, der massenhaft auftretenden Selbstsuggestion, zu begegnen.[350]

Wie aus einem Brief von Ministerialrat HABERNOLL vom 7. September 1957 hervorgeht, nahm sich die Abteilung Gesundheit ab diesem Zeitpunkt verstärkt der Pandemie an. In der BRD war seit Anfang September 1957 eine kontinuierliche Zunahme an Influenza-Fällen zu verzeichnen. Gebietsweise waren 15–30 % der Schulkinder und 10–40 % der Arbeitnehmer erkrankt. Die Krankheitsdauer lag bei 3–6 Tagen. Komplikationen seien selten, und nur vereinzelt seien Todesfälle eingetreten, wobei die Influenza-Beteiligung dabei noch strittig sei. Gelegentlich veranlasste man Schulschließungen. Als Erreger der Influenza konnte in einer Reihe

347 Vgl. Schlegel, Karl: An das Bundeskabinett. Betr.: Grippeausbreitung und Bekämpfung, Königswinter vom 18. September 1957, BArch, B 142/34.

348 Neuhäuser, W.: An das Gesundheitsministerium Bonn. Betr.: asiatische Grippe, Köln vom 20. September 1957, BArch, B 142/34.

349 Vgl. Ibid.

350 Vgl. Ibid.

von Fällen das Virus vom Typ ‚Singapur A 1/57' ausgemacht werden.[351] Die Abteilung Gesundheit bzw. das übergeordnete Innenministerium bemühten sich, valide Daten über die weltweite Influenza-Epidemie und deren Auswirkungen auf die BRD zu gewinnen. Dabei stellte das föderalistische System Westdeutschlands eine erhebliche Herausforderung bei dem Versuch dar, ein Informationssystem zur Influenza zu implementieren. Dazu erging am 17. September 1957 ein Brief des Innenministeriums an alle obersten Landesgesundheitsbehörden, zweimal im Monat über die aktuelle Grippe-Lage zu berichten. Gefordert wurden Angaben über Erkrankungen und Todesfälle, bakteriologische und virologische Befunde, Krankheitsverläufe, soziale Auswirkungen, Maßnahmen sowie sonstige Informationen.[352]

Die Antworten der Bundesländer gingen nur sporadisch und oft unvollständig ein. Am 7. Oktober 1957 vermeldete das Saarland, aufgrund der fehlenden Meldepflicht zur Influenza seien die geforderten Angaben nicht zu erheben.[353] Mitunter wurde diese unverkennbar unpopuläre Maßnahme von den Bundesländern gleich an die Bezirks- und Kreisbehörden delegiert, welche häufig unvollständige Informationen lieferten. Das Innenministerium von Nordrhein-Westfalen sah die Asiatische Grippe am 8. November 1957 als überwunden an, da der Krankenstand wieder auf einen Normalwert zurückgefallen sei.[354] Wie einem weiteren Schreiben aus Nordrhein-Westfalen vom 20. Mai 1958 zu entnehmen ist, traf im Winter 1957/1958 dennoch eine zweite epidemische Welle ein, welche jedoch relativ milde verlaufen sei und darum keine besonderen Maßnahmen erforderte. Allerdings wurde die große Kontagiosität des Virus hervorgehoben. Auch seien Komplikationen wie Grippe-Enzephalitis, Lungen- und Herz-

351 Vgl. Ministerialrat Habernoll: An das Auswärtige Amt Bonn. Betr.: Asiatische Grippe, Bonn vom 7. September 1957, BArch, B 142/34.

352 Vgl. Der Bundesminister des Innern: An die obersten Landesgesundheitsbehörden. Betr.: Grippeerkrankungen, Bonn vom 13. September 1957, BArch, B 142/34. Ebenso im Niedersächsischen Sozialministerium, vgl. NLA Standort Hannover, Acc. 50/78 Nr. 141.

353 Vgl. Die Regierung des Saarlandes, Ministerium für Arbeit und Wohlfahrt: An das Bundesministerium des Innern. Betr.: Grippeerkrankungen, Saarbrücken vom 7. Oktober 1957, BArch, B 142/34, S. 1.

354 Der Innenminister des Landes Nordrhein-Westfalen: Betr.: Grippe, Düsseldorf vom 8. November 1957, BArch, B 142/34.

muskelentzündungen sowie Kreislaufzusammenbrüche insbesondere bei älteren Personen aufgetreten.[355]

Bereits im Oktober 1957 hatte sich das BGA an das Bundesministerium des Innern gewandt und vor Komplikationen im Rahmen der Asiatischen Grippe gewarnt. So seien mehrere Kinder durch das Influenzavirus ‚Asia 57' verstorben.[356] In einem Fall sei der Tod dabei besonders schnell und überraschend aufgetreten. Vor allem findet sich das erste Mal in den Quellen deutscher Behörden ein direkter Abgleich zwischen dem Influenzavirus der Asiatischen und der Spanischen Grippe:

> Aus den virologischen und klinischen Befunden möge abzuleiten sein, daß das Influenzavirus Asia 57 Eigenschaften hat, die es ausserhalb der Reihe der bisher bekannten Influenzavirusstämme stellen. In Analogie zu den Erfahrungen aus der Pandemie 1918/19 spricht nichts dagegen, daß dieses Virus, dessen Expansionskraft ungewöhnlich ist, Potenzen hat, die bei Änderung von äußeren Gegebenheiten und von Resistenzverhältnissen im Organismus Eigenschaften hinzugewinnen oder zeigen lassen, die zu einer Bösartigkeit der bisher mild verlaufenen Grippe führen können.[357]

Zum einen fungiert das Virus der Spanischen Grippe hier als potenzielle maximale Eskalationsstufe eines aggressiven, mutierten Virus, zu dem sich auch der Erreger der Asiatischen Grippe entwickeln könnte. Zum anderen bleibt die Aussage zur weiteren Entwicklung des Influenzavirus ‚Asia 57' höchst unbestimmt, bedingt durch die epistemische Unsicherheit der weiteren Virus-Entwicklung, die somit für die Bevölkerung eine kaum kalkulierbare Gefahr (im LUHMANNschen Sinne) darstellt.[358] Das Virus könne harmlos (mild) bleiben oder aber bösartig werden; diese Risikodebatte wird unter weitgehendem Ausschluss der Bevölkerung auf Behördenebene durchgeführt.

Dementsprechend empfahl das BGA den Bundesländern, ihren Fokus deutlich stärker auf die Beobachtung des kursierenden Influenzavirus zu

---

355 Vgl. Der Innenminister des Landes Nordrhein-Westfalen: Grippe. Berichte der Regierungspräsidenten von Mitte März bis Anfang Mai 1958, Düsseldorf vom 20. Mai 1958, BArch, B 142/34.

356 Vgl. Der Präsident des Bundesgesundheitsamtes: An den Herrn Bundesminister des Inneren. Betr.: Grippe-Epidemie 1957, Koblenz vom 30. Oktober 1957, BArch, B 142/34, S. 1 f.

357 Ibid., S. 2.

358 Zum Begriffspaar der ungewissen, vor allem aus Fremdattribution resultierenden *Gefahr* und des quantifizierbaren *Risikos* bei LUHMANN vgl.: Luhmann: Soziologie des Risikos, S. 22 f., S. 149.

lenken und auch eine größere Beschaffung von Impfmitteln in Betracht zu ziehen. Die Nachzüchtung des Asia-Virenstammes sei bisher mit erheblichen Schwierigkeiten verbunden gewesen, sodass auch die Produktion von wirksamen Vakzinen alles andere als einfach werden dürfte.[359] Im Herbst 1957 schalteten sich die Bundesbehörden wieder stärker in die Impf-Vorbereitungen ein. Aus einem Aktenvermerk des BGA vom 23. Oktober 1953, der in Kopie auch an die Bundesländer gegangen war, geht hervor, dass sowohl die Behringwerke als auch das RKI in der Lage seien, wirksame Vakzine bereitzustellen.[360] Ferner ist ein Antwortschreiben des kanadischen Medikamentenherstellers Continental Pharma Ltd. erhalten, welches Habernoll in der Abteilung Gesundheit am 13. November 1957 in Kenntnis setzte, dass mit der Impfstoffproduktion begonnen werden könne.[361] Da das BGA das Thema Influenza als dringlich betrachtete und Überraschungen im Verlauf der Asiatischen Grippe nicht ausschließen konnte, wurde für den 25. und 26. November 1957 eine Tagung angesetzt. Vertreter der Länder und Influenza-Experten sollten sich über ein mögliches Vorgehen gegen die Pandemie vor allem durch eine Influenza-Schutzimpfung austauschen.[362] In der Abteilung Gesundheit des Innenministeriums selbst gewann die Influenza-Berichterstattung hingegen erst im Februar 1960 wieder an Relevanz.

4.1.2.2 Diskussionen um die Asiatische Grippe in der bundeseigenen Ressortforschung

Die Ergebnisse der Sachverständigen-Tagung zur Asiatischen Grippe am 25. und 26. November 1957 in Berlin wurden vom BGA noch im selben

---

359 Vgl. Präsident des BGA: An den Bundesminister des Inneren vom 30 Okt. 1957, S. 2 f.

360 Vgl. Bundesgesundheitsamt: Aktenvermerk. Rücksprache mit Professor Henneberg über das weitere Verhalten in der Frage der Schutzimpfung gegen die Grippe, Koblenz vom 23. Oktober 1957, BArch, B 142/34, S. 1.

361 Vgl. Continental Pharma (Canada) Limited: Influenza Virus Vaccince Type A Asian Strain 57, Montreal vom 13. November 1957, BArch, B 142/34. Leider ist weder eine Abschrift oder Kopie noch ein Entwurf der vorherigen Anfrage von Habernoll erhalten. Aus dem Schreiben der Continental Pharma Ltd. geht jedoch hervor, dass es ein solches Schreiben gab.

362 Vgl. Bundesgesundheitsamt: Aktenvermerk. Rücksprache Henneberg vom 23. Oktober 1957, S. 1 f.

Jahr als Sammelband veröffentlicht. An der Tagung nahmen Vertreter von Ministerien und Behörden, Wissenschaftler und Ärzte sowie ein Mitarbeiter der Pharmaindustrie (Behringwerke AG, Marburg) teil.[363] Im Folgenden werden die wichtigsten Punkte der Vorträge und der anschließenden Diskussionen festgehalten.

Gerade Epidemiologen rekurrierten zur Abschätzung des weiteren Verlaufs der Asiatischen Grippe wiederholt auf die Erfahrungen mit früheren Pandemien. So argumentierte Raetig: „Wenn wir später zu einer Prognose kommen wollen, dann ist es notwendig, die Erfahrungen früherer Epidemien auszunutzen. Hierfür kommen vor allem die beiden großen Pandemien 1889/90 und 1918/19 infrage.“[364] Raetig verglich in seinem Beitrag die betroffenen Altersgruppen der Pandemien von 1889, 1918 und 1957. Dabei zeigte er auf, dass bei allen drei Influenza-Ausbrüchen vor allem Schulkinder und Personen jüngeren Alters (bis etwa 30 Jahre) betroffen waren. Besonders auffällig sei die erhöhte Sterblichkeit der 20–40-Jährigen. Dies gelte auch für die Asiatische Grippe, obgleich bisher noch keine verlässlichen Zahlen vorlägen. Zusätzlich zu den großen Pandemien treten in kürzeren Abständen Epidemien auf, die in ihrem Umfang etwa ein Viertel bis maximal die Hälfte der Todesfälle einer Pandemie verursachen. Raetig betonte, dass Influenza-Pandemien in mehreren Wellen ablaufen und kommt zu dem Schluss, dass die Asiatische Grippe das Potenzial besäße, zu einer größeren Pandemie zu werden. Dafür sprächen der aktuelle Ausbruch einer zweiten Influenza-Welle in Japan und die Parallelen bei den vulnerablen Altersgruppen, vor allem bei den 20–40-Jährigen. Zudem sei eine weitere Pandemie überfällig, nachdem ein Influenza-Ausbruch am Ende des Zweiten Weltkriegs auf epidemischem Niveau verblieben war.[365]

Raetig empfahl, die Influenza-Überwachung in Deutschland zu verbessern. Zumindest müssten die influenzabedingten Todesfälle dokumentiert werden. Auch sollte nach Möglichkeit die bakterielle Begleitflora der Verstorbenen hinsichtlich relevanter Sekundärerkrankungen untersucht werden. Im Anschluss an den Vortrag wurde vor allem darüber diskutiert, wie valide die statistischen Daten über die Asiatische Grippe sind. Ein allgemeiner Konsens bestand darin, dass die Influenza-Überwachung verbessert werden müsse. Die Mehrzahl der Anwesenden ging davon aus, dass in der Gesamtbevölkerung mit einer influenzabedingten Morbidität von etwa

363 Vgl. Bundesgesundheitsamt (Hrsg.): Zur Grippe-Pandemie 1957.

364 Raetig, H.: Epidemiologie der Influenza 1957 in Mitteleuropa, S. 33.

365 Vgl. Ibid., S. 33–37.

40–50 % zu rechnen sei. Unsicherheit bestand jedoch in der Frage, inwiefern bei der Bevölkerung durch frühere Expositionen mit ähnlichen Influenzaviren Resistenzen vorlägen.[366] Die Risikowahrnehmung bewegte sich also zwischen den Befürchtungen vor einer neuen Spanischen Grippe und der Hoffnung, dass ein Großteil der Bevölkerung gegen die älteren Influenza-Virenstämme bereits resistent sei.

Ein weiteres Thema der Tagung war das künstliche Herbeiführen einer solchen Resistenz, und zwar durch eine Schutzimpfung. Dabei waren bereits Impfstoffe im Einsatz. Formalin-inaktivierte Erreger wurden dem Patient per Spray oder subkutan verabreicht, um das menschliche Immunsystem zu einer Abwehrreaktion zu nötigen und somit einen Influenza-Schutz zu erwirken. HENNEBERG führte eine erhöhte Resistenz der Geimpften nach zehn Tagen an, welche sich auch im Labor nachweisen lasse (Antikörpernachweis durch Titer-Bestimmung). Wichtig sei, dass das Vakzin dem jeweilig zirkulierenden Virus angepasst sei, denn Impfstoffe gegen frühere Influenza-Ausbrüche hätten gegen die Asiatische Grippe keine Wirksamkeit gezeigt. In Deutschland bestehe derzeit das Problem, dass es keine einheitlichen Prüfvorschriften für Impfungen gebe – mitunter würden Tierversuche mit Meerschweinchen durchgeführt.[367] Auch die bevölkerungsweite Verteilung der Impfstoffe stelle eine Herausforderung dar. Größere Impfaktionen auf Kreisebene seien an Kostenfragen gescheitert, und laut HENNEBERG sei auch keine bundesweite Massenimpfung geplant. Vorzugsweise sollten gefährdete Gruppen geimpft werden. Offenbar gab es erhebliche Vorbehalte gegen die Schutzimpfung: HÖRING führte an, dass sich die Krankenschwestern seiner Abteilung nur ungern impfen ließen.[368] Abschließend äußerte der BGA-Präsident Prof. Dr. W. HAGEN: „Nach allem, was bisher über die Influenzaimpfung gesagt wurde, sind wir positiver eingestellt und werden die Impfung als Schutzmaßnahme empfehlen."[369]

Die Teilnehmer der Sachverständigen-Tagung am 25. und 26. November 1957 konnten sich nicht auf eine einheitliche Impf-Strategie einigen

366 Vgl. Ibid., S. 38 f.

367 Henneberg, H.: Impfstoffe und Impfungen, in: Bundesgesundheitsamt (Hrsg.): Zur Grippe-Pandemie 1957, S. 40–42.

368 Vgl. Drescher, J.: Über A/Asia/57 – ♑ – Aluminiumoxyd-Impfstoffe, in: Bundesgesundheitsamt (Hrsg.): Zur Grippe-Pandemie 1957, S. 48 f. Die Anmerkung HÖRINGS ist hier dem Diskussionsteil zum Beitrag entnommen.

369 Ibid., S. 49.

bzw. die Rahmenbedingungen für eine Massenimpfung waren so nicht gegeben. Wie Lothar SCHWARZENBURG 1963 in seiner Dissertation über die Asiatische Grippe anführte, hätte die Produktionskapazität nicht für eine bundesweite Impfkampagne ausgereicht, weswegen die Impfung vor allem bestimmten Risikogruppen vorbehalten sein sollte. Dazu gehören Personen mit Vorerkrankungen und bestimmte Berufsgruppen, z. B. im Gesundheitsbereich. Dennoch zeigt sich, dass die aktive Immunisierung gegen die Influenza auf bestem Wege war, zu dem Mittel der Wahl in der Influenzabekämpfung zu werden. Dies lag teils daran, dass keine anderen antiviralen Mittel zur Verfügung standen bzw. manche angedachten Mittel wie Chemotherapeutika mehr Nebenwirkungen als tatsächliche Wirksamkeit besaßen.[370] Insbesondere, da Pandemien in mehreren Wellen auftreten, müsse laut SCHWARZENBURG auf eine Resistenz der Bevölkerung hingearbeitet werden. Im Rahmen einer „Art Vorverlegung der Abwehrlinie"[371] sei „eine gezielte Impfprophylaxe in der Lage, (...) von vorneherein einen komplizierten Grippeverlauf überhaupt nicht zuzulassen."[372] Hier zeichnet sich ein präemptives Vorgehen ab, dass zum einen auf der Früherkennung einer Pandemie u. a. unter Rekurs auf historische Pandemie-Erfahrung basiert, zum anderen auf der Schutzimpfung als präventiver Maßnahme.

Auch für die Sachverständigen-Tagung des BGA ist diese Tendenz bereits zu beobachten. Bezüglich einer größeren Impfkampagne blieb sie allerdings folgenlos – auch, da die Asiatische Grippe während dieses Informationsaustausches in der BRD schon weitgehend ausgestanden war.

4.1.2.3 Niedersächsische Behörden und die Asiatische Grippe

In der föderal strukturierten BRD obliegt ein großer Teil der Seuchenbekämpfung den einzelnen Bundesländern. Wie bereits gezeigt wurde, traten die obersten Behörden des Bundes während der Asiatischen Grippe vor allem beratend und empfehlend in Erscheinung, mischten sich jedoch abgesehen von der Datenerhebung nicht weiter in die Maßnahmen der Bundesländer ein. Daher wäre es verkürzt, nur die Bestände des Bundes heranzu-

370 Vgl. Schwarzenburg: Die A2-Influenza-Pandemie 1957/58, S. 39–41, S. 19–25; auch S. 42 f.: Die Influenza-Impfung als zukünftig wirkungsvollstes Instrument gegen die Grippe.

371 Ibid., S. 25, Hervorhebung im Original.

372 Ibid.

ziehen, um die politische Wahrnehmung der Influenza darzustellen. Dabei ist zu unterstreichen, dass die Abteilung Gesundheit des Innenministeriums bei der Datenerhebung zu Influenza-Erkrankungen auf die Zulieferungen der Länder und nachgeordneter Behörden angewiesen war. Dementsprechend werden hier exemplarisch Akten zur Influenza-Situation aus dem Niedersächsischen Landesarchiv herangezogen, denn die Rezeption der Asiatischen Grippe und späterer Influenza-Pandemien in Niedersachsen ist noch nicht untersucht. Das Bundesland Niedersachsen bietet sich vor allem deshalb als Untersuchungsgegenstand an, da hier zum einen vor allem während der Hongkong-Grippe ein größeres Engagement in der Pandemie-Bekämpfung vorlag. Zum anderen gab es seitens des Staatlichen Medizinaluntersuchungsamtes in Hannover Bemühungen, als ein WHO-Referenzlabor für Influenza anerkannt zu werden. Diese Anerkennung erfolgte im Jahre 1967.[373]

Bereits 1953 zirkulierte u. a. im Bundesland Niedersachsen eine Influenza-Epidemie, welche sich trotz medialer Berichterstattung in den Akten der Bundesbehörden nicht wiederfindet. Durch die niedersächsische Landesregierung wurden angesichts der Epidemie begrenzte Maßnahmen erlassen, welche auch ein Meldesystem beinhalteten. Der für Gesundheitsfragen zuständige Sozialminister ordnete am 26. Januar 1953 an, dass die Gesundheitsämter der Kreise den Regierungspräsidenten und dem Ministerium Bericht über das Auftreten der Influenza zu erstatten haben. Dabei wurde festgestellt, dass die Epidemie einen milden Verlauf nehme. Die Bevölkerung sei insbesondere zu beruhigen und darauf hinzuweisen, dass die meisten Grippe-Symptome harmlos seien.[374] In einem Abschlussbericht vom 13. Juni 1953 wurde festgehalten, dass etwa 10 % der niedersächsischen Bevölkerung an der Grippe erkrankte. Vereinzelt kamen auch Todesfälle vor. In 61 Fällen konnten epidemisch relevante Grippeviren des Typs A nachgewiesen werden; eine differenzierte Typisierung des Influenza-Subtyps wurde nicht genannt. Abgesehen von 30 Schulschließungen wurde auf weitere Maßnahmen, beispielsweise Schutzimpfungen, verzich-

373 Vgl. Niedersächsisches Landesgesundheitsamt (Hrsg.): 100 Jahre dem Gesundheitsschutz verpflichtet. 1903–2003, von der Bakteriologischen Untersuchungsstelle der Königlichen Regierung zu Hannover zu dem Landesgesundheitsamt der Niedersächsischen Landesregierung (NLGA) Hannover 2003, S. 23. Dieser Status ging später wieder verlustig, vgl. dazu jedoch Kapitel 5.2.2.

374 Vgl. Der Niedersächsische Sozialminister: Betr.: Grippeerkrankungen, Hannover vom 26. Januar 1953, NLA Standort Hannover, Acc. 50/78 Nr. 54.

tet. Nach dem Abflauen der Epidemie wurde die Meldepflicht ausgesetzt.[375]

Die Asiatische Grippe von 1957 hatte allerdings einen erheblichen Einfluss auf den Krankenstand der niedersächsischen Bevölkerung. So waren von etwa 1.000 Schülern eines Gymnasiums in Stadthagen Mitte September 1957 etwa 350 erkrankt. Als Konsequenz wurden die Herbstferien vorverlegt,[376] wobei offenbleibt, ob diese Maßnahme aufgrund der hohen Fehlzahlen oder zur Vermeidung einer weiteren Ausbreitung der Influenza getroffen wurde. Auch in Niedersachsen ging die bereits beschriebene Aufforderung des Bundesinnenministers vom 13. September 1957 ein, Daten zur Influenza-Situation in Niedersachsen zu liefern.[377] Allerdings sind keine Rückschriften des niedersächsischen Sozialministeriums oder anderer Stellen an das Bundesinnenministerium erhalten. Gleichwohl wurde im Bundesland Niedersachsen ein Meldesystem implementiert, welches das Sozialministerium mit Informationen über die Influenza-Lage versorgte. Dabei sandten die Gesundheitsämter der Landkreise ihre Informationen an die Bezirksregierungen, welche die Daten weiter aggregierten und dann dem niedersächsischen Sozialministerium zukommen ließen. Die Datenerhebung war Teil einer sogenannten „Seuchenbekämpfung" der „Asiatischen Grippe".[378]

Abgesehen von gelegentlichen Blutuntersuchungen stützte sich das Meldesystem vor allem auf Erkrankungsfälle von Schulkindern und Schulschließungen, welche behördlich recht einfach zu erheben gewesen sein dürften. Insbesondere im Herbst 1957 wurden Schulschließungen gehäuft angeordnet, um die Ausbreitung der Pandemie zu unterbinden.[379] Ende September 1957 konnte das Staatliche Medizinaluntersuchungsamt

---

375 Vgl. Der Niedersächsische Sozialminister: An den Herrn Bundesminister des Innern. Betr.: Grippeerkrankungen, Hannover vom 13. Juni 1953, NLA Standort Hannover, Acc. 50/78 Nr. 54.

376 Vgl. Neuer-Landes-Dienst: Herbstschulferien vorverlegt/Grippeerkrankungen im Gymnasium Stadthagen anhaltend, Hannover vom 11. September 1957, NLA Standort Hannover, Acc. 2000/018 Nr. 3/1.

377 Vgl. Der Bundesminister des Innern: An die obersten Landesgesundheitsbehörden. Betr.: Grippeerkrankungen, Bonn vom 13. September 1957, hier: NLA Standort Hannover, Acc. 50/78 Nr. 141.

378 Oberreg.- und -med.-Rat Lodemann: An den Herrn Niedersächs. Sozialminister, Hannover vom 28. September 1957, NLA Standort Hannover, Acc. 2000/018 Nr. 3/1, S. 1.

379 Vgl. Ibid., S. 1–3.

in Hannover das Virus ‚A_1 Singapore 57' aus Seren, die dem Amt aus ganz Niedersachsen zugegangen waren, mittels Antigen-Reaktion nachweisen. Zum Abgleich dienten Antigene, welche sich das Staatliche Medizinaluntersuchungsamt u. a. von den Behringwerken und sogar von einer nicht näher beschriebenen Forschungsstelle in den USA beschafft hatte.[380] Mitte Oktober 1957 gelang die Isolierung des pandemischen Influenzavirus aus einem Erkrankungsfall in Stadthagen.[381] In den Unterlagen finden sich ferner Rückbezüge und Abgleiche mit der Spanischen Grippe, wenn im vorliegenden Falle auch mit einer ungenauen Datierung. So meldete das Staatliche Gesundheitsamt des Kreises Grafschaft Schaumburg: „Seit der Grippeepidemie des Krieges von 1917/1918 ist im Schaumburger Bergbau noch niemals eine derartig hohe Krankenziffer zu verzeichnen gewesen wie in der 1. Oktoberhälfte d.J. (1957, Anm. DR)."[382] Im Oktober 1957 nahm die Zahl der Schulschließungen zwar ab, aber etwa ein Viertel der Belegschaft verschiedener Betriebe der Region Schaumburg sei weiterhin erkrankt. Zudem wurde von einer starken finanziellen Belastung der Krankenkassen gesprochen.[383]

Auch in Niedersachsen war man auf eine zweite pandemische Welle der Asiatischen Grippe vorbereitet, wobei vor allem die Historie größerer Pandemien ausschlaggebend war. Im Februar 1958 erging eine erneute Anweisung des niedersächsischen Sozialministers an alle nachgeordneten Stellen, sich über Grippeerkrankungen zu unterrichten und ein gehäuftes Auftreten zu melden:

> Bei früheren Grippeepidemien ist eine ansteigende Gefährlichkeit der Erkrankungen beobachtet worden. Danach könnte im Ablauf der Epidemie, nach den bisherigen Erfahrungen wellenartig vor sich gehend, bei einer geringeren An-

380 Vgl. Staatliches Medizinaluntersuchungsamt: An den Herrn Nieders. Sozialminister durch den Herrn Regierungspräsidenten. Betr.: Grippe-Diagnostik, Hannover vom 30. September 1957, NLA Standort Hannover, Acc. 2000/018 Nr. 3/1.

381 Vgl. Staatliches Medizinaluntersuchungsamt: An den Herrn Nieders. Sozialminister, Hannover vom 14. Oktober 1957, NLA Standort Hannover, Acc. 2000/018 Nr. 3/1.

382 Staatliches Gesundheitsamt des Kreises Grafschaft Schaumburg: An den Herrn Regierungspräsidenten, Rinteln/Weser vom 29. Oktober 1957, NLA Standort Hannover, Acc. 2000/018 Nr. 3/1.

383 Vgl. Ibid.

> zahl von Erkrankungen mit einem zunehmenden Schweregrad gerechnet werden.[384]

Gleichwohl ist es möglich, dass diese Einschätzung vom BGA an das niedersächsische Sozialministerium herangetragen wurde. Soweit ersichtlich, lag auch den niedersächsischen Behörden eine Einladung zu der bereits ausgewerteten Tagung des BGA am 25. und 26. November 1957 in Berlin vor.[385] Darüber hinaus verfasste das Staatliche Medizinaluntersuchungsamt in Hannover einen Ergebnisbericht über diese Tagung, welche am 17. Dezember 1957 dem niedersächsischen Sozialminister zuging. Darin wurde deutlich gemacht, dass die Erfahrungen mit den Pandemien von 1889 und 1918 dafür sprächen, dass eine zweite und ebenfalls eine dritte Welle im Rahmen der Asiatischen Grippe zu befürchten sei. Eine sichere Prognose sei jedoch nicht möglich. Das Medizinaluntersuchungsamt empfahl, die Ausbreitung der Influenza weiterhin zu erfassen und Impfstoffe für besonders gefährdetes Personal wie Lehrer, Angestellte der Verkehrsbetriebe und Gesundheitspersonal bereitzustellen.[386]

Inwiefern eine größere Impfprophylaxe in Niedersachsen eingeleitet wurde, geht aus den Unterlagen der obersten Landesbehörden nicht hervor. Nach dem Abklingen der Asiatischen Grippe in Niedersachsen im Jahre 1958 war keine dritte pandemische Welle zu verzeichnen. Erst für das Jahr 1965, als sich die Influenza epidemisch in der UdSSR ausbreitete, äußerten sich niedersächsische Behörden erneut zu einer Influenza.[387] Die Asiatische Grippe hatte seitens niedersächsischer Behörden Reaktionen hervorgerufen, doch die Befürchtungen vor einer möglichen Neuauflage der Spanischen Grippe waren nicht ausreichend, um größere Maßnahmen wie eine Impfkampagne einzuleiten. Ähnlich wie auf Bundesebene wur-

384 Der Niedersächsische Sozialminister: An die Herren Regierungspräsidenten und Präsidenten der Nieders. Verwaltungsbezirke. Betr.: Grippe, Hannover vom 8. Februar 1958, NLA Standort Hannover, Acc. 2000/018 Nr. 3/1.

385 Vgl. Der Präsident des Bundesgesundheitsamtes: An die Innen- und Gesundheitsressorts der Bundesländer. Betr.: Grippe-Epidemie 1957, Koblenz vom 30. Oktober 1957, NLA Standort Hannover, Acc. 50/78 Nr. 141.

386 Vgl. Staatliches Medizinaluntersuchungsamt vom 17. Dezember 1957: An den Herrn Nieders. Sozialminister. Betr.: Grippeepidemie 1957, hier: Bericht über die Fachkonferenz am 25. und 26. November 1957 in Berlin, NLA Standort Hannover, in: Acc. 50/78 Nr. 141, S. 3 f.

387 Vgl. ORMR Klingenhöfer: Herrn Staatssekretär. Betr.: Pressemitteilungen über epidemieartiges Auftreten der Grippe in der Sowjetunion, Hannover vom 2. Februar 1965, NLA Standort Hannover, Acc. 50/78 Nr. 143.

den weiterhin Informationen zur Influenza gesammelt und ansonsten abgewartet.

4.1.2.4 Impfkampagnen der DDR-Gesundheitsbehörden in den 1950er Jahren

In der DDR war die Seuchenbekämpfung ungleich zentralistischer organisiert als in der föderal strukturierten BRD. Im Zeitraum der Asiatischen Grippe von 1957/1958 wurden die Maßnahmen gegen Influenza von der Staatlichen Hygiene-Inspektion, angesiedelt im Ministerium für Gesundheitswesen, koordiniert. Die zentrale Maßnahme war dabei die auf freiwilliger Basis durchgeführte Influenza-Schutzimpfung. Die Hygiene-Institute der einzelnen Bezirke, der mittleren Verwaltungseinheit in der DDR, hatten dabei der Staatlichen Hygiene-Inspektion über den Verlauf und die Wirksamkeit der Impfungen Bericht zu erstatten. Die Bezirke führten dabei wiederum die Aufsicht über die Stadt- und Landkreise. Auffällig ist, dass die Influenza ausschließlich unter der Bezeichnung ‚Virusgrippe' verhandelt wurde. Eine Distinktion der Pandemie von 1957/1958, der Asiatischen Grippe, wurde als solche nicht vorgenommen. Tatsächlich liegen keine Akten vor, welche die Asiatische Grippe explizit als solche benennen. Vielmehr spricht die Aktenlage dafür, dass in den 1950er Jahren bereits vor der Pandemie eine fortlaufende Immunisierung der Bevölkerung angestrebt wurde.

So fanden bereits im Vorfeld der Asiatischen Grippe zentral angeordnete Impfungen in der DDR statt. Durch den Leiter der Staatlichen Hygiene-Inspektion der DDR erging am 3. Oktober 1956 die Weisung, „die Grippe-Schutzimpfung zu propagieren und auf freiwilliger Grundlage durchzuführen"[388] Empfohlen wurde insbesondere die Impfung der Arbeiter in Großbetrieben und von Personen mit Vorerkrankungen wie beispielsweise Tuberkulose, Allergien sowie Haut- und Erkältungskrankheiten. Als Begründung für diese Maßnahme wurde angeführt, dass ein besonders kalter Sommer und das Auftreten einer Grippe vom Typ B in der benachbarten BRD das Influenza-Risiko erhöhe. Bis Ende Januar 1957 sollten die beauftragten Hygiene-Institute die übergeordnete Staatliche Hygiene-Inspek-

388 Regierung der Deutschen Demokratischen Republik. Ministerium für Gesundheitswesen. Leiter der Staatl. Hygiene-Inspektion: An alle Bezirks-Hygiene-Institute. Betrifft: Virusgrippe, Berlin vom 3. Oktober 1956, BArch, DQ 1/4011, S 1.

tion über die durchgeführten Impfungen in Kenntnis setzen. Ferner waren der Staatlichen Hygiene-Inspektion bis Mitte Mai 1957 Ergebnisse zur Wirksamkeit der Impfstoffe vorzulegen.[389]

Die Impfbereitschaft der Bevölkerung war nicht sehr hoch, und dementsprechend war die gesamte Impfkampagne wenig erfolgreich. Der Bezirk Rostock berichtete am 19. Mai 1957 von nur wenig Geimpften und einer negativen Einstellung der Bevölkerung gegenüber der Influenza-Schutzimpfung. Die messbare Wirksamkeit des Vakzins war niedrig. Von 1.089 geimpften Personen seien immer noch 8,54 % erkrankt gegenüber 10,58 % bei 9.667 Personen, die sich nicht hatten impfen lassen.[390] Auch der Bezirk Cottbus meldete der Staatlichen Hygiene-Inspektion, dass sich lediglich 2.862 Personen haben impfen lassen. Diese seien jedoch genau so häufig an der Influenza erkrankt wie die Nichtgeimpften.[391] Im Bezirk Magdeburg sei die Impfkampagne „trotz guter Propagierung“[392] auf eine schlechte Resonanz der Bevölkerung gestoßen. Von den Geimpften sei zwar niemand an der Virusgrippe erkrankt, doch gehäuft an grippalen Infektionen. Weitere Folgen der Vakzinierung beinhalteten erhöhte Temperatur und Schnupfen, wobei keine dieser Symptome zu Arbeitsunfähigkeit führte.[393]

Auch die Quellen für die nächste Impfkampagne in der Saison 1958/1959 blieben vor allem durch Berichte über die allgemeine Ablehnung der Impfung in der DDR-Bevölkerung bestimmt. So teilte der kommissarische Kreisarzt des Kreises Kamenz am 27. Mai 1959 mit, der Betriebsleiter eines Steinbruchbetriebes weigere sich vor versammelter Arbeiterschaft die mittels Nasenspray verabreichte Impfung (endonasal) ein-

389 Vgl. Ibid., S. 1 f.

390 Vgl. Rat des Bezirkes Rostock. Abteilung Gesundheitswesen. Bezirks-Hygieneinspektion: An das Ministerium für Gesundheitswesen. Staatliche Hygiene-Inspektion bzgl. Nachricht vom 3.10.1956. Virusgrippe, Rostock vom 19. Mai 1957, BArch, DQ 1/4011.

391 Vgl. Rat des Bezirkes Cottbus. Abtg. Gesundheitswesen. Ref. Allgemeine Hygiene und Seuchenbekämpfung: Betr. Auswertung der Grippeschutzimpfungen. Bezug: Dortige Verfügung vom 3.10.1956, Cottbus vom 14. Mai 1957, BArch, DQ 1/4011.

392 Rat des Bezirkes Magdeburg. Abt. Gesundheitswesen. Allg. Hygiene u. Seuchenbek.: An das Ministerium für Gesundheitswesen Staatliche Hygiene-Inspektion. Betr.: Virusgrippe. Bezug: Dortiges Schreiben vom 3. 10. 1956, Magdeburg vom 17. Mai 1957, BArch, DQ 1/4011.

393 Vgl. Ibid.

zunehmen.[394] Der Kreis Görlitz berichtete, dass die endonasale Impfung bei der Bevölkerung Akzeptanz fände. Doch scheint die Entscheidung für diese minimalinvasive Verabreichungsform lediglich ein Kompromiss zur Steigerung der Impfbereitschaft gewesen zu sein, denn „eine subkutane Impfung wird allgemein strikt abgelehnt und wurde auch nicht durchgeführt."[395] Im Kreis Bischofswerda fanden in der Saison 1958/1959 231 subkutane gegenüber 3.849 endonasalen Impfungen statt, wobei auch die Akzeptanz der endonasalen Influenza-Impfung als „mangelhaft"[396] bezeichnet wurde. Der zuständige kommissarische Kreisarzt in Bischofswerda führte die geringe Akzeptanz der endonasalen Impfung darauf zurück, dass diese mehrmals in Folge durchgeführt werden müsse, um überhaupt eine Wirkung zu erzielen. In der Folge traten häufig Nebenwirkungen wie Schnupfen und andere Erkältungssymptome auf. Insgesamt wurde die Impfaktion in Kreis Görlitz jedoch als Erfolg gewertet, da schwerere Erkältungserkrankungen in Folge einer erhöhten Durchimpfungsrate rückläufig gewesen seien.[397]

Der Kreisarzt des Kreises Zittau teilte mit, dass die Impfbereitschaft der Bevölkerung in den Monaten November und Dezember 1958 sehr hoch gewesen sei. Ausnahmen von dieser Regel wurden auf die Multiplikatorenwirkung von medizinischem Impfpersonal zurückgeführt: „In Hirschfelde war in verschiedenen Schwerpunktbetrieben die Impfung recht mangelhaft; das kam z.T. davon, daß unter dem med. Personal Impfgegner waren."[398] Die Beschuldigung der Impfgegnerschaft trägt in mehreren Quellen fast die Semantik einer politischen Subversion. In den Sicherheitsorganen der DDR kam man einer solchen Form von Insubordination durch folgende Aufforderung zuvor, die das Innenministerium am 20. Okto-

394 Vgl. Rat des Kreises Kamenz. Abtlg. Gesundheits-u. Sozialwesen: An das Bezirks-Hygiene-Institut. Betr.: Analyse über die Wirksamkeit der Schutzimpfung gegen Virusgrippe, Kamenz vom 27. Mai 1959, BArch, DQ 1/4008.

395 Rat des Kreises Görlitz. An das Bezirks-Hygiene-Institut Bautzen: Bericht über die endonasale Grippeschutzimpfung, Görlitz vom 11. Juni 1959, BArch, DQ 1/4008.

396 Rat des Kreises Bischofswerda. Gesundheitswesen. Hygiene-Inspektion: Betr. Auswertung der Grippe-Schutzimpfung, Bautzen vom 17. Juni 1959, BArch, DQ 1/4008.

397 Vgl. Ibid.

398 Rat des Kreises Zittau. Abt. Gesundheits- und Sozialwesen. Hygiene-Inspektion: Betr.: Schutzimpfung gegen Virusgrippe 1958/1959, Zittau vom 18. Juni 1959, BArch, DQ 1/4008.

ber 1958 an alle nachgeordneten Stellen schickte: „Zur Erhaltung der Einsatzfähigkeit aller Angehörigen der bewaffneten Organe des MDI (Ministerium des Innern, Anm. DR) ist es erforderlich, eine Impfung gegen Grippeerkrankungen rechtzeitig und umfassend durchzuführen."[399] Alle Angehörigen der bewaffneten Organe des Innenministeriums sollten geimpft werden. Die jeweiligen Amtsleiter wurden bezüglich der Durchführung dieser Verordnung in direkte Verantwortung genommen:

> Die Chefs der Bezirksbehörden, die Kommandeure der Grenz- und Bereitschaftspolizei, die Leiter der Abschnitte der Transportpolizei und Leiter zentraler Dienststellen [sind] voll verantwortlich für eine restlose und termingerechte Impfung ihres Personalbestands.[400]

Die Impfmaßnahme gegen die Influenza sollte bis zum 20. Dezember 1958 – also binnen zwei Monaten – durchgeführt und deren Vollzug an das Innenministerium zurückgemeldet werden. Danach sollte die Anweisung von den Dienststellen in eigener Verantwortung vernichtet werden.[401] Ein derartiges Impf-Dispositiv mit einer angestrebten hundertprozentigen Durchimpfungsrate kann als einmalig in der Geschichte der Influenza betrachtet werden. Es bleibt hypothetisch, ob die hohe Erkrankungsrate während der Asiatischen Grippe womöglich die Befürchtung in der DDR-Führung geweckt hatte, weitere Influenza-Wellen könnten die innere Sicherheit des Bauern- und Arbeiterstaates gefährden. Der Volksaufstand in der DDR von 1953 und weitere Aufstände in den Staaten des ‚real existierenden Sozialismus' lagen erst wenige Jahre zurück und hatten zu umfangreichen Umstrukturierungen des DDR-Sicherheitsapparates geführt.[402] Die hier beschriebene Impfkampagne betraf zudem die Grenzpolizei. Es steht außer Frage, dass im Falle einer Influenza-Epidemie oder gar -pandemie auch nach dem damaligen Kenntnisstand mit zahlreichen Erkrankungen innerhalb der oftmals kasernierten Sicherheitskräfte zu rechnen gewesen wäre. Einem solchen Ausfall von Schlüsselpersonal sollte durch die be-

---

399 Regierung der Deutschen Demokratischen Republik. Ministerium des Innern: Dienstanweisung des 1. Stellvertreters des Ministers des Innern Nr. 11/58, Berlin vom 20. Oktober 1958, BArch, DO 1/63739.

400 Ibid.

401 Vgl. Ibid.

402 Vgl. Gieseke, Jens: Die DDR-Staatssicherheit. Schild und Schwert der Partei, Bonn 2001, S. 24–30, für Maßnahmen zur Verhinderung weiterer Unruhen, vgl. insbesondere S. 30.

schriebene Vakzinierung des Sicherheitsapparates aller Wahrscheinlichkeit nach vorgebeugt werden.

Behörden sind vor allem dem Schutz der Bevölkerung, also ganzer Populationen, verpflichtet. Um die Influenza-Erkrankungen speziell im kasuistischen Einzelfall stärker in den Fokus zu nehmen, wird es im nächsten Kapitel um die ärztliche Wahrnehmung der Influenza unter besonderer Berücksichtigung der Asiatischen Grippe gehen.

4.1.3 Die Pandemie von 1957/1958 in medizinischen Zeitschriften

4.1.3.1 Ärztliche Expertise im Spannungsfeld zwischen Wissenschaft und Öffentlichkeit

Im Gegensatz zu den weitgehend unkoordinierten und zumeist hilflosen Therapieansätzen der Ärzte während der Spanischen Grippe hatte sich bis zur Asiatischen Grippe eine vergleichsweise einheitliche Richtschnur zur Behandlung der Influenza etabliert. So empfahlen Ärzte bei einer leichten Influenza zumeist eine symptomatische Behandlung durch fiebersenkende und schmerzstillende Mittel sowie Bettruhe. Auch Vitamin C wurde verabreicht, wobei dieses keine nachweisbaren Auswirkungen auf die Erkrankungswahrscheinlichkeit und den Krankheitsverlauf besaß und wohl eher als Konsequenz einer erfolgreichen Vermarktung von Gesundheitspräparaten auf Vitamin C-Basis zu sehen ist.[403] Um die Influenza nicht weiter zu verbreiten, sollte von Krankenhauseinweisungen bei leichten Fällen abgesehen werden. Fortschritte in der Intensivmedizin ermöglichten in den 1950er Jahren die erfolgreiche Behandlung von schwereren Influenza-Fällen. Ein wichtiger Schritt war zudem die Entwicklung verschiedener Antibiotika, die bei oftmals tödlichen bakteriellen Sekundärinfektionen durch Pneumokokken, Streptokokken und des selten gewordenen Pfeiffer-Influenzabazillus eingesetzt werden konnten.[404] Dennoch verblieben in der ärztlichen Fachöffentlichkeit Unsicherheiten: Wie groß war das Risiko durch die Asiatische Grippe für die Bevölkerung? Welche Fortschritte konnte man von der Influenza-Schutzimpfung erwarten? Diesen Fragen

---

403 Vgl. dazu Bächi, Beat: Vitamin C für alle!. Pharmazeutische Produktion, Vermarktung und Gesundheitspolitik (1933–1953), Zürich 2009.

404 Zum Stand der Influenza-Behandlung während der Asiatischen Grippe vgl. Schwarzenburg: Die A2-Influenza-Pandemie 1957/58, S. 9–13.

soll nun anhand des ‚Deutschen Ärzteblatts' und der ‚Deutschen Medizinischen Wochenschrift' nachgegangen werden.

Das 1872 gegründete ‚Deutsche Ärzteblatt' „ist die offizielle Publikation der Bundesärztekammer (Arbeitsgemeinschaft der Deutschen Ärztekammer) und der Kassenärztlichen Bundesvereinigung"[405] und entwickelte sich bis 2014 mit einer wöchentlichen Auflage von 355.000 Exemplaren zum auflagenstärksten Printmedium der deutschen Ärzteschaft. Das ‚Deutsche Ärzteblatt' veröffentlicht auch für Mediziner wissenschaftlich relevante Beiträge und vertritt den Anspruch, diese den Ärzten aller Fachrichtungen zeitnah zugänglich zu machen.[406] Die 1875 gegründete ‚Deutsche Medizinische Wochenschrift' publiziert Originalarbeiten, Fallberichte und Fortbildungsbeiträge aus der Inneren Medizin und ihren Nachbargebieten, um aktuelles, praktisch anwendbares Wissen zu vermitteln. Sie ist zugleich Organ der Deutschen Gesellschaft für Innere Medizin (DGIM) und Organ der Gesellschaft Deutscher Naturforscher und Ärzte (GDNÄ).[407] Beide Zeitschriften bilden somit das Quellenkorpus einerseits zur Untersuchung des wissenschaftlichen Wissens über die Influenza, andererseits zur Darstellung der ärztlichen Perspektive und des Anwendungswissens bezüglich der Influenza.

Die Ärzteschaft als breite Fachöffentlichkeit erfüllt gewissermaßen eine professionssoziologisch näher zu beschreibende Scharnierfunktion zwischen der Fachwissenschaft und einer breiteren Öffentlichkeit. Auf der einen Seite muss aktuelles wissenschaftliches Wissen der Influenza-Forschung z. B. aus den Bereichen Immunologie, Mikrobiologie und Virologie rezipiert und nutzbar gemacht werden. Zur effektiven Behandlung der Influenza und zur richtigen Einschätzung von epidemischen und pandemischen Ereignissen sind Ärzte auf das neueste wissenschaftliche Wissen angewiesen. Auf der anderen Seite sind Ärzte mit der Behandlung ihrer Klienten bzw. Patienten konfrontiert, welche oftmals anderen Anforderungen als der Generierung wissenschaftlichen Wissens unterliegt. Die krankheitsbedingte ‚Krise' des Klienten oder Patienten schlägt sich vor allem

405 Vgl. Deutscher Ärzte-Verlag: Media-Information 2014. Deutsches Ärzteblatt, http://www.aerzteblatt.de/down.asp?id=12098 – abgerufen am 8. Februar 2014, S. 5.

406 Vgl. Ibid., S. 5.

407 Vgl. Thieme-Verlag: Mediadaten zur Deutschen Medizinischen Wochenschrift, https://www.thieme.de/de/dmw-deutsche-medizinische-wochenschrift/mediadaten-dmw-2608.htm – abgerufen am 29. September 2015.

im Einzelfall der leichten oder schweren Influenza-Erkrankungen nieder, welche vom Arzt unmittelbar behandelt werden muss.[408] Bevölkerungsmedizinisch-epidemiologische Perspektiven sind für den Arzt dagegen oft nicht handlungsanleitend. Ob sich diese binäre Codierung zwischen wissenschaftlichem und ärztlichem Wissen und Handeln aufrechterhalten lässt, und mit welchen Themenkomplexen zur Asiatischen Grippe die Ärzte Ende der 1950er Jahre konfrontiert waren, sei im Folgenden anhand des ‚Deutschen Ärzteblatts' und der ‚Deutschen Medizinischen Wochenschrift' dargestellt.

4.1.3.2 Die Influenza im Schatten von Nukleartechnik und Krebsforschung

Der erste Hinweis auf die Asiatische Grippe findet sich im ‚Deutschen Ärzteblatt' bereits am 11. April 1957. Die Zeitschrift veröffentlichte das Merkblatt Nr. 11 des BGA zum Umgang mit der Influenza. Das BGA legte besonderen Wert darauf, die seltenere ‚echte' Influenza von der viel häufiger auftretenden Erkältung zu unterscheiden. Die ‚echte Grippe' wurde dabei definiert als „eine epidemisch, oft explosionsartig auftretende Infektionskrankheit stark wechselnden Charakters; das Krankheitsbild ist außerhalb der Epidemiezeiten rein klinisch schwer als besondere Krankheit zu erkennen."[409] Falls die Influenza außerhalb einer manifesten Epidemie auftritt, so sei von einer ‚Erkältungskrankheit' oder einem ‚akuten Infekt der Atemwege' zu sprechen, jedoch nicht von einem ‚grippalen Infekt'. Die ‚echte Grippe' müsse aus Gründen der Seuchenabwehr als etwas Eigenständiges aufgefasst werden. Das Influenzavirus könne im Falle einer Epidemie während des ersten oder zweiten Krankheitstages mittels Labordiagnose nachgewiesen werden. Epidemien treten laut BGA insbesondere dann auf, wenn ein neuer Viren-Stamm in der Bevölkerung zirkuliert und auf eine unvorbereitete Bevölkerung trifft.[410] Der Virusnachweis und

---

408 Zur professionssoziologischen Unterscheidung zwischen Wissenschaft und Arzt vgl. insbesondere: Oevermann, Ulrich: Wissenschaft als Beruf. Die Professionalisierung wissenschaftlichen Handelns und die gegenwärtige Universitätsentwicklung, in: die hochschule, 1 (2005), S. 15–51.

409 Bundesgesundheitsamt (Hrsg.): Ratschläge an Ärzte zur Bekämpfung der echten Virusgrippe (Influenza), in: Deutsches Ärzteblatt, Jg. 42, 10 (1957), S. 281–282, S. 281.

410 Vgl. Ibid., S. 281 f.

das epidemische Auftreten der Influenza sind in der Definition des BGA obligatorisch, um von einer ‚echten Grippe' zu sprechen.

Laut Merkblatt verlaufe auch eine ‚echte Grippe' zumeist mild und betreffe vor allem ältere Menschen. Die zahlreichen schwereren Grippe-Pneumonien bei jungen Erwachsenen in den Jahren 1918/1919 seien ein Ausnahmefall der Spanischen Grippe gewesen. Das BGA empfahl den Ärzten, ihren Patienten Bettruhe zu verordnen und bei Lungenentzündungen mit Antibiotika zu intervenieren. Hervorzuheben ist die Einstellung des BGA zur Schutzimpfung: Diese komme in einer sich schnell ausbreitenden Epidemie oft zu spät; auch sei deren prophylaktische Wirkung unbestätigt.[411] Anhand dieser Quelle wird deutlich, warum sich die Behörden während der Asiatischen Grippe von 1957/1958 so zurückhaltend verhielten: Die Spanische Grippe bestimmte den Erfahrungsraum der Ressortforschung nicht als Prototyp, sondern als Sonderfall einer Influenza-Pandemie. Weiterhin wird selbst die ‚echte Grippe' als unproblematisch für die Gesundheit der Bevölkerung angesehen. Bevölkerungsweite Impfungen seien daher unnötig und zudem vermutlich unwirksam, um größere Populationen zeitnah zu schützen.

In der Deutschen Ärzteschaft selbst spielte die Asiatische Grippe in der ersten Hälfte des Jahres 1957 keine Rolle. Das Programm des Ende Juni 1957 in Köln veranstalteten 60. Deutschen Ärztetags sah vor allem das Thema Atomspaltung vor. Einerseits ging es um die aus der Nukleartechnik resultierende Strahlen-Gefahr. Andererseits wurden auch Potenziale in Form neuer diagnostischer und therapeutischer Anwendungen gesehen, beispielsweise im Rahmen der Krebsbehandlung.[412] Damit stand das Programm des Ärztetags ganz im Zeichen der in den 1950er Jahren weitverbreiteten Atom-Euphorie bzw. der Angst vor den militärischen und gesundheitlichen Folgen der damaligen Nuklear-Technologie.[413] Infektionskrankheiten spielten auf dem 60. Ärztetag grundsätzlich keine Rolle.

---

411 Vgl. Ibid.

412 Vgl. Bundesärztekammer u. Kassenärztliche Vereinigung Köln (Hrsg.): Ärztliche Mitteilung. 60. Deutsche Ärztetag in Köln am Rhein, in: Deutsches Ärzteblatt, Jg. 42, 17 (1957), Programmbeilage, S. 1.

413 Für die nukleare Kontroverse Ende der 1950er vgl. insbesondere: Radkau, Joachim: Aufstieg und Krise der deutschen Atomwirtschaft: 1945–1975. Verdrängte Alternativen in der Kerntechnik und der Ursprung der nuklearen Kontroverse, Hamburg 1983, S. 78–99.

Auf der von der WHO ausgerichteten 10. Welt-Gesundheits-Versammlung, über die am 21. September 1957 im ‚Deutschen Ärzteblatt' berichtet wurde, nahm die Influenza eine äußerst periphere Rolle ein. Hauptthemen waren die Bekämpfung von Infektionskrankheiten wie Malaria, Kinderlähmung und Tuberkulose sowie die Herausforderungen durch Krebserkrankungen und Ideen zu einer friedlichen Anwendung der Atomenergie. Die Influenza wurde nur kurz aufgegriffen, und zwar bezüglich der Frage, ob die internationalen Gesundheitsvorschriften zur schnellen Meldung von Krankheitszahlen und einer möglichen Verhängung von Quarantänen auch auf die bisher nicht quarantänepflichtige Influenza angewendet werden sollten. Der Anlass war die Ausbreitung der Asiatischen Grippe. Die Welt-Gesundheits-Versammlung befand jedoch, die Influenza nicht mit den anderen Infektionskrankheiten gleichzustellen und die Gesundheitsvorschriften darum unverändert zu belassen.[414]

In der ‚Deutschen Medizinischen Wochenschrift' wurde die Asiatische Grippe das erste Mal in der Ausgabe vom 16. August 1957 sichtbar und eindeutig als Pandemie markiert: „**Die asiatische Grippepandemie** hatte beim Abschluß der Vorarbeiten dieser Nummer der Dtsch. med. Wschr. die Bundesrepublik nicht erreicht."[415] In der Meldung wird die weltweite Ausbreitung des neuen A Singapore/57-Virus beschrieben, das sich von den bisher zirkulierenden Influenza-A-Viren erheblich unterscheide und als „außerordentlich infektiös"[416] charakterisiert wurde. Grundsätzlich sei der Krankheitsverlauf der Asiatischen Grippe harmlos; nur in seltenen Fällen sei eine Beteiligung der Lungen oder die Entstehung einer Meningitis beobachtet worden. Die Herstellung einer Schutzimpfung sei aufgrund der „ungewöhnlichen Struktur des Antigens"[417] bisher sehr schwierig. Das ‚Deutsche Ärzteblatt' sah die Pandemie am 1. September 1957 als überwunden an und bezog sich dafür auf einen Bericht der WHO vom 11. Juli 1957. Demnach sei die Ausbreitung der Asiatischen Grippe in Asien zum Erliegen gekommen. In Europa sei das Virus

---

414 Vgl. Daelen, M.: Tagungsberichte. 10. Welt-Gesundheits-Versammlung in Genf vom 7.–25. Mai 1957, in: Deutsches Ärzteblatt, Jg. 42, 27 (1957), S. 810–813.

415 Anonymus: Kleine Mitteilungen. Die asiatische Grippepandemie, in: Deutsche Medizinische Wochenschrift, Jg. 82, 33 (1957), S. 1357, Hervorhebung im Original.

416 Ibid.

417 Ibid.

lediglich vereinzelt in den Niederlanden nachgewiesen worden.[418] Weltweit sei die Krankheit rückläufig, beeinflusse das öffentliche Leben kaum, und es sei festzustellen, „daß die Krankheit weiterhin mild auftritt mit wenig Komplikationen und Todesfällen."[419] Mit den ersten Influenza-Fällen in Deutschland steigerte sich das Interesse der Ärzteschaft sowohl an der nationalen als auch der internationalen Influenza-Situation.

4.1.3.3 Die Asiatische Grippe im Fokus der ärztlichen Fachöffentlichkeit

Der erste umfangreiche Artikel zur Epidemiologie der Asiatischen Grippe erschien am 27. September 1957 in der ‚Deutschen Medizinischen Wochenschrift'. Darin skizzierten Lippelt und Mannweiler die Ausbreitung der Pandemie insbesondere im asiatischen Raum: So seien auf den Philippinen 1.120.000 und in Thailand 500.000 Menschen mit der Influenza infiziert. Allerdings seien Todesfälle dort selten und lägen etwa im zweistelligen Bereich. In Deutschland trete die Asiatische Grippe lediglich punktuell auf. 150 Angehörige der US-Armee und einige Bundeswehrsoldaten hätten sich infiziert, wobei ein Virusnachweis bisher nicht erfolgte. Im genannten Artikel gibt es auch einen Bezug zur Spanischen Grippe von 1918/1919, welche in etwa 20 Mio. Todesopfer verursacht habe.[420] Aus der historischen Erfahrung mit der Spanischen Grippe wird jedoch lediglich geschlussfolgert, dass Influenza-A-Viren „höhere Morbiditäts- und Letalitätsziffern zu haben [scheinen] als andere Influenza-Epidemien."[421] Die Autoren nahmen hingegen nicht an, dass die Asiatische Grippe ähnliche Dimensionen wie die Pandemie von 1918/1919 annehmen müsse. Tatsächlich wurde der klinische Verlauf der Pandemie als „außerordentlich mild"[422] eingeschätzt.

Skeptisch äußerten sich Lippelt und Mannweiler zur Möglichkeit der derzeit in der Wissenschaft debattieren Influenza-Schutzimpfung. Polyva-

---

418 Vgl. Anonymus: Die aktuelle Information. Asiatische Grippe, in: Deutsches Ärzteblatt, Jg. 42, 25 (1957), S. 727.

419 Ibid., Sperrung dem Original entnommen.

420 Vgl. Lippelt, H.; Mannweiler, E.: Zur gegenwärtigen Influenza-Situation (1957), in: Deutsche Medizinische Wochenschrift, Jg. 82, 39 (1957), S. 1692–1694, S. 1692 f.

421 Ibid., S. 1693.

422 Ibid.

lente Impfstoffe könnten nach ersten Erkenntnissen keinen ausreichenden Schutz vor der Asiatischen Grippe bieten. Monovalente, eigens auf die Pandemie zugeschnittene Impfstoffe seien zwar effektiv, könnten aber in absehbarer Zeit nicht in der erforderlichen Menge produziert werden. Der Einsatz von Influenza-Vakzinen scheitere also vor allem an der praktischen Umsetzung. Dementsprechend empfahlen die Autoren des Artikels vor allem die bevölkerungsweite Kommunikation von Hygienemaßnahmen. So könne man beim Husten und Niesen Rücksicht auf Personen in unmittelbarer Nähe nehmen und sollte größere Menschenansammlungen grundsätzlich meiden.[423]

War in der ersten Hälfte des Jahres 1957 so gut wie keine Berichterstattung über die Asiatische Grippe im ,Deutschen Ärzteblatt' erfolgt, wurden gegen Ende des Jahres in der Zeitschrift verschiedene Themen zur Influenza diskutiert. Am 1. November 1957 erschien ein umfangreicher Artikel, der sich mit der Epidemiologie, der Klinik, der Virusdarstellung sowie Therapie- und Prophylaxe-Möglichkeiten der Influenza auseinandersetzte. Unter Berücksichtigung epidemiologischer Gesichtspunkte kam der Verfasser Rudolf Siegert zu dem Schluss, dass die Asiatische Grippe mit einer weltweiten Verbreitung und einer Morbidität von bis zu 60 % als Pandemie zu werten sei. Allerdings fügte er hinzu, dass die Influenza im Einzelfall zumeist harmlos verlaufe und Todesfälle nur sehr selten sowie regional begrenzt festzustellen seien. Als Beispiel führte er die Philippinen an, wo im Mai 1957 von mehr als 1 Mio. Erkrankten lediglich 2.219 starben.[424] Andererseits unterstrich Siegert die Wandlungsfähigkeit des Influenzavirus und bezog diesen in seine abschließenden Risikoeinschätzung mit ein: „Wir müssen stets damit rechnen, daß sie [die Grippe, Anm. DR] wieder einmal in einer derart bösartigen Form wie 1918/19 auftritt, wo sie bei ihrem Zug um die Welt mindestens 15–20 Millionen Menschen dahinraffte."[425]

Derartigen Vergleichen und überhaupt der Hypothese, dass eine ,echte Grippe' in größerem Maße in der BRD zirkuliere, wurde von Teilen der wissenschaftlichen Community erheblich widersprochen. Insbesondere aus dem Umfeld der behördennahen Ressortforschung gab es immer wieder Zweifel, dass jeder grippeähnliche Infekt mit einer ,echten Grippe'

423 Vgl. Ibid., S. 1694.

424 Vgl. Siegert, Rudolf: Die Pandemie der „asiatischen" Grippe 1957, in: Deutsches Ärzteblatt, Jg. 42, 31 (1957), S. 926–931, S. 926 f.

425 Ibid., S. 926.

gleichzusetzen sei. So rief der im BGA beschäftigte Friedrich Otto Höring die Ärzte am 8. November 1957 dazu auf, den Grippe-Begriff nicht inflationär, sondern nur dann zu gebrauchen, wenn ein erfolgreicher Virusnachweis im Labor stattgefunden habe:

> Der Arzt sollte heute die Diagnose ‚Grippe' auf Fälle beschränken, bei denen der Nachweis mindestens serologisch, besser noch durch Isolierung eines Influenza-Virus (in seinen vielen Typen) geführt werden konnte oder die im Rahmen einer Epidemie auftreten, bei der die spezifische Virusätiologie bewiesen wurde, wie jetzt fast alljährlich im Frühjahr. In allen anderen Fällen sollte nur von ‚akutem Infekt', wenn möglich unter Zusatz des führenden Symptoms (katarrhalisch bzw. der oberen Luftwege, bronchitisch) gesprochen werden.[426]

Eine rein klinische, also an den Symptomen orientierte, Diagnose der Influenza sei hingegen unmöglich.[427] Damit bezweifelte Höring nicht nur das Vorhandensein einer Pandemie,[428] da in fast keinem der als Influenza diagnostizierten Fälle ein Labor-Nachweis geführt wurde. Darüber hinaus sprach Höring den Ärzten auch die Kompetenz ab, die Influenza überhaupt zu diagnostizieren, da der überaus komplizierte Virusnachweis Ende der 1950er Jahre nur in sehr wenigen Laboren durchgeführt werden konnte. Den mit der Seuchenbekämpfung beauftragten Behörden wurde somit die Deutungshoheit über das Vorhandensein einer Pandemie eingeräumt. Während der Hongkong-Pandemie 1968–1970 sollte die von Höring gezogene Abgrenzung zu Spannungen zwischen Behörden und Ärzten führen. Derweil empfahl er jedoch, die Grippe symptomatisch zu behandeln und Antibiotika nur dann einzusetzen, wenn eine bakterielle Beteiligung (Sekundärinfektion) labordiagnostisch bestätigt werden könne.[429]

Die Aussage von Höring blieb nicht lange unwidersprochen. Am 22. November 1957 veröffentlichte die ‚Deutsche Medizinische Wochenschrift' einen Artikel, der darauf hinwies, dass es im Rahmen der Asiati-

---

426 Höring, F. O.: Grippe, in: Deutsche Medizinische Wochenschrift, Jg. 82, 45 (1957), S. 1934–1935, S. 1934.

427 Vgl. Ibid.

428 Auch auf der Sitzung der Berliner Medizinischen Gesellschaft am 11. Dezember 1957 bezweifelte Höring, dass die Asiatische Grippe mit der Russischen Grippe oder der Spanischen Grippe gleichgestellt werden könne, vgl. Höring, F. O.: Verhandlungsberichte der Berliner Medizinischen Gesellschaft. Sitzung am 11. Dezember 1957: Klinische Beobachtungen bei der Grippe-Epidemie 1957, in: Deutsche Medizinische Wochenschrift, Jg. 82, 32 (1958), S. 1376.

429 Vgl. Höring: Grippe, in: Deutsche Medizinische Wochenschrift, S. 1934.

schen Grippe in Einzelfällen zu schwereren Lungenentzündungen gekommen sei, die binnen 24 bis 48 Stunden zum Tode führten. Dabei standen bakterielle Sekundärinfektionen durch Pneumokokken, Streptokokken und Staphylokokken sowie der *Haemophilus influenzae* in Verdacht, eine an sich harmlos verlaufene Influenza binnen kürzester Zeit zu einem komplikationsreichen oder gar tödlichen Infekt zu eskalieren.[430] Mit Bezug auf die renommierte britische Medizin-Fachzeitschrift ,The Lancet' wurde empfohlen, schwere Krankheitsverläufe „blind" mit Antibiotika zu behandeln, „da das Ergebnis einer Bestimmung der Erreger zu viel Zeit erfordern würde."[431]

In die gleiche Richtung argumentierte der Kinderarzt Müller in einem Beitrag der ,Deutschen Medizinischen Wochenschrift'. Der Erregernachweis könne für die epidemiologische Beobachtung von Viren womöglich sinnvoll sein. Für den Kliniker stelle der Labornachweis aufgrund des Zeitverlustes kein probates Mittel dar. Bakterien seien in den 1950er Jahren bereits leicht anzuzüchten; Viren jedoch müssten gekühlt versandt werden, und die Rate an falsch-negativen Befunden sei laut Müller nicht gering.[432] Für den am Einzelfall interessierten praktizierenden Mediziner waren Labornachweise weitgehend irrelevant. Im Vordergrund stand das Wohl seines Patienten, nicht die Generierung von serologischen und virologischen Daten größerer Seuchenausbrüche. Ergänzend kann vermutet werden, dass Bakterien für den Mediziner vor Ort besser einschätzbare Pathogene blieben. Nicht nur waren sie in fast jeder medizinischen Einrichtung leicht nachweisbar, sondern sie ließen sich ebenso leicht bekämpfen – durch den konsequenten aber von Höring beanstandeten Einsatz von Antibiotika.

Wissenschaftler und Vertreter von Ressortforschungseinrichtungen des Bundes gaben wiederholt bekannt, dass die wirksamste Maßnahme in der Influenza-Schutzimpfung läge. So wandte sich der Präsident der RKI Georg Henneberg, welcher der Asiatischen Grippe das Potenzial einer lang-

430 Vgl. Anonymus: Kleine Mitteilungen. Hämorrhagische Pneumonien im weiteren Verlauf der Grippe-Epidemie, in: Deutsche Medizinische Wochenschrift, Jg. 82, 47 (1957), S. 2017.

431 Ibid.

432 Müller, F.: Übersichten. Akute virusbedingte Erkältungskrankheiten I, in: Deutsche Medizinische Wochenschrift, Jg. 83, 24 (1958), S. 1058–1061, S. 1058.

andauernden Pandemie attestierte,[433] am 1. März 1958 mit einem Artikel im ‚Deutschen Ärzteblatt' an eine breitere Fachöffentlichkeit. Bei einer Influenza-Pandemie wie der Asiatischen Grippe könnten weder Quarantänen noch Medikamente wirksamen Schutz bieten. HENNEBERG wiederholte gegenüber der Ärzteschaft seine bereits auf der BGA-Tagung vom 22. und 23. November 1957 geäußerte Hypothese, dass alleine die Influenza-Schutzimpfung einen wirkungsvollen Schutz gegen die Ausbreitung der Influenza böte. Dank neuer Erfahrungen aus den USA sei es mittlerweile möglich, einen Impfstoff herzustellen, der die Morbidität bei einem größeren Influenza-Ausbruch um etwa 50 % verringere. Auch in der UdSSR habe man mit Impfsprays einige Erfolge erzielen können. Ebenfalls als potenzialreich sah HENNEBERG den Zusatz von Adjuvantien wie Aluminiumverbindungen an, welche den Impftiter bei Probanden um etwa den Faktor 100 erhöht habe.[434] Ergänzend bemängelte er die Rückständigkeit der BRD bei der Entwicklung und Wirkungsprüfung von Impfstoffen:

> Bei der Einführung von Influenzavirus-Impfstoffen erweist es sich als ein Nachteil, daß es für die Wertbemessung und Wertigkeitsprüfung dieser Impfstoffe keine Standarisierungsverfahren gibt. In Deutschland sind noch nicht einmal Mindestforderungen oder Richtlinien für die Herstellung und Prüfung aufgestellt worden.[435]

Die vollständige Durchimpfung der Bevölkerung sei angesichts des Zeitdrucks einer Epidemie illusorisch, doch zumindest gefährdete Risikogruppen (ältere Personen, Patienten mit Herz-Kreislaufschäden) könnten durch eine Impfung vor einem tödlichen Ausgang der Influenza geschützt werden. Dafür bestünde laut HENNEBERG aber die Notwendigkeit, zukünftig die qualitative Weiterentwicklung und Qualitätssicherung der Impfstoffe in Deutschland voranzutreiben[436] – ein Gebiet, auf dem das von ihm geleitete RKI erhebliche Kompetenzen besaß. Vor diesem Hintergrund ist es wenig überraschend, dass der RKI-Präsident die Asiatische Grippe als

---

433 Diese Vermutung äußerte HENNEBERG auch auf einer Sitzung der Berliner Medizinischen Gesellschaft am 11. Dezember 1957, vgl. Henneberg, G.: Verhandlungsberichte der Berliner Medizinischen Gesellschaft. Sitzung am 11. Dezember 1957: Influenzavirus A / Asia / 1957, in: Deutsche Medizinische Wochenschrift, Jg. 83, 32 (1958), S. 1375–1376.

434 Vgl. Henneberg, G.: Schutzimpfung gegen Grippe. Aus dem Bundesgesundheitsamt / Robert Koch-Institut / Virusabteilung, in: Deutsches Ärzteblatt, Jg. 43, 9 (1958), S. 236–238, S. 236.

435 Ibid., S. 237.

436 Vgl. Ibid., S. 238.

eine Pandemie bezeichnete, welche umfangreiche Maßnahmen erforderte. Wie das ‚Deutsche Ärzteblatt' am 22. März 1958 vermeldete, nahm der Bedarf an Influenza-Impfstoffen jedoch stetig ab. Da eine zweite pandemische Welle im Frühjahr 1958 ausblieb, wurde eine Impfaktion für das Personal verschiedener Krankenhäuser kurzfristig abgesagt.[437]

Während sich das ‚Deutsche Ärzteblatt' ab 1958 nicht mehr mit der Influenza befasste, war die Asiatische Grippe in der ‚Deutschen Medizinischen Wochenschrift' noch gelegentlich Gegenstand der Berichterstattung. So widmeten sich Mediziner auf der 65. Tagung der Deutschen Gesellschaft für Innere Medizin am 9. April 1959 einen ganzen Tag alleine der „Influenzapandemie 1957/58".[438] Besprochen wurden Diagnose, Krankheitsverlauf und besondere Komplikationen der Influenza, zu denen Herz- und Nervenschädigungen gehörten. Zudem wurde der epidemiologische Verlauf der Pandemie skizziert und mit den Auswirkungen früherer Pandemien abgeglichen.[439] Vereinzelt beschäftigten sich Ärzte im Jahre 1959 mit den Auswirkungen der Asiatischen Grippe.[440] Am 20. März 1959 berichtete die ‚Deutsche Medizinische Wochenschrift' von einer Grippe-Epidemie im Vereinigten Königreich; die „große Grippeepidemie im Winter 1957/1958"[441] sei jedoch trotz weltweit auftretender Grippefälle überwunden.[442]

Wurde in der ersten Hälfte des Jahres 1957 im ‚Deutschen Ärzteblatt' und der ‚Deutschen Medizinischen Wochenschrift' kaum über die Influenza im Allgemeinen und die Asiatische Grippe im Speziellen berichtet, so nahm das Interesse von Ärzten an der Influenza ab September 1957 kurzfristig zu. Dafür spricht nicht nur die Agendasetzung der medizinischen Zeitschriften, sondern darüber hinaus die rege Beteiligung von Medizinern

437 Vgl. Anonymus: Die aktuelle Information. Keine zweite Grippewelle, in: Deutsches Ärzteblatt, Jg. 43, 12 (1958), S. 307.

438 Heymann, W.: Verhandlungsberichte der 65. Tagung der Deutschen Gesellschaft für Innere Medizin. Wiesbaden, vom 6. bis 9. April 1959, in: Deutsche Medizinische Wochenschrift, Jg. 84, 20 (1959), S. 959–964, S. 963.

439 Vgl. Ibid., S. 963 f.

440 Vgl. z. B. Vivell, O.; Schröpl, F.; Reimold, G. et al.: Die Häufung von Grippe- und Adenovirusinfektionen in Südwestdeutschland im Jahre 1957. Ergebnisse serologischer und klinischer Studien, in: Deutsche Medizinische Wochenschrift, Jg. 84, 11 (1959), S. 510–516.

441 Anonymus: Kleine Mitteilungen. Größere Grippeepidemie, in: Deutsche Medizinische Wochenschrift, Jg. 84, 12 (1959), S. 574.

442 Vgl. Ibid.

mit Beiträgen über die Influenza in diesen Journalen. Expertise aus der Fachwissenschaft – beispielsweise der Mikrobiologie und der Virologie – wurden in der ärztlichen Fachöffentlichkeit kaum rezipiert. Vielmehr waren es politische Institutionen wie die WHO bzw. Einrichtungen der Ressortforschung wie das BGA und das RKI, welche die Risikowahrnehmung der Mediziner prägten und wiederholt versuchten, Handlungsanweisungen im Umgang mit der Influenza zu platzieren.

Abgesehen von RKI-Präsident Henneberg ging man trotz historischer Vergleiche mit früheren Pandemien wie der Russischen Grippe von 1889–1892 und der Spanischen Grippe von 1918/1919 kaum davon aus, dass die Asiatische Grippe eine ähnliche Dimension wie ihre Vorläufer annehmen würde. Im Gegensatz zu den Ressortforschungseinrichtungen sahen Ärzte keine Notwendigkeit, die ‚echte Grippe' über einen umständlichen Laborbefund nachweisen zu müssen. Auch die Influenza-Schutzimpfung wurde von der Ärzteschaft als potenzialreich aber noch nicht ausgereift angesehen; teils wurde ‚blind' mit Antibiotika behandelt. Somit bestätigt sich die eingangs aufgestellte, aus der Professionssoziologie entlehnte Hypothese, dass Ärzte vor allem klientenorientiert agierten. Allerdings muss die oben genannte binäre Codierung ‚Arzt-Wissenschaftler' noch um die Aspekte ‚Behördenempfehlung' und epidemiologische Kenngrößen erweitert werden, welcher die Mediziner ebenfalls eher ablehnend gegenüberstanden. Eine zukünftig zur Verfügung stehende Schutzimpfung, der Labornachweis und vergleichende Rückgriffe auf die Spanische Grippe schienen der ärztlichen Fachöffentlichkeit zu abstrakt, um bei der unmittelbaren Behandlung von Patienten von Nutzen zu sein.

4.1.4 Die mediale Darstellung der Asiatischen Grippe

4.1.4.1 Wahrnehmung in der BRD-Presse

Um dem Anspruch gerecht zu werden, die Rezeption der Influenza-Pandemien in verschiedenen Öffentlichkeiten zu untersuchen, dürfen auch die Medien und die breite Öffentlichkeit nicht ausgespart werden. Gerade die mitunter schnell wechselnden Agendasetzungen in den Massenmedien spielten sowohl bei der Risikowahrnehmung der Influenza als auch bei der Erzeugung regelrechter Risikodiskurse eine erhebliche Rolle. Daher wurde ein aus drei Zeitungen bestehendes Quellenkorpus ausgewählt: Die Wochenzeitung ‚Die Zeit', welche auch Meldungen großer Nachrichtenagenturen abdruckt, denen wiederum bis in das 21. Jahrhundert eine Schlüsselfunktion in der Nachrichtenselektion zukommt.[443] Zudem wird ‚Der Spiegel' als wichtiges, meinungsbildendes Leitmedium der BRD ausgewertet. Um die Rezeption von Grippe-Pandemien in der DDR zu betrachten, wurde das publizistische Zentralorgan der Sozialistische Einheitspartei Deutschlands (SED), die Zeitung ‚Neues Deutschland', herangezogen.

Vor der Asiatischen Grippe von 1957/1958 spielte die Influenza im Wochenblatt ‚Die Zeit' keine Rolle. Jedoch publizierte ‚Der Spiegel' mehrere Artikel, die sich mit einer Influenza-Epidemie im Jahre 1953 auseinandersetzten. Am 4. Februar 1953 berichtete das Nachrichtenmagazin, dass auf drei Kontinenten etwa 30–40 Mio. Menschen an Grippe erkrankt seien und darum von einer Pandemie gesprochen werden müsse. ‚Der Spiegel' berief sich dabei auf Informationen der WHO, welche bereits seit fünf Jahren eine neue Pandemie auf Basis des Grippevirus ‚A 1' erwarte.[444] Besonders hervorzuheben ist ein direkter Rekurs auf die Spanische Grippe:

> Die letzte und bisher größte Grippe-Pandemie, in ihren Ausmaßen nur vergleichbar mit dem ‚Schwarzen Tod' von 1348, brachte am Ende des ersten Weltkrieges in 20 Monaten doppelt so viele Menschen um wie die modernen Massenvernichtungswaffen in den vier vorausgegangenen Kriegsjahren.[445]

Die Urheber des Artikels zeigten sich überzeugt, dass der Influenza-Ausbruch von 1953 jene Pandemie sei, die im Rahmen der alle 30 bis 50 Jahre zyklisch wiederkehrenden Seuche erwartet würde. Die von ‚Der Spiegel' befragten Wissenschaftler, u. a. der Hamburger Grippe-Forscher Heinrich Lippelt, äußerten sich hingegen zurückhaltend. Bisher sei es nicht gelun-

---

443 Nachrichtenagenturen wie z. B. die Deutsche Presseagentur (dpa) und Reuters spielen als ‚Gatekeeper' bei der Selektion von aktuellen Nachrichten eine bedeutende Rolle. Die Agenturen orientieren sich bei der Auswahl der Themen wiederum an der Agendasetzung der ihnen nachgeordneten Medien. Dadurch potenzieren sich bestimmte Risikothemen z. B. zum Thema ‚Grippe-Pandemie'. Vgl. Harseim, Christine; Wilke, Jürgen: Nachrichtenproduktion und Nachrichtenangebot der Deutschen Presse-Agentur. Mit einem Ausblick auf den Agentur-Vergleich, in: Wilke, Jürgen (Hrsg.): Von der Agentur zur Redaktion. Wie Nachrichten gemacht, bewertet und verwendet werden, Köln u. a. 2000, S. 1–122, hier: S. 1 f., S. 7–10, S. 94 f., S. 102 f.

444 Vgl. Anonymus: GRIPPE / MEDIZIN. Das Virus A 1, in: Der Spiegel vom 4. Februar 1953, S. 29–30, S. 30.

445 Ibid.

gen, ein einziges A 1-Virus zu isolieren. Daher sei nicht von einer ‚Grippe', sondern ‚grippalen Infekten' zu sprechen. Auch bewege sich die Übersterblichkeit in Deutschland mit 60 Toten gegenüber den 196.000 Todesfällen der Spanischen Grippe in einem sehr niedrigen Bereich.[446] Obgleich ‚Der Spiegel' den Influenza-Ausbruch von 1953 als „Pandemie" bezeichnete, wurde diese Einschätzung weder von den damals befragten Wissenschaftlern noch in der späteren Retrospektive geteilt. Die Gleichsetzung der Influenza mit der Pest („Schwarzer Tod von 1348") unterstreicht hingegen klar die in ‚Der Spiegel' verfolgte Katastrophenberichterstattung.

Die sogenannte ‚Pandemie von 1953' wurde in ‚Der Spiegel' nicht weiter thematisiert. Erst am 24. April 1957 findet sich wieder eine Referenz auf die Influenza, und zwar im Gespräch mit dem hessischen Regierungsdirektor Dr. von Manger-Koenig. Gegenstand war die Vorsorge angesichts der in den 1950er Jahren immer noch weitverbreiteten und gefährlichen Poliomyelitis (Kinderlähmung). Dabei wurde die Grippe im Gegensatz zum vorherigen Artikel stark verharmlost. So informierte ‚Der Spiegel' über die Kinderlähmung: „Tausende solcher Infektionen [der Poliomyelitis, Anm. DR] werden nie diagnostiziert oder gemeldet, weil sie so milde verlaufen, daß sie als harmlose ‚Erkältung' oder ‚Grippe' angesehen werden."[447] In diesem Artikel tritt die Grippe als Fehldiagnose bei der im direkten Vergleich viel gefährlicheren Poliomyelitis in Erscheinung. Die Impfung gegen die Kinderlähmung war aufgrund von Impfschäden in Verruf geraten,[448] sodass die Akzentuierung der Kinderlähmung in ‚Der Spiegel' nicht weiter überrascht.

Die Asiatische Grippe selbst wurde das erste Mal in der Ausgabe der Wochenzeitung ‚Die Zeit' vom 20. Juni 1957 erwähnt. In Japan und Indien seien demnach 500.000 Personen erkrankt. Auf den Philippinen sei es zu 1.250 Todesfällen bei insgesamt 300.000 Krankheitsfällen gekommen. Europäische und amerikanische Behörden befürchteten laut ‚Die Zeit'

---

446 Vgl. Ibid., S. 29 f. Interessanterweise nahm man im Jahre 1953 noch an, in Deutschland seien während der Spanischen Grippe ‚nur' 196.000 Menschen, nicht, wie heute angenommen, mehr als 300.000 Menschen, gestorben. Hier zeigt sich abermals, wie mit der Zeit die Opferschätzungen zur Spanischen Grippe mehr und mehr zunahmen. Für die heute in etwa gültige Schätzung das Deutsche Reich betreffend, vgl. Witte: Tollkirschen und Quarantäne, S. 22.

447 Mauersberger, Helga: Kinderlähmung - Impfen oder nicht?, in: Der Spiegel vom 24. April 1957, S. 28–32, S. 29.

448 Vgl. Ibid., S. 29–32.

eine Ausbreitung der Influenza durch den Übersee-Passagierverkehr.[449] ‚Der Spiegel', der 1953 noch eine große Pandemie angekündigt hatte, äußerte sich am 3. Juli 1957 unter Rückgriff auf wissenschaftliche Expertise verhaltener zu einer möglichen Neuauflage der Spanischen Grippe:

> Die Grippeforscher glauben auch nicht, daß die Asiatische Grippe im Augenblick für Europa so gefährlich ist wie nach der Grippe-Epidemie nach dem ersten Weltkrieg. Damals, zwischen 1918 und 1920, forderte die ‚Spanische Grippe' mehr als zehn Millionen Todesopfer.[450]

Die Asiatische Grippe verlaufe insgesamt mild. Trotz mehrerer Millionen Erkrankungen bleibe die Anzahl der Influenza-Toten im dreistelligen Bereich. Zur Erklärung dieses Phänomens führte ‚Der Spiegel' eine Hypothese des niederländischen Virologen Mulder an. Demnach sei das Virus der Asiatischen Grippe gewissermaßen eine Neuauflage des bereits zwischen 1889 und 1892 zirkulierenden Virus der Russischen Grippe, sodass gerade bei älteren Personen Resistenzen auch gegen die neuen Influenzaviren vorhanden sein könnten.[451] Der Rückgriff auf eine historische Pandemie entlastete also in diesem Falle die Asiatische Grippe. Auf der anderen Seite dürfte die Asiatische Grippe durch die militaristische Semantik in diesem Artikel als Bedrohungsszenario aufgefasst worden seien. So wurde von einem „Abwehrkampf" gegen die Grippe gesprochen. Die Zentrale der WHO wurde als „Genfer Gesundheits-Generalstab" bezeichnet, die Ausbreitungslinie der Grippe sei die „Hauptkampflinie". Die Grippewelle „überrolle" verschiedene Weltregionen.[452] In ‚Der Spiegel' finden sich keine weiteren Verweise auf die Asiatische Grippe.

Als die Asiatische Grippe im September 1957 Deutschland erreichte, intensivierte sich auch die Berichterstattung in ‚Die Zeit'. Dafür konnte die Wochenzeitung den Virologen und Influenza-Forscher Heinrich Lippelt als Gastautor gewinnen. Lippelt kam ebenfalls zu dem Schluss, dass die Erkrankungszahlen zwar hoch, Todesfälle jedoch selten seien. Von 84.000 Erkrankten im Iran sei beispielsweise nur eine Person verstorben. In Thailand gebe es 89 Grippe-Tote bei insgesamt 550.000 erkrankten Per-

---

449 Vgl. Anonymus: Asiatische Grippe, in: Die Zeit vom 20. Juni 1957, S. 2.

450 Anonymus: Grippe-Epidemie. Viren aus Singapur, in: Der Spiegel vom 3. Juli 1957, S. 46–47, S. 46.

451 Vgl. Ibid., S. 46 f.

452 Alle Redewendungen aus Ibid., S. 46.

sonen.[453] Lippelt geht, ähnlich wie ‚Der Spiegel' auf das Phänomen der aus früheren Pandemien gewonnenen Resistenz ein:

> Interessanter Weise wurden bei Personen im hohen Alter Antikörper gegen diesen Stamm [gemeint ist hier der Influenza-Stamm der Asiatischen Grippe, Anm. DR] festgestellt, so daß der hypothetische Schluß gewagt wurde, daß ein ähnlicher Influenzatyp bereits einmal vor der Jahrhundertwende aufgetreten sei.[454]

Auch hier wirkt der historische Rekurs auf frühere Influenza-Pandemien entlastend für die aktuell zirkulierende Asiatische Grippe. Da in absehbarer Zeit keine ausreichende Menge an Impfstoff zur Verfügung stehe, empfahl Lippelt insbesondere die Beachtung der persönlichen Hygiene.[455]

Ein weiterer Artikel in ‚Die Zeit' suggerierte, dass die Asiatische Grippe in der BRD vor allem als ökonomische Herausforderung, weniger als Gesundheitsrisiko gesehen wurde. Zum 1. Juli 1957 trat das ‚Gesetz zur Verbesserung der wirtschaftlichen Sicherung der Arbeiter im Krankheitsfalle' in Kraft, welches eine Lohnfortzahlung von 90 % im Falle einer Erkrankung des Arbeitnehmers vorsah. Diese Fortzahlung musste teils von der Krankenkasse, teils vom Arbeitgeber getragen werden. Letztere beschwerten sich, die Novelle habe eine „Epidemie des Krankfeierns"[456] hervorgerufen. Ein Krankenstand von 31 % ließ einen Betriebsleiter zu dem Urteil kommen: „Diese Asiatische Grippe kommt aus Bonn. Sie begann am 1. Juli 1957 sich auszubreiten …"[457] Befürworter des neuen Gesetztes argumentierten hingegen, dass die Belastungen durch das Krankengeld nicht realistisch eingeschätzt werden können, da die Asiatische Grippe derzeit die Zahlen verzerre. Die Gegner des Krankengeldes unterstellten den Arbeitnehmern Simulantentum,[458] was man bereits influenzakranken Soldaten im Ersten Weltkrieg vorgeworfen hatte. Deutlich anders war die Situation in den USA: ‚Die Zeit' berichtete am 19. Dezember 1957 unter Bezug auf einen führenden Gesundheitsbeamten, dass zwischen dem 1. Juli 1957 und dem 9. November 1957 die Hälfte der US-amerikani-

---

453 Vgl. Lippelt, Heinrich: Was tun gegen „asiatische Grippe"?, in: Die Zeit vom 12. September 1957, S. 4.
454 Ibid.
455 Vgl. Ibid.
456 Anonymus: Eine Bonner Epidemie, in: Die Zeit vom 24. Oktober 1957, S. 3.
457 Ibid.
458 Vgl. Ibid.

schen Bevölkerung von der Asiatischen Grippe befallen wurde.[459] Während in den USA die Influenza als durchweg ernstes Gesundheitsrisiko aufgefasst wurde, bleibt sie in der westdeutschen Presse ein Nebenschauplatz. Dies lässt sich auch daran ablesen, dass keine weitere Berichterstattung mehr stattgefunden hat.

4.1.4.2 Wahrnehmung in der DDR-Presse

Bereits vor der Asiatischen Grippe setzte sich die DDR-Tageszeitung ‚Neues Deutschland' wiederholt mit der Influenza auseinander, ohne sich auf eine Debatte einzulassen, ob diese tatsächlich ein Risiko für die Bürger der DDR darstelle. Während der Grippe-Epidemie 1953 zeigte sich Dr. Karlheinz Renker, Direktor der Betriebspoliklinik in der Volkswerft Strahlsund, davon überzeugt, eine Erkrankung durch Beachtung einiger Hygiene-Richtlinien in den meisten Fällen vermeiden zu können. Er setzte ferner Hoffnungen auf die Wirksamkeit einer Vitamin C-Prophylaxe und prognostizierte, dass die Influenza zukünftig mittels moderner wissenschaftlicher Methoden ausgerottet werden könne.[460] Dass die Influenza an sich ein Risiko darstelle, unterstrich Renker mit einem Rekurs auf die Spanische Grippe, welche weltweit für 500 Mio. Erkrankungen verantwortlich gewesen sei und eine riesige Anzahl an Menschen „hinweggerafft"[461] habe.

Im Gegensatz zur Berichterstattung in der BRD fällt auf, dass in der DDR außerdem über kleine Ausbrüche der Influenza geschrieben wurde. Die Darstellungen konzentrierten sich dabei ausschließlich auf Krankheitsfälle westlich des ‚Eisernen Vorhangs'. So heißt es in der Ausgabe von ‚Neues Deutschland' am 28. Januar 1955, dass es aufgrund einer schweren Grippe-Epidemie in Frankfurt und Bremen sowie den Bundesländern Schleswig-Holstein und Niedersachsen zu zahlreichen Schul- und Betriebsschließungen gekommen sei.[462] Die DDR hingegen wurde als

459 Vgl. Anonymus: Halb Amerika war krank, in: Die Zeit vom 19. Dezember 1957, S. 2.

460 Vgl. Renker, Karlheinz: Die Grippe – harmlos oder gefährlich?, in: Neues Deutschland vom 23. Oktober 1953, S. 6.

461 Ibid.

462 Anonymus: Schwere Grippe-Epidemie in Westdeutschland, in: Neues Deutschland vom 28. Januar 1955, S. 2.

nicht betroffen eingestuft. Mitte Februar 1955 seien 10.000 influenzabedingte Erkrankungs- und 26 Todesfälle in Bayern aufgetreten. Laut der DDR-Nachrichtenagentur ADN rechneten die westdeutschen Behörden mit einer weiteren Eskalation der Epidemie.[463] Es ist auffällig, dass sich seitens westdeutscher Wissenschaftler, Ärzte und Printmedien kein Bezug zu einer schweren Epidemie im Jahre 1955 findet. Daher ist anzunehmen, dass es sich um die regemäßig auftretende saisonale Influenza handelte, die hier zum Gegenstand der DDR-Presse wurde. Das gilt vermutlich auch für den Bericht über eine Grippe-Epidemie in West-Berlin, über welche das ‚Neue Deutschland' am 12. März 1957 berichtete[464] – die Asiatische Grippe hatte Deutschland zu diesem Zeitpunkt noch nicht erreicht.

Die erste Meldung über die Pandemie erschien in ‚Neues Deutschland' am 16. Juni 1957. Demnach seien 2,5 Mio. Menschen in Japan an der Grippe erkrankt, womit die Schätzungen der DDR-Berichterstattung deutlich höher lagen als in der Westpresse. Übereinstimmung mit der Meldung in ‚Die Zeit' bestand hingegen in der Angabe von 1.250 Grippe-Toten auf den Philippinen.[465] Zudem quantifizierte der Artikel in ‚Neues Deutschland' die Todesfälle wie folgt: 101 Personen in Taiwan, 43 in Indonesien, 40 in Hongkong und 7 in Japan.[466] Schon früh nutzte das SED-Organ die Asiatische Grippe, um den großen ideologischen Gegenspieler des Warschauer Paktes, die USA, der Verbreitung dieser Seuche zu bezichtigen. So titelte ‚Neues Deutschland' am 18. Juli 1957: „USA-Besatzer schleppen Seuche ein"[467]. Es wurde behauptet, der kürzlich in Bremerhaven ge-

---

463 Vgl. ADN: 26 Grippetote in Bayern, in: Neues Deutschland vom 17. Februar 1955, S. 2. Konträr zu dieser Feststellung findet sich in den hier untersuchen Quellen der BRD-Behörden kein Hinweis auf den in ‚Neues Deutschland' beschriebenen epidemischen Ausbruch.

464 Anonymus: Grippeepidemie in Westberlin, in: Neues Deutschland vom 12. März 1957, S. 6. Auch hier erfolgte keine Erwähnung in den BRD-Quellen.

465 Vgl. Anonymus: Grippe-Epidemie in Asien, in: Neues Deutschland vom 16. Juni 1957, S. 5. Vgl. dagegen ‚Die Zeit': Anonymus: Asiatische Grippe, in: Die Zeit vom 20. Juni 1957, S. 2. In beiden Fällen wurden 1.250 Todesfälle auf den Philippinen genannt.

466 Vgl. Anonymus: Grippe-Epidemie in Asien, in: Neues Deutschland vom 16. Juni 1957, S. 5.

467 Anonymus: USA-Besatzer schleppen Seuche ein, in: Neues Deutschland vom 18. Juli 1957, S. 1.

landete Truppentransporter ‚General Patsch'[468] habe mehrere Grippekranke an Bord. Es bestünde die Gefahr, dass die in Ostasien wütende Grippe nun auch in Deutschland eingeschleppt würde.[469] In dem Artikel wurde diese Behauptung nicht weiter untermauert. Es wird z. B. kein Zusammenhang zur Einschleppung der Spanischen Grippe durch US-Truppentransporter während des Ersten Weltkriegs hergestellt. Vermutlich muss diese Meldung unter dem Eindruck einer wachsenden US-Militärpräsenz in Südostasien (Philippinen, Japan, Korea) gesehen werden, wobei es in den späten 1950er Jahren in jedem Falle noch andere Verbreitungswege für die Asiatische Grippe gegeben hätte als durch die Verlegung von US-Militärpersonal nach Bremerhaven.

Im September 1957 kam es dann in ‚Neues Deutschland' zu einem radikalen Agendawechsel. Am 19. September 1957 wurde die Presse West-Berlins vom Leiter des Gesundheitswesen für Ost-Berlin, Dr. SCHEIDLER, der Panikmache bezichtigt: „Aufgebauschte Meldungen West-Berliner Zeitungen über das Vordringen der sogenannten asiatischen Grippe"[470] seien verantwortlich für eine Grippeangst in der Berliner Bevölkerung. Diese Angst sei „gefährlicher als die Grippe selbst".[471] SCHEIDLER führte an, die Grippelage in Ost-Berlin sei unauffällig; es gebe weder Krankenhauseinweisungen noch Todesfälle.[472] Zudem sei nicht jede Grippe mit einer besonderen Benennung zugleich ein erhebliches Risiko:

> Zu der Ansicht, es handle sich bei der asiatischen Grippe um eine schwere oder besondere Art von Grippe, äußerte Dr. Scheidler, daß die Bezeichnung lediglich vom Ursprungsort der diesjährigen Epidemie herrühre. Er erinnerte daran, daß beispielsweise die große Grippeepidemie im Jahre 1918 als ‚spanische' Grippe bezeichnet wurde.[473]

Die fälschliche Zuschreibung Spaniens als Herkunftsland der Pandemie von 1918/1919 sollte in dieser Quelle nicht überschätzt werden. Hervorzuheben ist vielmehr SCHEIDLERS Feststellung, dass die Behörden der DDR

---

468 Sic! Gemeint ist vermutlich ein Schiff, dass nach Generalleutnant Alexander M. PATCH (1889–1945) benannt wurde, da es einen US-General namens Patsch nie gegeben hat.

469 Vgl. Anonymus: USA-Besatzer schleppen Seuche ein, in: Neues Deutschland vom 18. Juli 1957, S. 1.

470 Scheidler: Grippeerkrankungen normal, in: Neues Deutschland vom 19. September 1957, S. 6.

471 Ibid.

472 Vgl. Ibid.

473 Ibid.

trotz erheblicher Schwierigkeiten durch die Variabilität des Virus bereits einen Impfstoff entwickelt und diesen der Bevölkerung Berlins zur Verfügung gestellt hätten.[474] Ebenso spielte der epidemiologische Beirat der Abteilung für das Gesundheitswesen Ostberlins das Risiko durch die Influenza herunter. Es handle sich um eine harmlose Grippewelle, der man in der DDR mit Hygienemaßnahmen und Impfungen begegne. Ferner läge in den meisten Fällen gar keine ‚echte Grippe' vor, sondern nur eine symptomatisch ähnliche, aber ungefährliche Erkältungskrankheit.[475] So wie bereits das BGA in Westdeutschland versuchte man auch in der DDR, eine Distinktion zwischen der problematischen ‚echten Grippe' und einer harmlosen Erkältung zu etablieren. Darüber hinaus erschien die ‚echte Grippe' in der Darstellung von ‚Neues Deutschland' aber nur ein Problem Westdeutschlands zu sein.[476]

In einem weiteren Artikel vom 24. Oktober 1957 verwahrte sich die Zeitung ‚Neues Deutschland' gegen die Behauptung, in der DDR stünden nicht genügend Medikamente zur Verfügung, um den derzeitigen „Grippe- und Erkältungskrankheiten"[477] begegnen zu können. Um die ausreichende Medikamentenversorgung sicherzustellen, sei die Produktion kurzfristig erhöht worden. Als Beleg wurden einige Kennzahlen angeführt, die in der Wirtschaftsplanung realsozialistischer Staaten einen hohen Stellenwert einnahmen (und in der Darstellung zumeist linear zunahmen). So seien z. B. zwischen dem 1. und 11. Oktober 1957 450.000 Tablettenröhrchen gegenüber 120.000 im gleichen Zeitraum des Vorjahres verkauft worden.[478] Bei der Einnahme der Medikamente solle man sich an die Vorgabe der Ärzte halten, denn „eine vorbildliche Verordnung schützt bei uns Käufer davor, daß ihm minderwertige Produkte angeboten werden im Gegensatz zu Westdeutschland, wo aus der Krankheit der Menschen ein Geschäft gemacht wird."[479] Dies gelte z. B. für die noch 1953 gelobten Vitamin C-Präparate, die seitens der DDR-Bevölkerung derzeit sehr gefragt seien, aber keinen nachweislichen Schutz gegen Grippe-Infektionen bö-

474 Vgl. Ibid.

475 Vgl. Anonymus: Kein Grund zur Besorgnis, in: Neues Deutschland vom 2. Oktober 1957, S. 6.

476 Vgl. Ibid.

477 Anonymus: Gut versorgt, in: Neues Deutschland vom 24. Oktober 1957, S. 4.

478 Vgl. Ibid.

479 Ibid.

ten.[480] Bezüglich der Medikamentenversorgung und -sicherheit wurde seitens der DDR also ebenfalls die Möglichkeit nicht ausgelassen, in einen einseitigen Leistungsvergleich mit der BRD einzutreten.

In der gleichen Ausgabe meldete ‚Neues Deutschland', dass die aktuelle Grippewelle ihren Höchststand überschritten habe und die Grippe-Erkrankungen rückläufig seien.[481] Ein Resümee der Asiatischen Grippe war in diesem Artikel bereits inbegriffen:

> Zusammenfassend kann nach wie vor gesagt werden, daß der Verlauf dieser Grippewelle leicht war. Die Zahl der Todesfälle im Verhältnis zu der Zahl der Erkrankten muß als außerordentlich gering im Vergleich zu den großen Epidemien von 1918 und 1937 bezeichnet werden.[482]

Ende Oktober 1957 räumte ‚Neues Deutschland' dann doch ein, dass von der Asiatischen Grippe ein Großteil der Bevölkerung betroffen gewesen sei. Zu Beginn der Epidemie seien hauptsächlich Kinder und Jugendliche erkrankt, im Oktober auch viele Erwachsene. Insgesamt sei die Grippewelle leicht verlaufen und nur wenige Fälle verliefen mit Komplikationen oder tödlich. Die Sterblichkeit wird mit 0,02 % angegeben.[483] Da auch nach dem Abklingen der Epidemie mit neuen Grippefällen zu rechnen sei, würden die Impfungen der Bevölkerung noch einige Monate fortgeführt.[484]

4.1.5 Zwischenfazit: geringe Resonanzen auf die Asiatische Grippe 1957/1958

Insgesamt zeigt sich, dass die Asiatische Grippe sowohl in der BRD als auch in der DDR nur niederschwellig rezipiert wurde. So übte die Pandemie von 1957/1958 nur einen minimalen Einfluss auf die Forschungsförderung in der BRD aus. Die DFG konstatierte zwar einen erheblichen Forschungsrückstand der immunbiologischen Forschung in Deutschland, doch bei der Aufholung dieses Rückstandes wurde die Influenza-Forschung zunehmend durch eine mikrobiologische Forschung verdrängt, die

480 Vgl. Ibid.
481 Vgl. Anonymus: Grippewelle geht zurück, in: Neues Deutschland vom 24. Oktober 1957, S. 4.
482 Ibid.
483 Vgl. Ibid.
484 Vgl. Ibid.

andere Pathogene zum Gegenstand hatte. Zumindest bemühte man sich in Deutschland, hinsichtlich der Virus- und Influenza-Forschung wieder an das internationale Niveau anzuschließen; die Virologie mit ihren Nachweis- und Untersuchungsmethoden kann seit den 1950er Jahren als fest etabliert angesehen werden.

In westdeutschen Ministerien, Behörden und der Ressortforschung war die Aufmerksamkeit gegenüber der Influenza in den 1950er Jahren im Allgemeinen und der Asiatischen Grippe von 1957/1958 im Speziellen nicht besonders ausgeprägt. Die Abteilung Gesundheit des westdeutschen Innenministeriums verhielt sich insgesamt recht zögerlich bezüglich der Asiatischen Grippe und reagierte erst auf die Pandemie, als die WHO mit einer Impfempfehlung an die Abteilung herantrat. Zunächst mussten valide Daten zur Influenza erhoben werden, welche durch ein Informationssystem im Zusammenspiel mit den Bundesländern bereitgestellt werden sollten. Das System krankte jedoch an dem Umstand, dass die Bundesländer kaum Daten lieferten. Gegenüber der Influenza-Schutzimpfung, die noch nicht massenhaft angewandt wurde, gab es erhebliche Vorbehalte. So musste sich auch der BGA-Präsident Hagen zunächst von deren Wirksamkeit überzeugen lassen. Dennoch zeichnete sich bereits ab, dass sich die Influenza-Schutzimpfung langfristig als eine Art Goldstandard etablieren würde. Auch die Behörden im Bundesland Niedersachsen waren vor allem mit der Datengenerierung zur Influenza befasst und konnten darüber hinaus einen Durchbruch bei der Isolierung des pandemischen Influenzavirus erzielen. Es gab gelegentliche Rückbezüge auf die Erfahrung mit früheren Pandemien wie der Spanischen Grippe. Eine allgemeine Impfkampagne gegen die Influenza wurde aber auch in Niedersachsen nicht durchgeführt.

In der DDR konnte man im Vergleich zur föderal strukturierten BRD mit zentral angeordneten Maßnahmen gegen die Influenza vorgehen. Die DDR-Behörden setzten bereits früh in den 1950er Jahren Schutzimpfungen ein. Auch während der Asiatischen Grippe, die von den DDR-Behörden dezidiert nicht als Pandemie benannt wurde, kam die Vakzinierung zum Einsatz. Diese frühen Impfmittel waren jedoch noch nicht sehr wirkungsvoll und wurden von der breiteren Bevölkerung mit Skepsis aufgenommen. Anwendung, Wirksamkeit und Akzeptanz der Schutzimpfungen wurden durch Gesundheitsbehörden der Bezirke und Kreise akribisch dokumentiert und an die Staatliche Hygiene-Inspektion gemeldet. Impfskepsis oder Impfgegnerschaft wurden ebenfalls erfasst und teils als Insubordination gewertet. Die Durchimpfung aller dem Innenministerium unterstellten Sicherheitskräfte muss vermutlich unter der Anforderung gesehen werden, das DDR-Regime nach innen abzusichern.

In der ärztlichen Fachöffentlichkeit nahm die Asiatische Grippe zunächst keine besondere Rolle ein; vielmehr wurde die Influenza deutlich von den Risiken und Möglichkeiten durch Atomwaffen und nukleare Gesundheitstechnologien überschattet. Erst gegen Herbst 1957 nahm die Berichterstattung über die Influenza zu. Behörden nutzten die Ärztezeitungen als Kommunikationsmedium, um darauf hinzuweisen, dass nur ein laborbestätigter Virusnachweis evident für eine ‚echte Influenza' sei; bei den meisten Grippefällen handelte es sich nach Ansicht des BGA um harmlose Erkältungskrankheiten. Rückgriffe auf die Spanische Grippe und Warnungen vor einer zweiten pandemischen Welle finden sich in Ärztezeitungen vergleichsweise selten. Zumeist wurde die Influenza symptomatisch behandelt, schwere Fälle wurden auch unter Antibiotikaeinsatz therapiert. Die Influenza-Schutzimpfung wurde von Ärzten als nicht ausgereift angesehen und hatte für eine individualmedizinische Herangehensweise noch keine Relevanz.

Medial wurde die Asiatische Grippe zwar wahrgenommen, aber hauptsächlich als eine milde Pandemie verhandelt, das ‚geduldige Ausharren' schien begründet. Dabei zielten die Agendasetzungen sowohl der BRD- als auch der DDR-Presse zu Anfang der Asiatischen Grippe deutlich auf eine Risikomarkierung der Pandemie ab. In der DDR attestierte man vor allem für die BRD und andere nichtsozialistische Staaten ein Influenzarisiko – ein Vorgehen, dass als einseitige Leistungsschau der politischen Systeme gesehen werden muss. Als die Asiatische Grippe Deutschland im September 1957 tatsächlich erreichte, änderte sich die Agendasetzung in West und Ost. In der BRD wurde die Pandemie als ökonomische Herausforderung, nicht als großes Gesundheitsrisiko aufgefasst. Die Behörden der DDR reagierten mit zentral angeordneten Maßnahmen wie z. B. Impfkampagnen und einer gesteigerten Medikamentenproduktion, die sie auch aktiv gegenüber ihrer Bevölkerung propagierten. Wiederholt wurde in der Presse beider Staaten die Asiatische Grippe mit früheren Pandemien verglichen; dabei kam man jedoch zumeist zum dem Schluss, dass sich keine neue Spanische Grippe ergeben würde. Vielmehr seien frühere Pandemien dafür verantwortlich, dass ein erheblicher Teil der Bevölkerung Resistenzen gegen die neue Asiatische Grippe besäße. Die Pandemie von 1957/1958 sollte in ihrer Wahrnehmung deutlich von der Hongkong-Grippe übertroffen werden, obgleich die von 1968 bis 1970 grassierende Pandemie eine deutlich geringe Gesamtmortalität zur Folge hatte als ihre Vorgängerin.

4.2 Die letzte große Pandemie: Wahrnehmung der Hongkong-Grippe von 1968 bis 1970

Die Hongkong-Grippe, welche sich von 1968 bis etwa 1970 in mehreren Wellen weltweit ausbreitete, war die letzte große Influenza-Pandemie des 20. Jahrhunderts. Aufgrund der etwa 1,5 Mio. Todesopfer, die sie verursachte, kann sie zugleich bis zum heutigen Tag als die ‚letzte große Pandemie' angesehen werden. Kein Influenza-Ausbruch danach hatte nur annähernd derartig gravierende Auswirkungen. Überraschend brach das neue Influenzavirus A/H3N2 diesmal nur elf Jahre nach der letzten Pandemie, der Asiatischen Grippe, über die Welt herein. Dies war ungewöhnlich, da Wissenschaftler damit rechneten, dass sich ein Influenzavirus erst nach mehreren Jahrzehnten so nachhaltig verändert, dass es eine neue Pandemie auslöst. Ebenfalls überraschend ist, dass die Hongkong-Grippe bis heute zu den am wenigsten erforschten Seuchenereignissen gehört; das gilt weniger in virologischer als vielmehr in historischer Hinsicht.[485] Im Folgenden werden die wichtigsten Debatten in Wissenschaft, Politik, ärztlicher und breiter Öffentlichkeit untersucht und die damit einhergehenden Diskurszusammenhänge skizziert.

4.2.1 DFG-Förderung der Virus- und Influenzaforschung im Spiegel des Sonderforschungsbereichs 47

1968 nahm die DFG das Konzept der Sonderforschungsbereiche (SFB) als bis dahin größtes Forschungsprogramm in ihre Förderaufgaben auf. Ein SFB soll Wissenschaftlerinnen und Wissenschaftler ermöglichen, langfris-

---

485 Vor allem Hannoun und Craddock vertreten die Meinung einer, auch aufgrund schlechter Datenlage, kaum erforschten Hongkong-Grippe, vgl. Hannoun; Craddock: Hong Kong Flu (1968) revisited 40 years later. Virologisch wurde das verursachende Virus A/H3N2 gründlich untersucht. Eine konsequente historische Aufarbeitung ist jedoch noch Desiderat. Kurze Eindrücke bieten u. a.: Witte: Die Grippepandemie 1968–1970, Ders.: Tollkirschen und Quarantäne, Pyle: The diffusion of influenza und Haas: Influenza.

tig „über die Grenzen ihrer jeweiligen Fächer, Institute, Fachbereiche und Fakultäten hinweg im Rahmen eines übergreifenden und wissenschaftlich exzellenten Forschungsprogramms zusammen[zu]arbeiten".[486] Angelegt sind SFB auf zwölf Jahre.[487]

Einer der ersten Sonderforschungsbereiche war der SFB 47, der unter wechselnden Namen firmierte und sich vor allem mit den Pathogenitätsmechanismen von Viren, darunter auch Influenza, befasste. Dieser Sonderforschungsbereich wurde im Rahmen von zwei außerordentlichen Verlängerungen zwischen 1968 und 1988 mit einer Gesamtsumme von über 52 Mio. DM gefördert[488] und war damit ohne Zweifel eine ungewöhnlich umfangreiche Fördermaßnahme der DFG.[489] Im Folgenden soll gefragt werden, welche Influenza-Forschung im Rahmen des Sonderforschungsbereichs 47 durchgeführt wurde und ob es Zusammenhänge zu epidemischen oder gar pandemischen Ausbrüchen der Influenza gab. Wurde gegebenenfalls auch die Abwehr von derartigen Seuchenereignissen angeführt, um Forschungsmittel zu akquirieren? Oder ging es vor allem darum, die deutsche Virusforschung wieder international wettbewerbsfähig zu machen, wie der DFG-Jahresbericht von 1975 suggerierte?[490]

Im September 1968 – etwa zum Beginn der Hongkong-Pandemie – reichte die Universität Gießen den Antrag auf die Einrichtung eines Sonderforschungsbereichs ‚Mikrobiologie' bei der DFG ein. Antragsteller war der Veterinärmediziner Prof. Rudolf ROTT. Gegenstand der Forschungen sollte vor allem die Vermehrung von Viren, deren Beeinflussbarkeit und die Untersuchung von infektiösen Prozessen sein. Der Untersuchungsgegenstand wurde weiterhin auf die Gruppe der sogenannten Myxoviren eingegrenzt, die vor allem in Verbindung mit akuten Atemweginfektionen ge-

---

486 Deutsche Forschungsgemeinschaft: Sonderforschungsbereiche, http://www.dfg.de/foerderung/programme/koordinierte_programme/sfb/ – abgerufen am 2. Oktober 2015.

487 Vgl. Ibid.

488 Vgl. Deutsche Forschungsgemeinschaft: Jahresbericht 1989. Band II, S. 695.

489 Parallel zum Sonderforschungsbereich 47 wurde der Sonderforschungsbereich 31 mit dem Titel ‚Medizinische Virologie' eingerichtet. Dieser befasste sich mit Herpes-Viren, Röteln, Masern und Tumoren sowie dem Einsatz des Virus-Hemmers Interferon, nicht jedoch mit der Prophylaxe, Therapie oder Erforschung der Influenza. Darum wird der SFB 31 hier nicht weiter thematisiert werden. Vgl. Deutsche Forschungsgemeinschaft: Jahresbericht der DFG. Band II: Programme und Projekte, 2 Bände, Bonn-Bad Godesberg 1971, S. 541.

490 Vgl. Deutsche Forschungsgemeinschaft: Jahresbericht 1975. Band I: S. 56.

bracht wurden. Zur mittlerweile überholten taxonomischen Gruppe der Myxoviren gehörte auch die Influenza.[491] Diese Viren sollten mittels Modellversuchen erforscht werden; *in vivo*-Versuche waren zunächst nicht vorgesehen.[492] Der Antrag wurde von der DFG bewilligt, und bis zum Ende des Jahres 1968 wurde eine Fördersumme von 24.600 DM ausgegeben.[493] Im Jahre 1969 belief sich die Förderung dann bereits auf 197.001,85 DM.[494]

Im Arbeitsprogramm des Sonderforschungsbereichs aus dem Jahre 1969 wurden das erste Mal Influenzaviren genannt, obgleich diese eher eine randständige Position einnahmen. Ziel der Virologischen Arbeitsgruppe (Gruppe 6) war es, die Interaktion „zwischen Virus- und Zelloberfläche bei Influenza-, Echo- und Pockenviren“[495] zu untersuchen. Dafür wurden in der Folge sowohl Experimente *in vitro* als auch *in vivo* durchgeführt. Ferner wurden die Vermehrungsmechanismen von Viren näher untersucht.[496] Die Erforschung der Influenza wurde indes im gesamten Vorgang nicht in Zusammenhang mit Epidemien oder gar Pandemien gebracht.

Eine deutliche Zäsur ergab sich für den Sonderforschungsbereich 47 im Jahre 1970. Es erfolgte eine grundlegende Umstrukturierung, sodass der SFB nunmehr unter der Bezeichnung ‚Virologie‘ firmierte. Die für die DFG tätigen Gutachter hatten bei einer 1970 stattgefundenen Zwischenbegutachtung des SFB empfohlen, diesen stärker auf die „Pathogenitätsme-

---

491 Mittlerweile wird die Influenza wie auch andere humanpathogene Viren unter die Familie der *Orthomyxoviren* subsummiert, obgleich sich der Begriff ‚Myxoviren‘ im populären Gebrauch noch hält, vgl. Popp; Hansen; Spors et al.: H1N1, S. 60.

492 Vgl. Rott, R.: An die Deutsche Forschungsgemeinschaft. Betr.: Sonderforschungsbereich Mikrobiologie, Gießen vom 10. September 1968, BArch, B 227/010630, S. 1.

493 Deutsche Forschungsgemeinschaft: An den Rektor der Justus-Liebig-Universität. Betr.: Zuwendung für die Förderung von Sonderforschungsbereichen an den wissenschaftlichen Hochschulen, Bad Godesberg vom 5. November 1968, BArch, B 227/010630.

494 Deutsche Forschungsgemeinschaft: Universität Gießen. Sonderforschungsbereich 47 „Mikrobiologie“, Bad Godesberg vom 3. Juli 1970, BArch, B 227/010695.

495 Sonderforschungsbereich 47: Arbeitsprogramm des Sonderforschungsbereiches „Mikrobiologie“ an der Justus-Liebig-Universität Gießen, Gießen vom 13. Februar 1969, BArch, B 227/010695, S. 8.

496 Vgl. Ibid., S. 1 f., S. 7–10.

chanismen von Viren auf molekularer Ebene und im Organismus“[497] auszurichten. Dementsprechend schieden insgesamt fünf Arbeitsgruppen, welche sich mit Bakterien, Pilzen und anderen nichtviralen Krankheitserregern befassten, aus dem Sonderforschungsbereich 47 aus.[498] Dennoch stiegen die Forschungsmittel für den SFB kontinuierlich an: Im Jahre 1972 betrugen sie 1.270.000 DM[499] und im Jahre 1974 2.053.174,29 DM. Begründet wurde die Steigerung der Kosten mit dem Bedarf an teuren Laborgeräten, welche einen erheblichen Teil der Finanzierung ausmachten.[500] Gemessen an der Finanzierung nahm die Influenza-Forschung innerhalb des SFB 47 nur einen geringen Stellenwert ein. So entfielen im Haushaltsjahr 1975 von 2.226.710 DM insgesamt nur 88.200 DM für das Teilprojekt B1 ‚Synthese der Influenzavirus-RNS'.[501]

Am genannten Teilprojekt B1 waren in unterschiedlichem Umfang zehn Forscher beteiligt, die festgestellt hatten, dass Influenza-A-Stämme ihr Genmaterial im Rahmen eines evolutionären Prozesses austauschen (Reassortment). Diese Erkenntnis galt als wichtiger Schritt, um die Mutationsmöglichkeiten von Viren zu verstehen. Darüber hinaus war es den Wissenschaftlern bis 1975 gelungen, künstliche Influenza-Stämme durch eine Rekombination von RNS zu erzeugen.[502] Eine offene Frage bestand weiterhin darin, „welche Gen-Konstellation notwendig ist, um pathogene Stämme zu erhalten“[503] Um dieser Frage nachzugehen, arbeiteten die Forscher aus dem Teilprojekt B1 mit dem bedeutend größeren Teilprojekt A1 zusammen, welches die Erforschung von Myxoviren insgesamt zum Gegenstand hatte. Ein wichtiges Ziel bestand darin, das Reassortment von Viren

497 Rott, R.: Forschungsprogramm des Sonderforschungsbereichs 47, Gießen vom 14. Oktober 1970, BArch, B 227/010881, S. 1.

498 Vgl. Ibid.

499 Vgl. Deutsche Forschungsgemeinschaft: An den Herrn Präsidenten der Universität Gießen. Förderung von Sonderforschungsbereichen in den Haushaltsjahren 1972–1974, Bad Godesberg vom 7. Dezember 1971, BArch, B 227/11003, S. 1.

500 Vgl. Deutsche Forschungsgemeinschaft: Schlußberechnung SFB 47/74 „Virologie“ Gießen, Bad Godesberg vom 14. Mai 1975, BArch, B 227/011420.

501 Deutsche Forschungsgemeinschaft: Betr.: Begutachtung des Finanzbedarfs des Sonderforschungsbereiches 47 – Virologie, Gießen – für das Haushaltsjahr 1976, Bonn-Bad Godesberg vom 13. Oktober 1975, BArch, B 227/011867, hier: Anhang mit Finanzplan.

502 Vgl. Sonderforschungsbereich 47: Finanzierungssituation und Forschungsbericht für 1974 – 75 des – SFB 47, Gießen vom 14. Oktober 1975, BArch, B 227/011867, S. 21–23.

503 Ibid., S. 22.

im Rahmen einer Genkarte sichtbar zu machen, um die Mutationsprozesse von Viren besser zu verstehen.[504] Obwohl das Teilprojekt B1 zur Erforschung von Influenzaviren in finanzieller Hinsicht eher eine randständige Position innerhalb des Sonderforschungsbereichs einnahm, war es in thematischer Hinsicht eine wichtige Schnittstelle.

In der 1976 stattgefundenen Zwischenbegutachtung für die dritte Förderperiode des Sonderforschungsbereichs 47 wurde das Teilprojekt B1 mit seinem Ergebnissen zur Isolierung von Virusmutanten als „hervorragend“[505] beurteilt. Die Versuche, Viren zu replizieren, wurden mit „gut“[506] bewertet. Vor allem in der Praxis seien die Ergebnisse des Teilprojektes relevant, da sich so „Möglichkeiten der Entwicklungen eines neuen Impfstoffes“[507] ergeben. Demgemäß sprachen sich die Gutachter für eine ungekürzte Bewilligung der Mittel für das Teilprojekt B1 aus.[508] Durch Sparmaßnahmen von Bund und Ländern drohten der DFG Kürzungen, welche ebenso den Sonderforschungsbereich 47 betrafen. Aus einem Appell des SFB-Sprechers Rudolf Rott geben diese Kürzungen jedoch zugleich einen Eindruck darüber, welchen Stellenwert die Influenza-Forschung innerhalb des Sonderforschungsbereichs 47 einnahm und welche Strahlkraft diese nach außen besaß. Es ging um nichts Geringeres als ein Alleinstellungsmerkmal des SFBs:

> Eine weitere Gruppe versucht, Aufklärung über die molekularen Grundlagen der Infektiosität und Pathogenität von Influenzaviren zu erhalten. Über die spezielle Fragestellung wird unseres Wissens sonst nirgends gearbeitet. An den entsprechenden Untersuchungen sind Biochemiker, Genetiker und Veterinärmediziner beteiligt. Eine Kürzung der Forschungsmittel stellt das Gesamtprojekt in Frage, da zu dessen Lösung die Mitarbeit aller Disziplinen erforderlich ist und die angesetzten Sachausgaben nicht gekürzt werden können. Auch eine Einsparung durch Verlangsamung der Experimente ist nicht möglich.[509]

Gleichwohl muss betont werden, dass es in den Anträgen, Begutachtungen und Bewilligungsbescheiden zum SFB 47 keinen Bezug zu Influenza-Epi-

---

504 Vgl. Ibid., S. 8–10, S. 22 f.

505 Deutsche Forschungsgemeinschaft: Vermerk. Betr.: Sonderforschungsbereich 47, Begutachtung des Finanzierungsantrages für die Haushaltsjahre 1977 – 1979, Bonn-Bad Godesberg vom 28. Juli 1976, BArch, B 227/012040, S. 4.

506 Ibid.

507 Ibid.

508 Vgl. Ibid.

509 Rott, R.: An die Deutsche Forschungsgemeinschaft. z. Hd. Herrn Wilken, Gießen vom 11. November 1975, BArch, B 227/011634, S. 3.

demien oder gar Influenza-Pandemien gab, obgleich sich dieser Begründungszusammenhang in den 1960er und 1970er Jahren angeboten hätte. Abgesehen von der möglichen Nutzung von Forschungsergebnissen für die Entwicklung neuer Impfstoffe gab es auch keinen Praxisbezug dieser offenbar sehr grundlagenorientierten Virusforschung. Hatte es in den 1950er Jahren noch gelegentlich Begründungszusammenhänge in den DFG-Quellen gegeben, welche bezüglich der Relevanz der Influenza-Forschung auf die Seuchenprävention verwiesen, so spielte das in den Schriftwechseln zum SFB 47 keine Rolle mehr.

Im Jahre 1977 wurde ein neues Teilprojekt D2 mit dem Titel ‚Genetik der Influenzaviren' aufgelegt, welches zunächst mit Mitteln in Höhe von 97.100 DM gefördert wurde.[510] Das Thema hatte sich aus den Resultaten des Teilprojektes B1 ergeben. Im Teilprojekt D2 ging es darum, u. a. die Viren-RNS anhand von Hühnern *in vivo* zu untersuchen und zu ermitteln, „welche Genkonstellationen für die Pathogenität dieser Viren notwendig ist".[511] Ferner sollten durch weitere Rekombinationen von Genmaterial neue Viren-Stämme erzeugt werden. Diese sollten dann nicht nur hinsichtlich ihrer physikalischen und chemischen Eigenschaften charakterisiert werden; die Gewinnung neuer Viren-Stämme würde zum einen das Verständnis für die evolutionäre Entwicklung von Viren verbessern. Zum anderen sei die Untersuchung von Influenza-Stämmen mit gemischtem Genom notwendig, um neue Lebendimpfstoffe zu entwickeln und herzustellen.[512]

In den späten 1970er Jahren hatte nicht nur die inhaltliche Relevanz, sondern auch die Finanzierung der Influenza-Forschung innerhalb des SFB 47 zugenommen, der mittlerweile den Titel ‚Pathogenitätsmechanismen von Viren' trug. Von 19 Teilprojekten des SFB 47 waren fünf Projekte in unterschiedlichem Umfang mit der Erforschung der Influenza befasst. Im Einzelnen waren das die Projekte: ‚Struktur der Myxoviren und Bedeutung von Strukturkomponenten' (A1); ‚Biosynthese, Struktur und Funktion von Virusmembranen' (B3); ‚Untersuchung von Struktur und Biosynthese lipidgebundener Oligosaccharide' (B4); ‚Wechselwirkung

510 Für den Förderumfang des Jahres 1977, vgl. Sonderforschungsbereich 47: Abrechnungsbogen, Gießen vom 23. Dezember 1977, BArch, B 227/012235, S. 4 f.

511 Justus Liebig-Universität Gießen: Forschungsanträge des SFB 47 Virologie für die Jahre 1977 - 1979, Gießen vom 21. April 1976, BArch, B 227/012042, S. 343.

512 Vgl. Ibid., S. 344.

zwischen viralen Komponenten und Lipiden in biologischen Membranen' (B7) sowie ‚Genetik der Influenzaviren' (D2).[513] Das ursprüngliche Influenza-Projekt ‚Synthese der Influenzavirus-RNS' (B1) war mittlerweile in den anderen Projekten aufgegangen. Die Teilprojekte des SFB, welche nicht direkt mit der Influenza-Forschung befasst waren, konzentrierten sich vor allem auf Viren, welche in Verdacht standen, Tumore zu verursachen.[514] Aus einem Vermerk der DFG vom 2. Oktober 1979 geht hervor, dass die Teilprojekte A1 und D2 nicht nur sehr wichtig für die Influenza-Forschung insgesamt seien. Laut Gutachtern seien diese Projekte als „eines der zentralen Vorhaben des Sonderforschungsbereichs zu bezeichnen".[515]

Von einer Gesamtbewilligungssumme des SFB 47 für das Jahr 1980 in Höhe von 3.969.000 DM entfielen auf die fünf genannten, unmittelbar mit der Influenza befassten Projekte immerhin 1.127.000 DM.[516] Dies machte eine bedeutende Steigerung der Finanzierungsanteile bezüglich der Influenza-Forschung aus. Lag diese 1975 noch bei etwa 3 %, so hatte sie sich innerhalb von fünf Jahren auf gut 28 % nahezu verzehnfacht.[517] Mittlerweile erreichte die Influenza-Forschung innerhalb des SFB 47 ein exzellentes Niveau, was wiederum ausschlaggebend dafür gewesen sein dürfte, dass diesem über die Grenze von 12 Jahren hinaus eine vierte Förderphase genehmigt wurde. Bei der Anhörung für die Weiterentwicklung des SFB 47 urteilten die Gutachter im Auftrag des DFG: „In Fragen der Influenza-Virologie, insbesondere der genetischen Strukturaufklärung dieser

---

513 Vgl. Sonderforschungsbereich 47: An die Deutsche Forschungsgemeinschaft. Finanzierungsantrag 1980–81–82 (1. Teil), Gießen vom 11. April 1979, BArch, B 227/077051, S. 61–82, S. 177–199, S. 201–227 und Ders.: An die Deutsche Forschungsgemeinschaft. Finanzierungsantrag 1980–81–82 (2. Teil), Gießen vom 11. April 1979, BArch, B 227/077052, S. 274–294, S. 391–408.

514 Vgl. SFB 47: Finanzierungsantrag 1980–81–82, 1. Teil und 2. Teil.

515 Deutsche Forschungsgemeinschaft: Vermerk zum Sonderforschungsbereich 47 – Virologie, Gießen. Begutachtung des Finanzierungsantrages für die Haushaltsjahre 1980–1982 am 27. und 28. September 1979 in Gießen, Bonn vom 2. Oktober 1979, BArch, B 227/077050, S. 10.

516 Vgl. Deutsche Forschungsgemeinschaft: Abrechnungsbogen für den Sonderforschungsbereich 47, Bonn vom 2. Juli 1981, BArch, B 227/084050, S. 1–8, sowie eigene Berechnungen.

517 1975 entfielen bei einer Gesamtfördersumme von 2.226.710 DM lediglich 88.200 DM auf ein influenza-spezifisches Projekt, vgl. DFG: Betr.: Begutachtung des Finanzbedarfs des Sonderforschungsbereiches 47 – Virologie, Gießen – für das Haushaltsjahr 1976, BArch, B 227/011867, Anhang mit Finanzplan.

Viren, gehörten die im Sonderforschungsbereich arbeitenden Gruppen zu den in der Welt führenden."[518] Unter anderem war es Forschern des SFB in Zusammenarbeit mit US-amerikanischen Kollegen gelungen, die aus acht Gensegmenten bestehende RNA der Influenza zu entschlüsseln und zu klären, warum das Influenzavirus so anpassungsfähig ist.[519] Die Gutachter empfahlen, dass der SFB nicht nur bis 1985 gefördert werden sollte, sondern darüber hinaus sogar einen Antrag auf eine sechste Förderphase stellen sollte.[520]

Diese wurde dann auch tatsächlich bewilligt. Nach 20-jähriger Förderung lief der Sonderforschungsbereichs 47, der sich zunächst mit verschiedenen Pathogenen befasste und dann immer mehr auf Influenzaviren konzentrierte, im Jahre 1988 aus. Allerdings wurde noch im selben Jahr eine DFG-Forschergruppe mit dem Titel ‚Pathogenitätsmechanismen von Viren' eingerichtet. Der Sprecher war wiederum Rudolf Rott, die Forschergruppe war ebenfalls in Gießen angesiedelt. Diese nahm sich jedoch neben den Influenzaviren vor allem der Borna-Viren sowie der Bursitis an.[521]

Der Sonderforschungsbereich 47 kann als Paradebeispiel der deutschen Virusforschung im Allgemeinen und der Influenza-Forschung im Speziellen angesehen werden. Verlor Deutschland in Bezug auf die Influenza-Forschung in den 1930er und 1940er Jahren den Anschluss, der in den 1950er und 1960er Jahren mühsam wieder aufgeholt werden musste, so erreichte die deutsche Virus- und Influenza-Forschung ab den 1970er und 1980er Jahren wieder ein international wettbewerbsfähiges Niveau. Innerhalb des Sonderforschungsbereichs wurden zunächst Viren allgemein, dann Influenzaviren sukzessive in den Mittelpunkt gerückt, doch diese Refokussierung lag an der wissenschaftlichen Exzellenz der beteiligten Forscher und nicht an pandemischen Ausbrüchen wie der Hongkong-Grippe. Allenfalls die Möglichkeit zur Entwicklung neuer Influenza-Impfstoffe, welche in Zusammenhang mit einer Seuchenprävention gesehen

---

518 Deutsche Forschungsgemeinschaft: Vermerk Betr.: Sonderforschungsbereich 47. Begutachtung des Finanzierungsantrages für die Haushaltsjahre 1983 bis 1985 und Beratung über die weitere Entwicklung, Bonn vom 10. Mai 1982, BArch, B 227/114810, S. 13 f.

519 Vgl. Sonderforschungsbereich 47: Fragenkatalog für die vom Sonderforschungsbereich erwartete Selbstdarstellung zur Vorbereitung der Beratung der Prüfungsgruppe, Gießen vom 24. September 1982, BArch, B 227/114810, S. 4.

520 Vgl. Ibid., S. 15.

521 Vgl. Deutsche Forschungsgemeinschaft: Jahresbericht der DFG. Band I, 1989, S. 106.

werden kann, wurde als mögliches Forschungsresultat des SFB 47 genannt. Es ist zwar möglich, dass die Extensivierung und Intensivierung der Influenza-Forschung während der Förderung des Sonderforschungsbereichs 47 in einem kausalen Zusammenhang zu den Influenza-Ausbrüchen der 1960er und 1970er Jahren steht, doch diese Vermutung lässt sich auf Basis der hier vorliegenden Quellen nicht erhärten. Es ist vielmehr naheliegend, dass die Bekämpfung der Influenza in der Zuständigkeit der Ressortforschung und der Behörden von Bund und Ländern lag.

4.2.2 Die Wahrnehmung der Hongkong-Pandemie in Politik, den Behörden und der Ressortforschung der BRD

Obgleich die Hongkong-Grippe zwischen 1968 und 1970 vermutlich mehr als 1 Mio. Todesopfer forderte, verhielt sich die westdeutsche Politik abwartend während dieser Pandemie. In den Debatten des Deutschen Bundestags nahm die Influenza nur eine periphere Rolle ein. Dabei wurde die Bundesregierung bereits im Februar 1968, mehrere Monate bevor das Virus H3N2 Europa erreichte, zur Verbreitung der Pandemie und möglichen Gegenmaßnahmen befragt. Daraufhin entgegnete der mittlerweile zum Staatsekretär im Bundesministerium für Gesundheit aufgestiegene Dr. von Manger-Koenig, dass

> mit dem Ausdruck Grippe (…) fälschlich eine große Anzahl ursächlich völlig differenter Erkrankungen der oberen Atemwege bezeichnet [wird], die von der Erkältung bis zur Lungenentzündung reichen und von denen nur der kleinste Teil wirklich Grippeerkrankungen sind.[522]

Zur Morbidität durch die Influenza konnte der Staatssekretär keine Angaben machen und verwies bezüglich weiterer Maßnahmen auf die obersten Gesundheitsbehörden der Länder.[523] Nicht nur erregte die Hongkong-Grippe bei der bundesdeutschen Regierung quasi keine Aufmerksamkeit – es wurde grundlegend bezweifelt, dass eine Pandemie unter der Fülle der Erkältungskrankheiten ausgemacht werden könne.

Der Staatssekretär von Manger-Koenig wurde am 13. November 1968 im Deutschen Bundestag erneut mit der Frage konfrontiert, ob die Bundes-

522 Deutscher Bundestag – 5. Wahlperiode: 155. Sitzung, Bonn, Plenarprotokoll 05/155 vom Dienstag, den 13. Februar 1968, S. 7935 C.

523 Vgl. Ibid., S. 7935 D–7936 A.

regierung die Hongkong-Grippe für schwerwiegend halte und dementsprechende Maßnahmen ergreife. Diesmal argumentierte der Staatssekretär, dass die Grippe zwar außerhalb von Europa ein Gesundheitsproblem darstelle, für Deutschland jedoch keine Relevanz habe. Für den Fall einer Einschleppung rechnete von Manger-Koenig damit, dass die Basis-Immunität der Bevölkerung durch frühere Viren-Kontakte ausreichend Schutz biete. Darüber hinaus seien Impfmaßnahmen angedacht. Der Staatssekretär verwahrte sich ausdrücklich gegen Vorwürfe aus der Opposition, es sei womöglich nicht genügend Impfstoff zum Schutz der Bevölkerung vorhanden.[524]

Ein letztes Mal wurde die Hongkong-Grippe Ende März 1969 im Deutschen Bundestag behandelt. Der Parlamentarische Staatssekretär beim Bundesministerium für Verkehr, Börner, gab an, dass 8 % der Bundesbahnbeamten wegen der Ausfälle durch die Grippe nicht den ihnen zustehenden Jahresurlaub erhalten hatten.[525] Am 18. Dezember 1970 übergab die Regierung Brandt dem Parlament schließlich einen Gesundheitsbericht, der eine deutliche Zunahme der Erkrankungs- und Sterberate im Zuge der Hongkong-Grippe aufzeigte.[526] Angesichts der kaum vorhandenen Wahrnehmung der Influenza im Deutschen Bundestag soll im Folgenden der Frage nachgegangen werden, wie sich die Behörden des Bundes und teils der Bundesländer zur Hongkong-Grippe positionierten.

4.2.2.1 Korrespondenz der westdeutschen Gesundheitsbehörden zum Thema Influenza

Wie bereits während der Asiatischen Grippe von 1957/1958 gab es auch während der Hongkong-Grippe schon frühzeitig Anfragen einer besorgten Öffentlichkeit. So wandte sich am 6. Februar 1968 die Firma ‚Varta' mit folgendem Schreiben an das BGA:

> (...) aufgrund von unbestätigten Meldungen über eine aufflammende Grippe-Epidemie in Europa, vorerst noch außerhalb der Grenzen der Bundesrepublik,

---

524 Vgl. Deutscher Bundestag – 5. Wahlperiode: 194. Sitzung, Bonn, Plenarprotokoll 05/194 vom Mittwoch, den 13. November 1968, S. 10453 B–10454 A.

525 Vgl. Deutscher Bundestag – 5. Wahlperiode: 224. Sitzung, Bonn, Plenarprotokoll 05/224 vom Mittwoch, den 26. März 1969, S. 12249 D–12250 C.

526 Vgl. Deutscher Bundestag – 6. Wahlperiode: Gesundheitsbericht, Drucksache 6/1667, S. 42.

> haben wir uns mit Ihnen am 3.1.68 telefonisch in Verbindung gesetzt. Wir baten um eine authentische Beurteilung der Lage Ihrerseits und haben angefragt, ob Sie eine Schutzimpfung unserer Mitarbeiter in unseren verschiedenen Werken aus Kenntnis der Situation – und gegebenenfalls mit welchem Impfstoff – empfehlen könnten.[527]

Der Brief schließt mit der Bemerkung, dass eine mehrmalige Kontaktaufnahme bisher erfolglos gewesen sei und der Bitte, einen Assistenzarzt mit der angefragten Expertise zu beauftragen, da man den BGA-Direktor Prof. ANDERS nicht erreicht habe.[528] Der etwas ungeschickt formulierte Brief der ‚Varta AG' blieb einige Wochen unbeantwortet. Erst am 26. Februar 1968 entgegnete das BGA in einem knappen Schreiben, dass man von einer telefonischen Anfrage der Firma nichts wüsste und darum auch keine Auskunft geben könne. Auf die im Schreiben von ‚Varta' aufgeworfene Frage, ob eine Schutzimpfung für die Firmen-Belegschaft sinnvoll sei und welche Vakzine dafür infrage kämen, wurde seitens des BGA gar nicht eingegangen.[529]

Im BGA reagierte man mit einer erheblichen Missbilligung auf die Behauptung, die BRD werde von einer Influenza-Pandemie bedroht. Am 5. Dezember 1968 wandte sich der ‚Arbeitskreis zur Förderung der Gesundheitserziehung in Öffentlichkeit und Familie' an das BGA. Die Vertreterin des Arbeitskreises, Monica PFEFFERKORN, erbat bezüglich des „neuen Ausbruch[s] der Asiatischen Grippe"[530] ein Gespräch mit dem BGA-Direktor Prof. ANDERS. Von Interesse waren für Frau PFEFFERKORN, welche die aktuelle Pandemie offenkundig als Fortsetzung der Asiatischen Grippe von 1957/1958 betrachtete, vor allem die Säuglingshygiene sowie Vorsorgemaßnahmen für Schwangere und Säuglinge.[531] Interessant an dieser Quelle ist vor allem, dass der Passus „und aus dem Gesundheitsministerium ist zu hören, daß umfangreiche Vorsorgemaßnahmen in Vorbereitung sind"[532] von Mitarbeitern des BGA handschriftlich unterstrichen und mit

---

527 Varta Aktiengesellschaft: An das Bundes-Gesundheitsamt, Frankfurt am Main vom 6. Februar 1968, BArch, B 208/1025.

528 Vgl. Ibid.

529 Vgl. Bundesgesundheitsamt: An die VARTA Aktiengesellschaft. Betr.: Grippe, Berlin vom 26. Februar 1968, BArch, B 208/1025.

530 Arbeitskreis zur Förderung der Gesundheitserziehung in Öffentlichkeit und Familie: An das Bundesgesundheitsamt. Herrn Dr. Anders, Frankfurt am Main vom 5. Dezember 1968, BArch, B 208/1025.

531 Vgl. Ibid.

532 Ibid.

einem Fragezeichen versehen worden ist. Vermutlich sah man im BGA die Hongkong-Grippe als mediales Phantasma an und hielt es darum für unwahrscheinlich, dass das Gesundheitsministerium umfangreiche Maßnahmen veranlassen würde. Ein Antwortschreiben des BGA an Frau PFEFFERKORN ist nicht überliefert – möglicherweise wurde auf eine solches auch bewusst verzichtet.

Gleichwohl lagen dem BGA von anderen Gesundheitsbehörden Informationen über eine neue Pandemie vor, und es wurde durchaus Beratungsbedarf zum Influenza-Risiko gesehen. Diesem konnte sich das BGA in der Folge nicht entziehen. So wandte sich der Bundesminister für Gesundheitswesen am 25. September 1968 an die obersten Landesgesundheitsbehörden. In diesem Schreiben wurde unter Bezug auf Veröffentlichungen des US-Ministeriums für Gesundheit, Bildung und Wohlfahrt sowie der WHO die Vermutung geäußert, dass der neue Grippevirenstamm ‚Hongkong 1968' weltweit kursiere. Dieser weiche in seiner Beschaffenheit von den bisher kursierenden Viren ab, sodass die zur Verfügung stehenden Impfmittel keinen Schutz böten. Der Gesundheitsminister habe daraufhin die Asta-Werke und die Behringwerke beauftragt, das neue Virus zu untersuchen und Konsequenzen für die Impfstoff-Herstellung zu erörtern.[533]

Zudem nahm am 6. Dezember 1968 Prof. PETZELT, Ministerialdirigent im niedersächsischen Sozialministerium, brieflich Kontakt zu Prof. ANDERS (BGA), Prof. HAAS (Hygienisches Institut der Universität Freiburg im Breisgau) und Prof. SIEGERT (Hygienisches Institut der Universität Marburg/Lahn) auf.[534] Gegenstand war eine Empfehlung unklarer Herkunft, wonach es sinnvoll sei, „anlässlich der Hongkong-Grippe eine Impfstoffreserve vorrätig zu halten, da nicht damit zu rechnen sei, daß die neuen Impfstoffe mit der Hongkong-Variante mengenmäßig ausreichen".[535] PETZELT fuhr fort, dass die Bereitstellung einer derartigen Impfstoff-Reserve sich konträr zu jenen Empfehlungen verhalte, welche die Arbeitsgemeinschaft Leitender Medizinalbeamten der Länder ausgesprochen hatte. Aufgrund dieser Diskrepanzen – pro und contra Impfstoffreser-

---

533 Vgl. Der Bundesminister für das Gesundheitswesen: An die obersten Landesgesundheitsbehörden. Betr.: Influenza, Bad Godesberg vom 25. September 1968, BArch, B 208/1025.

534 Vgl. Niedersächsisches Sozialministerium: An die Herren Prof. Anders, Prof. Haas, Prof. Siegert. Betr.: Grippe-Impfung, Hannover vom 6. Dezember 1968, BArch, B 208/1025.

535 Ibid.

ve – bat PETZELT die Herren ANDERS, HAAS und SIEGERT um eine gemeinsame Beratung des Themas, die am 17. Januar 1969 stattfinden sollte.[536] Die anberaumte Besprechung musste kurzfristig verschoben werden, da PETZELT im Januar 1969 an einer Virus-Pneumonie erkrankte und sogar in stationäre Behandlung aufgenommen werden musste.[537]

Letzten Endes fand die von Prof. PETZELT organisierte gemeinsame Erörterung erst fünf Monate später, am 16. Juni 1969, statt. Vertreten waren vor allem Mitarbeiter des BGA; zudem Prof. BONIN vom Paul-Ehrlich-Institut für Arzneimittelsicherheit und Herr HEMPEL von der Bundesapothekerkammer. Die Ergebnisse der gemeinsamen Besprechung wurden erst Ende August 1969 an alle Bundesländer und das BGA übersandt, was für eine niedrige Priorität des Influenza-Themas spricht. Ebenso deutet das Ergebnisprotokoll der Sitzung einen allgemeinen Konsens der Anwesenden in Bezug auf die Einschätzung des Influenza-Risikos an. So habe die Hongkong-Grippe zwar viele Länder der Welt ergriffen, aber für die BRD könne man trotz erhöhter Krankheitszahlen nicht von einer Epidemie sprechen.[538] Da es nicht möglich sei, für die Gesamtbevölkerung in so kurzer Zeit Impfmittel bereitzustellen – „es stehen bestenfalls 2,7 Mio. Impfdosen zur Verfügung“[539] – könne man keine großangelegte Massenimpfung empfehlen. Stattdessen sollten bestimmte Schlüsselberufe (Medizinisches Personal, Energie- und Wasserversorger, Stadtreinigung, Polizei) sowie Risikogruppen (chronisch Kranke, Personen über 65 Jahre) geimpft werden.[540] Diese Einschätzung wurde vom BGA, welches zu der Sitzung vom 16. Juni 1969 ein eigenes Ergebnisprotokoll anfertigte, geteilt. Zudem wurde das BGA angehalten, einen Impfstoff zu entwickeln, der gegen alle Influenzavirusstämme wirksam sei. Dieser Universalimpfstoff würde auch gegen jene Viren helfen, die sich alle 10–14 Jahre im Rahmen einer Antigen-Drifts neu entwickeln.[541]

---

536 Vgl. Ibid.

537 Vgl. Niedersächsisches Sozialministerium: An die Herren Prof. Anders, Prof. Haas, Prof. Siegert. Betr.: Grippe-Impfung, Hannover vom 14. Januar 1969, BArch, B 208/1025.

538 Vgl. Niedersächsisches Sozialministerium: Betr.: Eingreifreserve von Grippe-Impfstoff, Hannover vom 29. August 1969, BArch, B 208/1025, S. 2.

539 Ibid., S. 6.

540 Vgl. Ibid., S. 6.

541 Vgl. Bundesgesundheitsamt: Anlage zum Ergebnisprotokoll einer Besprechung über die Möglichkeit der Einrichtung einer Epidemiereserve von Grippeimpfstoff vom 16. Juni 1969, BArch, B 208/1031.

Dennoch blieben im BGA offenkundig Zweifel über die bevölkerungsmedizinische Effektivität der Influenza-Schutzimpfung, wie eine Anfrage der Stadt Hamburg zur richtigen Impf-Prophylaxe zeigt. Am 18. März 1970 entgegnete das BGA in einem Schreiben an die Freie und Hansestadt Hamburg, dass angesichts der kurzen Inkubationszeit der Grippe von 2 bis 3 Tagen „und einer Latenzzeit von 8-10 Tagen bis zum Wirksamwerden einer parentalen Grippeschutzimpfung (…) dem Einzelnen durch die Impfung in die Inkubationszeit hinein kein Nutzen mehr"[542] erwachse. Auch eine Massenimpfung sei bei „der derzeit in der Praxis erreichbaren Durchimpfungsrate nicht in der Lage, eine epidemische Ausbreitung der Grippe zu verhüten".[543] Empfohlen wurde vom BGA hingegen die rechtzeitige Impfung vor einer Epidemie mit einem geeigneten Impfstoff,[544] wobei der Korrespondenz nicht zu entnehmen ist, welche Zielgruppen zu welchem Zeitpunkt mit welchem Impfstoff zu immunisieren seien.

Bezüglich der Bewertung der Hongkong-Grippe bestanden zudem erhebliche Spannungen zwischen dem BGA und anderen Behörden einerseits sowie einer breiteren ärztlichen Fachöffentlichkeit andererseits. So löste im Januar 1970 ein Artikel in der Zeitschrift ‚Gesundheitswesen und Desinfektion', der sich auch im Archivmaterial des BGA findet, eine Diskussion über die Risiken durch Influenza-Pandemien aus.[545] Einer der Autoren des Artikels war Dr. Rudolf Wohlrab, der von 1952 bis 1974 das Medizinaluntersuchungsamt in Hannover leitete.[546] Wohlrab, Höpken und Willers bewerteten zwei Influenza-Ausbrüche in den Jahren 1968/1969 als Epidemien und kamen zu dem Schluss: „Die Jahre 1917/18 dürfen nicht vergessen werden. In Bezug auf die Folgen nimmt es jede dieser so ‚harmlosen Grippe-Epidemien' etwa mit den spektakulärsten Polio-Epidemien der Vergangenheit auf. Man muß nur genau genug hinse-

542 Bundesgesundheitsamt: An die Gesundheitsbehörde der Freien und Hansestadt Hamburg. Betr. Grippeschutzimpfung während einer Grippe-Epidemie, Berlin vom 18. März 1970, BArch, B 208/1025.

543 Ibid.

544 Vgl. Ibid.

545 Vgl. Gesundheitswesen und Desinfektion: Fachblatt für praktische Seuchenabwehr und Vorratsschutz, Januar 1970, 62. Jahrgang. Entnommen den Unterlagen des Bundesgesundheitsamtes, BArch, B 208/1025.

546 Vgl. Nieders. Landesgesundheitsamt (Hrsg.): 100 Jahre dem Gesundheitsschutz verpflichtet, S. 12.

hen."[547] Dezidiert suchten WOHLRAB ET AL. einen Vergleich mit der Spanischen Grippe, auch wenn sie diese ungenau datierten. Die Hongkong-Grippe müsse dabei durchaus als schwere Influenza-Epidemie gewertet werden, da alleine in Hamburg 30 % der Bevölkerung erkrankt gewesen seien und in der gesamten Bevölkerung der BRD eine Übersterblichkeit von etwa 40.000 Personen vorlag.[548] Weiter heißt es:

> Die Influenza A, die heute als ‚A2/Hongkong/1968' auftritt, ist die einzige Groß-Seuche der gegenwärtigen Welt, sozusagen die *Weiße Pest* unseres Zeitalters. Es liegt kein Grund vor, den Tatbestand zu verharmlosen.[549]

Das in dieser Arbeit noch zu untersuchende Meldesystem des BGA zur Erhebung von Influenza-Fällen wurde von WOHLRAB ET AL. massiv kritisiert. Dieses System sei zwar in sich logisch geschlossen, jedoch vom tatsächlichen Krankheitsgeschehen weitgehend entkoppelt. Die falsch-negativen Influenza-Meldungen der Behörden lägen insbesondere im Meldesystem selbst begründet und weniger in den Einrichtungen, welche die Daten zuliefern, wie z. B. die verschiedenen virologischen Laboratorien. Die Autoren des Artikels empfehlen daher dringend, das Meldesystem abzuändern und den Realitäten anzupassen.[550]

Prof. ANDERS wies diese Vorwürfe zurück und führte an, dass die Influenza definitorisch nur schwer von anderen Erkrankungen abzugrenzen sei. Auch die Angaben zur Übersterblichkeit durch die Influenza seien alles andere als brauchbar, da bereits „40 % der Diagnosen auf den Leichenschauscheinen unrichtig"[551] seien. Insgesamt nahm ANDERS an, dass etwa 178 Sterbefälle tatsächlich auf die Virusgrippe zurückzuführen seien.[552] Abschließend bekräftige er erneut: „Die Übersterblichkeit ist sicher nicht für die Analysen zum Influenzaverlauf zu verwenden."[553] Das Influenza-Schnellinformationssystem habe sich durch das Heranziehen verschiede-

547 Gesundheitswesen und Desinfektion, BArch, B 208/1025.
548 Vgl. Ibid.
549 Ibid., Hervorhebung dem Original entnommen.
550 Vgl. Ibid.
551 Anders, W.: Gespräch des Deutschen Grünen Kreuzes „Grippeschutz und Grippeschutzimpfung". Stellungnahme von Prof. Dr. med. Anders vom 2. März 1970, BArch, B 208/1028, S 1. Das Gespräch, organisiert durch das Deutsche Grüne Kreuz, hatte bereits am 25. September 1969 stattgefunden, wurde aber erst ab Anfang 1970, u. a. in der Zeitschrift ‚Gesundheitswesen und Desinfektionsschutz', publiziert und löste dann erneut Diskussionen aus.
552 Vgl. Ibid., S. 1 f.
553 Ibid., S. 2.

ner Quellen hingegen bewährt.[554] Kurz nach der Hongkong-Grippe verlief die Bruchlinie vor allem anhand der Frage, ob das Heranziehen der Influenza-Übersterblichkeit tatsächlich eine valide Größe sein könne, um das Risiko durch eine Pandemie zu bewerten. Dabei liegt für diese Bewertung ein bedeutsamer Unterschied vor, ob nun von 40.000 oder 178 Toten auszugehen ist – die letzte Zahl kommt im Übrigen den virologisch validierten Todesopfern der Schweinegrippe 2009/2010, ca. 250, erstaunlich nahe. Hochgerechnet auf die Bevölkerungsverhältnisse von 1968 und 2009, unter Einbezug Ostdeutschlands, sind die Zahlen sogar nahezu identisch.

Das BGA setzte dabei alles daran, die Größe der Übersterblichkeit (auch: Exzessmortalität) schnellstmöglich zu demontieren oder zumindest deutlich zu machen, dass es sich dabei nicht um gesichertes wissenschaftliches Wissen handele. Dem Bundesministerium für Jugend, Familie und Gesundheit teilte das BGA mit, dass „es keine epidemiologisch-statistischen Regeln [gibt], die eine Stellungnahme zum Artikel Wohlrab et al. ermöglichen".[555] Eine Betrachtung von Sterblichkeitsstatistiken reiche nicht aus, um die Grenzen einer Epidemie festzulegen. Dementsprechend schlug das BGA vor, eine Arbeitsgruppe einzurichten, welche sich mit der Dokumentation von Grippe-Epidemien beschäftigt und Regeln für die statistische Beschreibung der von Epidemien festlegt. Dafür müssten allerdings auch die internationalen Klassifikationen der Krankheits- und Todesursachen revidiert werden.[556] Durch eine Verlagerung der bisherigen Epidemie-Definitionen in den Bereich des signifikanten Nichtwissens konnte sich das BGA somit einer finalen Bewertung der Hongkong-Grippe entziehen.

Dass das BGA gar kein Interesse daran besaß, sich auf eine verbindliche Definition des Epidemie-Begriffs und der Influenza einzulassen, zeigt die Auseinandersetzung mit dem Deutschen Institut für Allgemeinmedizin e. V. Das Institut übersandte dem BGA am 16. September 1970 einen Entwurf für eine Karteikarte zur Influenza, welche allen Allgemeinmedizinern, womöglich auch Fachärzten, zur Verfügung gestellt werden sollte. Damit sollte für die Ärzte die Diagnose und eine sich anschließende der Influenza vereinfacht werden. Das BGA wurde gebeten, die Karteikarte kritisch zu lesen, zu kürzen und dann zurückzusenden. Die Karteikarte be-

554 Vgl. Ibid.

555 Bundesgesundheitsamt: An den Bundesminister für Jugend, Familie und Gesundheit, Berlin vom 2. März 1970, BArch, B 208/1025, S. 2.

556 Vgl. Ibid.

ginnt mit der Feststellung, dass in der BRD während der Hongkong-Grippe eine Übersterblichkeit von 50.000 Personen vorlag. Etwa 10–20 % der Bevölkerung seien erkrankt gewesen.[557] Das Deutsche Institut für Allgemeinmedizin ging dabei explizit von einer „pandemischen Ausbreitung“[558] der Hongkong-Grippe aus – eine Bewertung, die vom BGA nicht ein einziges Mal verwendet wurde. In der Karteikarte erfolgt eine Abhandlung über die verschiedenen Symptome der Influenza, wie z. B. Fieber, Schüttelfrost, Husten, Schnupfen und verschiedene Komplikationen aller Organe. Als Therapie wurde neben der Gabe von Antibiotika ferner die Impfung empfohlen, zum einen für gefährdete Personen (Personen über 60 Jahre oder mit Vorerkrankungen), zum anderen sollten besonders Exponierte (Ärzte, Praxis- und Pflegepersonal, Lehrer, Verkäufer usw.) geimpft werden. Durch Quarantänen wie die Isolierung einzelner Haushalte oder die Schließung von Kindergärten könne man die Infektionskette unterbrechen.[559]

Die Reaktion des BGA, welche vom damaligen BGA-Präsidenten Georg HENNEBERG persönlich formuliert wurde, fiel vernichtend aus. Allerdings ist die Quelle nur als Entwurf ohne Absendevermerk erhalten, sodass unklar bleibt, ob das Schreiben tatsächlich dem Deutschen Institut für Allgemeinmedizin e. V. zuging. Dennoch wird deutlich, was das BGA von der ärztlichen Definition der Influenza hielt. Der Passus zur Übersterblichkeit wurde in dem Karteikarten-Entwurf vollständig gestrichen.[560] Zur Diagnose der Grippe heißt es:

> Was heißt bei Diagnose ‚typisch‘? Typisch für Grippe ist doch ihr buntschillerndes fast immer atypisches Bild. Der Versuch einer Virusisolierung kann kein Pfeiler der Diagnosestellung sein.[561]

Alle möglichen Punkte zur Diagnose und Therapie der Influenza sahen sich in der Entgegnung des BGA massiver Kritik ausgesetzt. Zudem

---

557 Vgl. Deutsches Institut für Allgemeinmedizin e. V.: Der Vorstand an Herrn Professor Dr. G. Henneberg. Leiter des Robert Koch-Instituts, Frankfurt am Main vom 16. September 1970, BArch, B 208/1025.

558 Ibid.

559 Vgl. Ibid.

560 Vgl. Henneberg, G.: Präsident des Bundesgesundheitsamtes an das Deutsche Institut für Allgemeinmedizin e. V. Betr.: Anfrage über eine Grippe-Veröffentlichung vom 16. September 1970 (Entwurf), Berlin vom 25. September 1970, BArch, B 208/1025, S. 3.

561 Ibid., Hervorhebung im Original.

schien das BGA verärgert, dass Ärzte Empfehlungen zur Seuchenprävention abgaben und damit in den Kompetenzbereich der Behörden eingedrungen waren: „Die Schließung der Kindergärten kann nicht Aufgabe der praktischen Ärzte sein."[562] Ohnehin seien Quarantänen kaum durchführbar.[563] Dieses Schreiben vom 25. September 1970 beendete die Auseinandersetzung des BGA mit der Hongkong-Grippe. Das BGA hatte versucht, jede Markierung dieser Pandemie als Seuchenereignis zu unterbinden und selbst eine klare Stellungnahme zur Impfpolitik zu vermeiden. Im Folgenden soll untersucht werden, welche Rolle das umstrittene Influenza-Schnellinformationssystem des BGA bei der Bewertung der Pandemie spielte.

4.2.2.2 Das Influenza-Schnellinformationssystem des Bundesgesundheitsamtes 1967–1970

Bereits während der Asiatischen Grippe 1957/1958 hatte die Abteilung Gesundheit des Bundesinnenministeriums versucht, ein Influenza-Informationssystem aufzubauen. Nachgeordnete Behörden waren mit geringem Erfolg aufgefordert worden, Berichte zur Influenza-Situation in ihrem Zuständigkeitsbereich einzusenden. Das BGA entwickelte diesen Ansatz weiter und unterhielt in den 1960er sowie 1970er Jahren ein Influenza-Schnellinformationssystem, welches auch während der Hongkong-Grippe zum Einsatz kam. Dabei wurden die Landesgesundheitsbehörden aufgefordert, wöchentlich per Fernschreiber (Telex) oder Schnellbrief einen kurzen Bericht über die epidemiologische Situation (Erkrankungen, Todesfälle, Altersverteilung), virologische und serologische Befunde sowie durchgeführte Maßnahmen an das BGA zu übersenden.[564] Im Gegenzug aggregierte das BGA diese Informationen, ergänzte sie gegebenenfalls aus weiteren Quellen und stellte die so entstandenen Berichte allen beteiligten Akteuren zur Verfügung. Zudem erhielten auch Stellen des Bundes wie

---

562 Ibid., S. 3.

563 Vgl. Ibid.

564 Vgl z. B. Aufforderung des BGA zum Meldesystem der Saison 1969/1970: Bundesgesundheitsamt: Betr. Influenza-Überwachung. Rundschreiben an alle Landesbehörden, Berlin vom 1. Dezember 1969, BArch, B 208/1096.

das Gesundheitsministerium, das Verteidigungsministerium und die Bundesbahn die Influenza-Schnellinformationen des BGA.[565]

Das Meldesystem war nie ganzjährig aktiv, sondern wurde vom BGA zu Beginn der jeweiligen ‚Grippe-Saison' eingeleitet und über den Winter, der die meisten Grippe-Fälle hervorbrachte, aufrechterhalten. Ziel war vor allem die Beobachtung der jährlich wiederkehrenden saisonalen Grippe. Dieser *Modus Operandi* änderte sich während der Pandemie von 1968–1970 nicht grundlegend; allenfalls die Berichtszeiträume wurden extensiviert, indem das Schnell-Informationssystem sich von Oktober bis zum Teil in den April des Folgejahres erstreckte. Im Rahmen der Hongkong-Grippe stellte das BGA außerdem vermehrt Anfragen an die nachgeordneten Behörden zum Umgang mit der Pandemie.

Zwar meldeten die meisten Bundesländer für die auslaufende Influenza-Saison 1967/1968 nur wenige Influenza-Fälle, davon einen Todesfall in Bremen,[566] doch reagierten die ersten Landesbehörden auf die Warnungen vor der aufziehenden Hongkong-Grippe, die Anfang 1968 Deutschland noch gar nicht erreicht hatte. So berichtete das Innenministerium von Nordrhein-Westfalen am 31. Januar 1968 an nachgeordnete Behörden:

> Infolge einer sensationell aufgemachten Berichterstattung über Todesfälle nach angeblichen Erkrankungen an Virusgrippe in Oberhausen ist es zu einer erheblichen Beunruhigung in der Bevölkerung gekommen.[567]

Laut des Innenministeriums sei Nordrhein-Westfalen gerade von einer umfangreichen Erkrankungswelle betroffen, die einen Krankenstand von etwa 9–12 % verursache. Zwei Kinder waren durch eine Pneumonie gestorben. Allerdings sei derzeit noch „kein Influenzavirus als Erreger"[568] nach-

---

565 Vgl. z. B. Bundesgesundheitsamt: rundschreiben nr. 67. betr.: grippesituation, Berlin vom 6. Februar 1968, BArch, B 208/1028.

566 Vgl. u. a. Senat Bremen: an das bundesgesundheitsamt. betr.: grippesituation in bremen, Bremen vom 6. Februar 1968, BArch, B 208/1028, Der Innenminister des Landes Schleswig-Holstein: an das bundesgesundheitsamt. betr.: influenza, Kiel vom 8. Januar 1968, BArch, B 208/1028 sowie Bundesgesundheitsamt: rundschreiben nr. 67. betr.: grippesituation, Berlin vom 6. Februar 1968, BArch, B 208/1028.

567 Eine Kopie dieses Schnellbriefes erging auch an das BGA. Der Innenminister des Landes Nordrhein-Westfalen: Schnellbrief an die Regierungspräsidenten und Landkreise und kreisfreien Städte – Gesundheitsämter. Betr.: Grippesituation, Düsseldorf vom 31. Januar 1968, BArch, B 208/1028, S. 2.

568 Ibid.

gewiesen worden, weswegen der Minister von allen Impfungen abrate.[569] Eine ähnliche Nachricht erreichte das BGA im Januar 1968. Das Hessische Sozialministerium berichtete, dass die Medien vor dem Einzug der Asiatischen Grippe in Frankfurt warnten und behaupteten, von den Gesundheitsdezernenten seien Impfungen und Schulschließungen empfohlen worden. Derart unter Druck gesetzt, wandte sich das Hessische Sozialministerium an Prof. Henneberg sowie Prof. Anders im BGA und bat um Expertise. Diese versicherten, dass die Influenza-Fälle in Frankfurt nicht durch eine neue Epidemie, sondern das bereits seit elf Jahren zirkulierende Virus vom Typ A2 (seit der Asiatischen Grippe endemisch vorhanden) verursacht werde. In den meisten Fällen können die Grippe-Fälle durch Bettruhe und in schweren Fällen durch Krankenhauseinweisungen begegnet werden.[570] Die mediale Agendasetzung trug während der Hongkong-Grippe also schon frühzeitig zur Verunsicherung der breiten Öffentlichkeit bei.

Das BGA erwies sich in seiner Berichterstattung der Jahre 1967/1968 als ausgesprochen robust gegen die Behauptung, eine neue Pandemie werde Deutschland heimsuchen. Tatsächlich lehnte das BGA sogar in vielen Fällen die Bezeichnung ‚Virusgrippe' ab. Im Bericht des Informationssystems vom 13. Februar 1968 wurde trotz einiger grippe-assoziierter Todesfälle zumeist nur von ‚grippalen Infekten' oder auch von ‚grippoesen Infekten' gesprochen. Der Begriff „Grippefaelle"[571] wurde zumeist in Anführungszeichen gesetzt. Auch hier zeigt sich, dass das BGA Grippe-Fälle nur als ‚echte Influenza' ansah, wenn ein tatsächlicher Labornachweis des Erregers stattgefunden hatte. Oftmals traute das BGA den Behörden der Länder nicht zu, eine solche Distinktion zwischen der laborverifizierten Grippe und den zahlreichen, symptomatisch ähnlichen Erkältungskrankheiten leisten zu können. Der letzte Bericht des BGA zur Grippe-Saison 1967/1968 vom 27. Februar 1968 sprach von einer weitgehend normalisierten Lage und dem Rückgang der Grippe-Erkrankungen. Lediglich in der DDR gebe es noch steigende Krankheitszahlen. Auch das seit elf Jah-

569 Vgl. Ibid., S. 4.

570 Vgl. Hessisches Sozialministerium: Aktenvermerk. Betr. Grippelage, Wiesbaden vom 2. Februar 1968, BArch, B 208/1028.

571 Alle Termini: Bundesgesundheitsamt: rundfernschreiben nr. 81 an die obersten gesundheitsbehoerden der laender. betr.: grippesituation, Berlin vom 13. Februar 1968, BArch, B 208/1028.

ren endemisch vorkommende Virus A2 sei laut BGA nur vereinzelt nachgewiesen [572]

Für die Grippe-Saison 1968/1969 leitete der Direktor des BGA, Prof. ANDERS, die Influenza-Berichterstattung mit einem Rundschreiben vom 14. November 1968 an die obersten Gesundheitsbehörden der Länder ein. Laut ANDERS sei noch keine Influenza aufgetreten; gleichwohl erbat er von den Behörden Angaben zur Epidemiologie, zu virologischen und serologischen Befunden sowie Maßnahmen die Influenza betreffend.[573] Rückmeldungen erhielt das BGA zumeist in Form von kurzen Fernschreiben, so vom Innenministerium Schleswig-Holsteins, das am 19. November 1968 angab, dass – abgesehen von einer Häufung von grippalen Infekten bei 4- bis 6-Jährigen – derzeit keine Auffälligkeiten in Bezug auf die Influenza vorlägen.[574] Die Rückmeldungen konnten jedoch auch sehr kurz ausfallen wie im Falle des Innenministeriums von Nordrhein-Westfalen, das ein einfaches „fehlanzeige"[575] zurückgab. Im November und Dezember 1968 blieb die Grippesituation in den Berichten des BGA zunächst ausgesprochen unauffällig. Es wurde keine signifikante Häufung von Influenza-Fällen berichtet. Interessanterweise stand das BGA bezüglich der Grippesituation auch im Austausch mit dem Gesundheitsministerium der ČSSR.[576]

Die Hongkong-Grippe wurde in den Influenza-Schnellinformationen des BGA das erste Mal am 24. Dezember 1968 erwähnt. In den USA gebe es demnach bestätigte Fälle der Hongkong-Grippe, im Bundesstaat Con-

572 Vgl. Bundesgesundheitsamt: rundfernschreiben nr. 103 an die obersten gesundheitsbehoerden der laender. betr.: grippesituation, Berlin vom 27. Februar 1968, BArch, B 208/1028.

573 Vgl. Bundesgesundheitsamt: rundfernschreiben nr. 332 an die obersten gesundheitsbehoerden der laender. betr.: influenza, Berlin vom 14. November 1968, BArch, B 208/1095.

574 Innenministerium Kiel: an das bundesgesundheitsamt berlin. bertr.: influenza, Kiel vom 19. November 1968, BArch, B 208/1096.

575 Der Innenminister des Landes Nordrhein-Westfalen: an das bundesgesundheitsamt. betr.: influenza-situation, Düsseldorf vom 18. November 1968, BArch, B 208/1095.

576 Vgl. Bundesgesundheitsamt: rundfernschreiben nr. 355 an die obersten gesundheitsbehoerden der länder. betr.: influenza schnellinformation nr. 3, Berlin vom 27. November 1968, BArch, B 208/1096 und Ders.: Bundesgesundheitsamt: telex-nr. 389 an das Tschechische Gesundheitsministerium. betr.: influenza schnellinformation nr. 5, Berlin vom 11. Dezember 1968, BArch, B 208/1096.

necticut ist sogar von einer Epidemie zu sprechen.[577] Zugleich beharrte das BGA in der Berichterstattung weiter auf seiner sehr engen Influenza-Definition, wobei selbst die ,echte Influenza' nicht zugleich eine pandemische Influenza sein musste:

> bitte beachten: influenza- und pneumonie-todesfaelle werden in 144 groszstaedten der usa fortlaufend gezaehlt und veroeffentlicht. diese 'influenza-mortalitaet [sic!] ist nicht identisch mit irgendeiner 'hongkong-mortalitaet'[578]

In der BRD sei hingegen bisher kein positiver Influenza-Nachweis erfolgt.[579] Dieser wurde erst im BGA-Bericht vom 7. Januar 1969 genannt. Am 19. Dezember 1968 sei ein Angehöriger der US-Streitkräfte aus den USA zu seiner Einheit nach Deutschland zurückgekehrt und habe das Influenzavirus eingeschleppt. In der Folge kam es in Brake (Unterweser) in der Nähe von Bremerhaven zu 17 Influenza-Fällen. In fünf Fällen konnte auch labormedizinisch zweifelsfrei das pandemische Virus A2/Hongkong nachgewiesen werden. Die Erkrankungen seien mild verlaufen, ein Übergreifen auf die deutsche Bevölkerung habe nicht stattgefunden.[580] In diesem Falle reichten dem BGA die fünf Virusnachweise in einer erheblich begrenzten Population aus, um auch den anderen 12 Grippe-Kranken eine ,echte Influenza' zu attestieren.

In einem weiteren Bericht vom 14. Januar 1969 bezeichnete das BGA die Influenza-Lage in Deutschland insgesamt als ruhig. Es würden keine Influenza-Epidemien oder influenza-ähnlichen Erkrankungen aus dem Bundesgebiet gemeldet. Der Krankenstand läge in Betrieben, Behörden und nach Informationen der Sozialversicherungsträger bei etwa 6–7 % und damit in für diese Jahreszeit erwartbarer Höhe. Anders verhalte sich dies in den benachbarten Niederlanden, die derzeit von einer Influenza-Epidemie heimgesucht würden. Dort seien in zahlreichen Fällen A2-Hongkong-Viren isoliert worden. Der Krankenstand betrage 10–20 %, eine Beein-

---

577 Vgl. Bundesgesundheitsamt: rundfernschreiben nr. 432 an die obersten gesundheitsbehoerden der laender. betr.: influenza-schnellinformation nr. 7, Berlin vom 24. Dezember 1968, BArch, B 208/1095.

578 Ibid.; die fehlenden geschlossenen Anführungszeichen nach „influenza-mortalitaet" sind so dem Original entnommen.

579 Vgl. Ibid.

580 Vgl. Bundesgesundheitsamt: rundfernschreiben nr. 9 an die obersten gesundheitsbehoerden der laender. betr.: influenza-schnellinformation nr. 9, Berlin vom 7. Januar 1969, BArch, B208/1095.

trächtigung des öffentlichen Lebens sei jedoch nicht auszumachen.[581] Das BGA sah das Auftreten der Hongkong-Viren in Deutschland vor allem als punktuelles Problem. Im Januar 1969 wurden erneut pandemische Influenza-Fälle labordiagnostisch in der Nähe einer US-Kaserne in Rheinland-Pfalz sowie bei einzelnen Betroffenen in Hessen und Berlin nachgewiesen.[582] Gleichwohl betonte das BGA wiederholt, keine Verdachtsdiagnosen zur Influenza abzugeben, insofern kein Virusnachweis vorlag:

> in baden-wuerttemberg wurde bei mehreren aelteren personen als todesursache grippe-pneumonie angegeben, ohne dass offenbar diese diagnose bisher virologisch verifiziert worden ist.[583]

Dabei sparte das BGA in seinen zusammenfassenden Influenza-Informationen auch WHO-Berichte nicht aus, die von einer Ausbreitung der Hongkong-Grippe in Irland, dem Vereinigten Königreich, Schweden und der UdSSR berichteten.[584] Nur in der BRD schien die pandemische Influenza kein Problem darzustellen. Diesen Befund fasst das BGA am 4. Februar 1969 nochmals wie folgt zusammen: „somit kann hongkong-virus als ubiquitaer vorhanden angesehen werden. diese isolierten ausbrueche berechtigen nicht, von einer grossen grippewelle zu sprechen. influenzaverlauf klinisch mild“.[585] Insgesamt läge der Krankenstand mittlerweile sogar 2–4 % niedriger als im Vorjahr.[586] Am 11. März 1969 brachte das BGA in einem Rundschreiben wiederholt eine erhebliche Unzufriedenheit mit der Datenlage zum Ausdruck:

> die gesamtsituation ist durch eine starke uneinheitlichkeit gekennzeichnet. in benachbarten orten oder betrieben findet sich oft eine voellig gegensaetzliche

---

581 Vgl. Bundesgesundheitsamt: rundfernschreiben nr. 34 an die obersten gesundheitsbehoerden der laender. betr.: influenza-schnellinformation nr. 10, Berlin vom 14. Januar 1969, BArch, B 208/1096.

582 Bundesgesundheitsamt: rundfernschreiben nr. 49 an die obersten gesundheitsbehoerden der laender. betr.: influenza-schnellinformation nr. 11., Berlin vom 21. Januar 1969, BArch, B 208/1095.

583 Ibid.

584 Vgl. Ibid.

585 Bundesgesundheitsamt: rundfernschreiben nr. 79 an die obersten gesundheitsbehoerden der laender. betr.: influenza-schnellinformation nr. 13, Berlin vom 4. Februar 1969, BArch, B 208/1095. Unklar bleibt, inwiefern die Begriffe „ubiquitär“ und „isolierte[n] Ausbrüche“ logisch zusammengehen. Vermutlich ist damit gemeint, dass das neue Virus zwar allgegenwärtig aber klinisch nicht oder nur vereinzelt relevant ist, also keine Epidemie oder gar Pandemie vorliegt.

586 Vgl. Ibid.

> lage. auf der einen seite werden schul- bzw. schulklassen-schliessungen notwendig, auf der anderen seite ist nichts zu veranlassen. in einem betrieb gibt es 20 proz. arbeitsausfall, im nachbarbetrieb ist der krankenstand niedriger als im vorjahr.[587]

Diese Mitteilung liest sich fast wie eine Kapitulation vor dem unbestritten ambitionierten Vorhaben, die Influenza oder auch nur die grippeähnlichen Erkrankungen bezüglich ihrer Epidemiologie in der BRD sichtbar zu machen. Zugleich wird dieses Nichtwissen als Anlass gesehen, der Influenza kein großes Risikopotenzial für die BRD zu attestieren. Abgesehen von einer Welle an Erkältungskrankheiten mit schweren Krankheitszeichen in den Räumen Aachen, Koblenz und Paderborn würden Erkrankungen nur noch selten auftreten. Influenzaviren seien lediglich vereinzelt nachweisbar, die gesamte Lage könne als nicht besorgniserregend bezeichnet werden.[588]

Anfang April 1969 vermeldete das BGA mit einigen Ausnahmen einen Rückgang der „grippalen erkrankungen".[589] Auch bis zu diesem Zeitpunkt habe man das Hongkong-Grippevirus allenfalls vereinzelt nachweisen können. Die Teilnehmenden am Influenza-Informationsdienst wurden gebeten, im nächsten Bericht Angaben bezüglich gesicherter und vermuteter Todesfälle zu machen.[590] Der letzte Bericht der Grippe-Saison 1968/1969 schließt mit dem Befund: „die welle influenza-aehnlicher erkrankungen vermischt mit krankheitsfaellen verursacht durch asia a 2-hongkong klingt aus".[591] Bis dahin war die Hongkong-Grippe in der Perspektive des BGA allenfalls ein Problem benachbarter Staaten und insbesondere der USA gewesen. In der BRD hat nach den Quellen des Influenza-Schnellinformationssystems streng genommen keine Epidemie stattgefunden, was vor allem auf die rigide Influenza-Definition des BGA zurückzuführen ist.

---

587 Bundesgesundheitsamt: rundschreiben nr. 152 an die obersten gesundheitsbehoerden der laender. betr.: influenza-schnellinformation nr. 18, Berlin vom 11. März 1969, BArch, B 208/1095.

588 Vgl. Ibid.

589 Bundesgesundheitsamt: rundfernschreiben nr. 189 an die obersten gesundheitsbehoerden der laender, Berlin vom 1. April 1969, BArch, B 208/1095.

590 Vgl. Ibid.

591 Bundesgesundheitsamt: rundfernschreiben nr. 210 an die obersten gesundheitsbehoerden der laender. betr.: influenza-schnellinformation nr. 23, Berlin vom 15. April 1969, BArch, B 208/1095. In diesem Rundschreiben ist ein abschließender Bericht zur Grippe-Saison 1968/1969 angekündigt, der den Archivunterlagen jedoch nicht zu entnehmen ist. Womöglich wurde dieser Bericht nicht angefertigt.

Eine deutliche Zäsur ergab sich während der Grippe-Saison 1969/1970, was damit zusammenhängen könnte, dass die BRD Ende des Jahres 1969 von einer schwereren Grippe-Welle überrascht wurde.[592] Am 1. Dezember 1969 forderte der Direktor des BGA, Prof. ANDERS, erneut Berichte zur Influenza-Situation ein und kündigte an, dass das BGA seinerseits mit dem Influenza-Schnellinformationssystem beginnen werde. In dem Rundschreiben an die Landesbehörden war bereits ein Bericht über die aktuelle Influenza-Lage enthalten, wobei nun wiederholt von einer „Hong-Kong-Epidemie“[593] gesprochen wurde. Diese habe sich zunächst 1968 in der zweiten Jahreshälfte über Nordamerika und Europa ausgebreitet; eine zweite Welle sei ab dem Frühjahr 1969 festgestellt worden.[594] Besondere Aufmerksamkeit erfuhr in diesem BGA-Bericht daher der Virusstamm „A_2/Hong Kong/68“[595] und damit verwandte Viren, die als ursächlich für die weltweite Epidemie angesehen wurden. In einem weiteren Rundfernschreiben bat der Direktor des BGA um Mitteilung der Bundesländer, ob „die grippeschutzimpfung ‚öffentlich empfohlen“[596] ist. Nach wie vor oblag die Entscheidung über diese Maßnahme den einzelnen Ländern.

In regelmäßigen Abständen trafen kurze Meldungen der Bundesländer ein, die in ihrer Kürze und Bündigkeit an militärische Lageberichte erinnern. Bremen meldete am 12. Dezember 1969, dass die Grippe bisher unauffällig sei und die Grippeschutzimpfung nicht empfohlen werde.[597] Das Bundesland Rheinland-Pfalz teilte mit, dass es epidemische Herde gebe, so in der Gemeinde Rockenhausen, wo etwa ein Drittel der Bevölkerung erkrankt sei. Bisher habe man jedoch das verantwortliche Grippevirus nicht bestimmen können.[598] Das bayerische Innenministerium berichtete am 9. Dezember 1969 von „epidemisch auftretenden Erkältungskrankhei-

---

592 Vgl. u. a. Haas: Influenza, S. 15.

593 Bundesgesundheitsamt: Betr. Influenza-Überwachung, Berlin vom 1. Dezember 1969.

594 Vgl. Ibid.

595 Ibid.

596 Bundesgesundheitsamt: rundfernschreiben nr. 516 an die obersten landesbehörden, Berlin vom 9. Dezember 1969, BArch, B 208/1096.

597 Vgl. Senat Bremen: an das bundesgesundheitsamt. betr.: influenza (virusgrippe), Bremen vom 12. Dezember 1969, BArch, B 208/1096.

598 Vgl. Rheinland-Pfalz. Ministerium des Inneren: an das bundesgesundheitsamt berlin. betr.: influenzaüberwachung, Mainz vom 16. Dezember 1969, BArch, B 208/1096.

ten" aus „den raeumen muenchen, nuernberg und wuerzburg"[599] Die Erkrankungen gingen mit hohem Fieber, starkem Krankheitsgefühl und Katarrh einher, mehrere Schulklassen seien geschlossen worden. In Bayern werde die Grippe-Schutzimpfung nicht empfohlen.[600] Da in keinem der genannten Fälle eine Bestimmung des Virus-Typs vorgenommen wurde, wäre eine gezielte Schutzimpfung auch nicht effektiv gewesen. Zur Überwachung der internationalen Situation korrespondierte das BGA auch mit den obersten Gesundheitsbehörden von Österreich, der Schweiz und von Italien.[601]

Im Statusbericht des BGA vom 23. Dezember 1969 erging der Befund, dass trotz einer hohen Krankheitsrate, in manchen Gegenden Deutschlands erreichte diese bis zu 50 %, lediglich 12 bestätigte Todesfälle durch die Hongkong-Grippe zu vermelden seien.[602] Bis zum 30. Dezember 1969 wurden in Deutschland etwa 50 Hongkong-Viren isoliert. Insgesamt ging das BGA auf der Basis von vorsichtigen Schätzungen davon aus, dass etwa 20–30 % der Grippefälle auf das pandemische Virus der Hongkong-Grippe zurückzuführen seien. Allerdings falle die Letalität durch die Pandemie ausgesprochen gering aus. Zudem vertrat Prof. ANDERS die Meinung, dass ein erhebliches Ungleichgewicht zwischen der medialen Rezeption der Influenza und den tatsächlich bestätigten Influenza-Fällen bestehe. So meldeten die Sozialversicherungsträger eine kaum erhöhte Erkrankungsrate durch die Grippe. Zusätzlich gebe es eine erhebliche Verunsicherung durch die unklare Nomenklatur der Begriffe Influenza/Grippe, welche von verschiedenen Akteuren wahllos verwendet werde.[603] Insgesamt kann die Grippe-Saison 1969/1970 durchaus als Einschnitt im

---

599 Bayerisches Staatsministerium des Innern München: bundesgesundheitsamt berlin. betreff: grippe, München vom 9. Dezember 1969, BArch, B 208/1096.

600 Vgl. Ibid.

601 Vgl. Österreichisches Sozialministerium: betreff: grippeinformation, Wien vom 10. Dezember 1969, BArch, B 208/1096, Eidgenössisches Gesundheitsamt Bern: Pressemitteilung. Die Grippe in der Schweiz, Bern vom 10. Dezember 1969, BArch, B 208/1096 und Minister Director General Chiarotti: Telegramm bzgl. Seasonal Influenza, Rom vom 11. Dezember 1969, BArch, B 208/1096.

602 Vgl. Bundesgesundheitsamt: influenza-schnell-information 3/69, Berlin vom 23. Dezember 1969, BArch, B 208/1096.

603 Vgl. Bundesgesundheitsamt: influenza-schnell-information 4/69, Berlin vom 30. Dezember 1969, BArch, B 208/1096. Die relativ wahllose verwendete Verwendung der Termini ‚Influenza' und ‚Grippe' spiegelt sich auch in der Quellenlage wieder, weswegen gerade in diesem Kapitel die Begriffe in direkten und indirekten Zitaten nahezu synonym erscheinen.

Schnellinformations-System des BGA gewertet werden. War im Vorjahr allenfalls von einem punktuellen Auftreten der Hongkong-Grippe die Rede, so wird in dieser Saison – wenngleich mit Vorbehalten – eine weite Verbreitung der Pandemie auch in Deutschland für möglich gehalten.

Allerdings blieb die Heftigkeit, mit der die Hongkong-Grippe zum Jahreswechsel 1969/1970 über die BRD hereinbrach, eine kurze Episode. Bereits am 6. Januar 1970 teilte das BGA mit, dass der Höhepunkt der Influenza-Epidemie überwunden sei:

> der hoehepunkt duerfte erreicht sein. an mehreren stellen bereits ruecklaeufige tendenz. verlaufsform im allgemeinen weiterhin leicht. todesfaelle im gefolge der grippe fast immer bei patienten mit anderen schweren grundleiden. krankenbettenknappheit ueberbrueckbar.[604]

Ende Januar 1970 kam das BGA zu dem Schluss, dass sich eine weitgehende Normalisierung der Lage abzeichne und nur noch kleine Influenza-Herde vorlägen. Die Epidemie schien nunmehr nach Osten abzuwandern, aus der DDR würden erhöhte Erkrankungszahlen gemeldet.[605] Mit dem 9. Bericht vom 4. Februar 1970 endete die Berichterstattung des Influenza-Schnellinformationssystems der Saison 1969/1970. Bezüglich der Erkrankungen wurde ein „erreichen eines saisonueblichen durchschnitts“[606] konstatiert.

Etwas verspätet gingen dem BGA auch Berichte aus Krankenhäusern zu, die den Impact der Hongkong-Grippe im Einzelfall noch einmal deutlich anders akzentuierten und wiederum zeigten, wie sehr sich die bevölkerungsmedizinische von der ärztlichen Perspektive unterschied. So berichtete das Pathologische Institut des Städtischen Krankenhauses Am Urban in Berlin von „noch nie dagewesenen Verhältnissen“[607] aufgrund der Häufung der Influenza und anderer Virusinfekte der oberen Atemwege. Dabei nahmen die Todesfälle im Krankenhaus wie folgt zu (in Klammern jeweils das vorige Jahr als Vergleichswert): „Oktober 1969: 91 (90), November 1969: 99 (91), Dezember 1969: 185 (95), Januar 1970: 165

604 Bundesgesundheitsamt: influenza-schnell-information 5/70, Berlin vom 6. Januar 1970, BArch, B 208/1096.

605 Vgl. Bundesgesundheitsamt: influenza-schnell-information 8/70, Berlin vom 27. Januar 1970, BArch, B 208/1096.

606 Bundesgesundheitsamt: influenza-schnell-information 9/70, Berlin vom 4. Februar 1970, BArch, B 208/1096.

607 Leschke: Diskussionsbeitrag Dr. Leschke. Pathologisches Institut des Städtischen Krankenhauses Am Urban, Berlin vom 20. Februar 1970, BArch, B 208/1028.

(114)".[608] Gerade für den Jahreswechsel 1969/1970 zeigt sich eine erhebliche Steigerung der Todesfälle. Zudem führte das Pathologische Institut an, dass nur bei drei Obduktionen tatsächlich der Nachweis einer Influenza-Infektion erbracht werden konnte,[609] also nicht einmal in einem Prozent der Todesfälle. Auf der anderen Seite berichtete ein nicht näher genanntes Krankenhaus zur Behandlung von chronisch und älteren Kranken, also potenziell besonders gefährdeten Personen, dem BGA, dass im Rahmen der Hongkong-Grippe keine erhöhten Krankheits- und Sterbezahlen festgestellt werden konnten.[610]

Insgesamt war das BGA während der Hongkong-Grippe 1968–1970 also mit einer disparaten Datenlage konfrontiert. Auch das Influenza-Schnellinformationssystem konnte dabei keine Abhilfe schaffen, da die zuliefernden Behörden – zumeist die Bundesländer – sehr unterschiedliche Vorstellungen von einer Influenza-Erkrankung hatten, die sich wiederum erheblich von der sehr klaren Definition des BGA unterschieden. Wie schon an früherer Stelle gezeigt werden konnte, lagen aus Sicht des BGA nur dann Influenza- bzw. Grippe-Erkrankungen vor, wenn in ausreichender Zahl Virusnachweise erfolgt waren. Darüber hinaus war aber nicht jede Influenza-Erkrankung zugleich ein Fall der pandemischen Hongkong-Grippe, die ausschließlich durch den Nachweis des Virus ‚A2/Hongkong' evident erschien. Während in der Historiographie für die Hongkong-Pandemie zumeist der Zeitraum 1968–1970 festgelegt wird, sah das BGA die BRD aber nur für den Zeitraum Dezember 1969 bis Januar 1970, also gerade einmal zwei Monate, als von der Pandemie betroffen an. Insofern ist es nicht verwunderlich, dass auf Bundesebene kaum Maßnahmen gegen die Pandemie veranlasst wurden.

Die einzelnen Bundesländer sahen sich, u. a. aufgrund des Drucks aus der breiten Öffentlichkeit, jedoch stärker in der Verantwortung, gegen die Influenza vorzugehen. Darüber hinaus waren die Daten, welche den Bundesländern aus den Gesundheitsbehörden der Bezirksregierungen und Kreise zur Verfügung standen, weitaus weniger aggregiert, was die Perspektive der Bundesländer womöglich weiter beeinflusste. Im Folgenden wird daher die Sicht des Landes Niedersachsen auf die Hongkong-Grippe zum Gegenstand der Betrachtungen gemacht.

608 Ibid.
609 Vgl. Ibid.
610 Falck, I.: Stellungnahme eines Krankenhauses für chronisch und alte Kranke zur Grippesituation 1969/1970, BArch, B 208/1028.

4.2.2.3 Abwarten der niedersächsischen Behörden während der Hongkong-Grippe

Das Schreiben des Bundesministers für Gesundheitswesen vom 25. September 1968, in welchem vor einem neuen Virusstamm ‚A 2 Hongkong 1968' gewarnt wurde, erreichte auch die Landesgesundheitsbehörden in Niedersachsen.[611] Doch schon kurz darauf erfolgte eine Entwarnung, welche abermals die zurückhaltende Position der Bundesregierung zur Hongkong-Grippe widerspiegelt. Am 11. November 1968 machte der Bundesgesundheitsminister in einem Schreiben an die Länder deutlich, dass die Bundesregierung die Meinung der WHO zum Pandemie-Risiko nicht teile, da das neue Virus bisher nur vereinzelt vorgekommen sei und die Bevölkerung bereits Resistenzen gegen das Virus aufweise.[612] Darum sei „eine Dramatisierung der epidemiologischen Situation aber durch nichts gerechtfertigt."[613] Massenimpfungen wurden von der Bundesregierung grundsätzlich abgelehnt. Besonders gefährdete Patienten können hingegen geimpft werden, und eine freiwillige Impfung sei zudem immer möglich.[614]

Auch im Bundesland Niedersachsen sah man Ende des Jahres 1968 von einer allgemeinen Grippeimpfung ab, u. a. aufgrund einer nicht vorhandenen Reserve wirksamer Impfmittel. Während das Influenza-Schnellinformationssystem des BGA für die Grippe-Saison 1967/1968 dem Pandemie-Begriff explizit auswich, lässt sich eine derartige Vermeidungsstrategie für Niedersachsen nicht so deutlich attestieren. Der Nachweis pandemischer Viren in Niedersachsen war der Anlass dafür, ein komplementäres Informationssystem innerhalb des Bundeslandes aufzubauen. So kam es Ende Dezember 1968 in einer amerikanischen Militäreinheit in Niedersachsen zu Influenza-Erkrankungen, und in sechs Fällen konnte das Virus A2-Hongkong nachgewiesen werden. Diese Ereignisse veranlasste das niedersächsische Sozialministerium im Januar 1969 dazu, die Regierungs- und

---

611 Der Bundesminister für Gesundheitswesen: An die obersten Landesgesundheitsbehörden. Betr.: Influenza, Bad Godesberg vom 25. September 1968, NLA Standort Hannover, Acc. 50/78 Nr. 144.

612 Vgl. Der Bundesminister für Gesundheitswesen: An die obersten Landesgesundheitsbehörden. Betr.: Influenzasituation, Bad Godesberg vom 11. November 1968, NLA Standort Hannover, Acc. 50/78 Nr. 144, S. 1 f.

613 Ibid., S. 2.

614 Vgl. Ibid., S. 1 f.

Verwaltungsbezirke mittels Schnellbrief anzuweisen, dem Ministerium über eine eventuelle Häufung von Grippefällen unverzüglich Bericht zu erstatten. Ferner sollten die knapp bemessenen Grippe-Impfstoffe für den Schutz besonders gefährdeter Personen, insbesondere älterer Menschen, zurückgehalten werden.[615]

Das niedersächsische Meldesystem krankte dabei wie das BGA-Influenza-Schnellinformationssystem an mangelnder Zulieferung durch die nachgeordneten Behörden. Am 18. April 1969 erging ein Schnellbrief des niedersächsischen Sozialministers, in welchem dieser Rechenschaft über die ausgebliebene bzw. unzureichende Berichterstattung der Regierungs- und Verwaltungsbezirke forderte.[616] Das Ausbleiben der Informationen lag teils darin begründet, dass die Gesundheitsämter der Kreise den Bezirksregierungen keine Meldung gemacht hatten.[617] Deutlich häufiger kam es jedoch vor, dass die nachgeordneten Stellen nur wenige oder gar keine Erkrankungsfälle melden konnten.[618] Dabei bleibt offen, ob tatsächlich in jedem Falle versucht wurde, einen laborbestätigten Virusnachweis zu führen. Für die regionalen Behörden des Landes Niedersachsen war die Hongkong-Pandemie erkennbar von nachrangiger Bedeutung. Bedenkt man, dass das Influenza-Schnellinformationssystem des BGA in letzter Instanz auf die Datenzulieferung der Bundesländer angewiesen war, welche ihrerseits ihre Daten von zwei weiteren administratorischen Ebenen ein-

---

615 Vgl. Der Niedersächsische Sozialminister: Schnellbrief an die Herren Regierungspräsidenten und die Präsidenten der Nieders. Verw.-Bezirke. Betr. Grippe-Situation, Hannover vom 8. Januar 1969, NLA Standort Hannover, Acc. 50/78 Nr. 144.

616 Vgl. Der Niedersächsische Sozialminister: Schnellbrief an die Herren Regierungspräsidenten und die Präsidenten der Nieders. Verw.-Bezirke. Betr. Grippe-Situation, Hannover vom 18. April 1969, NLA Standort Hannover, Acc. 50/78 Nr. 144.

617 So z. B. im Falle des Regierungsbezirkes Hildesheim; der Verantwortliche entschuldigte sich für das Versäumnis beim Ministerium. Vgl. Der Regierungspräsident in Hildesheim: An den Herrn Niedersächsischen Sozialminister. Betr. Grippesituation, Hildesheim vom 25. April 1969, NLA Standort Hannover, Acc. 50/78 Nr. 144.

618 So im Frühjahr 1969 z. B. im Regierungsbezirk Stade und im Verwaltungsbezirk Oldenburg, vgl. Der Regierungspräsident in Stade: An den Herrn Niedersächsischen Sozialminister. Betr. Grippe-Situation, Stade vom 28. April 1969, NLA Standort Hannover, Acc. 50/78 Nr. 144 und Der Präsident des Niedersächsischen Verwaltungsbezirks Oldenburg: An den Herrn Niedersächsischen Sozialminister. Betr.: Grippe - Situation, Oldenburg vom 25. April 1969, NLA Standort Hannover, Acc. 50/78 Nr. 144.

fordern mussten, wird deutlich, wie lückenhaft die epidemiologischen Kenndaten der Bundesbehörden über die Influenza gewesen sein dürften. Dieses Defizit wirkte kumulativ zur der bereits *per se* selektiven Datenaggregation.

Während der Grippe-Saison 1969/1970, welche in der BRD den schwersten Ausbruch der Hongkong-Grippe zur Folge hatte, wurde das niedersächsische Influenza-Informationssystem erneut aktiviert. Der niedersächsische Sozialminister forderte die nachgeordneten Behörden am 9. Dezember 1969 auf, über die epidemiologische Situation, serologische und virologische Befunde, gegebenenfalls gehäuftes Auftreten der Grippe unter Angabe von Zeit und Ort sowie Maßnahmen wie z. B. Schulschließungen zu berichten.[619] Damit hatte das niedersächsische Sozialministerium auf die Anfrage des BGA vom 1. Dezember 1969 reagiert, dementsprechende Informationen für das Influenza-Schnellinformationssystem auf Bundesebene zu sammeln.[620] Der Referatsleiter für Gesundheitsfragen im niedersächsischen Sozialministerium, Prof. PETZELT, meldete am 6. Januar 1970 an das BGA, dass 20–30 % der Bevölkerung an der Grippe erkrankt seien. Es handele sich aber um durchweg leichte Verlaufsformen; besondere Maßnahmen erfolgten nicht. Es seien auch einige A2-Hongkong-Viren gefunden worden.[621] Einen Krankenstand von 20-30 % könnte man als signifikant bezeichnen; dieser dürfte ausgereicht haben, um das öffentliche Leben zu beeinträchtigen. Ähnlich wie auf Bundesebene führte diese Feststellung jedoch auch in Niedersachsen nicht zu weiteren behördlichen Maßnahmen. Mit dem Abklingen der pandemischen Welle wurde das Meldesystem am 9. Februar 1970, fünf Tage nach einer dementsprechenden Mitteilung des BGA,[622] auch in Niedersachsen eingestellt.[623]

---

619 Vgl. Der Niedersächsische Sozialminister: An die Herren Regierungspräsidenten und die Herren Präsidenten der Nieders. Verwaltungsbezirke. Betr.: Influenza-Überwachung, Hannover vom 9. Dezember 1969, NLA Standort Hannover, Acc. 50/78 Nr. 144.

620 Vgl. Bundesgesundheitsamt: Betr. Influenza-Überwachung, Berlin vom 1. Dezember 1969.

621 Vgl. Petzelt: Fernschreiben an das Bundesgesundheitsamt, Hannover vom 6. Januar 1970, NLA Standort Hannover, Acc. 50/78 Nr. 144.

622 Vgl. Bundesgesundheitsamt: influenza-schnell-information 9/70, Berlin vom 4. Februar 1970.

623 Vgl. Der Niedersächsische Sozialminister: An die Herren Regierungspräsidenten und die Herren Präsidenten der Nieders. Verwaltungsbezirke, Hannover vom 9. Februar 1970, NLA Standort Hannover, Acc. 50/78 Nr. 144.

Das Zögern der niedersächsischen Landesregierung angesichts der Hongkong-Grippe führte zu Unzufriedenheit in der Bevölkerung. Am 17. Januar 1970 wandte sich ein Krankenkassen-Versicherungskaufmann an das niedersächsische Sozialministerium und beschwerte sich über die Verfehlungen der Landesbehörden. So seien trotz des frühzeitigen Bekanntwerdens der Grippewelle keine bevölkerungsweiten prophylaktischen Maßnahmen veranlasst worden. Auch habe man nach der Grippe von 1957 keine grundlegenden vorbeugenden Maßnahmen durchgesetzt, sodass die nun 12 Jahre später auftretende Epidemie nur eine logische Konsequenz dieser Verfehlung sei.[624] Zwar ließe sich diese singuläre Quelle auch als die Larmoyanz eines Einzelnen abtun, doch ebenso könnte der Verfasser aufgrund seiner Stellung als Versicherungskaufmann als Sammelbecken für die Beschwerden seiner Klienten fungiert haben. Diese Hypothese wird dadurch gestützt, dass die Beschwerde vor allem auf die ungenügende Informationspolitik des Landes abzielte, welche von zahlreichen Kunden moniert worden sei:

> Die stürmischen Informationswünsche von Kunden meiner Gesellschaft hinsichtlich der Fragen 'Grippeimpfungen?', 'Immunitätsdauer?', 'Welches Mittel ist das beste?' etc. etc. unterstreicht dies. Dabei hätte es möglich sein müssen, über die Presse, die Publikationen von Verbänden und Organisationen sowie äußerstenfalls mittels rechtzeitiger Flugblattaktionen in Schulen und öffentlichen Einrichtungen (Bahnhöfen, Post, Sparkassen usw.) einer Ihnen nicht zu nehmenden Informationspflicht bezüglich Vorbeugemaßnahmen bei drohenden Epidemien zu genügen. Dass dies nicht geschah, bedeutet keinen Vorwurf, bleibt aber eine Feststellung.[625]

Die wenigen Angaben zu Maßnahmen gegen die Hongkong-Grippe, welche den Akten der niedersächsischen Behörden zu entnehmen sind, lassen vermuten, dass die Vorwürfe durchaus zutreffend waren. Die Antwort des niedersächsischen Sozialministeriums ignorierte die vorgebrachte Kritik an der Informationspolitik völlig und bezog sich auf die Grippe-Schutzimpfung und damit verbundener, etwaiger Risiken:

> In Kürze wird bereits im Erlaßwege die Grippe-Schutzimpfung öffentlich empfohlen, um Personen, die sich gegen Grippe impfen lassen wollen, die Sorge um die Kosten etwaiger, freilich sehr unwahrscheinlicher Impfschäden

624 Vgl. Hische, Klaus: An das Niedersächsisches Sozialministerium. Referat für Gesundheitsfragen, Gehrden/Hann. vom 17. Januar 1970, NLA Standort Hannover, Acc. 50/78 Nr. 144, hier: S. 1 f.

625 Ibid., S. 1 f.

zu nehmen und mit der Rechtsfolge, daß das Land ggf. die Kosten solcher Schadensfälle zu übernehmen hätte.[626]

Tatsächlich hatte das Gesundheitsressort des niedersächsischen Sozialministeriums nach Rücksprache mit benachbarten Bundesländern schon im Jahre 1968 an einem Runderlass gearbeitet, der die Empfehlung eines polyvalenten Grippe-Adsorbat-Impfstoffes zum Gegenstand hatte. Am 14. Oktober 1968 wurde dem Landesverband der Ortskrankenkassen jedoch mitgeteilt, dass eine solche Impfung gegen die aufkommende Hongkong-Grippe vermutlich unwirksam sei; das hätten dementsprechende Versuche in England ergeben. Die Pharma-Industrie sei zudem derzeit nicht in der Lage, eine ausreichende Menge Impfmittel zu liefern. Vor allem hätte eine öffentliche Empfehlung der Schutzimpfung zur Folge, dass nach §§ 51–55 BSeuchG (Bundesseuchengesetz[627]) eine Entschädigung fällig würde, wenn ein Impfschaden auftritt.[628] Hier griffen die niedersächsischen Behörden bereits ein Diskursfeld auf, das zumindest bezüglich der Influenza erst in den 1970er Jahren öffentlichkeitswirksam diskutiert wurde: Ist das Impfrisiko nicht womöglich größer als das Risiko durch eine Influenza oder gar eine Influenza-Pandemie?

Während die nebenwirkungsreiche Polio-Impfung schon in den 1950er Jahren kontrovers diskutiert wurde,[629] musste sich die niedersächsische Landesregierung erst im Jahre 1969 zur Influenza-Schutzimpfung positionieren. Am 13. Januar 1969 erteilte das niedersächsische Sozialministerium dem Landesverband der niedersächsischen Innungskrankenkassen schließlich eine entsprechende Antwort, womit der Runderlass zumindest für die Zeit der Hongkong-Grippe *ad acta* gelegt wurde:

> Ich [der Referatsleiter des Gesundheitsressorts des Ministeriums, Anm. DR] habe nicht die Absicht, die Schutzimpfung gegen Virusgrippe im Sinne des

---

626 Niedersächsisches Sozialministerium: Herrn Klaus Hische. Grippe-Epidemie, Hannover vom 2. Februar 1970, NLA Standort Hannover, Acc. 50/78 Nr. 144.

627 Das Bundesseuchengesetzt besaß in mehrfach revidierter Form bis in das Jahr 2000 Gültigkeit und wurde 2001 durch das Infektionsschutzgesetz (IfSG) ersetzt. Vgl. Deutscher Bundestag - 14. Wahlperiode: Beschlussempfehlung und Bericht des Ausschusses für Gesundheit (14. Ausschuss). Entwurf eines Gesetzes zur Neuordnung seuchenrechtlicher Vorschriften (Seuchenrechtsneuordnungsgesetz – SeuchRNeuG), Drucksache 14/3194, hier insbesondere S. 1–3.

628 Vgl. Niedersächsisches Sozialministerium: An den Landesverband der Ortskrankenkassen Niedersachsen. Grippe-Schutzimpfungen, Hannover vom 14. Oktober 1968, NLA Standort Hannover, Acc. 50/78 Nr. 144, S. 1.

629 Vgl. Mauersberger: Impfen oder nicht?

> § 51 Bundes-Seuchengesetz (BSeuchG) öffentlich zu empfehlen mit der Folge, daß das Land bei einem über das übliche Ausmaß einer Impfreaktion hinausgehenden Gesundheitsschaden Entschädigungsleistungen nach den §§ 52 – 55 BSeuchG zu gewähren hat. Von einer Bezeichnung der Grippe als Krankheit im Sinne des § 14 BSeuchG wird ebenfalls abgesehen.[630]

Mit der Nichtanerkennung der Grippe im Sinne von § 14 BSeuchG entfiel ebenso die Verpflichtung für die Landesbehörden, unentgeltliche öffentliche Schutzimpfungen anzubieten.[631] Damit wurde einer präemptiven Gesundheitspolitik vorerst eine Absage erteilt. Überdies bestätigt sich letzten Endes der Eindruck, dass die Gefahr, für Impfschäden zur Rechenschaft gezogen zu werden, in den Überlegungen der Landesregierung schwerer wog als das Risiko einer großen und womöglich gefährlichen Pandemie.

Die Opposition gab sich damit jedoch nicht zufrieden. Im April 1969 führte eine mögliche Knappheit an Impfmitteln sogar zu einer kleinen Anfrage im niedersächsischen Landtag. Der FDP-Abgeordnete STENDER erkundigte sich, ob so wenig Impfstoff vorhanden sei, dass dieser rationiert werden müsse und ob es zuträfe, dass die Krankenkassen die Kosten für die Impfstoffe nicht übernähmen. Ferner ersuchte STENDER um Informationen über die Maßnahmen der Landesregierung zur Sicherstellung der Impfstoff-Versorgung.[632] Dem entgegnete der niedersächsische Sozialminister, dass genügend Impfstoffe zur Verfügung stünden, die Krankenkasse allerdings nur einen Teil der Impfkosten übernahmen, da sie dazu gesetzlich nicht verpflichtet seien.[633] Kostenlose Impfungen können nur dann gewährleistet werden, wenn „die Grippe als Krankheit im Sinne § 14 des

630 Niedersächsisches Sozialministerium: An den Landesverband der Innungskrankenkassen Niedersachsen. Hinweise zur Grippe-Schutzimpfung, Hannover vom 13. Januar 1969, NLA Standort Hannover, Acc. 50/78 Nr. 54.

631 Gem. § 14 BSeuchG in der Fassung von 14. Juni 1961, vgl. Deutscher Bundestag - 3. Wahlperiode: Entwurf eines Gesetzes zur Verhütung und Bekämpfung übertragbarer Krankheiten beim Menschen (Bundes-Seuchengesetz), Drucksache 1888, S. 5. Zur Effektuierung des BSeuchG, vgl. Deutscher Bundestag - 3. Wahlperiode: Kleine Anfrage der Fraktion FDP. Betr. Durchführung des Bundesseuchenschutzgesetzes, Drucksache 2974.

632 Vgl. Niedersächsischer Landtag - 6. Wahlperiode: Drucksache Nr. 751. Kleine Anfrage Nr. 68 des Abg. Stender (FDP), Hannover vom 3. März 1969, NLA Standort Hannover, Acc. 50/78 Nr. 54.

633 Vgl. Niedersächsischer Landtag - 6. Wahlperiode: Drucksache Nr. 774. Antwort auf Kleine Anfrage Nr. 68 (Drucksache 751), Hannover vom 6. April 1969, NLA Standort Hannover, Acc. 50/78 Nr. 54.

Bundes-Seuchengesetztes bezeichnet wird".[634] Das sei hingegen in keinem Bundesland der Fall.[635] Sowohl die Impfentscheidung als auch die Finanzierung der Vakzinierung blieb damit eine individuelle Angelegenheit, und zwar nach Aussage des Ministers in allen Bundesländern. Erst im April 1970 – die Hongkong-Pandemie war gerade abgeklungen – empfahl das Land Niedersachsen nach § 51 BSeuchG öffentlich die Impfung gegen die Virusgrippe unter Nutzung eines polyvalenten Impfstoffes,[636] sodass „gegen Grippe Geimpfte einen Anspruch auf Entschädigungsleistungen [haben], wenn sie durch die Impfung einen über das übliche Ausmaß einer Impfreaktion hinausgehenden Gesundheitsschaden erleiden".[637] Für die saisonal auftretende Influenza dürfte diese Neuerung erhebliche Folgen gehabt haben. Für die Impfung gegen die Hongkong-Grippe mittels gegebenenfalls eigens notwendiger monovalenter Impfstoffe kam die Entscheidung zu spät oder wurde vielleicht sogar mit Absicht verzögert.

Zusammengenommen lässt sich für die BRD feststellen, dass die Hongkong-Grippe von 1968 bis 1970 allenfalls eine randständige Position in der politischen Wahrnehmung einnahm. Die Antworten der Bundesregierung auf Anfragen im Deutschen Bundestag lassen vermuten, dass man sich deutlich auf die Expertise des BGA verließ: In den meisten Fällen blieb unklar, ob es sich bei den zahllosen Erkrankungsfällen tatsächlich um eine echte pandemisch verursachte Influenza oder vielmehr um eine harmlose Erkältungskrankheit handelte. Allerdings waren einige Behördenvertreter, Ärzte und sicherlich auch ein Teil der breiten Öffentlichkeit mit dieser Beschwichtigung nicht zufrieden und erhofften sich eine deutlichere Stellungnahme des BGA zur Hongkong-Grippe. Das BGA verweigerte eine Einschätzung zum Risiko der Hongkong-Grippe jedoch und griff in der Folge auch eines der Fundamente zur Einschätzung von Pandemien an – das Konzept der Übersterblichkeit. Eine demographische Auswertung der Sterblichkeit sei keine Validierungsmöglichkeiten für Pandemien; alleine der positive Virusnachweis könne ein Beleg für eine manifeste Influenza(pandemie) sein.

Das Influenza-Schnellinformationssystem des BGA war ebenfalls von diesem Axiom geprägt, was erhebliche Kritik u. a. vom Leiter des Staatli-

---

634 Ibid.

635 Vgl. Ibid.

636 Vgl. Anonymus: Bundesländer. Grippeschutzimpfung öffentlich empfohlen, in: Deutsches Ärzteblatt, Jg. 67, 15 (1970), S. 1128.

637 Ibid.

chen Medizinaluntersuchungsamtes in Hannover hervorrief, der die Pandemie als verharmlost ansah. Im Rahmen des Informationssystems des BGA existierte die Pandemie streng genommen nur in den Monaten Dezember 1969 und Januar 1970. Bezüglich der Influenza-Prävention kann festgehalten werden, dass diese auf Risikogruppen und besonders exponierte Personen beschränkt blieb.

Im Bundesland Niedersachsen unterschied sich die Risikowahrnehmung der Hongkong-Grippe kaum von der Rezeption auf Bundesebene. Wie das BGA bzw. in Zusammenarbeit mit dem BGA implementierte das Land Niedersachsen ein Meldesystem, wobei hier das Sozialministerium die Datenaggregation übernahm. Zulieferer waren dabei die Regierungsbezirke und Behörden der Landkreise, welche dieser Aufgabe aber nur unzureichend nachkamen bzw. nachkommen konnten, sodass die Daten zur Hongkong-Grippe lückenhaft blieben. Eine angekündigte Impfempfehlung kam viel zu spät, um während der Hongkong-Pandemie noch wirksam zu werden bzw. das Land Niedersachsen durch mögliche Regressforderungen bei Impfschäden in Misskredit zu bringen. Während in der BRD die Hongkong-Grippe gewissermaßen ‚ausgesessen' wurde, stellte eben diese Pandemie in der DDR eine Zäsur in den Planungen zur Seuchenabwehr da.

4.2.3 Die Hongkong-Grippe als Zäsur in der DDR-Gesundheitspolitik

4.2.3.1 Die erste Grippe-Welle 1968/1969: alarmierte Behörden

Bereits vor der Hongkong-Grippe hatte es im DDR-Ministerium für Gesundheitswesen Überlegungen zur Erarbeitung von Richtlinien für „Maßnahmen zur Verhütung und Bekämpfung einer Grippeepidemie"[638] gegeben. Dabei spielte eindeutig die Erinnerung an frühere pandemische Ereignisse eine Rolle. So heißt es in einem Entwurf für besagte Richtlinien aus dem Jahre 1967:

> Aus dem Obengesagten geht hervor, daß der Ausbruch einer Grippeepidemie im wesentlichen von der Immunitätslage der Bevölkerung gegenüber den in ihr zirkulierenden Grippeviren abhängt. Dies zeigt sich besonders beim Auf-

638 Ministerium für Gesundheitswesen. A II: Entwurf. Richtlinien für Maßnahmen zur Verhütung und Bekämpfung einer Grippeepidemie, Berlin vom 29. März 1967, BArch, DQ 1/26639, S. 2.

> kommen neuer, stark abweichender Varianten, den sogenannten Mutanten der Grippeerreger, gegen die die früher erworbenen Antikörper keinen Schutz vor Erkrankung bieten. Das Ergebnis ist dann die Ausbreitung der Grippe binnen weniger Monate über die gesamte Welt, wie das mehrfach beobachtet wurde (1918 – spanische Grippe und 1957 – asiatische Grippe).[639]

Das Aufkommen neuer, mutierter Viren hatte auch in der DDR eine Erneuerung der Grippe-Narration zur Folge: Ein besonderes Risiko ergebe sich bei einer neuen, großen Grippe vor allem durch die Lebensgefährdung von Kindern und alten Menschen. Weitere Risiken bergen die ökonomisch-gesellschaftlichen Konsequenzen durch die im Seuchenfall auftretende Lahmlegung des öffentlichen Lebens.[640]

Die DDR plante dabei für den Ernstfall: Es wurde ausgeführt, dass aufgrund dieses Risikos „jede in Frage kommende, auch indirekt der Ausbreitung der Grippe entgegenwirkende Maßnahme, bei drohender Gefahr [einer Epidemie, Anm. DR] durchzusetzen"[641] ist. Diskutiert wurden Impfungen, wobei die Verantwortlichen zu keiner Schlussfolgerung bezüglich der Frage gelangten, wie eine Massenimpfung der gesamten Bevölkerung umgesetzt werden könnte. Die Bereitstellung des Impfmaterials sei noch ein Desiderat der Forschung. Droht dann tatsächlich eine Epidemie, so seien verschiedene Maßnahmen zu ergreifen. Dazu gehören die Aufklärung der Bevölkerung über Hygienerichtlinien, die Aufforderung an Erkrankte, weder Schulen noch Arbeitsplätze aufzusuchen, verpflichtender Mundschutz für Personen im Lebensmittelhandel sowie die Extensivierung der Gesundheitsversorgung durch Mobilisierung von Ärzten, Pflegepersonal und das Heranziehen von Taxis für den Krankentransport. Alle genannten Maßnahmen sollten im Falle einer drohenden Epidemie durch das Ministerium für Gesundheitswesen angeordnet und in den Bezirken, der wichtigsten Verwaltungseinheit in der DDR, umgesetzt werden.[642] Hier zeigt sich im Gegensatz zu den in der BRD veranlassten Maßnahmen insbesondere der zentralistische Dirigismus in der DDR.

Ende 1968 erreichte die Hongkong-Grippe schließlich die DDR. Die Pandemie war am 29. Januar 1969 das erste Mal Gegenstand von Beratungen des Ministerrates der DDR. Die Hongkong-Grippe wurde weder zeitnah nach dem Ausbruch noch an prioritärer Stelle innerhalb der Sitzung

---

639 Ibid.
640 Vgl. Ibid., S. 3.
641 Ibid.
642 Vgl. Ibid., S. 4 f.

verhandelt. Der Gesundheitsminister Max SEFRIN informierte den Vorsitzenden des Ministerrates Willi STOPH darüber, dass die epidemiologische Situation weitgehend unkritisch sei. Es lägen in der 1. Januarwoche 1969 etwa 185 Erkrankungen auf 100.000 Personen vor. Der Höchststand war aber bereits Ende November 1968 mit 220 Erkrankungen erreicht worden. Zudem berichtete SEFRIN von Grippefällen auf einem US-Stützpunkt in Westdeutschland und einer besonders großen Erkrankungswelle in den Niederlanden. Positiv hervorgehoben wurde die Zusammenarbeit verschiedener DDR-Institute, denen es gelungen war, binnen drei Monaten einen wirkungsvollen Impfstoff für 600.000 Menschen bereitzustellen, der nun eingesetzt würde.[643] Der Gesundheitsminister berichtete weiter, dass die Maßnahmen gegen die Grippe auf Bezirksebene mittels einer noch auszuarbeitenden Handreichung mit dem Titel „Der Plan der Maßnahmen zur Bekämpfung der Grippeepidemie"[644] zu optimieren seien. Ferner sei die Zentrale Kommission zur Bekämpfung epidemischer Erkrankungen zum 31. Januar 1969 einberufen worden.[645]

Angesichts der Hongkong-Grippe wurde am 27. Februar 1969 eine allgemeine Meldepflicht zur Grippe unter besonderer Berücksichtigung des neuen Virus erlassen. So heißt es aus der Anweisung des Gesundheitsministers der DDR:

> Die weitere Ausbreitung der Grippe der A_2-Hongkong-Variante macht eine noch sorgfältigere epidemiologische Analyse der Erkrankungen an respiratorischen Infekten erforderlich.[646]

Alle Ärzte der Kreis- und Bezirkshygieneinspektionen wurden angewiesen, wöchentlich Daten zu „fieberhaften Katarrhe[n]"[647] zu liefern und nach dem Alter der Erkrankten aufzuschlüsseln. Folgende Alterskohorten sollten dabei berücksichtigt werden: Erkrankte unter 3 Jahren, zwischen 3–6 Jahren, 6–18 Jahren, 18–60 Jahren und über 60 Jahren.[648] Ein wichti-

643 Vgl. Büro des Ministerrates. Archiv für Staatsdokumente: Information des Ministers für Gesundheitswesen vom 21.1.1969 über die Entwicklung der Grippe-Situation, S. 131–136, Berlin vom 29. Januar 1969, BArch, DC 20 I/4/1917, S. 131–136.

644 Ibid., S. 135.

645 Vgl. Ibid.

646 Ministerrat der Deutschen Demokratischen Republik. Der Minister für Gesundheitswesen: Anweisung über die Meldung der fieberhaften Katarrhe der oberen Atemwege, Berlin vom 27. Februar 1969, BArch, DQ 1/3367.

647 Ibid.

648 Vgl. Ibid.

ges Ziel führender DDR-Stellen war also die Generierung einer validen Datengrundlage zur Influenza.

Eine erneute Zwischenmeldung zum Stand der Grippe lag dem Ministerrat auf seiner 72. Sitzung am 19. März 1969 vor. Nachdem die Erkrankungen an sogenanntem „fieberhaften Katarrhen der oberen Luftwege"[649] – im weiteren Verlauf der Sitzung als ‚Grippe' tituliert – zeitweise abgenommen hatten, war ab Anfang März 1969 wieder ein Anstieg um 10 % zu verzeichnen. In einigen Bezirken lag die Steigerungsrate sogar deutlich höher, so in Karl-Marx-Stadt mit 77,03 % und in Frankfurt/Oder mit 68,83 %. Vom 6. bis zum 12. März 1969 wurden insgesamt 42.930 neue Grippefälle gemeldet. Aber nur in wenigen Fällen wurden serologische Belege für eine Grippe-Infektion nachgewiesen. Das Virus A_2-Hongkong[650] konnte tatsächlich nur in einem Fall (sic!) nachgewiesen werden. Obgleich die Datenlage offenließ, ob es sich bei diesen bzw. allen Erkrankungen in der DDR tatsächlich um die Konsequenz einer Infektion mit pandemischen Viren handelte, wurden weitere Weisungen zur Unterrichtung der Öffentlichkeit über Hygienemaßnahmen erlassen und der Druck auf die mittlere Amtsebene deutlich erhöht:

> Zur Sicherung der Durchführung der erforderlichen Bekämpfungsmaßnahmen werden die Bezirksärzte am 12. 3. 1969 vom Vorsitzenden der Zentralen Kommission zur Bekämpfung epidemischer Krankheiten persönlich für die laufende Verfolgung des Grippegeschehens und die Grippebekämpfung verantwortlich gemacht.[651]

Im März 1969 wurde in der DDR der bisherige Höhepunkt der Hongkong-Grippe sowohl hinsichtlich der politischen Aufmerksamkeit als auch bezüglich des Krankenstandes erreicht. Das wird schon dadurch ersichtlich, dass bereits in der darauffolgenden Woche auf der 73. Sitzung des Ministerrates die Grippe erneut auf der Tagungsordnung stand. Für den Zeitraum vom 13. bis zum 19. März 1969 wurde ein nochmaliger Anstieg der Erkrankungshäufigkeit von 102,85 % konstatiert. Es lagen nunmehr 87.082 Erkrankungsfälle und eine Morbidität von 509,78 Erkrankten auf

649 Büro des Ministerrates. Archiv für Staatsdokumente: Vorlage „Übersicht des Ministeriums für Gesundheitswesen über den Stand der Erkrankungshäufigkeit der Grippe" (S. 93–100), Berlin vom 19. März 1969, BArch, DC 20 I/4/1951, S. 94.

650 Tieferstellung in „A_2-Hongkong" so der Quelle entnommen.

651 Ibid., S. 95.

100.000 Einwohner vor.[652] Zudem wurden durch virologisch-serologische Untersuchungen einige Erkrankungsfälle „als echte Virusgrippe-Infektionen bestätigt"[653], wobei keine weiteren Angaben zum Umfang und den Ergebnissen dieser Untersuchungen gemacht wurden. Ebenfalls erwähnenswert ist, dass sich der vorliegende Bericht des Gesundheitsministers wiederholt der Grippeentwicklung der benachbarten BRD widmete, welche offenbar unter genauer Beobachtung der DDR-Behörden stand. In Westdeutschland stelle sich im März 1969 demnach eine Entspannung der Grippelage ein.[654]

Im Frühjahr 1969 ging die Grippe-Saison 1968/1969 ihrem Ende entgegen, was sich auch in den Quellen des DDR-Ministerrates widerspiegelt. Zunächst standen andere Krankheiten auf der Tagesordnung, die aber im Gegensatz zu der Berichterstattung über die Influenza lediglich eine kurze Episode blieben. Am 17. September 1969 wurde auf der 93. Sitzung des Ministerrates über den Ausbruch einer E-Ruhr-Epidemie berichtet. Die Zentrale Kommission zur Bekämpfung epidemischer Erkrankungen fokussierte sich nunmehr auf die Bekämpfung dieser gefährlichen Darmerkrankung, indem beispielsweise die Lebensmittelproduktion und der Lebensmittelhandel einer umfangreichen Prüfung auf den Erreger der E-Ruhr unterzogen wurden. Insgesamt waren 1968 mehrere Hundert, im Jahre 1969 mehr als tausend E-Ruhr-Fälle in der DDR gemeldet worden.[655]

Ein weiterer Tagesordnungspunkt jener Sitzung ging auf ein in der Demokratischen Republik Vietnam (Nordvietnam) ausgebrochenes hämorrhagisches Fieber ein. Dabei handelt es sich um eine gefährliche, durch Insekten übertragene Viruserkrankung, die binnen kurzer Zeit zu schweren inneren Blutungen und in 20–50 % der Fälle zum Tod führt.[656] In und um

---

652 Vgl. Büro des Ministerrates. Archiv für Staatsdokumente: Information des Ministers für Gesundheitswesen vom 21. 3. 1969 über den gegenwärtigen Stand der Erkrankungshäufigkeiten an Grippe und grippalen Infekten (S. 130–135), Berlin vom 21. März 1969, BArch, DC 20/I/4/1951, S. 132.

653 Ibid., S. 133.

654 Vgl. Ibid.

655 Vgl. Büro des Ministerrates. Archiv für Staatsdokumente: Information des Ministers für Gesundheitswesen über die weitere Entwicklung der E-Ruhr-Situation (S. 19–27), Berlin vom 17. September 1969, BArch, DC 20 I/4/2057.

656 Gemeinhin wird hier von hämorrhagischem Fieber gesprochen, was aber eigentlich Symptom und keine Krankheit ist. Die bekannteste Erkrankung mit der Symptomatik des hämorrhagischen Fiebers ist vermutlich die Ebola, welche aber 1969 noch nicht bekannt war. Vgl. Robert Koch-Institut: Übersicht Ebolafieber

Hanoi waren umfangreiche Niederschläge eingetreten, wodurch sich Stechmücken der *Aedes*-Familie und mit diesen Vektoren dementsprechende Erreger ausbreiten konnten. Bis Mitte September 1969 waren in Nordvietnam etwa 1.000 Menschen an den Folgen des hämorrhagischen Fiebers gestorben. Da die DDR die Demokratische Republik Vietnam als wichtigen politischen Partner ansah, ließ der Gesundheitsminister der DDR Max SEFRIN mithilfe des Auswärtigen Amtes eine Hilfslieferung vorbereiten, welche neben Infusionsbestecken auch Infusionslösungen und Medikamente umfasste. Für die DDR bestünde nach Einschätzung SEFRINS jedoch keine Gefahr, da sich die *Aedes*-Stechmücken nicht im Klima Europas ausbreiten können. Es wurde aber erwogen, das Botschaftspersonal auszufliegen.[657]

Sowohl die Ruhr als auch das hämorrhagische Fieber stellten in den Verhandlungen des Ministerrates der DDR keine weiteren Verhandlungsgegenstände dar. Im Gegensatz zur Grippe handelte es sich zwar um gefährliche, aber räumlich und zeitlich begrenzte Erkrankungen, welche durch geeignete Maßnahmen gut kontrollierbar waren. Die Grippe bedurfte mit ihrer hohen Ansteckungswahrscheinlichkeit, ihrer globalen Verbreitung und der zeitlichen Entgrenzung ihres Auftretens hingegen einer kontinuierlichen Überwachung und fortlaufender Maßnahmen, was sich auch in den folgenden Quellen niederschlägt.

4.2.3.2 Die zweite Grippewelle 1970: besorgte Bürger

Anfang 1970 flammte die Hongkong-Grippe erneut auf, wobei dies in den Quellen der DDR-Behörden zunächst weniger durch Verhandlungen im Ministerrat als durch Zuschriften an das Gesundheitsministerium deutlich wird. So beschwerte sich ein Bürger, dass im Kreis Stollberg seit dem 4. Februar 1970 wegen der Grippe-Epidemie das Krankenhaus für Besuche gesperrt und eine Kontaktaufnahme mit den Angehörigen nicht mög-

---

unter http://www.rki.de/DE/Content/InfAZ/E/Ebola/Uebersicht.html – abgerufen am 6. November 2014.

657 Vgl. Büro des Ministerrates. Archiv für Staatsdokumente: Vorlage zum Prot. Vermerk über die Information des Ministers für Gesundheitswesen über Hilfsmaßnahmen zur Bekämpfung der Virus-Epidemie in der DRV (S. 49–55), Berlin vom 17. September 1969, BArch, DC 20 I/4/2057.

lich sei.[658] Das spricht dafür, dass die Grippe bei den DDR-Behörden Anfang 1970 durchaus ein Thema war. In diesem Falle waren effektive, sogar die Bewegungsfreiheit einschränkende, Quarantänemaßnahmen erlassen worden. Ein weiterer Bürger vermengte die angeblich nachlässige Hygiene der Jugend mit einer moralischen Wertung über die nachwachsende Generation: Die liberale Auslegung der Jugend bezüglich einer „Kußfreiheit bis auf die Oberschenkel"[659] habe doch die Übertragung der Erreger erst ermöglicht. Auch lyrische Vorschläge zur Belehrung der Öffentlichkeit gingen beim Ministerium für Gesundheitswesen ein, so beispielsweise der Vers:

> Halt' beim Husten, halt' beim Niesen
> stets Dein Tuch Dir vor den Mund.
> Der and're braucht dann nicht zu büßen
> Er bleibe weiterhin gesund.[660]

Diese Eingaben, welche in der Retrospektive kurios oder sogar spießbürgerlich wirken mögen, sind interessante Zeugnisse über die Rezeption der Pandemie durch die Bevölkerung. Die Briefe besorgter Bürger wurden vom Ministerium für Gesundheitswesen ernst genommen und ausnahmslos von Ministeriellen bzw. im Auftrag des Ministeriums von nachgeordneten Behörden beantwortet (im Gegensatz zu dementsprechenden Eingaben bei BRD-Behörden). Auf den eingegangenen Vers antwortete der zuständige Obermedizinalrat Dr. GÖRRES, dass man sich sehr für das Engagement des Bürgers bedanke, jedoch bereits ein eingängiger Vers zur Aufklärung der Bevölkerung in Umlauf gebracht wurde:

> Huste, puste, niese nicht
> andern Leuten ins Gesicht.
> Schnell das Taschentuch entfalten
> und vor Mund und Nase halten![661]

---

658 Vgl. Apli, Arno: An das Ministerium für Gesundheitswesen, Neuwurschnitz vom 17. Februar 1970, BArch, DQ 1/3367.

659 Großmann, Alfred: Ihr Schreiben v. 2.2.70/HA III/5 Pö/GK 3363, Radebeul vom 23. Februar 1970, BArch, DQ 1/3367.

660 Schramm, Hans: An das Ministerium für Gesundheitswesen. Betreff: Neuer Vorschlag, Zwickau vom 5. Februar 1970, BArch, DQ 1/3367.

661 OMR Dr. Görres: Herrn Hans Schramm, Berlin vom 19. Februar 1970, BArch, DQ 1/3367. Tatsächlich liest sich dieser Paarreim einfacher und eingängiger als der Kreuzreim von Herrn SCHRAMM, der außerdem durch einen unreinen Reim in Z. 1 und Z. 3 schwerfällig wirkt.

Die bereits im Ministerrat thematisierte Informationskampagne zur Belehrung der Öffentlichkeit über Hygiene und Seuchengeschehen gewann auch in anderer Variante konkrete Formen und inkorporierte verschiedene Institutionen. Auf Nachfrage eines besorgen Bürgers informierte das Deutsche Hygiene-Museum in Dresden, dass das Museum zahlreiche Informationsfilme zur Hygieneerziehung „in sämtlichen Lichtspielhäusern der DDR und im Deutschen Fernsehfunk eingesetzt“ [662] habe. Genannt werden Realfilme wie ‚Mensch – Mikrobe – Virus‘ (15 Minuten Dauer), der Relieffigurentrickfilm ‚Nimm Rücksicht und das Taschentuch‘ (2 Min.) und der Puppentrickfilm ‚Dem Täter auf der Spur‘ (19 Min.); Letzterer sollte unter anderem die Schutzimpfung bewerben. Insgesamt wurden neun Filme produziert.[663] Diese Quellen zeigen auch eine Aufmerksamkeit der Bevölkerung der DDR gegenüber der Grippe, welche angesichts der intensiven Aufklärungskampagnen und der Aufforderung der Behörden, sich impfen zu lassen, nicht überraschend ist. Im Gegensatz zu den Behörden der BRD nahmen die DDR-Behörden die Anfragen ihrer Bürger in der Regel ernst. In der BRD markierten vor allem die Medien die Hongkong-Grippe als Risiko.

Ein letztes Mal wurde die Hongkong-Grippe in der 137. Sitzung des Ministerrates thematisiert, wobei die Grippe nur am Rande Gegenstand der Erörterung war. Zwischen dem 22. und dem 28. Oktober 1970 seien laut Minister für das Gesundheitswesen 57.166 Erkrankungen – das entspricht 334,5 Erkrankungen auf 100.000 der Bevölkerung – festgestellt worden. Insgesamt wurde eine Steigerung der Erkrankungszahlen um 13,6 % gegenüber der Vorwoche ausgemacht. Dabei ergaben sich zwischen den Bezirken deutliche Schwankungen. So lag die Rate in Halle bei 580 Erkrankungen auf 100.000 der Bevölkerung, im Bezirk Karl-Marx-Stadt bei lediglich 166,7 Erkrankten. Der gesamte Krankenstand bei den Arbeitern und Angestellten der DDR wurde für den Stichtag des 29. Oktobers 1970 mit 5,28 % angegeben.[664] Bemerkenswert ist, dass das Gesund-

662 Deutsches Hygiene-Museum: Herrn Hans Pestel, Dresden vom 12. März 1970, BArch, DQ 1/3367.

663 Vgl. Ibid.

664 Vgl. Büro des Ministerrates. Archiv für Staatsdokumente: Vorlage zum Beschluß über die Information zur epidemiologischen Situation bei Grippe und ähnlichen Erkrankungen (S. 158–161), Berlin vom 4. November 1970, BArch, DC 20 I/ 4/2339.

heitsministerium der DDR angesichts der eher seltenen Virusfunde selbigen einen repräsentativen Charakter zusprach:

> Die in der letzten Woche erfaßten 28 serologisch bestätigten Virusgrippeerkrankungen, davon Influenza-A_2-Hongkongfälle 26 (sic!), weisen darauf hin, daß an dem derzeit vorwiegend durch andere respiratorische Viren verursachten Erkrankungsgeschehen zu einem gewissen Anteil auch eine echte Virusgrippe beteiligt ist.[665]

Im Gegensatz zu den Befunden der westdeutschen Behörden wie dem Bundesgesundheitsministerium und dem BGA kamen die DDR-Behörden auch bei wenigen Virenfunden in der Regel zu dem Schluss, dass eine Grippe-Epidemie vorlag oder zumindest einen erheblichen Anteil an den Erkrankungen hatte. Während für die DDR die wenigen Virenfunde angesichts eines hohen Krankenstands eher die Spitze des Eisberges darstellten, ordneten die Behörden der Bundesrepublik die Virenfunde als Artefakte innerhalb einer Welle von Erkältungskrankheiten ein.

Dementsprechend blieb die Hongkong-Grippe bzw. deren Ausläufer noch einige Zeit im Fokus, wenn auch nicht des Ministerrates, so doch des Ministeriums für Gesundheitswesen, welches weiterhin die Erkrankungszahlen erfasste. Zwischen dem 12. und dem 18. November 1970 wurde laut Gesundheitsministerium mit 352 Erkrankungen auf 100.000 Einwohner ein erneuter Höchststand innerhalb der letzten Grippewelle erreicht.[666] Dabei wird nicht deutlich, ob es sich tatsächlich um einen Ausläufer bzw. eine dritte Welle der Hongkong-Pandemie handelte, oder ob es nicht eine übliche saisonale Grippe darstellte. Diese Unterscheidung war jedoch für die dann eingeleiteten Maßnahmen der DDR-Behörden nicht entscheidend. Im 4. Quartal 1970 wurden nach Angaben des Gesundheitsministeriums 889.832 Impfungen bei Erwachsenen und 1.032.145 Impfungen bei Kindern durchführt.[667]

Zusammenfassend lässt sich sagen, dass die Hongkong-Pandemie von 1968 nicht nur von den höchsten Stellen der DDR ernst genommen, sondern im Rahmen von Vorüberlegungen zu wiederkehrenden Pandemien erwartet wurde. Die ermittelten Daten zur Krankheitslage, welche mit ihren

---

665 Ibid.

666 Vgl. Ministerium für Gesundheitswesen. HA III/DA: Betr.: Ziffer 22 b Information über die Maßnahme des vorbeugenden Gesundheitsschutzes und zur Bekämpfung von Massenerkrankungen, Berlin vom 22. Januar 1971, BArch, DQ 1/26637.

667 Vgl. Ibid.

Angaben auf zwei Stellen nach dem Komma einen Eindruck höchster Genauigkeit suggerieren, sowie gelegentliche Virenfunde gaben genug Anlass, von einer erheblichen epidemischen Belastung auszugehen. Dementsprechend wurden umfangreiche Maßnahmen erlassen und die Öffentlichkeit wiederholt über die Grippe unterrichtet, sodass auch hier eine deutliche Beunruhigung oder zumindest eine erhebliche Aufmerksamkeit erzeugt wurde. Im Gegensatz zu den obersten Behörden der Bundesrepublik, welche versuchten, der Grippe durch ‚Aussitzen der Situation' zu begegnen, wird in DDR-Quellen selten zwischen ‚Grippe' und ‚grippeähnlichen Erkrankungen' differenziert. Der genannte „Katarrh der Luftwege"[668] ist ebenso ein Teil des Phänomens ‚epidemischer Influenza' und nicht etwa Anlass, diese zu negieren. Dementsprechend wurde auch wenig auf die Ätiologie der Erkrankung oder verschiedene Symptome eingegangen.

Womöglich spielt aber auch eine Art ‚Leistungsschau' der DDR-Führung eine Rolle: Es sollte gezeigt werden, dass man – im Gegensatz zur ‚rückständigen' Bundesrepublik – das Problem Grippe erkannt hat und mit einem überlegenden Gesundheitssystem bekämpfen will. Ein weiteres Merkmal ist die – im Gegensatz zur föderalen Bundesrepublik – zentral durchgeführte Grippebekämpfung. Informationen wurden vom Gesundheitsministerium der DDR nicht erbeten, sondern zentral eingefordert. Maßnahmen wurden zentral und dirigistisch veranlasst, und dabei mussten alle nachgeordneten Behörden sowie weitere Einrichtungen wie das Deutsche Hygiene-Museum kooperieren. Dass die Zentralisierung und Planung der Grippebekämpfung in den 1970er Jahren in der DDR weiter vorangetrieben werden sollte, wird im Folgenden zu zeigen sein.

4.2.3.3 Konsequenzen aus den Erfahrungen der Hongkong-Grippe: Genese eines Führungsdokumentes zur Grippebekämpfung

Die eigentliche Auseinandersetzung mit der Hongkong-Grippe setzte vor allem im Jahre 1970 – zum Ende bzw. im Anschluss an die Pandemie – ein. Anlässlich der Hongkong-Grippe wurde in der DDR auf Weisung des Vorsitzenden der Zentralen Kommission zur Verhütung und Bekämpfung epidemischer Erkrankungen beim Ministerrat eine Zentrale Arbeitsgruppe

668 Ministerrat DDR: Anweisung über die Meldung der fieberhaften Katarrhe der oberen Atemwege.

Grippebekämpfung gebildet, welche vom 4. Februar bis 31. März 1970 tätig war.[669] Der Arbeitsgruppe gehörten Vertreter von DDR-Ministerien, der Staatlichen Hygieneinspektion und der Industrie an.[670] Der Arbeitsstab dieses Gremiums sollte die Arbeit der Zentralen Arbeitsgruppe zur Grippebekämpfung vorbereiten, die Informationsbearbeitung organisieren, Maßnahmen veranlassen und die Zusammenarbeit verschiedener Organe sicherstellen. Der Arbeitsstab berichtete dem Gesundheitsministerium, dass zwischen Januar und März 1970 etwa 2,3 Mio. Fälle von Grippe und grippeähnlichen Erkrankungen aufgetreten seien. Zudem wurde angenommen, dass noch etwa 1 bis 1,5 Mio. nicht registrierte Fälle vorlägen,[671] also numerische Größen, die einen erheblichen Teil der DDR-Bevölkerung betrafen und sehr deutlich über dem lagen, was die Behörden der BRD meldeten.

Für die Versorgung der Erkrankten mussten 75 Mio. Mark (DDR) aufgewendet werden, wobei es zu erheblichen Engpässen in der ohnehin schon fragilen Medikamentenversorgung der damaligen DDR kam. Dementsprechend sah der Arbeitsstab seine vordringliche Arbeit darin, die ambulant- und stationärmedizinische Betreuung der Bevölkerung und die Arzneimittelversorgung im Rahmen des Grippegeschehens zu sichern. Zur Umsetzung dieser Aufgaben traf sich der Arbeitsstab anfangs zweimal, später einmal täglich, schätzte die jeweilige Lage ein und beriet über neue Maßnahmen. Der Arbeitsstab der Zentralen Arbeitsgruppe agierte – und das ist zu unterstreichen – weisungsbefugt gegenüber nachgeordneten Behörden und Einrichtungen.[672] Im Gegensatz zu Bund und Ländern in Westdeutschland fand nicht nur erheblich mehr Beratung bezüglich der Grippesituation statt; es wurden auch zentrale Leitungsstrukturen mit umfangreichen Kompetenzen geschaffen, wenn auch nur temporär für die Zeit der Epidemie.

Der Arbeitsstab empfahl abschließend eine weitere Zentralisierung der Grippebekämpfung auf organisatorischer Ebene. Vor allem sollten die Erfahrungen der Zentralen Arbeitsgruppe Grippebekämpfung in ein sogenanntes „Führungsdokument"[673] zur Grippebekämpfung einfließen, das

669 Vgl. Arbeitsstab der Zentralen Arbeitsgruppe Grippebekämpfung: Abschlußbericht, Berlin vom 30. März 1970, BArch, DQ 1/3367, S. 2.

670 Vgl. Ibid., Anlage 2.

671 Vgl. Ibid., S. 2 f.

672 Vgl. Ibid., S. 3.

673 Ibid., S. 2.

von den Hauptabteilungen II, III und VI des Ministeriums für Gesundheitswesen zu erarbeiten war.[674] Das Führungsdokument wurde in mehreren Schritten entwickelt und ist ein wichtiges Indiz dafür, dass von politischer Seite sowohl frühere Pandemien als Risiko für die Gesundheit der DDR-Bürger ernst genommen wurden, dass aber darüber hinaus vor allem die Erfahrungen der Hongkong-Grippe 1969/1970 einen Anlass dafür boten, die während dieser Pandemie durchgeführten Maßnahmen zentraler Stellen zu institutionalisieren.

Erste Entwürfe des Führungsdokumentes waren dabei schon vor der Empfehlung des Arbeitsstabs erstellt worden. Das in zahlreichen Teilschritten erstellte Führungsdokument Grippebekämpfung erhob den Anspruch,

> ein komplexes System zur Koordinierung der staatlichen Führungstätigkeit auf den Gebieten der wissenschaftlich vorausschauenden Analyse und Information, der Vorbeugung und Bekämpfung von Grippe und grippeähnlichen Erkrankungen sowie den sich daraus ergebenen Konsequenzen für Forschung und Entwicklung [675]

zu sein. Dafür wurde das erste Mal – Jahrzehnte, bevor ähnliche Dokumente der WHO vorlagen[676] – auf politischer Ebene definiert, *was eine Epidemie bzw. Pandemie überhaupt ist*. Diese Definition sollte später revidiert bzw. weiterentwickelt werden. Zunächst wurde das folgende Kaskadenmodell vorgeschlagen: Die *interpandemische Situation* zeichne sich durch vereinzelte Grippe-Erkrankungen mit den jahreszeitlichen Durchschnittswerten in der Erkrankungsrate aus. Die *Präepidemische Situation* ist durch lokale Ausbrüche der Grippe und grippeähnlicher Erkrankungen sowie das Ansteigen der Erkrankungszahlen auf das Zweifache des Tiefstwertes der interpandemischen Situation gekennzeichnet. Zudem muss eine neue Erregervariante (neues Virus) international bzw. national zirkulieren. Die *Epidemische Situation* liegt schließlich vor, wenn die Tiefstwerte der interpandemischen Situation bezüglich der Krankheitsfälle um den Faktor drei bis vier übertroffen sind. Entscheidend ist jedoch der sprunghafte An-

---

674 Vgl. Ibid., hier: Schlussfolgerungen, S. 2.

675 Ministerium für Gesundheitswesen: Entwurf: Konzeption für ein einheitliches Führungsdokument „Grippebekämpfung", Berlin vom 12. März 1970, BArch, DQ 1/3367, S. 2.

676 Die WHO erließ Richtlinien zur Epidemie- und Pandemie-Definition in den Jahren 1999, 2005 und 2009, vgl. World Health Organization: Pandemic Influenza Preparedness and Response, Genf 2009.

stieg der Erkrankungen, nicht unbedingt die absolute Anzahl an Erkrankungsfällen.[677]

Die erste Version des fertigen Führungsdokumentes trat Ende 1970 in Kraft und bestätigte die Definition der drei skizzierten (prä)pandemischen Stufen. Zudem wurde für die drei Phasen ein Maßnahmenkatalog festgehalten. Während der Stufe I (interpandemische Stufe oder Basissituation) sollte die epidemiologische Lage kontinuierlich beobachtet werden. Dies sei wie folgt umzusetzen: wöchentliche Erhebung der Krankheits- und Sterbeziffern, virologisch-serologische Untersuchungen und Koordinierung mit den sozialistischen Nachbarländern, insbesondere des WHO-Virenzentrums in Moskau. Auch die internationale Presse sollte auf besondere Vorkommnisse hin beobachtet werden. Zudem sollte die Bevölkerung zu einer gesunden und hygienischen Lebensweise angehalten sowie genug Impfstoffe für den Ernstfall produziert und bevorratet werden. In der Stufe II (präepidemische Situation) wird die Zentrale Kommission zur Grippebekämpfung einberufen. Neben der Intensivierung der Datenerhebung und der Weiterleitung der Informationen an nachgeordnete Behörden geht es vor allem um die Vorbereitung des Gesundheitswesens und der Öffentlichkeit bezüglich einer womöglich bevorstehenden Epidemie. Die Produktion von Arzneimitteln würde kurzfristig auf die Herstellung von Grippemitteln umgestellt werden. Ferner sollten unter Umständen Grippeschutzimpfungen als prophylaktische Maßnahmen stattfinden.[678]

Während einer manifesten Epidemie – also in der Stufe III (epidemische Situation) –sollte die Zentrale Kommission um weiteres Fachpersonal z. B. aus der Industrie ergänzt werden und ein sogenannter Operativstab tagen.[679] Es ist naheliegend, dass es sich bei dem Operativstab um das Pendant bzw. den Nachfolger des bis 1970 im Rahmen der Hongkong-Grippe tätigen Arbeitsstabs handelte; die neue Titulatur suggeriert hingegen eine Erweiterung des Handlungsspielraumes. Abgesehen von den organisatorischen Maßnahmen führte das Führungsdokument an, dass die Grippeschutzimpfungen in der Phase III einzustellen sind – ein interessan-

677 Vgl. Ministerium für Gesundheitswesen: Konzeption für ein einheitliches Führungsdokument, S. 2 f.

678 Vgl. Ministerrat der Deutschen Demokratischen Republik. Der Minister für Gesundheitswesen: Führungsdokument des Ministers für Gesundheitswesen zur Verhütung und Bekämpfung von Grippeepidemien, Berlin 1970, BArch, DQ 1/24189, S. 2–9.

679 Vgl. Ibid., S. 9–12.

ter Sachverhalt, der nicht weiter begründet wird. Vermutlich ging man davon aus, dass bei einer manifesten Epidemie eine Impfung als prophylaktische Maßnahme nicht mehr erfolgversprechend sei und nur noch eine symptomatische Behandlung angezeigt ist. Zusätzlich sind alle bisher getroffenen Maßnahmen noch zu intensivieren, z. B. die Informierung der Bevölkerung über Massenkommunikationsmittel, der Einsatz von Medizinstudenten als Helfer sowie die Inanspruchnahme von Taxis als Krankentransportmittel. Zu betonen ist auch hier der Dirigismus bei der zentralen Verteilung von Grippemedikamenten nach Bedarfsschwerpunkten. Das hier dargestellte Führungsdokument sollte jährlich jeweils zum 1. Juli überarbeitet werden.[680]

Die genannten Maßnahmen müssen dabei grundsätzlich vor dem Hintergrund der politischen Zielsetzung der DDR der 1970er Jahre gesehen werden. Die politische Agendasetzung der DDR zielte dabei auf eine allgemeine Hebung der Lebensqualität seiner Bürger ab. So erarbeitete das Ministerium für Gesundheitswesen im Oktober 1970 ein Arbeitspapier mit dem Titel „Prognoseordnung".[681] Die Prognostik wurde der damaligen politischen Ideologie der DDR entsprechend als Instrument beschrieben, mit den gesellschaftlichen und wissenschaftlich-technischen Entwicklungen Schritt zu halten, um den Bürgern der DDR ein Höchstmaß „an Gesundheit, Leistungsfähigkeit und Lebensfreude bis ins hohe Alter bei ständig steigender Lebenserwartung"[682] zu gewährleisten. Für eine zentralistisch gelenkte, geplante Wirtschaft wie die der DDR ist die Prognostik ein wichtiges Instrument, denn „d a m i t b e r e i t e t d i e P r o g n o s e d e n P l a n v o r".[683] Ziel ist es, eine internationale Spitzenposition in allen Bereichen zu schaffen, wobei auch im Gesundheitsbereich die einst von Walter ULBRICHT formulierte Maxime wieder aufgegriffen wurde: „Entscheidend ist das Prinzip ‚Überholen ohne einzuholen', das die Konzentration auf wesentliche neuere Prinzipien, Lösungswege und Organisationsformen verlangt."[684]

Die im Rahmen des bereits skizzierten Grippeüberwachungssystems ermittelten epidemiologischen Größen bzw. „Kennziffern der Morbidität

---

680 Vgl. Ibid.

681 Ministerium für Gesundheitswesen: Prognoseordnung, Berlin vom 12. Oktober 1970, BArch, DQ 1/24189.

682 Ibid., S. 1.

683 Ibid., S. 2; S p e r r u n g dem Original entnommen.

684 Ibid., S. 4.

und Mortalität, des Krankenstandes und der Frühinvalidität, der Schulfähigkeit und Sporttauglichkeit"[685] – zumindest die ersten drei Größen waren relevant für die Bewertung der epidemiologischen Lage im Epidemiefall – fanden sich ebenfalls in der Prognoseordnung. Abgesehen von der Datenerhebung wird in diesem Konzept die Verbesserung der Hygiene, der Gesundheitserziehung, der Gesundheitsüberwachung und der Arzneimittelherstellung als bedeutsam erachtet. Der Minister für Gesundheitswesen bildete darum eine Zentrale Prognosegruppe, der verschiedene Ministerialbeamte und Wissenschaftler angehörten.[686] Wie anhand der sogenannten Schweine- oder Jerseygrippe-Pandemie von 1976/77 zu zeigen sein wird, ist der Weg von der Feststellung bestimmter epidemiologischer Indikatoren über die erneute Markierung eines erhöhten Grippe-Risikos zu einer staatlich geplanten Herstellung von Impfmittel nicht weit. Dies gilt insbesondere, wenn man die hier skizzierte politische Agendasetzung miteinbezieht, einen präemptiven Gesundheitsschutz nicht nur innerhalb der DDR zu verankern, sondern die nichtsozialistischen Länder dabei bestenfalls noch zu übertreffen („überholen ohne einzuholen"). Ab 1976 wurde die Impfstoffherstellung Teil des planwirtschaftlichen Vorhabens.[687]

Der Apparat der inneren Sicherheit wurde, wie bereits während der Asiatischen Grippe, weiter mit Impfdispositiven überzogen. Am 19. September 1975 wies der Leiter des Sportvereins Dynamo an, zwischen dem 20. September und dem 10. November 1975 eine Schutzimpfung für das gesamte Personal durchzuführen.[688] Zur Einschätzung dieser Maßnahme muss berücksichtigt werden, dass die Sportvereinigung Dynamo eine Sportgemeinschaft war, die sich aus Mitgliedern der inneren Sicherheitsorgane zusammensetzte und zudem Teil des DDR-Leistungssportsystems

---

685 Ibid., S. 5.

686 Vgl. Ibid., S. 6 f.

687 Dies wird noch genauer zu erörtern sein; vgl. jedoch zunächst VEB Sächsisches Serumwerk Dresden: Aufgabenstellung zum Investitionsvorhaben „Influenzaimpfstoff" im VEB Sächsische Serumwerk Dresden, Dresden 1976, BArch, DQ 1/25039.

688 Vgl. Deutscher Turn- und Sportbund der DDR. Sportvereinigung Dynamo. Büro der Zentralen Leitung: Anweisung Nr. 12/75 des Leiters des Büros der Zentralen Leitung der SV Dynamo über die Durchführung von Impfungen gegen Influenzaerkrankungen vom 19.09.1975, Berlin vom 19. September 1975, BArch, DO 101/471.

war.[689] Der Leiter des Sportvereins im Range eines Obersts ordnete an, alle Mitarbeiter und Zivilbeschäftigen zu impfen, die vollständige Durchführung dieser Impfung an den Leiter zurückzumelden und danach die Anweisung zu vernichten.[690]

Langfristig betrachtet stellte die Hongkong-Grippe für die DDR eine Zäsur dar, denn die Institutionalisierung der Grippebekämpfung wurde in den 1970er Jahren ein wichtiger Teil der Gesundheitspolitik der DDR. Womöglich wollte man sich in der Seuchenbekämpfung im Allgemeinen sowie auch in der Grippebekämpfung im Speziellen progressiv von der genau beobachteten BRD absetzen. Hatte man sich in der DDR während der Asiatischen Grippe 1957/1958 noch weitgehend zurückhaltend und gegenüber der breiten Öffentlichkeit vor allem beschwichtigend verhalten, so wurde die Hongkong-Grippe an zentralen Stellen des DDR-Staates thematisiert und auch langfristig zum Gegenstand weiterer gesundheitspolitischer Planungen gemacht. Dabei muss allerdings hinzugefügt werden, dass in der zentralistischen DDR andere Zugriffsmöglichkeiten vorlagen als in der föderalen BRD, wo zudem auch noch weitere öffentlich-kritische Diskurse berücksichtigt werden mussten. Im Folgenden wird dies an den Erörterungen der BRD-Ärzteschaft zur Hongkong-Grippe zu verdeutlichen sein.

4.2.4 Resonanzen auf die Hongkong-Grippe in der Deutschen Ärzteschaft

Durch die lange Dauer der Hongkong-Grippe von 1968 bis 1970 erreichte die Pandemie in den medizinischen Zeitschriften eine wechselhafte Aufmerksamkeit, welche insgesamt jedoch als nicht umfangreich bezeichnen werden kann. Die erste Auseinandersetzung mit der Hongkong-Grippe findet sich im ‚Deutschen Ärzteblatt' bereits in einem Artikel vom 6. Juli 1968, einige Zeit, bevor die pandemische Influenza Deutschland überhaupt erreichte. Der Arzt Schmager erinnerte in seinem Beitrag an die etwa 1 Mio. Todesopfer der Asiatischen Grippe in den Jahren 1957/1958 und wies auf weitere Ausbrüche der Influenza in den Jahren 1963, 1965

689 Vgl. Fechner, Carmen: Die Frühgeschichte der Sportvereinigung Dynamo. Hegemoniebestrebungen, Dominanzverhalten und das Rivalitätsverhältnis zur Armeesportvereinigung „Vorwärts", Berlin 2012.

690 Die Vernichtung der Anweisung beruhte nicht auf Reziprozität, vgl. Deutscher Turn- und Sportbund der DDR: Anweisung Nr. 12/75.

und 1967 hin. Der Autor widersprach in seinem Artikel dabei hauptsächlich der Einschätzung des BGA, dass in den meisten Fällen das neue pandemische A2-Virus nicht nachgewiesen sei. Stattdessen vertrat SCHMAGER die Ansicht, dass die Hongkong-Grippe ähnlich viele Todesopfer fordern könne wie die vorherige Asiatische Grippe. Als Begründung führte er an, dass bereits etliche schwere und komplikationsreiche Einzelfälle der pandemischen Grippe beobachtet worden seien.[691] Einem erhöhten Risiko seien ältere und geschwächte Personen sowie Kinder ausgesetzt, wobei insbesondere die Vulnerabilität von Schwangeren betont wurde:

> Ferner soll daran erinnert werden, daß Grippeinfektionen schwangerer Frauen zu einer erhöhten Anzahl von Fehl-, Früh- und Totgeburten führen kann und daß auch kongenitale Influenzavirusinfektionen, an deren Folgen dann die Neugeborenen in den ersten Lebenstagen an Lungenentzündung sterben, vorkommen.[692]

Aufgrund des allgemeinen Gripperisikos forderte SCHMAGER, nicht nur bestimmte Risikogruppen zu impfen, sondern eine allgemeine Schutzimpfung für die gesamte Bevölkerung zu ermöglichen.[693]

Diese klare Risikomarkierung der Hongkong-Grippe blieb innerhalb der deutschen Ärzteschaft zunächst singulär. Erst am 2. November 1968 war die Hongkong-Grippe am Rande wieder Gegenstand der Berichterstattung. Das ,Deutsche Ärzteblatt' berichtete von der 20. Deutschen Therapiewoche in Karlsruhe. Auf der Tagung sei man zu dem Schluss gekommen, dass sowohl Impfungen gegen die Masern als auch gegen die Grippe angezeigt seien. Für die Grippe-Impfung sprächen verschiedene Gründe: der Mangel an alternativen Therapiemöglichkeiten, die Übersterblichkeit durch die Grippe und die sozioökonomische Bedeutung einer manifesten Epidemie. Gleichwohl sahen die Diskutanten der Veranstaltung noch erhebliche technische Probleme bei der Grippeimpfung wie z. B. die Anpassung des Impfstoffes an das zirkulierende Virus und die Entwicklung eines Vakzins, das lange genug in ausreichender Dosis im Körper verbleibe, um eine Wirkung zu erzielen.[694]

---

691 Vgl. Schmager, A.: Grippeprophylaxe. Eine Aufgabe der Präventivmedizin, in: Deutsches Ärzteblatt, Jg. 65, 27 (1968), S. 1555.

692 Ibid.

693 Vgl. Ibid.

694 Vgl. Anonymus: Schutzimpfung gegen Masern und Grippe, in: Deutsches Ärzteblatt, Jg. 65, 44 (1968), S. 2462.

Über diese Einzelstimmen hinaus führte die Hongkong-Grippe jedoch zu keiner expliziten Meldung der deutschen medizinischen Zeitschriften. Noch am 6. Dezember 1968 wurde in der ‚Deutschen Medizinischen Wochenschrift' eine allgemeine Zunahme der Sterblichkeit um 21 % durch Erkrankungen der Atmungsorgane, des Kreislaufes und der Grippe für das Jahr 1968 festgestellt, ohne einen Bezug zur Hongkong-Grippe anzugeben.[695] Erst am 31. Januar 1969 druckte die ‚Deutsche Medizinische Wochenschrift' eine Meldung über die Hongkong-Grippe ab. Demnach waren in verschiedenen Ländern Europas Erkrankungen mit einer neuen Grippe aufgetreten und das Virus A2 nachgewiesen worden. In der BRD habe es bisher nur wenige Fälle in Brake an der Weser gegeben. Insgesamt sei der Grippeverlauf als mild zu bezeichnen.[696]

Die eigentliche deutliche Markierung der Hongkong-Grippe nahm die Redaktion der ‚Deutschen Medizinischen Wochenschrift' in der Ausgabe vom 21. Februar 1969 durch Auswahl ihres Leitartikels vor. Mit einiger Verspätung und unter direktem Bezug auf die aktuelle Epidemie druckte sie das Transkript der an der Universität Freiburg gehaltenen Aschoff-Vorlesung ab. Diese hatte am 9. Juli 1968 tatsächlich Thomas Francis gehalten, einer der Wissenschaftler, die in den 1930er Jahren das Influenzavirus nachgewiesen hatten.[697] Francis begann seinen Vortrag damit, dass die „Verbesserungen von Lebensstandard, Hygiene und Gesundheitswesen"[698] zwar viele Infektionskrankheiten zurückgedrängt hätten, virenbedingte respiratorische Erkrankungen jedoch nach wie vor die hauptsächliche Krankheitsursache der Menschen sei. Unter respiratorischen Infekten verstand Francis vor allem die epidemische und pandemische Influenza so-

---

695 Vgl. Anonymus: Kleine Mitteilungen. Grippejahr 1968, in: Deutsche Medizinische Wochenschrift, Jg. 93, 49 (1968), S. 2406. Eine vergleichbare Meldung erschien am 29. August 1969: Demnach habe die Zahl der Grippesterbefälle und der Todesfälle durch Erkrankungen der Atmungsorgane weiter zugenommen, vgl. Anonymus: Kleine Mitteilungen. Starke Zunahme der Sterbefälle 1968, in: Deutsche Medizinische Wochenschrift, Jg. 94, 35 (1969), S. 1777.

696 Vgl. Anonymus: Kleine Mitteilungen. Hongkong-Virusgrippe in Europa, in: Deutsche Medizinische Wochenschrift, Jg. 94, 5 (1969), S. 242.

697 Vgl. Francis, Th., jr.: Faktoren der Immunität gegen respiratorische Infekte. Aschoff-Vorlesung der Universität Freiburg am 9. Juli 1958, in: Deutsche Medizinische Wochenschrift, Jg. 94, 8 (1969), S. 355–362. In einer Fußnote fügte die Redaktion der Deutschen Medizinischen Wochenschrift hinzu, dass die Hongkong-Epidemie der entscheidende Anlass dafür war, den Artikel abzudrucken, vgl. S. 359.

698 Ibid., S. 355.

wie die grippeähnliche Parainfluenza und weitere virale Erkrankungen, die fast immer die Schleimhäute der Nase, Luftröhre und Bronchien befallen und schädigen.[699]

In seiner Vorlesung konzentrierte FRANCIS sich insbesondere auf die Immunitäts-Mechanismen dieser viralen Erkrankungen. Verkürzt lautete seine bis heute noch gültige These, dass das menschliche Immunsystem bei seinem Erstkontakt mit Viren, insbesondere den Influenzaviren, eine mitunter lebenslang anhaltende Resistenz gegen diese Erreger entwickle. Erworben werde diese Resistenz zumeist im Kindesalter. Die Viren passen sich nun durch die Ausbildung neuer Virus-Typen an, gegen welche die nächste menschliche Generation wiederum eine Widerstandsfähigkeit entwickle. Jüngere Personen jedoch verfügen nicht über Resistenzen gegen ältere Virus-Typen, denen sie nicht ausgesetzt waren. Die gesamte hier aufgezeigte Hypothese basiert empirisch auf Antikörper-Bestimmungen in verschiedenen Alterskohorten.[700] Daher sei es laut FRANCIS nicht überraschend, wenn Viren früherer Pandemien wieder in Erscheinung träten, sobald die Immunität der Bevölkerung mangels Virus-Exposition nachgelassen habe:

> Das Schweine-Influenza-Virus von Shope scheint eindeutig den Prototyp des pandemischen Virus von 1918 darzustellen, gegen welches Antikörper noch in Personen existieren, die in der Zeit von 1918 bis 1928 davon erstmals befallen waren. (…) Diese Vorstellung, dass dominierende Antigene wieder auftreten, wenn der immunologische Druck nachläßt, wird unterstützt durch das Auftreten des asiatischen Stammes im Jahr 1957.[701]

Mit dieser Beobachtung zum Erinnern und Vergessen durch das menschliche Immunsystem und der Anpassungsfähigkeit von Viren an diesen Prozess erhielt die Influenza vor allem eine neue, bisher nicht vorhandene historische Dimension.

---

699 Vgl. Ibid., S. 355–357.

700 Vgl. Ibid., S. 357–359. KECK äußerte sich 2010 wie folgt zum Phänomen des Seuchengedächtnisses, wobei er ebenfalls eine professionelle Differenzierung anführte: „Finally, epidemiology could investigate antibody titers in human populations, wherein immunity functioned as a memory of the disease." Keck, Frédérick: Comment. Influenza Histories and the Coexistences of Old and New, in: Giles-Vernick, Tamara; Craddock, Susan (Hrsg.): Influenza and Public Health. Learning from past pandemics, London/Washington 2010, S. 191–196, hier: S. 192.

701 Ibid., S. 359.

In den Vordergrund rückte bei FRANCIS ebenfalls die Bedeutsamkeit der zoonotischen Genese von Influenzaviren.[702] Zwar gebe es derzeit keinen Beleg dafür, dass die Asiatische Grippe von 1957 aus einer Schweinehaltung in Südwest-China stamme, doch

> verdient die Vorstellung ständige Beachtung, daß im Tierreich relativ fest verwurzelte Virusstämme verbreitet sind, die in einen Zustand umschlagen können, der in der menschlichen Bevölkerung Epidemien verursacht. Diese Vorstellung könnte sicherlich unsere Auffassung von Kontrolle und Prävention beeinflussen.[703]

Der Versuch der Kontrolle und Prävention sollte um das Jahr 2000 zu einer massiven Vernichtung von Tierbeständen führen, um jede zoonotische Übertragung von Influenzaviren zu unterbinden. So weit ging FRANCIS indes noch nicht. In seiner Vorlesung betonte er hingegen nachdrücklich, wie wichtig die Schutzimpfungen für die zukünftige Influenza-Prävention sein wird, auch wenn zahlreiche technische und andere Probleme noch ungelöst seien. Seiner Meinung nach böte die Impfung die Möglichkeit, die Natur – in Form der Symbiose von Virus und menschlichem Immunsystem – nicht nur nachzuahmen, sondern tatsächlich zu *übertreffen*.[704] Die in diesem Artikel vorgestellten Thesen von Thomas FRANCIS, einem der renommiertesten Epidemiologen und Virologen seiner Zeit, erwiesen sich als wegweisend und stellen auch heute noch den allgemein kommunizierten immunologischen, epidemiologischen und virologischen Forschungsstand zur Influenza dar. Dazu gehören das generationenabhängige Immungedächtnis, die Historisierung von Influenzaviren über phylogenetische Viren-Stammbäume, die Rolle des Nutztiers als Reservoir für Influenzaviren sowie die Einschätzung, nur eine Schutzimpfung würde der Influenza letztendlich Einhalt gebieten. Ob die Platzierung dieses Artikels an derart prominenter Stelle in der ‚Deutschen Medizinischen Wochenschrift' letzten Endes zu einem Umdenken in der deutschen Ärzteschaft führte, muss dahingestellt bleiben. Zumindest wurde die Hongkong-Grippe in der Folge zunehmend als Bedrohung aufgefasst und insbesondere die

---

702 Ende der 1960er häuften sich die Mitteilungen aus der Wissenschaft zu den Zoonosen, vgl. z. B. Anonymus: Hongkonggrippe: verwandte Viren, in: Deutsches Ärzteblatt, Jg. 66, 21 (1969), S. 1622 und Webster, Robert G.; Laver, W. G.: The origin of pandemic influenza, in: Bulletin of the World Health Organization, 47 (1972), S. 449–452.

703 Francis: Faktoren der Immunität gegen respiratorische Infekte, S. 359 f.

704 Vgl. Ibid., S. 360 f. Hervorhebung durch DR.

Verbreitung der Influenza-Schutzimpfung als passable Eindämmungsmaßnahme angesehen.

Die bereits dargestellte Diskussion zwischen dem BGA und Vertretern der deutschen Ärzteschaft um die Bewertung der Hongkong-Grippe spiegelte sich auch in einem Bericht des ‚Deutschen Ärzteblatts' wider. Die Zeitschrift referierte über ein Podiumsgespräch am 25. September 1969, zu dem der an einer Impf-Prävention interessierte Interessensverband Deutsches Grünes Kreuz[705] eingeladen hatte. An der Diskussionsrunde nahmen Ärzte, Wissenschaftler und Seuchenbeauftragte von Behörden teil. Obgleich die Berichterstatterin des ‚Deutschen Ärzteblatts' die „durch Influenzaviren ausgelöste Grippe zu den gefährlichsten Infektionskrankheiten zählt[e]",[706] bestand bezüglich der Frage, ob es sich bei der Hongkong-Grippe überhaupt um eine ‚echte Grippe' handele, innerhalb des Plenums der größtmögliche Dissens. Der BGA-Vertreter Anders hielt weiter daran fest, dass die ‚echte Grippe' lediglich bei einigen Dutzend Fällen mittels Labornachweis festgestellt werden konnte und bezeichnete „die Grippe als ‚windiges Unternehmen".[707] Der Indikator der Übersterblichkeit sei nach wie vor unseriös und nicht geeignet, um eine Pandemie-Situation auszurufen. Dem widersprach wiederum Wohlrab, Leiter des Medizinaluntersuchungsamtes Hannover: „Wohlrab nannte die Übersterblichkeit nur die sichtbare Spitze des berüchtigten Eisberges unter Wasser."[708]

Das Interessante an dem bereits beschriebenen Dissens besteht nun darin, dass sich die meisten Epidemiologen und Ärzte auf der Veranstaltung des Deutschen Grünen Kreuzes der Ansicht Wohlrabs anschlossen: Die Übersterblichkeit im geschätzten fünfstelligen Bereich sei ausschließlich durch die Hongkong-Grippe erklärbar. Ähnlich kontrovers wurde der pan-

705 Das 1948 gegründete Deutsche Grüne Kreuz (DGK) setzte u. a. die Sehtests vor Führerscheinprüfungen durch und startete 1961 eine Kampagne für die Polio-Impfung unter dem Motto „Schluckimpfung ist süß – Kinderlähmung ist grausam". Gleichwohl sehen Kritiker im DGK keine rein gemeinnützige Organisation, sondern den ‚verlängerten Arm' der Pharmaindustrie. Vgl. dpa: Käfer-Sammeln und Sehtest-Pflicht, in: Frankfurter Rundschau vom 29. August 2008 sowie Anonymus: Deutsches Grünes Kreuz. Grünes Feigenblatt für Pharmamarketing, in: arznei-telegramm, Jg. 40, 6 (2009), S. 53 f.

706 Preuss, Kristine: Erfolgreicher Schutz gegen die Grippe. Podiumsgespräch „Grippeschutz und Grippeimpfung" des Deutschen Grünen Kreuzes in Frankfurt am Main, in: Deutsches Ärzteblatt, Jg. 66, 46 (1969), S. 3263–3266, hier: S. 3263.

707 Ibid., S. 3263.

708 Ibid.

demiebedingte Krankenstand diskutiert. Schätzungen reichten je nach Darstellung von 2,5 % (laborbestätigte Influenza-Fälle) bis zu 72 % (Grippesymptome in Einheiten der Bundeswehr).[709] Die quantitative Verwerfung, die sich hier eröffnete, könnte den Anschein erweckt haben, die Kontrahenten ANDERS und WOHLRAB erörterten völlig verschiedene Erkrankungen. Während die Definition der Influenza und deren Auswirkungen über alle disziplinären Grenzen hinweg kontrovers diskutiert wurden, bestand hingegen eine deutliche Einigkeit in der Bewertung der Influenza-Schutzimpfung. Diese sei das Mittel der Wahl in der Influenzabekämpfung. Großversuche mit mehreren Tausend Probanden hätten gezeigt, dass Geimpfte nur in etwa der Hälfte der Fälle schwer an Influenza erkrankten im Gegensatz zu einer Kontrollgruppe, die lediglich mit einem Placebo-Impfstoff versorgt wurde. Dass seit der Asiatischen Grippe von 1957/1958 ein Umdenken in der Influenza-Prophylaxe in der BRD stattgefunden hatte, belegen auch die Impfstatistiken: Alleine im Jahre 1969 hätten sich 5 Mio. Bundesbürger gegen die Grippe impfen lassen. Die Diskutanten kamen zu dem Konsens, dass die Impfmittel weiterentwickelt und die Impfungen in der Bevölkerung noch weiter proliferiert werden müssten.[710]

Während das BGA sich weiter gegen das Heranziehen der Übersterblichkeit als Indikator einsetzte, wurde der Begriff von Medizinern unkritisch und mit großer Selbstverständlichkeit gebraucht. So führte der Arzt GERTH in der Ausgabe der ‚Deutschen Medizinischen Wochenschrift' vom 28. November 1969 an, dass die grippebedingte Übersterblichkeit in der BRD bei etwa 30.000 bis 50.000 Personen liegen dürfte. Zudem müsse davon ausgegangen werden, dass 80 % der Hospitalisierungen mit einer akuten Grippe assoziiert seien. GERTH kam zu dem Schluss, dass die Grippeschutzimpfung, deren Schutzrate er auf ca. 75–95 % bezifferte, die wichtigste Maßnahme gegen die Grippe sei. Sogenannte Virusvermehrungshemmer wie Amantadin dürften hingegen eine Schutzrate von etwa 50 % erreichen, seien aber aufgrund ihrer Nebenwirkungen der Impfung klar unterlegen.[711] Die Vitamin-C-Prophylaxe wurde während der Hongkong-

709 Vgl. Ibid., S. 3263 f.

710 Vgl. Ibid., S. 3265.

711 Vgl. Gerth, H.-J: Aktuelle Therapie. Möglichkeit der spezifischen Grippeprophylaxe, in: Deutsche Medizinische Wochenschrift, Jg. 94, 48 (1969), S. 2510–2512.

Grippe hingegen als „völlig sinnlos“[712] bezeichnet und hatte zumindest unter Medizinern ihr Ansehen weitgehend verloren.

Die genannten Maßnahmen konnten jedoch nicht verhindern, dass zum Jahreswechsel 1969/1970 ein besonders gravierender Ausläufer der Hongkong-Grippe die BRD erreichte und zu zahlreichen Krankheits- und auch Todesfällen führte. In der Folge sahen sich deutsche Ärzte dem Vorwurf ausgesetzt, während der Weihnachts-Feiertage nicht mit ausreichendem Personal vertreten gewesen zu sein. Die Redaktion des ‚Deutschen Ärzteblatts' nahm Stellung zu Anschuldigungen wie sie in den ‚Stuttgarter Nachrichten' zu lesen waren: „40 Grad Fieber und kein Doktor weit und breit. So hat es in den letzten Wochen in vielen Familien ausgesehen (...).“[713] Nach Informationen des Ärzteblatts sei die Behauptung, alle niedergelassenen Ärzte seien ohne Bereitstellung eines Notdienstes in den Winterurlaub gefahren, nicht haltbar. Vielmehr seien zahlreiche Ärzte aus ihrem Urlaub zurückgekehrt, um angesichts der Notlage zu helfen.[714] Wie das ‚Deutsche Ärzteblatt' am 24. Januar 1970 außerdem berichtete, kam es während des Jahreswechsels zu Engpässen in der Arzneimittelversorgung, sodass sogar auf Personal der Bundesbahn und der Bundeswehr zurückgegriffen werden musste, um Apotheken mit einer ausreichenden Menge an Grippemitteln zu versorgen. Darum sollte ein gemeinsames Gremium der pharmazeutischen Industrie, des pharmazeutischen Großhandels und der Apothekerschaft eingerichtet werden, um auf derartige Ausnahmesituationen in Zukunft vorbereitet zu sein.[715]

Weitere Auseinandersetzungen mit der Hongkong-Grippe fanden in den beiden medizinischen Zeitschriften ab dem Jahre 1970 lediglich retrospektiv statt, wobei es vor allem um Einzelfallbetrachtungen (Kasuistiken) ging. Diese konzentrierten sich wiederum auf besonders schwere Grippefälle. In der Ausgabe der ‚Deutschen Medizinischen Wochenschrift' vom 18. Dezember 1970 setzten sich die Ärzte Haferkamp und Matthys exemplarisch mit zwei grippebedingten Todesfällen am Universitätsklinikum

712 So in Feldheim, W.: Fragen aus der Praxis. Grippale Infekte und Vitamin C, in: Deutsche Medizinische Wochenschrift, Jg. 95, 22 (1970), S. 1244.

713 Um die Rezeption des ‚Deutschen Ärzteblatts' abzubilden, hier zitiert nach: Anonymus: Nochmals: „A 2 Hongkong“. Nachklang zur Grippewelle – Harte Notstandsgesetze für Ärzte?, in: Deutsches Ärzteblatt, Jg. 67, 6 (1970), S. 394–395, S. 394.

714 Vgl. Ibid., S. 394 f.

715 Vgl. Anonymus: Arznei-Vorsorge für Grippe-Epidemien, in: Deutsches Ärzteblatt, Jg. 67, 4 (1970), S. 228.

Ulm auseinander. Im ersten Fall war ein 45-jähriger Mann ohne Vorerkrankungen wegen Grippe hospitalisiert worden. Nachdem sich seine Symptome zunächst über mehrere Wochen besserten, verschlechterte sich sein Zustand plötzlich rapide, der Patient wurde zyanotisch[716] und verstarb binnen kürzester Zeit an Kreislaufversagen.[717] Der hier beschriebene Krankheitsverlauf wies erhebliche Parallelen mit vielen Todesfällen während der Spanischen Grippe auf. Im zweiten Fall schilderten HAFERKAMP und MATTHYS den Tod eines 77-jährigen Mannes mit Vorerkrankungen, der einer Mischung aus Grippe, Lungenentzündung und Lungenembolie zum Opfer gefallen war. In beiden Fällen konnte das Hongkong-Virus nachgewiesen werden. Durch Einbezug weiterer Todesfälle in Ulm und Augsburg – insgesamt waren 45 Grippefälle obduziert worden – kamen die Autoren zu dem Schluss, dass kleine und größere Embolien (Gefäßverschlüsse) in den wichtigsten Lungen- und Bronchialgefäßen zum Tod der Patienten geführt haben dürften. Dieser Komplikation könnte man laut HAFERKAMP und MATTHYS in Zukunft durch Blutverdünner wie Heparin begegnen.[718]

Das ‚Deutsche Ärzteblatt' widmete am 4. November 1971 einen zur Fortbildung von Ärzten gedachten Artikel nicht nur der Influenza im Allgemeinen, sondern speziell auch der „Hong-Kong Grippe".[719] Bevölkerungsmedizinisch hätte sich dieser Grippeausbruch nicht von früheren Epidemien unterschieden; gleichwohl habe man bei älteren Patienten und Kindern unter zehn Jahren schwere Komplikationen und viele Todesfälle feststellen können. Die Durchseuchung der Bevölkerung wird mit ca. 30–40 % angegeben. Der Artikel schließt mit dem Befund, dass eine Grippeimpfung die Erkrankungswahrscheinlichkeit senke und zusätzlich die Häufung von komplikationsreichen Grippefällen mindere. Angeführt wurde zudem der BGA-Präsident Georg HENNEBERG, welcher vermutete, mit einer bevölkerungsweiten Durchimpfungsrate in Höhe von 70 % könne man eine Weiterverbreitung der Influenza sogar vollständig unterbinden.[720] Mit diesen beiden Artikeln, die sich weniger mit den bevölke-

716 Blaufärbung der Haut aufgrund einer mangelnden Sauerstoffversorgung des Gewebes, z. B. bei Atemnot oder hochakuten Erkrankungen.

717 Vgl. Haferkamp, O.; Matthys, H.: Gripppe und Lungenembolien, in: Deutsche Medizinische Wochenschrift, Jg. 95, 18 (1970), S. 2560–2562, hier: S. 2560 f.

718 Vgl. Ibid., S. 2561 f.

719 Anonymus: Grippe und Grippeschutzimpfung, in: Deutsches Ärzteblatt, Jg. 68, 45 (1971), S. 2995–3001, hier: S. 2997.

720 Vgl. Ibid., S. 2997–3001.

rungsmedizinischen Folgen der Grippe, hingegen vor allem mit den schweren Einzelfällen bei Grippe-Epidemien auseinandersetzten, endete die Rezeption der Hongkong-Grippe im Jahre 1971.

Abgesehen von einigen Einzelstimmen führte die Hongkong-Grippe in den beiden hier untersuchten medizinischen Zeitschriften bis zum Jahreswechsel 1969/1970, der mit einer erheblichen pandemischen Welle einherging, zur keiner größeren Aufmerksamkeit. Allerdings kann die Vorlesung von Thomas FRANCIS an der Universität Freiburg als wichtige Zäsur im Influenza-Verständnis begriffen werden. Seine Zusammenschau der Immunitäts-Mechanismen zeigen die historischen Dimensionen der Influenza(pandemien) auf und sollten mit der Rememorierung der Spanischen Grippe ab den 1970er Jahren wieder an Aktualität gewinnen. Die Erinnerung und Reaktualisierung früherer Pandemien waren fortan nicht mehr nur auf ein kulturelles Gedächtnis beschränkt, sondern ruhten auf naturwissenschaftlichen Erkenntnissen bzw. auf einer Art immunologischen Materialität. Für die Rememorierung früherer Pandemien spielten im ärztlichen Umfeld Einzelfallbetrachtungen von besonders gravierend verlaufenden Grippeerkrankungen eine gewisse Rolle – diese verliefen in jeder Epidemie oder Pandemie zumeist ähnlich und machten dem einzelnen Arzt deutlich, wie gefährlich die Grippe sein konnte. Darüber hinaus wurde das Konzept der Übersterblichkeit in der Ärzteschaft als valider Indikator für die Bewertung einer Grippe-Epidemie angesehen. Um auf einen derartigen Ausbruch vorbereitet zu sein, war die Influenza-Schutzimpfung aus Sicht der Ärzte das beste Mittel. Während der Hongkong-Grippe fand die Schutzimpfung auch noch deutliche Unterstützung aus dem medialen Bereich.

4.2.5 Die mediale Wahrnehmung der Hongkong-Grippe

4.2.5.1 Klare Risikomarkierung in der Westpresse, Impfungen als Mittel der Wahl

Während in ,Die Zeit' fast keine Bezüge auf die Hongkong-Grippe zu finden sind, erfolgte im Nachrichtenmagazin ,Der Spiegel' mit einem Artikel am 12. Februar 1968 bereits früh eine deutliche Risikomarkierung der Hongkong-Grippe, und zwar unter expliziter Rememorierung früherer Influenza-Ereignisse. Die Einleitung des Artikels setzt die vergangenen pandemischen Ausbreitungen der Grippe einem Naturgesetz gleich: „Viermal zog die Seuche noch in jedem Jahrhundert um die Welt, zweimal in den vergangenen 50 Jahren."[721] Während das viermalige Auftreten einer Pandemie allenfalls für das 19. Jahrhundert belegt werden kann und somit noch keine derartige Hypothesenbildung zulässt, bezieht sich das zweimalige Auftreten der letzten 50 Jahre eindeutig auf die Spanische Grippe und die Asiatische Grippe, die im genannten Artikel ebenfalls als historische Grippe-Erfahrungen angeführt wurden. So habe die Pandemie von 1918 20 Mio. Todesopfer weltweit, die Pandemie von 1957 10.000 Todesopfer alleine in Deutschland gefordert. Die sich nun ausbreitende Hongkong-Grippe wurde als Influenza-Ausbruch skizziert, der sich ähnlich wie die Asiatische Grippe auswirken könnte. Der Leiter des amerikanischen Gesundheitsdienstes, William H. STEWART, wurde mit der Aussage „Grippe in allen Erdteilen"[722] zitiert.

Auch Europa sei betroffen: Im Vereinigten Königreich habe die Grippe laut ‚Der Spiegel' bereits 468 Tote gefordert, in Deutschland 18 Todesopfer. Zudem habe es zahlreiche Schulschließungen und Krankmeldungen gegeben, wobei eingeräumt wurde, dass die Krankenkassen zahlreiche Simulanten nachweisen konnten.[723] Die Hongkong-Grippe hatte Europa im Februar 1968 noch gar nicht erreicht. Daher ist es möglich, dass ‚Der Spiegel' die Folgen einer gewöhnlichen saisonalen Grippewelle fälschlicherweise der sich bereits in Asien ausbreitenden Pandemie zuordnete.

Der Artikel setzte sich – und das ist ein Novum – auch mit dem Thema Impfrisiko auseinander: „Die Skepsis der Laien und die Vorbehalte etlicher Mediziner gegen die Grippe-Impfung sind nicht ganz unbegründet. Noch ist es den Virologen nicht gelungen, einen Impfstoff zu entwickeln, der frei von unliebsamen Nebenwirkungen ist."[724] So wird der Fall einer 18-jährigen Frau angeführt, die Anfang Februar drei Tage nach der Grippeimpfung verstorben war.[725] Womöglich waren es die durchaus risikoreichen Pocken-Impfungen und der Contergan-Skandal von 1961/1962, welche der Öffentlichkeit vor Augen führten, dass eine Prophylaxe bzw. eine Therapie ebenso erhebliche Gesundheitsrisiken bergen konnte. ‚Der Spie-

721 Anonymus: Grippe. Schuß mit atü, in: Der Spiegel vom 12. Februar 1968, S. 116–118, hier: S. 116.

722 Ibid., S. 116.

723 Vgl. Ibid., S. 116–118.

724 Ibid., S. 118.

725 Vgl. Ibid.

gel' stellte derartige Zusammenhänge hingegen nicht her, sondern kam zu dem Schluss, dass die Grippe-Schutzimpfung wirksam sei. Bei einer Reihenimpfung in sechs bundesdeutschen Betrieben im Jahre 1965 habe man einen Rückgang der Grippeerkrankungen von 60 % festgestellt.[726]

Die nächste Berichterstattung zur Hongkong-Grippe erfolgte in ‚Der Spiegel' erst neun Monate später, am 11. November 1968. Abermals wurde der historische Rekurs auf die Pandemien von 1918 und 1957 unter Nennung der jeweiligen Opferzahlen bemüht. Diesmal betonte ‚Der Spiegel', dass mit der Grippe-Impfung ein sehr guter Schutz gegen epidemische Viren vorliege. Impfrisiken wurden nicht mehr thematisiert. Untersuchungen in Australien zeigten, dass es unter den Impfwilligen keinen einzigen Krankheitsfall gegeben habe. Bezüglich der Gefährlichkeit der neuen Epidemie konnten die Experten nach Information der Zeitschrift keine deutliche Einschätzung abgeben: Während die WHO Mitte August 1968 noch angab, das Virus sei dem Erreger der Asiatischen Grippe ähnlich und würde darum auf eine zumindest in Teilen resistente Weltbevölkerung treffen, änderte sich die Einschätzung im Oktober aufgrund der hohen Morbidität. Das neue Virus habe sich sehr schnell weltweit ausgebreitet; alleine in Rom seien 200.000 Personen erkrankt. Trotz der zumeist milden Erkrankungen bekräftigte ‚Der Spiegel' abschließend, dass sich insbesondere Personen mit Vorerkrankungen und einem schlechten Gesundheitszustand impfen lassen sollten.[727]

Am 20. Dezember 1968 berichtete ‚Die Zeit' in einer kurzen Meldung, dass sich durch die Hongkong-Grippe eine „schwere Grippewelle"[728] in den USA ausbreite. Auf die Grippesituation in den USA bezog sich auch ein Artikel in ‚Der Spiegel' vom 20. Januar 1969. 30 Mio. US-Amerikaner seien an der Grippe erkrankt; US-Präsident Lyndon B. Johnson läge sogar mit schweren Grippe-Symptomen im Krankenhaus. Das Rote Kreuz der Vereinigten Staaten bezeichnete die Lage als „Katastrophen-Situation".[729] Obgleich die Grippe mittlerweile auch in Europa angekommen war, müsse man sich in Deutschland jedoch keine Sorgen machen, da be-

---

726 Vgl. Ibid.

727 Vgl. Anonymus: Grippe-Welle. A 2 - Hongkong 68, in: Der Spiegel vom 11. November 1968, S. 195–197.

728 Anonymus: Von ZEIT zu ZEIT. Erfolge, in: Die Zeit vom 20. Dezember 1968, S. 8.

729 Anonymus: Hongkong-Grippe. Wie eiskalt, in: Der Spiegel vom 20. Januar 1969, S. 114–115, hier: S. 114.

reits 2,5 Mio. Bundesbürger gegen das neue Virus ‚A2-Hongkong 68' geimpft seien. Jede Woche würden sich weitere 250.000 Personen impfen lassen. Allerdings bemängelten Ärzte, dass zumeist gesunde, selten gefährdete Personen wie ältere oder geschwächte Patienten zur Impfung erschienen seien. Zudem schätzte ‚Der Spiegel' fälschlicherweise die Wirkung der Impfung zu hoch und die Veränderungen, die das Hongkong-Virus durchlaufen hatte (den Antigen-Shift), als zu gering ein. So böte auch die Impfung gegen die saisonale Grippe einen erhöhten Schutz gegen das pandemische Virus. Eine überstandene Infektion der saisonalen Grippe reduziere ebenso die Wahrscheinlichkeit, an der Hongkong-Grippe zu erkranken.[730]

Die Vorbereitungen auf die Hongkong-Grippe in der BRD sollten aber erst während des Jahreswechsels 1969/1970 auf die Probe gestellt werden. Über zahlreiche Erkrankungen und Todesfälle berichtete ‚Der Spiegel' am 5. Januar 1970. So mussten angesichts des hohen Krankenstands bei Augsburger Totengräbern Mitarbeiter der Müllabfuhr eingesetzt werden, um den zahlreichen Bestattungen nachzukommen.[731] In Berlin seien Grippetote mangels Alternativen in Gewächshäusern untergebracht worden.[732] Die zunächst erfolgte Entwarnung bezüglich der Hongkong-Grippe wich nun einer Katastrophenberichterstattung. ‚Der Spiegel' erklärte die hohe Erkrankungsrate damit, dass die Impfrate der Bundesbürger nicht ausgereicht habe, um die Infektionskette wirkungsvoll zu unterbrechen. Insbesondere die Meldungen, dass die Hongkong-Grippe harmlos verlaufe, habe laut ‚Der Spiegel' viele Bürger dazu veranlasst, auf die Impfung zu verzichten. Nach Angaben der großen deutschen Impfhersteller, der Marburger Behringwerke und der Bielefelder Asta-Werke, seien 90 % der Geimpften gegen die Grippe immun bzw. 70 % der älteren und kranken Personen, bei denen sich die Schutzwirkung weniger gut manifestieren könne.[733] Diese unkritisch von Pharma-Unternehmen übernommene, deutlich zu hoch angesetzte Schutzrate macht deutlich, dass seitens der Autoren von ‚Der Spiegel' der Schutzimpfung eine große Rolle zugeschrieben wurde. Auch der Vorwurf gegenüber der Bevölkerung, die Grippe-Schutz-

730 Vgl. Ibid., S. 114 f.

731 Vgl. Anonymus: Grippe-Epidemie. In die Berge, in: Der Spiegel vom 5. Januar 1970, S. 86.

732 Anonymus: Bestattungsnotstand. Rund um die Uhr, in: Der Spiegel vom 26. Januar 1970, 85–86.

733 Vgl. Anonymus: Grippe-Epidemie. In die Berge, S. 86.

impfung nicht stärker in Anspruch genommen zu haben, unterstreicht diese Feststellung.

Im Februar 1970 war die Hongkong-Grippe in Deutschland weitgehend abgeklungen, und die Agendasetzung in ‚Der Spiegel' war kurzfristig von einem Ausbruch der Pocken in der nordrhein-westfälischen Stadt Meschede geprägt, wo sogar ein Pockensperrgebiet eingerichtet wurde.[734] Ein kurzes Nachspiel hatte die Hongkong-Grippe indes doch. Im März 1972 publizierte ‚Der Spiegel' eine dreiteilige Reihe, in der das teure und gleichzeitig desolate Gesundheitssystem der BRD kritisiert wurde, das zudem die Ärzte zulasten der Patienten erheblich privilegiere. Laut ‚Der Spiegel' habe man diesen Missstand auch während des Höhepunktes der Hongkong-Grippe verfolgen können:

> Als beispielsweise um die Weihnachtstage 1969 die bösartige Hongkong-Grippe in der Bundesrepublik grassierte, nahmen Deutschlands niedergelassene Ärzte das Ereignis ähnlich gelassen hin wie den ersten Schnee.[735]

Ein Großteil der Ärzte sei während der Epidemie im Urlaub und somit nicht erreichbar gewesen. Nach Informationen des Präsidenten der Ärztekammer Baden-Württembergs, Bernhard Degenhardt, hätten während der kritischen Phase der Hongkong-Grippe lediglich etwa 35 % der Ärzte zur Verfügung gestanden. Die abrufbereiten Ärzte hätten die Grippe marginalisiert, ihre Patienten auf Hausmittel verwiesen oder zur nächsten offenen Apotheke geschickt. Trotz all der Kritik an den deutschen Ärzten in ‚Der Spiegel' beriefen sich die Autoren in einem Punkt wieder auf die Ärzteschaft: Bezüglich der 10.000 durch die Hongkong-Grippe zu Tode gekommenen Bundesbürger verwiesen Ärztevertreter darauf, dass eine erhebliche Verantwortung auch bei all jenen Personen läge, die sich nicht hätten impfen lassen.[736] Auch noch zwei Jahre nach dem Abklingen der Hongkong-Grippe attestierte das Nachrichtenmagazin ‚Der Spiegel' dem bundesdeutschen Gesundheitssystem, nicht auf derartige Seuchenereignis-

---

734 Vgl. Anonymus: Seuchen / Pocken. Durchs Fenster, in: Der Spiegel vom 9. Februar 1970, S. 83–84, hier: S. 83. Vgl. ferner die Diskussion um den Zwang zur Pockenschutzimpfung: Anonymus: Pockenimpfung. Zweifel am Zwang, in: Der Spiegel vom 9. Februar 1970, S. 84–85.

735 Anonymus: Das Geschäft mit der Krankheit - ärztliche Versorgung in der Bundesrepublik. 2. Teil: Der niedergelassene Arzt (1), in: Der Spiegel vom 13. März 1972, S. 124–140, hier: S. 132.

736 Vgl. Ibid., S: 132 f.

se vorbereitet zu sein – die DDR hingegen betrachtete sich im Gegensatz zur BRD als gut vorbereitet.

4.2.5.2 Gut vorbereitet: Influenza als eine handhabbare Herausforderung in der DDR

Das publizistische Zentralorgan der DDR, die Zeitung ‚Neues Deutschland', widmete sich Ende der 1960er und Anfang der 1970er Jahre intensiv der Influenza. Dabei spielten nicht nur die Hongkong-Grippe von 1968 bis 1970, sondern darüber hinaus auch weitere epidemische Ausbrüche zu Beginn der 1970er Jahre eine Rolle. Allerdings erfolgte die erste Nennung der Hongkong-Grippe in ‚Neues Deutschland' vergleichsweise spät. Erst am 4. Januar 1969 berichtete die Zeitung unter Nennung der amerikanischen Nachrichtenagentur ‚Associated Press' von 1.608 Grippetoten in den USA.[737] Am 25. Januar 1969 ließ ‚Neues Deutschland' jedoch verlautbaren, dass in der DDR keine Ausbreitung der Hongkong-Grippe stattgefunden habe. Dazu trügen sowohl die allgemeinen Grippeschutzimpfungen als auch die Entwicklung eines ganz spezifischen Impfstoffes gegen die saisonale Grippe bei.[738] Das neue Vakzin, verabreicht mit einer Impfpistole, war in ‚Neues Deutschland' bereits im September 1968 beworben worden, wobei zu diesem Zeitpunkt noch kein Zusammenhang zwischen der Impfung und einer Pandemie genannt wurde. Der Impfstoff schütze für 12 Monate gegen jede Grippe-Erkrankung.[739] Darüber hinaus sollten die DDR-Bürger eine Reihe einfacher Hygienerichtlinien befolgen, um die Ausbreitung von Erkältungskrankheiten im Allgemeinen zu vermeiden.[740]

Die tatsächliche Morbidität in der DDR, im März 1969 waren mindestens 87.082 Bürger erkrankt,[741] wurde in der Zeitung nicht kommuniziert. Stattdessen verwies ‚Neues Deutschland' in einem am 16. April 1969 erschienenen Artikel auf den Krankenstand in den USA: 30 Mio. US-Bürger

---

737 Vgl. Anonymus: 1608 Grippetote in den USA, in: Neues Deutschland vom 4. Januar 1969, S. 7.

738 Vgl. Anonymus: Keine Hongkong-Grippe in der Republik, in: Neues Deutschland vom 25. Januar 1969, S. 8.

739 Vgl. Anonymus: Für ein Jahr gegen Grippe geschützt, in: Neues Deutschland vom 27. September 1968, S. 4.

740 Vgl. Anonymus: Keine Hongkong-Grippe in der Republik.

741 Vgl. Büro des Ministerrates: Information d. Ministers f. Gesundheitswesen vom 21. 3. 1969, S. 132.

seien an der Hongkong-Grippe erkrankt. Im Gegensatz dazu hätten sich die sozialistischen Staaten bestens gegen die Hongkong-Grippe aufgestellt, was als „ein Erfolg sozialistischer Gemeinschaftsarbeit zwischen Forschung, Produktion und Klinik"[742] gewertet wurde. Weiterhin erläuterte man dem Leser die verschiedenen existierenden Virustypen und -subtypen sowie das Vorgehen zur Gewinnung von Impfstoffen. Demnach sei es den Grippezentren der WHO in London und Moskau gelungen, das Hongkong-Virus zu identifizieren, woraufhin in der DDR ein Impfstoff entwickelt werden konnte. Diesen habe man zeitnah in die Massenproduktion überführt; ein „Ergebnis echter sozialistischer Gemeinschaftsarbeit verschiedener Institutionen unseres Gesundheitswesens".[743] Der Artikel vom 16. April 1968 schließt mit einer Erinnerung an die Spanische Grippe der Jahre 1918 bis 1920 (die sogenannte ,Kopfgrippe') und versäumt es nicht, die Asiatische Grippe zu rememorieren, welche in der BRD mehrere Tausend Todesopfer gefordert habe.[744]

Die Hongkong-Grippe war in der Darstellung von ,Neues Deutschland' allenfalls eine große Herausforderung in den westlichen Staaten, nicht jedoch in der gut vorbereiteten DDR. Dementsprechend ist es wenig überraschend, dass erst am 8. Dezember 1969 eine erneute Meldung zur Hongkong-Grippe erschien. Darin wurde berichtet, dass in Spanien, Frankreich und Italien schätzungsweise 12 Mio. Personen an der Grippe erkrankt seien.[745] Stellt man diese Angaben den Informationen des Ministerrates der DDR gegenüber, nach denen zu diesem Zeitpunkt etwa 220 von 100.000 Einwohnern in der DDR erkrankt waren,[746] so befand sich die Erkrankungsrate in der DDR tatsächlich auf einem ausgesprochen niedrigen Niveau. Allerdings scheint die in ,Neues Deutschland' angegebene Morbidität für die westeuropäischen Staaten wenig belastbar zu sein. Bei der Einordnung der Grippe-Fälle in der DDR bestand zudem eine deutliche Unaufrichtigkeit von ,Neues Deutschland' gegenüber der breiten Öffentlichkeit: Während der Ministerrat der DDR und andere Stellen im Gesund-

742 Anonymus: Im Wettlauf mit der Virusgrippe, in: Neues Deutschland vom 16. April 1969, S. 8.

743 Ibid.

744 Vgl. Ibid.

745 Vgl. Anonymus: Hongkong-Grippe grassiert, in: Neues Deutschland vom 8. Dezember 1969, S. 5.

746 Vgl. Büro des Ministerrates: Information d. Ministers f. Gesundheitswesen vom 21. 1. 1969, S. 133.

heitssystem kaum Zweifel äußerten, dass es sich bei den in der DDR festgestellten Grippe-Fällen tatsächlich um Manifestationen der Pandemie handelte, teilte ‚Neues Deutschland' am 1. Januar 1970 das genaue Gegenteil mit:

> Wie vom Ministerium für Gesundheitswesen der DDR verlautet, handelt es sich bei den in der DDR gegenwärtig gehäuft auftretenden Erkältungskrankheiten um kein [sic!] Grippeepidemie. Vorwiegend sind es Erkrankungen der Atmungsorgane, die von Krankheitserregern hervorgerufen werden, die nicht zur Gruppe der Grippeviren gehören.[747]

Dabei ähnelte diese Verlautbarung in frappierender Weise der Argumentation jener Akteure im BGA, die wiederholt gegen das Vorliegen einer Pandemie argumentierten: So seien nach Angaben von ‚Neues Deutschland' nur in Einzelfällen Grippeviren nachgewiesen worden, und dieser Umstand reiche nicht aus, um von einer Pandemie zu sprechen. Während in Westeuropa die Grippe grassiere – alleine in Niedersachsen seien nach westlichen Pressemeldungen 2,1 Mio. Personen erkrankt – hätten sich die sozialistischen Staaten, genannt wurden die ČSSR und die UdSSR, effektiv auf die Grippe vorbereitet.[748] Das hier skizzierte Missverhältnis zwischen intern-behördlicher und extern-öffentlicher Kommunikation lässt folgende Annahme zu: Das mediale Eingeständnis, auch in den Staaten des Ostblocks grassiere die pandemische Grippe, hätte die wiederholt als leistungsfähig herausgestellten Gesundheitsmaßnahmen des sozialistischen Systems als unzureichend oder gar wirkungslos offenbar werden lassen. Dementsprechend kann bereits die Überschrift des Artikels vom 1. Januar 1970 als paradigmatisch für die gesamte Agendasetzung von ‚Neues Deutschland' während der Hongkong-Grippe gesehen werden: „Grippe grassiert in Europa. Keine Epidemie in der DDR".[749] An die DDR-Bürger wurde appelliert, eine Reihe von Hygiene-Empfehlungen zu befolgen: So sollte man sich regelmäßig die Hände waschen und Abstand zu erkrankten Personen halten. Auch allgemeine Gesundheits-Empfehlungen schienen bedeutsam: Die richtige Ernährung, ausreichend frische Luft

747 Anonymus: Grippe grassiert in Europa. Keine Epidemie in der DDR, in: Neues Deutschland vom 1. Januar 1970, S. 2.

748 Vgl. Ibid.

749 Ibid., Schlagzeile/Überschrift des Artikels.

durch Spaziergänge und das Tragen eine der Witterung angepassten Kleidung seien ein wirksamer Schutz gegen Erkältungskrankheiten.[750]

Allerdings ergab sich seitens der DDR-Führung im Frühjahr 1970 ein eindeutiger Kurswechsel in der Grippe-Frage, wobei eingestanden wurde, dass die Grippe auch in der DDR zu einer erheblichen Anzahl an Erkrankungen geführt habe. So erschien am 17. April 1970 auf der ersten Seite von ,Neues Deutschland' ein von den Spitzenfunktionären Walter Ulbricht (erster Sekretär der SED), Willi Stoph (Vorsitzender des Ministerrates) und Erich Correns (Präsident des Nationalrates der Nationalen Front) unterzeichneter Dank und Appell an alle Bürger der DDR. Gegenstand war die Grippe im vorigen Winter:

> In dieser Zeit außergewöhnlicher Belastungen, in der zeitweilig mehrere hunderttausend Werktätige infolge von Grippe- und Erkältungskrankheiten aus dem Produktionsprozess ausschieden, ist es uns trotzdem gelungen, die Versorgung der Bürger mit allen lebensnotwendigen Gütern und Leistungen zu sichern.[751]

Ulbricht, Stoph und Correns riefen dazu auf, trotz der unvorteilhaften Bedingungen des letzten Winters weiter die Erfüllung des Volkswirtschaftsplans von 1970 anzustreben und durch gemeinsame Anstrengungen die auf der 12. Tagung des Zentralkomitees der SED gefassten Ziele umzusetzen. Es gehe darum, „im sozialistischen Wettbewerb den Kampf um die Planerfüllung mit der Verwirklichung der sozialistischen Wissenschaftsorganisation, der Systemautomatisierung und der komplexen sozialistischen Rationalisierung eng zu verbinden."[752] Die Hongkong-Grippe hatte also durch zahlreiche Arbeitsausfälle auch in der DDR erheblichen ökonomischen Schaden hinterlassen, der durch eine Mobilisierung der Werktätigen der DDR im Rahmen des gezeigten agitatorischen Appells kompensiert werden sollte. Die eigens auf der ersten Seite von ,Neues Deutschland' abgedruckte Erklärung zeigt ferner die erhöhte Aufmerksamkeit der DDR-Staatsführung bezüglich der Grippe. Wie bereits dargestellt wurde, sollte die Bekämpfung zukünftiger Grippe-Ausbrüche ebenso Teil des hier beschworenen Volkswirtschaftsplanes werden.

---

750 Vgl. Anonymus: Hygiene erster Schutz vor der Grippe, in: Neues Deutschland vom 25. Dezember 1969, S. 2.

751 Ulbricht, Walter; Stoph, Willi; Correns, Erich: An alle Bürger der DDR!, in: Neues Deutschland vom 17. April 1970, S. 1.

752 Ibid.

Auch nach dem Abklingen der Hongkong-Grippe war das Thema Influenza wiederholt Gegenstand in ‚Neues Deutschland'. So wurden die Leser am 20. November 1971 vor der anstehenden saisonalen Grippe gewarnt und auf die Einhaltung der persönlichen Hygiene sowie die Möglichkeit einer Schutzimpfung hingewiesen. Erneut wurde das Gemeinwohl in den Vordergrund gerückt: Der kollektive Gesundheitsschutz läge in der Verantwortung jedes Einzelnen, wenn es zum Beispiel darum ginge, auf den Begrüßungshandschlag zu verzichten und beim Niesen andere nicht zu beeinträchtigen.[753]

Umfangreicher wurde über den Ausbruch einer Grippe-Epidemie im Jahre 1973 berichtet, an der laut Meldungen der DDR-Presse bis Anfang Januar 1973 im Vereinigten Königreich fast 1.000 Menschen gestorben seien, davon alleine 473 in der ersten Januarwoche.[754] Obgleich die Influenza-Epidemie von 1972/1973, welche später gelegentlich auch ‚England-Grippe' genannt wurde, im Nachhinein kaum mit den großen Pandemien des 20. Jahrhunderts zu vergleichen ist, war das Auftreten einer neuen Virus-Variante Anlass genug, dass ‚Neues Deutschland' dazu am 17. Februar 1973 einen umfangreichen Artikel herausgab. Daran wurden abermals die Forschungsleistungen zur Grippe unterstrichen, wobei die Bemühungen der sozialistischen Länder eine privilegierte Stelle einnahmen:

> Auf Grund intensiver Forschungsarbeiten in den letzten beiden Jahrzehnten sind heute mehr als 300 verschiedene Virentypen bekannt, die als Erreger katarrhalischer Erkrankungen der oberen und unteren Luftwege – kurz als Virusinfekte oder grippale Infekte bezeichnet – in Frage kommen. Großen Anteil an dieser Erkenntnis haben Forschergruppen in der Sowjetunion, der ČSSR sowie in anderen sozialistischen Ländern, aber auch in den USA und in Großbritannien.[755]

Eine große Bedeutung komme dabei dem Influenzavirus Typ A zu, der sich durch eine erhebliche Wandlungsfähigkeit auszeichne und neben kleineren Epidemien vor allem für große Pandemien wie die Spanische Grippe mit 25 Mio. Toten, aber auch die Asiatische- und die Hongkong-Grippe verantwortlich sei.[756] Ein wichtiger Schritt sei die Entwicklung der Grip-

---

753 Vgl. Anonymus: Vorsicht - Grippewetter!, in: Neues Deutschland vom 20. November 1971, S. 8.

754 Vgl. Anonymus: 473 weitere Grippeopfer, in: Neues Deutschland vom 9. Januar 1973, S. 7.

755 Hermann, Horst: Wanderwege einer weltweiten Grippe, in: Neues Deutschland vom 17. Februar 1973, S. 12.

756 Vgl. Ibid.

pe-Impfung, welche „fast absolute Sicherheit"[757] böte, insofern eine neue Virusvariante frühzeitig erkannt werde. Der im Herbst 1972 in der DDR verabreichte Impfstoff, welcher noch auf dem Virus der Hongkong-Grippe basiere, werde mit großer Wahrscheinlichkeit ebenfalls einen Ausbruch der England-Grippe in der DDR verhindern, da sich das Hongkong- und das England-Virus sehr ähnelten. Die Impfung schütze nicht vollkommen gegen Grippe und Erkältungskrankheiten. Antivirale Medikamente befänden sich noch in der Entwicklung. So wurde in dem Artikel nochmals auf die Bedeutsamkeit der persönlichen Hygiene und des individuellen Gesundheitszustandes hingewiesen.[758] Die Erinnerung an frühere Pandemien, insbesondere der Abgleich mit der Hongkong-Grippe, diente in dieser Mitteilung nicht dazu, ein erneutes Grippe-Risiko angesichts der England-Grippe zu markieren. Es wurde vielmehr der Eindruck erweckt, dass die sich ausbreitende Epidemie mit den in der DDR veranlassten Maßnahmen kontrollierbar ist. Voraussetzung dafür war jedoch die Kooperation der Bevölkerung hinsichtlich Impfbereitschaft, Hygiene und Erhalt der persönlichen Gesundheit.

Tatsächlich scheint die England-Grippe keine gravierenden Konsequenzen für die DDR gehabt zu haben. Am 2. November 1974 meldete ‚Neues Deutschland', dass insbesondere die Südhalbkugel von der Epidemie betroffen sei, wohingegen für die nördliche Hemisphäre keine weitere Gefahr von dem Virus ausgehe. Angesichts der neuen Grippe-Saison sorgten die Gesundheitsbehörden in der DDR vor, was auch den Lesern von ‚Neues Deutschland' mitgeteilt wurde. So seien 1 Mio. Impfdosen bereitgestellt worden; 250.000 DDR-Bürger hätten sich bereits impfen lassen.[759] Die Impfung sei der „beste[r] Schutz vor Grippe"[760]; von der teilweise immer noch genutzten Vitamin-C-Prophylaxe wurde hingegen abgeraten.[761]

Zusammengefasst wurde in der DDR weitaus umfangreicher als in der BRD über die Hongkong-Grippe und darüber hinaus über Epidemien wie die England-Grippe sowie saisonal auftretende Grippewellen berichtet. Dabei wurde zunächst betont, dass die Influenza in der DDR nur ein geringfügiges Problem sei. Erst als die Hongkong-Grippe zum Jahreswech-

757 Ibid.

758 Vgl. Ibid.

759 Hannes, Dieter: Impfung bester Schutz vor Grippe, in: Neues Deutschland vom 2. November 1974, S. 2.

760 Ibid.,

761 Vgl. Ibid.

sel 1969/1970 auch die Gesundheit der DDR-Bürger erheblich beeinträchtigte, gestand die Staatsführung epidemieartige Zustände ein. Diesen könne man jedoch zukünftig durch die umfangreich beworbene Grippeimpfung und Hygienemaßnahmen vorbeugen. Die in ‚Neues Deutschland' dargestellte Ausbreitung der Grippe betraf fast ausschließlich nichtsozialistische Staaten, allen voran die ideologischen Gegenspieler USA und Westdeutschland, deren Gesundheitssysteme somit implizit als unterlegen dargestellt wurden.

4.2.6 Zwischenfazit: der öffentliche Diskurs um die Hongkong-Grippe als Grundlage für ein präemptives Vorgehen gegen die Influenza

Insgesamt stellte die Hongkong-Grippe von 1968 bis 1970 nicht nur die letzte große Pandemie des 20. Jahrhundert dar, sondern war auch der letzte große pandemische Influenza-Ausbruch, der Todesopfer in siebenstelliger Höhe forderte. Dennoch waren die Reaktionen zur Hongkong-Grippe in Deutschland zurückhaltend, vor allem in der BRD wurde an dem Leitgedanken des ‚geduldigen Ausharrens' festgehalten.

Alleine für die DDR-Politik stellte die Hongkong-Grippe eine Zäsur dar. So wurde die Grippe nicht nur regelmäßig im Ministerrat thematisiert; im Anschluss an die Pandemie wurde zudem das Fundament für eine bevölkerungsweite Prävention gelegt. Das ‚Führungsdokument zur Grippebekämpfung' enthielt darüber hinaus eine klare Definition, wann eine Pandemie vorliegt – eine Festlegung, auf die sich das BGA in der BRD niemals eingelassen hätte. In der BRD hatte das BGA zwar ein Schnellinformationssystem zur epidemiologischen Erfassung von Influenza-Fällen etabliert, erkannte aber erst für den grippereichen Jahreswechsel 1969/1970 das Vorliegen eines epidemischen Ausbruchs von grippeartigen Erkrankungen an. Darüber hinaus weigerte man sich im BGA vehement, das Prinzip der Übersterblichkeit zur Identifikation einer Epidemie oder Pandemie zuzulassen. Nachfragen von Ärzten zu einer verbindlichen Definition der Influenza wurden seitens des BGA ebenfalls ungalant abgewiesen.

In der ärztlichen Fachöffentlichkeit setzte sich die Frontstellung zwischen dem BGA einerseits und Epidemiologen und Ärzten andererseits fort. Wenngleich die Hongkong-Grippe in medizinischen Fachzeitschriften bis in das Jahr 1969 kaum Aufmerksamkeit erfuhr, wurde die Pandemie mit fortschreitender Ausbreitung durchaus als Risiko begriffen. Insbesondere die Schilderung komplikationsreicher Einzel- und Todesfälle durch die Influenza, aber auch eine pandemiebedingte Übersterblichkeit von etwa 30.000 bis 50.000 Personen wurde von Ärzten wiederholt angeführt. Die Grippe-Schutzimpfung galt als wichtigstes Instrument gegen die Grippe, wurde jedoch trotz der Fürsprache von renommierten Forschern wie Thomas FRANCIS noch nicht massenhaft eingesetzt. Das mag auch daran liegen, dass das von FRANCIS postulierte Immungedächtnis, welches man gewissermaßen als eine immunologische Rematerialisierung früherer pandemischer Ereignisse sehen kann, zu diesem Zeitpunkt noch als risikomindernd gewertet wurde. In den 2000er Jahren nahm diese Materialität eine andere Rolle ein.

Die mediale Berichterstattung in der BRD nahm bezüglich der Hongkong-Grippe eine deutliche Risikomarkierung vor. ‚Der Spiegel' zeigte sich in seiner Berichterstattung über die Pandemie überzeugt, dass die Grippe-Schutzimpfung trotz anfänglicher Bedenken zu Impfrisiken das einzig probate Mittel sei, um die Bevölkerung vor der Pandemie zu schützen. Für die vernachlässigte Grippebekämpfung wurden das teure aber ineffiziente Gesundheitssystem der BRD, eine selbstsüchtige Ärzteschaft und die niedrige Impfbereitschaft der Bevölkerung verantwortlich gemacht. Gegenüber der breiten Öffentlichkeit in der DDR wurden derartige Probleme bis zum Ende der Hongkong-Grippe nicht benannt, da man zuvor wiederholt die Leistungsfähigkeit des DDR-Gesundheitssystems im Kampf gegen die Grippe herausgestellt hatte. Erst die letzte Grippe-Welle der Pandemie zum Jahreswechsel 1969/1970 überzeugte die Staatsführung, sich an die Bevölkerung zu wenden und einzugestehen, dass auch die DDR erheblich unter der Hongkong-Grippe gelitten und teilweise eine Überforderung des Gesundheitssystems erfahren hatte.

Die Hongkong-Grippe sorgte in der BRD – abgesehen von dem grippereichen Winter 1969/1970 – für keine größeren Maßnahmen wie z. B. Massenimpfungen. Gleichwohl zeigen die Quellen, dass die Influenza-Schutzimpfung von allen Akteuren als die wirksamste Methode gegen die Influenza angesehen wurde und sich gewissermaßen zu einem Goldstandard der Influenzabekämpfung entwickelt hatte. Freiwillige Impfungen fanden durchaus statt, in West und Ost ließen sich mehrere Millionen Menschen impfen. Selbst in den Zeitungsquellen wurden vornehmlich die Vorzüge der Impfung, aber kaum die Risiken thematisiert. In der DDR führte die Hongkong-Grippe darüber hinaus zu einem generellen Umdenken: Die Bekämpfung der Influenza wurde zu einem neuen Teilziel der

DDR-Gesundheitspolitik. Die Grippe-Schutzimpfung und Hygienemaßnahmen wurden wiederholt öffentlich beworben.

In den 1970er Jahren traten weitere epidemische Ausbrüche der Influenza auf; genannt seien die England-Grippe von 1973 und die Victoria-Grippe von 1975. Für die Risikowahrnehmung der Influenza, insbesondere in den USA, ist jedoch vor allem die sogenannte ‚Schweine-' oder ‚New-Jersey-Grippe' von 1976/1977 von Interesse. Obgleich das Schweinegrippe-Virus kaum Erkrankungs- oder gar Todesfälle nach sich zog, führte die Entdeckung dieses Pathogens im Jahre 1976 in den USA zu einer der bis dahin größten Impfkampagnen der Medizingeschichte. Dieser ging ein Erinnerungsdiskurs voraus, dessen Untersuchung wiederum erheblich zum Verständnis der Risikodiskurse um die Vogel- und Schweinegrippe in den 1990er und 2000er Jahren beiträgt.

5. Vorreiterrolle USA: der erste Impfgroßversuch

5.1 Die narrative Reaktualisierung der Spanischen Grippe in den 1970er Jahren

Im Januar 1976 wurde in einer Militärbasis in den USA ein neues Influenzavirus entdeckt, dem von Wissenschaftlern und den Medien sehr bald eine starke Ähnlichkeit mit dem Erreger der Spanischen Grippe attestiert wurde. Die US-Regierung unter Präsident Gerald Ford reagierte mit einer Impfkampagne, die gleich in zweierlei Hinsicht einen Rekord darstellte: Mit über 150 Mio. verabreichten Impfdosen war die Kampagne nicht nur vermutlich die größte Impfaktion in der Geschichte der USA, sondern zugleich der größte Immunisierungsversuch gegen die Influenza überhaupt. Das Ziel bestand nicht im Erreichen einer Herdenimmunität, also der Vakzinierung von etwa einem Drittel der Bevölkerung, sondern in einem Vollschutz. Jede Bürgerin und jeder Bürger sollte die Möglichkeit einer Influenza-Impfung in Anspruch nehmen können. Allerdings wurde während der Impfkampagne im Winter 1976/1977 in größerem Maße Fälle des berüchtigten Guillain-Barré-Syndrom dokumentiert. Zugleich blieb die sogenannte ‚New-Jersey-Grippe' harmlos, es gab kaum Erkrankungsfälle. Die US-Regierung geriet stark in die Kritik, und die erprobte ‚allumfassende Prävention' blieb eine kurze Episode der US-Gesundheitspolitik.

Als Ausgangspunkt des folgenden Kapitels wird die These vertreten, dass in den USA in den 1970er Jahren ein erneuter Erinnerungsdiskurs zur Spanischen Grippe von 1918 bis 1920 angestoßen wurde, der sich während der sogenannten Schweine- oder New-Jersey-Grippe von 1976/1977 erheblich auf die US-amerikanische Gesundheitspolitik auswirkte. Um zentrale Motive dieses Erinnerungsdiskurses zu identifizieren, werden exemplarisch zunächst die unterschiedlichen aber das gleiche Thema bearbeitenden Monographien von Collier *The plague of the Spanish Lady* und Crosby *America's forgotten pandemic* als Quellen herangezogen. Ob und inwiefern dieser Erinnerungsdiskurs auch Konsequenzen auf die Wahrnehmung der Influenza in der BRD und der DDR hatte, wird anschließend zu untersuchen sein.

5.1.1 Die Erinnerung an die Spanische Grippe in der Belletristik: das Beispiel Collier

Das 1974 erschienene Werk von Richard COLLIER, *The plague of the Spanish Lady*,[762] lässt sich nicht zweifelsfrei einem literarischen Genre zuordnen. Es changiert zwischen einem historischen Roman (Belletristik) und einem populärwissenschaftlichem Sachbuch (im Englischen oft mit dem schwammigen Begriff *non-fiction* bezeichnet). Aufgrund der starken Vermischung belletristischer und faktischer Komponenten wird in dem Werk, für das COLLIER nach eigenen Angaben 1.700 Quellen ausgewertet hat, nicht immer deutlich, welche Angaben wahrheitsgemäß sind und welche erzählerisch stark ausgeschmückt wurden. Seitens einer Fachöffentlichkeit, die mit der historischen Erforschung der Influenza befasst ist, wurde *The plague of the Spanish Lady* durchweg kritisch rezipiert. HIERONIMUS bezeichnet COLLIERS Darstellung der Spanischen Grippe als episodenhaft und dramatisierend.[763] Für WITTE ist die Monographie reißerisch und voller Klischees, hat aber insofern einen Wert, als dass es die Spanische Grippe stärker in das Bewusstsein der Historiographie rückte.[764] PHILLIPS und KILLINGRAY würdigen zwar das Zusammentragen der zahlreichen Informationen, bemängelten jedoch die fehlende Quellenkritik und die Akkumulation der Wissensartefakte ohne eine interpretative Zusammenschau.[765]

Bereits die Widmung der Monographie für die ‚Helden' der Pandemie von 1918 bis 1920 entbehrt nicht eines gewissen Pathos: „TO THE UNKNOWN DOCTOR and THE FORGOTTEN NURSE who fought, who conquered, who died, in the greatest epidemic known for six centuries THIS BOOK IS DEDICATED."[766] Zum einen gibt COLLIER verschiedene Sachverhalte wieder, die von Ärzten und der Historiographie bestätigt wurden. Dazu gehört die Beschreibung von Influenza-Symptomen wie beispielsweise hohes Fieber, das Auftreten der Erkrankung an den verschiedenen Fronten des Ersten Weltkrieges sowie die Angewohnheit von

762 Vgl. Collier, Richard: The Plague of the Spanish Lady, London 1974, revidierte Paperback-Ausgabe von 1996.

763 Hieronimus: Krankheit und Tod, S. 15.

764 Vgl. Witte: Tollkirschen und Quarantäne, S. 96 f.

765 Vgl. Phillips; Killingray: Introduction, in: Dies.: The Spanish Influenza Pandemic of 1918–19.

766 Collier: The Plague of the Spanish Lady, Vorwort wiedergegeben aus der First British Paperback Publication, Hervorhebungen aus dem Original übernommen.

Militärärzten, grippekranke Soldaten als Simulanten zu bezeichnen und wieder an die Front zu schicken. Auch führt COLLIER auf, dass die Spanische Grippe eben nicht aus Spanien stammte, sondern vermutlich aus den USA eingeschleppt wurde.[767]

Auf der anderen Seite, dies stieß in der Geschichtswissenschaft immer wieder auf Kritik, bezeichnet COLLIER die Spanische Grippe als vergessene Pandemie,[768] obgleich er doch selbst zahlreiche Evidenzen für die Memorierung dieses einzigartigen Seuchenereignisses zusammenträgt. In Episoden von Einzelschicksalen berichtet der Autor von den Betroffenen der Spanischen Grippe, wobei er oft Bezug auf den alles überschattenden Ersten Weltkrieg nimmt. Verschiedene Erzählungen wurden von COLLIER belletristisch umgesetzt und anekdotenhaft ausgestaltet, so das Schicksal einer Italienerin, die ihrem grippekranken Mann Obst an die Front schmuggelt, der an etwas Unbekanntem erkrankte Farmer in den USA, die überforderte Krankenschwester an der Westfront sowie der verletzte Veteran, welcher fern der Grippe Erholung auf einer Südsee-Insel findet. Die zahlreich zusammengetragenen Angaben von Zeitzeugen, welche über 50 Jahre nach der Pandemie sicherlich lückenhaft sind und eigentlich einer kritischen Herangehensweise bedurft hätten, werden von COLLIER literarisch stark ausgeschmückt und bedienen viele Klischees. Neben korrekten Angaben über Ausmaß, Verlauf, Diagnose- und Therapiemöglichkeiten der Spanischen Grippe werden auch Falschmeldungen wie die angeblich höhere Influenza-Vulnerabilität von Männern übernommen. Auch die Ausbreitung der Pandemie, welche zwischen 1918 und 1920 in drei Grippewellen erfolgte, wird nicht thematisiert. Im Großen und Ganzen dominieren dramatisierende Darstellungen, die angesichts der Machtlosigkeit von Ärzten und Betroffenen im Ringen mit der weltweit wütenden Spanischen Grippe von COLLIER zu folgendem konklusiven Höhepunkt geführt werden: „The world was dying."[769]

Trotz dieser Defizite sollen hier einige zentrale Tropen des Buches aufgegriffen werden, welche im Gesamtdiskurs über die Influenza Niederschlag gefunden haben. Die eigentliche Frage für diesen Diskurs muss lauten, ob Teile der Narration von COLLIER direkt rezipiert oder zumindest später wieder aufgegriffen werden. Wenngleich *The Plague of the Spanish Lady* als Gesamtwerk von verschiedenen Fachöffentlichkeiten abgelehnt

---

767 Vgl. Ibid., S. 5–8, S. 9.
768 Vgl. Ibid., S. 303 f.
769 Ibid., S. 160.

wird, könnten einzelne Motive in Fachdiskurse eingesickert sein. Ebenso ist es möglich, dass die von COLLIER vorgenommene Risikomarkierung der Influenza eine breitere Öffentlichkeit erreicht hat, wodurch Wissenschaft und Politik sich zu einem präemptiven Vorgehen gegen die Influenza genötigt sahen. Eine notwendige Bedingung für eine derartige Vorgehensweise ist das erneute Auftreten einer Pandemie vom Ausmaß der Spanischen Grippe, zu welcher sich COLLIER am Ende seines Buches deutlich positioniert:

> Thus, despite the vigilance of WHO, it is not inconceivable that a latterday Spanish Lady, harboured by an unsuspecting passenger, might one morning touch down at Kennedy, Heathrow, Orly or Leonardo da Vinci ... hitting the runway at a braking speed of 160 miles an hour ... checking through Passport Control ... passing all unsuspected through Health Control and Immigration ... [770]

Eine moderne Ausgabe des Influenzavirus von 1918 („a latterday Spanish Lady") wird in der Darstellung COLLIERS als eine Art illegaler Immigrant imaginiert, der sich über den immer stärker entwickelnden globalen Personenverkehr via Flugzeug in kürzester Zeit ausbreiten und jedes Land infiltrieren kann. Dies ist ein Angstmotiv, das insbesondere im ausgehenden 20. und beginnenden 21. Jahrhundert starke Bedeutung erfuhr. So fanden während der sogenannten Schweinegrippe-Pandemie 2009/2010 Gesundheitskontrollen an deutschen Flughäfen statt. An Mexiko-Reisende wurde Informationsmaterial mit Hygienerichtlinien ausgegeben. Ein generelles Flugverbot wurde zwar nicht verhängt, doch begleiteten Ärzte Flüge und befragten Passagiere nach ihrem Gesundheitszustand. An Flughäfen in Südkorea und Kambodscha wurden Wärmescanner eingesetzt, um kranke Passagiere anhand erhöhter Körpertemperatur zu identifizieren. In Russland, Hongkong und Taiwan wurde sogar eine Zwangsquarantäne für Reiserückkehrer diskutiert. Gesundheitsexperten zweifelten an der Sinnhaftigkeit aller genannten Maßnahmen, da auch bereits infizierte aber noch asymptomatische Flugpassagiere das Virus einschleppen könnten.[771] Die

---

770 Ibid., S. 309.

771 Vgl. Geil, Karin: Amerikagrippe. Das Notfallprogramm läuft an, in: Zeit online vom 29. April 2009, http://www.zeit.de/online/2009/18/schweinegrippe-bayern – abgerufen am 19. Oktober 2013 und dpa; Reuters: Amerikagrippe. Brüssel will Flugverbindungen nach Mexiko kappen, in: Zeit online vom 29. April 2013, http://www.zeit.de/online/2009/18/schweinegrippe-eu-will-fluege-mexiko-stoppen – abgerufen am 19. Oktober 2013.

hier aufgeführten Maßnahmen während der Schweinegrippe 2009/2010 scheinen von einer diffusen Angst vor einem unsichtbar infiltrierenden Virus hervorgerufen worden zu sein – eine Angst, die Collier bereits 35 Jahre vorher expliziert.

Ein weiteres interessantes und wiederkehrendes Motiv ist das Bild der *Spanish Lady*, welches titelgebend für die Monographie von Collier gewesen ist. Gezeigt wird auf dem Titel von Colliers 1996 neu aufgelegter Paperback-Ausgabe die schwarzgewandete allegorische Darstellung eines weiblichen Todes, der siegreich an einem Friedensengel vorbeischreitet:

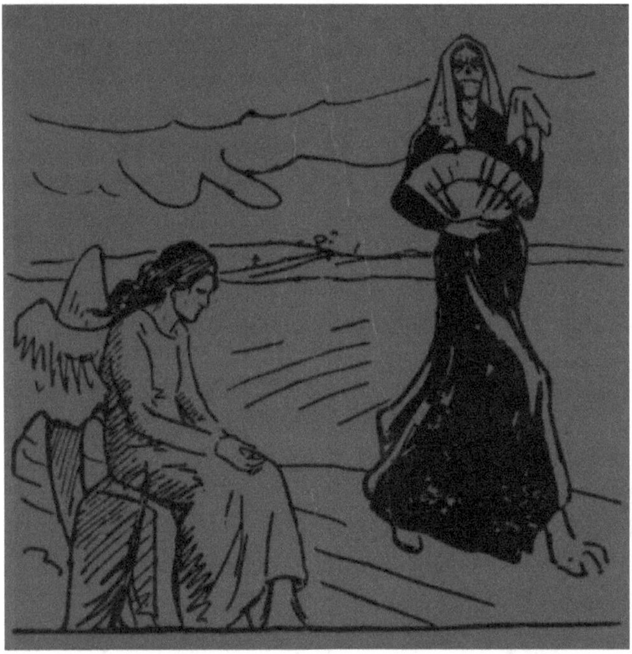

Abb. 9: Rot eingefärbtes Cover von Colliers Paperback-Ausgabe mit der Spanish Lady als weibliche Allegorie des omnipräsenten Todes [772]

Bei dem Original, das ebenfalls Eingang bei Collier fand und 2008 auch von Witte kommentiert wurde, handelt es sich jedoch um eine Zeichnung mit einer weitaus nüchternen Farbgebung. Das Original ist eine Karikatur, die 1918 in der dänischen Zeitung ‚Politiken' abgedruckt wurde. In der Originaldarstellung äußert sich der Friedensengel frustriert darüber, dass niemand etwas mit ihr zu tun haben wolle, während diese abscheuliche Dame – die *Spanish Lady* – überall hingehen dürfe:

772 Collier: The Plague of the Spanish Lady, Cover. Die siegreiche Darstellung des Todes erinnert u. a. an das etwa 1562 entstandene Gemälde *Triumpf des Todes* von Pieter Breugel dem Älteren, um nur eine der zahlreichen vormodernen *Vanitas*-Darstellungen zu nennen..

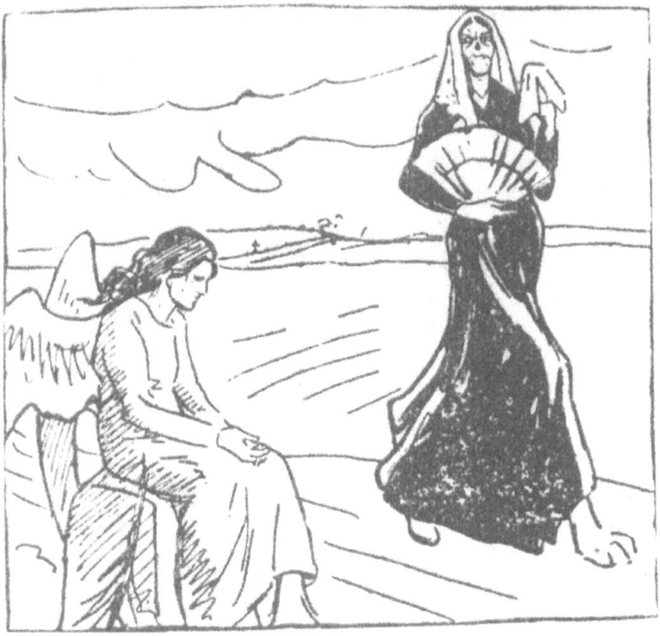

Abb. 10: Die unveränderte dänische Karikatur der Spanish Lady, welche sowohl bei Collier als auch Witte thematisiert wurde [773]

Die Gegenüberstellung des resignierenden, ebenfalls weiblichen Friedensengels und der siegreichen Todesallegorie stellt einen unmittelbaren Zusammenhang zwischen der Spanischen Grippe und dem Ersten Weltkrieg her, jenem Globalkonflikt, der auch in COLLIERS Monographie eine beherrschende Rolle einnimmt. Die Straße ist frei für den mit einem Fächer kokettierenden, einherschreitenden Tod, der sich an Seuchen und Krieg bereichert; der Friedensengel kann die *Spanish Lady* nicht an ihrem Triumpf hindern. Warum der Tod im Gegensatz zu vielen vormodernen *Vanitas*-Darstellungen als Frau abgebildet wird, bleibt unklar und kann hier nicht weiter thematisiert werden. Wie WITTE verdeutlicht, stellt COLLIER die Spanische Grippe in *The plague of the Spanish Lady* als eine große Katastrophe dar, und der allgegenwärtige Tod in Form der *Spanish Lady* wurde zu

773 Vgl. Collier: The plague of the Spanish Lady, Bilder zwischen S. 120 und S. 121 und Witte: Tollkirschen und Quarantäne, Schmutztitelrückseite und S. 95.

einem Leitmotiv von COLLIERS Abhandlung.[774] Die Nachkolorierung der dänischen Karikatur in einem aggressiven roten Farbton, die für den Titel der Paperback-Ausgabe vorgenommen wurde, unterstreicht diesen Eindruck signifikant. Zwar wurde die *Spanish Lady* im englischsprachigen Raum gelegentlich als Metapher für die Spanische Grippe aufgeführt, doch hat sie sich nur geringfügig im kollektiven Gedächtnis verankert und ist in Deutschland kaum rezipiert worden. Dennoch finden sich bei COLLIER Motive, die als diskursformierend für die Influenza zu bezeichnen sind, so die Ausbreitung von neuen Viren via Flugzeug und die Rückkehr der Spanischen Grippe.

5.1.2 Dem Vergessen entrissen – die Spanische Grippe in der US-Historiographie am Beispiel Crosbys

Ungleich stärker als die Abhandlung von Richard COLLIER ist die 1976 erschienene Monographie *Epidemic and peace 1918* des US-amerikanischen Historikers Alfred W. CROSBY rezipiert worden. CROSBY nimmt für sich in Anspruch, durch eine historische Aufarbeitung der Spanischen Grippe selbige dem Vergessen entrissen zu haben.[775]

Vorab sei jedoch auf ein Influenza-Ereignis verwiesen, welches sich unmittelbar nach dem Erscheinen von CROSBYS Monographie ereignete. Im Rahmen der sogenannten Schweinegrippe von 1976/1977, an der tatsächlich nur einige Soldaten erkrankten, kam die Befürchtung auf, dass eine neue Pandemie von der Dimension der Spanischen Grippe bevorstünde. Auf den Rat von führenden amerikanischen Virologen wurde eine Massenimpfung in den USA veranlasst. Man ging davon aus, dass die Viren von 1918 und 1976 sehr ähnlich seien.[776] ZYLBERMAN hat die These aufgestellt, dass für die Analogiebildung zwischen Spanischer Grippe und neuer Schweinegrippe kein breiter Datenkatalog ausgewertet wurde, sondern dass bereits Indizien zu der Schlussfolgerung führten, die durch das Jersey-Virus ausgelöste Schweinegrippe könne zu einer neuen Pandemie führen. In der sich abzeichnenden Debatte, an der auch Zeitzeugen der Spanischen Grippe teilnahmen, spielten probabilistische Einschätzungen keine

774 Vgl. Witte: Tollkirschen und Quarantäne, S. 96.

775 Vgl. Crosby: America's forgotten pandemic (1976 zunächst erschienen als ‚Epidemic and peace 1918').

776 Vgl. Witte: Tollkirschen und Quarantäne, S. 78.

Rolle. Laut ZYLBERMAN wurde aus den Erinnerungen an die Spanische Grippe ein ‚Worst Case Scenario' konstruiert. Später gab der CDC-Direktor SENCER an, bei der Einschätzung der Schweinegrippe von 1976 das ‚Gespenst von 1918' unterschätzt zu haben. Für Präsident FORD, der eine Ausgabe von CROSBYS Monographie erhalten haben soll, war die Neuauflage der Spanischen Grippe ein Faktum.[777] Dafür spricht auch ein Brief des Präsidenten, in welchem FORD am 23. Juli 1976 dem Abgeordneten Paul G. ROGER mitteilte, dass er zur Eindämmung der Influenza im Kongress Mittel in Höhe von 135 Mio. US-Dollar beantragen wird.[778]

CROSBYS Monographie *Epidemic and peace 1918*, die 1989 mit einem neuen Vor- und Nachwort als *America's forgotten pandemic* erschien, spielte bei der Rememorierung der Spanischen Grippe eine bedeutsame Rolle. HIERONIMUS wirft dem Autor zu Recht vor, mit seiner Behauptung der „vergessenen Pandemie (…) einem groben Euro- bzw. Amerikanozentrismus"[779] anzuhängen. Doch diese eingeschränkte Perspektive CROSBYS erfüllt eine klare Funktion. Gerade die wiederholt von diesem US-Historiker vertretende These, jene vergessene Pandemie von 1918 müsse als Lehrbeispiel dienen, um die Influenza in Zukunft einzudämmen, dürfte zur Wirkmächtigkeit seines Buches beigetragen haben. Laut CROSBY seien die genetische Entschlüsselung des Virus, Laboruntersuchungen und andere naturwissenschaftliche Befunde nicht ausreichend, um das Influenzavirus zu verstehen. Das bisherige naturwissenschaftliche und medizinische Wissen habe nicht zur Eindämmung der Influenza beigetragen. Nur durch glückliche Fügung sei es erklärbar, dass sich nicht bereits während der vergleichsweise harmlosen Asiatischen Grippe 1957 eine Wiederholung der Spanischen Grippe ergeben hätte. Auch 1989 vertrat CROSBY noch die Ansicht, dass die Impfkampagne gegen die Schweinegrippe 1976/1977 richtig gewesen sei.[780] Über die Spanische Grippe schrieb er: „Nothing else — no infection, no war, no famine — has ever killed so many in a

777 Vgl. Zylberman: Comment. Influenza Epidemics and the Politics of Historical Analogy, S. 86–88.

778 Vgl. Ford, Gerald R.: Text of a Letter from the President to the Chairman of the Subcommittee on Health and the Environment, Interstate and Foreign Commerce Committee, House of Representatives, Washington vom 23. Juli 1976, BArch, B 208/1031.

779 Hieronimus: Krankheit und Tod 1918, S. 15.

780 Vgl. Crosby: America's forgotten pandemic, S. xii f, S. 222 f.

short time."[781] Bezüglich der demographischen Auswirkungen sei allenfalls der Zweite Weltkrieg mit der Spanischen Grippe vergleichbar.[782]

Nach CROSBYS Einschätzung wird die Influenza vor allem deswegen ignoriert oder zumindest erheblich unterschätzt, da die meisten Influenza-Erkrankungen mit hoher Morbidität bei vergleichsweise niedriger Letalität einhergehen, wobei insgesamt viele Menschen sterben, wenn sich die Seuche weltweit ausbreitet. Das folgende Zitat, CROSBY ließ auch die Trope einer gottgewollten Seuche nicht aus, mag dies verdeutlichen:

> The study of the history of influenza has persuaded me that the malady is one of God's cleverest tricks, one of the best of those 'sly, good-natured hits, and jolly punches in the side bestowed by the unseen and unaccountable old joker'. The Deity, jaded with omnipotence, seems to have posed Himself a paradoxical problem: just how deadly a disease can I create that humans will barely notice? His answer to His challenge was influenza. If yellow fever afflicts 10,000 people in New Orleans, 5,000 of whom die, panic sweeps the continent, and people in Labrador stare into mirrors and stick out their tongues, looking for telltale yellow traces. If influenza afflicts ten million people all across the land, 50,000 of whom die, few outside the health profession take much notice.[783]

Die Wahrnehmungsschwelle für die Influenza werde nur dann überschritten, wenn ein Großschadensereignis droht, bei dem mit Millionen von Toten gerechnet werden muss. Auch in der Sprache habe sich dies niedergeschlagen: Beispielsweise gebe die Beschreibung des Watergate-Skandals als Krebsgeschwür eine hervorragende Metapher für die politische Beschädigung des Präsidentenamtes ab. Die gleiche rhetorische Kraft wäre nicht erreicht, bezeichnete man Watergate als eine „echte Grippe" („veritable influenza").[784]

Laut CROSBY sei die Spanische Grippe daher nach ihrem Abklingen sehr schnell in Vergessenheit geraten. Als Beleg führte er dafür zum einen die vernachlässigte Influenza-Forschung in den 1920er Jahren an. Zugleich bezeichnete er die Pandemie von 1918 als das größte Fiasko der Medizinforschung zumindest des 20. Jahrhunderts. Zum anderen habe die Spanische Grippe in der Literatur kaum Niederschlag gefunden. Weder bekannte US-Historiker wie Samuel Eliot MORISON, Henry Steele COMMAGER, Richard HOFSTADTER und Arthur SCHLESINGER noch Literaten der ‚Lost Gene-

781 Ibid., S. 311.
782 Vgl. Ibid., S. xiv.
783 Ibid., S. xiii.
784 Vgl. Ibid., S. xiv.

ration' wie F. Scott FITZGERALD, William FAULKNER und Ernest HEMINGWAY rekurrierten in ihren Werken auf die Spanische Grippe. Allenfalls die Autorin Katherine Anne PORTER, die aufgrund ihres Geschlechtes als Literatin nicht ernst genommen worden sei, habe ihre persönlichen Verluste durch die Pandemie von 1918 zu Papier gebracht. CROSBY erklärte das Vergessen der Spanischen Grippe zudem damit, dass sie durch den Ersten Weltkrieg und andere Erkrankungen wie Pocken, Syphilis und Polio in den Hintergrund gedrängt wurde.[785]

Seine Monographie *Epidemic and peace 1918* bzw. *America's forgotten pandemic* könnte man als Episode abtun, doch sprechen weitere Quellen dafür, dass seine Überlegungen auch in einer größeren Community Widerhall gefunden haben. So schrieb CROSBY Einträge für zwei Auflagen des medizinischen bzw. medizinhistorischen Kompendiums *The Cambridge World History of Human Disease*. In seinem Beitrag von 1993 führt er an, dass die Influenza immer noch zu den gefährlichsten Infektionserkrankungen zählt: „Influenza, combined with pneumonia, is one of the 10 leading causes of death in the United States in the 1980 s."[786] Nach wie vor nimmt die Spanische Grippe in diesem Eintrag die Position der gravierendsten Influenza-Pandemie der Geschichte ein. Dabei geht CROSBY von ca. 21 Mio. Todesopfern durch die Spanische Grippe aus, was deutlich unter den heutigen Schätzungen von 50-100 Mio. Todesopfern liegt. Gleichwohl argumentiert CROSBY, dass die Spanische Grippe diese Opferzahl in nur sechs Monaten verursacht habe – der ‚Schwarze Tod' habe im Mittelalter für eine ähnliche Gesamtmortalität mehrere Jahre benötigt. Die Impfung gegen die Schweinegrippe 1976/1977 sei vor allem gescheitert, weil ein Großteil der Impfdosen unbenutzt blieb. Während der Schweinegrippe 1976/1977 seien nicht die Impfschäden fatal gewesen, sondern der Umstand, dass das Ansehen von Grippeforschern und Seuchenexperten erheblich beschädigt wurde.[787]

Ein leicht überarbeiteter Beitrag von CROSBY erschien in der Ausgabe des Cambridge-Kompendiums von 2003. Im Großen und Ganzen ist der Artikel identisch, doch CROSBY führt nun weitere Pandemien wie z. B. die Russische Grippe von 1889 bis 1892 auf. Ferner vertritt er die Meinung,

---

785 Vgl. Ibid., S. 10, S. 315–321.

786 Crosby, Alfred W.: S. v. Influenza (1993), in: Kiple, Kenneth F. (Hrsg.): The Cambridge World History of Human Disease, Cambridge, Ausgabe von 1993, S. 807–811, S. 807.

787 Vgl. Ibid., S. 808–811.

dass die Auswirkungen der Spanischen Grippe in vielen Teilen der Welt wie Lateinamerika, Afrika und Asien noch nicht ausreichend erforscht sind, weswegen die Opferzahlen deutlich nach oben korrigiert werden müssten. Auch hier kommt der Autor zu dem Schluss bzw. unterstreicht erneut: „It is possible that the 1918–19 pandemic was, in terms of absolute numbers, the greatest single demographic shock that the human species has ever received."[788] Obgleich CROSBY die Meinung vertritt, dass die Influenza noch lange nicht kontrollierbar sei, schöpft er Hoffnung aus dem Umstand, dass die WHO mit über 100 Influenza-Zentren weltweit einen hervorragenden Überwachungsapparat geschaffen habe, um zeitig vor Epidemien zu warnen und die Herstellung von Vakzinen zu ermöglichen.[789] CROSBYS Werk ist auch über verschiedene wissenschaftliche Communities hinaus rezipiert worden. So hat sich der Romanautor Thomas MULLEN, der mit seinem Buch *Die Stadt am Ende der Welt* die Spanische Grippe thematisiert, nach eigener Aussage von CROSBYS Monographie inspirieren lassen und zentrale Informationen daraus bezogen.[790]

Angesichts der Tatsache, dass die Beiträge von CROSBY und in weitaus geringerem Maße auch von COLLIER so stark in den USA rezipiert wurden und sogar politische Entscheidungen beeinflussten, scheint es vielmehr evident, dass die Spanische Grippe in den USA eben keine vergessene Pandemie war, sondern durchaus einen Platz im kollektiven Gedächtnis gefunden hat. Dafür gibt es eine Reihe ganz offensichtlicher Gründe. So führt HIERONIMUS überzeugend an, dass gerade die USA von den über 600.000 influenzabedingten Todesfällen, welche zwischen 1918 und 1920 in den Staaten auftraten, besonders überrascht waren. Die USA war erst spät in den Krieg eingetreten, US-Bürger litten nicht unter dem Mangel anderer kriegsführender Nationen und man sei nicht auf ein öffentliches Sterben vorbereitet gewesen. Die Presse konnte unzensiert über die Spanische Grippe in den USA berichten, welcher weitaus mehr US-Bürger zum Opfer fielen als dem Ersten Weltkrieg.[791] BARRY schätzt, dass knapp jeder zweite aller unnatürlichen Todesfälle in den USA während der Pandemie

---

788 Crosby, Alfred W.: S. v. Influenza (2003), in: Kiple, Kenneth F. (Hrsg.): The Cambridge World History of Human Disease, Cambridge, Ausgabe von 2003, S. 807–811, S. 811.

789 Vgl. Ibid.

790 So MULLEN im Nachwort, vgl. Mullen, Thomas: Die Stadt am Ende der Welt, Hamburg 2007, S. 479 (im Original: The last town on earth).

791 Vgl. Hieronimus: Krankheit und Tod,. S. 194–198.

auf die Influenza zurückzuführen ist. Diese soll noch 10 Jahre nach dem Abflauen der Pandemie dafür Sorge getragen haben, dass die Lebenserwartung in den USA stagnierte.[792] CROSBY selbst führt zahlreiche Hilfs- und Gesundheitsmaßnahmen wie Versammlungsverbote, Quarantänen und den Einsatz von patriotischen Hilfsverbänden an, die während der Spanischen Grippe in den USA in Erscheinung traten.[793]

Im Gegensatz zu den Reaktionen im kriegsführenden Europa und insbesondere im Deutschen Reich war die Spanische Grippe ein Phänomen, das in den USA gesamtgesellschaftlich wahrgenommen und auch bekämpft wurde. Dennoch war die Zahl der durch die Influenza betroffenen US-Amerikaner in den Jahren 1918 bis 1920 hoch. Es überrascht nicht, dass Präsident FORD im Jahre 1976 einer Influenza-Pandemie möglichst frühzeitig begegnen wollte. Wie die BRD und die DDR auf die Jersey- bzw. Schweinegrippe von 1976/1977 reagierten, welche ohnehin nur in den USA und auch dort lediglich punktuell auftrat, wird im Folgenden zu betrachten sein. Im Kontrast zu der US-amerikanischen Seuchenangst werden dabei auch die Unterschiede im Influenza-Erinnerungsdiskurs zwischen diesen drei Nationen deutlich.

5.2 Abwartendes Beobachten der ‚Schweinegrippe 1976/1977' bzw. der sogenannten ‚New-Jersey-Grippe' durch westdeutsche Behörden

5.2.1 Keine Großimpfung in der Bundesrepublik Deutschland nach US-amerikanischem Vorbild

Die deutsche Fachöffentlichkeit hat die in den USA aufgetretene Schweinegrippe genau beobachtet und sich gelegentlich den Vergleichen mit der Spanischen Grippe angeschlossen. So schrieb der Virologe Richard HAAS in einem Tagungsband, das anlässlich eines am 11. Juni 1976 stattgefundenen Influenza-Symposiums in Nürnberg herausgegeben wurde:

> In diesem Jahr haben die Ihnen allen bekannten Vorgänge in Fort Dix die Grippeszenerie besonders früh und grell beleuchtet. Das Debüt von A/New Jersey/76, wie dieses Virus jetzt «humanisiert» genannt wird, ließ in Erinnerung an die große Pandemie am Ende des ersten Weltkrieges da und dort die

792 Vgl. Barry: The Great Influenza, S. 238.

793 Crosby: America's forgotten pandemic, S. 70–90. Unter anderem wurden sogar Gottesdienste ausgesetzt, um der Ausbreitung der Influenza zu begegnen.

Vision einer in Kürze auf uns zukommenden Pandemie ähnlich verheerenden Ausmaßes entstehen.[794]

Die USA nähmen das Influenza-Risiko ernst und bereiteten Impfmaßnahmen vor. Nach Ansicht von Haas sollte das Symposium zum Anlass genommen werden, in Deutschland ebenso über Maßnahmen gegen das neu entdeckte Schweinegrippe-Virus vom Typ ‚A/New Jersey/76‘ unter besonderer Berücksichtigung der Weiterentwicklung bestehender Schutzimpfungen zu debattieren. Lediglich am Rande wird erwähnt, dass die Zusammenkunft führender Influenza-Experten von der Pharmafirma Sandoz finanziert wurde,[795] welche seit 1996 Teil des global agierenden Pharmakonzernes und Impfstoffherstellers Novartis ist.[796]

Das BGA ging hingegen nicht davon aus, dass die neue ‚New-Jersey-Grippe‘, wie die Schweinegrippe von 1976/1977 durch die deutschen Behörden zumeist genannt wurde, sich zu einer Neuauflage der Spanischen Grippe entwickeln müsse. Im Folgenden sei die Wahrnehmung insbesondere des ‚Jersey-Virus‘ durch das BGA wiedergegeben, welches mit der Arbeitsgemeinschaft der Leitenden Medizinalbeamten der Länder (AG-LMB) und der 1972 am RKI eingerichteten Ständigen Impfkommission (STIKO)[797] bezüglich einer Risikoeinschätzung bestehender und neuartiger Influenzaviren zusammenarbeitete. Alle drei Institutionen bzw. Gremien waren damit beauftragt, das Influenza-Risiko einzuschätzen und im Falle einer erneuten Influenza-Pandemie über mögliche Maßnahmen inklusive einer Impfprophylaxe zu informieren und zu beraten.

Nachdem im Januar 1976 das Jersey-Virus in den USA entdeckt wurde, gab es im BGA zunächst Beunruhigung. Eine neue Pandemie schien be-

---

794 Haas, Richard: Einleitung, in: Ders. (Hrsg.): Influenza-Symposium Nürnberg. 11. Juni 1976, München-Gräfelding 1977, S. 7–9, S. 7 f.

795 Vgl. Ibid., S. 8 f.

796 Vgl. Hülsbeck, Marcel; Benyaa, Yacine: Die Organisation globaler Innovation. Post-Merger-Integration pharmazeutischer Forschung und Entwicklung bei Novartis (Ciba-Geigy & Sandoz), in: Fisch, Jan-Hendrik; Roß, Jan-Michael: Fallstudien zum Innovationsmanagement. Methodengestützte Lösung von Problemen aus der Unternehmenspraxis, Wiesbaden 2009, S. 273–288, hier: S. 273. Es muss eingewandt werden, dass sowohl bei Sandoz als auch Novartis die Impfstoffproduktion lange Zeit keine herausragende Rolle spielte.

797 Robert Koch-Institut: Ständige Impfkommission (STIKO), http://www.rki.de/DE/Content/Kommissionen/STIKO/stiko_node.html – abgerufen am 6. Januar 2016. Bis 1994 war das RKI noch Teil des Bundesgesundheitsamtes.

vorzustehen. Interessanterweise wird das Jersey-Virus jedoch nicht – wie in den USA – mit dem Erreger der Spanischen Grippe, sondern mit den vergleichsweise harmloseren Pandemien von 1957/1958 und 1968 bis 1970 in Relation gesetzt. So stellte die AGLMB auf ihrer 95. Sitzung am 14. und 15. Juni 1976 fest:

> Infolge des 10–12jährigen Rhythmus in der Influenza-Epidemiologie wird befürchtet, daß sich dieser neue Subtyp [gemeint ist ‚A/New Jersey/76', Anm. DR) auch in Europa pandemisch ausbreitet. Dann ist – wie 1957 (Subtyp A/Asia) und 1968 (Subtyp A/Hongkong) – mit einer hohen Erkrankungs- und Sterberate zu rechnen.[798]

Da das Zirkulieren eines neuen Virustyps wie zuvor während der Asiatischen und der Hongkong-Grippe eine neue Pandemie zur Folge haben könnte, sprachen sich die Sachverständigen der WHO, der Europäischen Gemeinschaft (EG) und des BGA übereinstimmend für Schutzmaßnahmen aus. Wenn sich das neue Virus weiter ausbreitet, so sollte nach Ansicht dieser Gremien die Bereitstellung größerer Impfmengen erwogen werden. Allerdings würden auch in diesem Falle nur besonders gefährdete Personengruppen geimpft werden. Die bereitzustellenden Impfmittel waren als Reserve und nicht wie in den USA als vollständige Vakzinierung der gesamten Bevölkerung vorgesehen.[799]

Auf der 96. Sitzung der AGLMB, die am 13. und 14. September 1976 in Mainz stattfand, kamen die Teilnehmer ebenfalls zu einer eher verhaltenen Meinung bezüglich des Risikos durch das Influenzavirus ‚Jersey/76'. Zugleich verblieb auch neun Monate nach Entdeckung des neuen Virus eine erhebliche Restunsicherheit unter deutschen Experten. So sei laut Prof. WEISE sowohl im BGA als auch in der STIKO deutlich geworden, „daß die Wahrscheinlichkeit einer Pandemie mit dem New Jersey-Influenzavirus verhältnismäßig gering sei, aber nicht völlig ausgeschlossen werden könne."[800] Weitere Teilnehmer der Sitzung teilten diese Ansicht an, dass eine neue Influenza-Epidemie eben nicht ausgeschlossen werden könne, da vergangene Pandemien gezeigt hätten, dass sich neue Viren auf anderen Kontinenten entwickeln und dann nach Europa überspringen. Das schon bei COLLIER so eindrucksvoll eingeführte Verkehrsflugzeug nimmt

---

798 AGLMB: Ergebnisniederschrift über die 95. Sitzung der AGLMB mit Anlage 1 und Anlage 2, Mainz vom 14./15. Juni 1976, BArch, B 208/1031, Anlage 2, S. 2.

799 Vgl. Ibid.

800 AGLMB: Ergebnisniederschrift über die 96. Sitzung der AGLMB, Mainz vom 13./14. September 1976, BArch, B 208/1031, S. 78.

in der Argumentation auf der AGLMB-Sitzung eine entscheidende Position ein: „Durch den Luftreiseverkehr zwischen den USA und Europa sei eine Einschleppung noch in dieser Wintersaison möglich.“[801] Zu der Frage, warum nicht sofort Impfstoffe, beispielsweise von den Behringwerken, gekauft worden seien – dieser Hersteller hatte seine Vorräte mittlerweile an Kanada veräußert – wird angeführt, dass das Welt-Influenza-Zentrum in London, „das für die Virologen der Länder richtungsweisend sei“[802], keine Maßgabe zur Bereitstellung einer Impfstoffreserve herausgegeben hätte.

Offenkundig hat das Londoner Welt-Influenza-Zentrum bei der Risikoeinschätzung der einzelnen Nationen keinen nachhaltigen Einfluss ausgeübt, denn die AGLBM stellte fest, dass alle Industrieländer Impfstoffreserven geordert hätten. Aufgrund bestehender Restunsicherheiten entschloss man sich, mit den Behringwerken über eine Bereitstellung von Impfstoffreserven für 10 % der Bevölkerung zu verhandeln. Die Vertreter der Bundesländer zeigten sich bereit, dieser Empfehlung nachzukommen. Das Land Hessen sollte die Verhandlungen mit den damals in Marburg ansässigen Behringwerken führen.[803] Wie schon auf der 95. Sitzung der AGLBM drei Monate zuvor wurde keine Vakzinierung der gesamten Bevölkerung erwogen. Geimpft werden sollten insbesondere Risikogruppen z. B. mit Vorerkrankungen aber auch ältere Personen, da „die Restimmunität der Influenzapandemie von 1917-1919 nicht ausreiche, diese Altersklassen ohne entsprechenden Impfschutz zu lassen.“[804] Das von Thomas Francis in dieser Arbeit bereits vorgestellte Theorem vom generationenabhängigen Immungedächtnis[805] hat ganz offensichtlich auch bei bundesdeutschen Influenza-Experten einen wichtigen Stellenwert eingenommen. Zudem suggeriert das Zitat, dass auch in Deutschland eine Ähnlichkeit zwischen dem Virus von 1918 und seinem Pendant von 1976 angenommen wurde. Jedoch wirkte diese Ähnlichkeit aufgrund der Restimmunität der nicht risikobelasteten Altersklassen entlastend und nicht eskalierend für die Risikoeinschätzung das Jersey-Virus betreffend.

---

801 Ibid., S. 79.

802 Ibid.

803 Vgl. Ibid., S. 82 f. Wie bereits in Kapitel 2.6 ausgeführt, wurden 6 Mio. Impfdosen beschafft, was etwa den hier anstrebten 10 % der damaligen BRD-Bevölkerung entsprach. Vgl. Witte: Eine Bombe gegen die Grippe, S. 418–425.

804 AGLMB: Ergebnisniederschrift über die 96. Sitzung der AGLMB, S. 84.

805 Vgl. Kapitel 4.2.4.

Zu einem ganz anderen Schluss kam die deutsche Presse. Die Deutsche Presse-Agentur (dpa) stand mit dem BGA in Kontakt, um einige ihrer Meldungen von Expertenseite gegenprüfen zu lassen. Die Pressemeldungen, welche dem damaligen Direktor des BGA zur Sichtung zugingen, warfen den Experten und damit ironischerweise auch dem Adressaten eine Geheimdiplomatie vor; man wolle das wahre Ausmaß der Influenza verschleiern. Die Öffentlichkeit sei nicht über die Verhandlungen zur Influenza-Impfung in Kenntnis gesetzt worden, und die dpa habe lediglich durch eine Indiskretion der Zeitschrift ‚Ärztliche Praxis' von der Entscheidungsfindung erfahren.[806] Nach Ansicht der dpa sei eine Virusgrippe nicht mit einem grippalen Infekt zu verwechseln. Es handle sich vielmehr um eine gefährliche Krankheit, welche insbesondere ältere und bereits vorerkrankte Menschen betreffe. Dabei wird in der Meldung auch ein unmittelbarer Bezug zwischen den aktuellen Ereignissen und der Spanischen Grippe hergestellt:

> Sie [die Grippe, Anm. DR] kann sich mit enormer geschwindigkeit ueber den ganzen erdball ausbreiten. die schlimmste epidemie herrschte 1918/19 als weltweit 20 millionen menschen starben. fatalerweise gleicht das „new jersey"-virus dem erreger aufs haar.[807]

Die Gleichsetzung des Jersey-Erregers mit dem Erreger der Pandemie von 1918/1919 ist nicht nur sachlich falsch, sondern überrascht vor allem, da weder in den USA noch in der BRD eine vollkommende Übereinstimmung der Viren angenommen wurde. Auch in amerikanischen Pressemeldungen war nur von einer starken Ähnlichkeit die Rede. Warum die dpa die Erreger gleichsetzte, bleibt unklar. Eine weitere Meldung bezieht sich auf das eingangs genannte Symposium von Richard Haas. Am 17. Juni 1976 äußerte die dpa über diese Veranstaltung, dass die Experten auch Monate nach der Entdeckung des Jersey-Virus verunsichert seien und keine Antwort auf die aktuelle Bedrohungen finden könnten.[808] Aus dem Tagungsband lässt sich eine derartige Verunsicherung hingegen nicht heraus-

---

806 Die Kontaktaufnahme der dpa mit dem BGA geht aus den Akten des Bundesgesundheitsamtes hervor. Vgl. hier zunächst: dpa: Schreiben der Deutschen Presseagentur an Herrn Prof. Weise, Bundesgesundheitsamt, Hamburg vom 18. Juni 1976, BArch, B 208/1031.

807 dpa: medizin. grippe zwei und schluss. deutsche impffachleute ueben geheimdiplomatie, Nürnberg vom 17. Juni 1976, BArch, B 208/1031.

808 Vgl. dpa: medizin. grippe eins. neue grippeviren verunsichern die experten, Nürnberg vom 17. Juni 1976, BArch, B 208/1031.

lesen.[809] Vermutlich wurden die Diskussionskultur der anwesenden Influenza-Experten und ihre Unsicherheit bezüglich der weiteren Verbreitung des Virus von anwesenden Pressevertretern, denen man nach den hier vorgestellten Meldungen eine gewisse Sensationslust attestieren muss, als Ratlosigkeit gedeutet.

Ab November 1976 widmete sich das jährlich zu den Wintermonaten einsetzende Influenza-Überwachungs- und Informationssystem des BGA dem neuen Jersey-Virus. Besondere Aufmerksamkeit erfuhr, und das war ein Novum gegenüber früheren Influenza-Ereignissen, die großangelegte Impfkampagne in den USA und die in diesem Zusammenhang auftretenden Impfschäden. Das BGA leitete am 25. November 1976 das Meldesystem mit einem Rundschreiben an alle Landesbehörden ein und stellte fest, dass weltweit vereinzelt Viren vom Typ ‚Influenza/A/Victoria/3/75‘ zirkulierten, gewissermaßen Überbleibsel der 1975 ausgebrochenen Victoria-Grippe-Epidemie. Diese Epidemie führte in den 1970er Jahren zu mehreren Tausend Todesfällen. Anhaltspunkte für das erneute Auftreten des Jersey-Virus bestünden hingegen nicht.[810] Offenkundig war das Virus nach dem punktuellen Grippe-Ausbruch in den USA verschwunden. Erst Mitte Dezember 1976 trat das Jersey-Virus in den USA erneut in Erscheinung. Zwei Farmer erkrankten, die vermutlich von ihren Schweinen infiziert wurden, bei denen das Virus ebenfalls nachgewiesen werden konnte. Für das Gebiet der BRD hingegen vermerkte das BGA die Influenza betreffend keine besonderen Vorkommnisse.[811] Sollte das Jersey-Virus Deutschland erreichen, so stehe der mittlerweile vom Paul-Ehrlich-Institut zugelassene Impfstoff „becrivac s monovalent a/new jersey/76, influenza-virus-spaltvakzine, adsorbiert“[812] zur Verfügung.

Der zweite Rundbrief des BGA zur Influenza-Überwachung erfolgte am 23. Dezember 1976 und befasste sich hauptsächlich mit der US-Impfkampagne, die eine enorme Dimension angenommen hatte. Nach Informationen des CDC waren binnen weniger Monate 35 Mio. Personen – also

809 Vgl. Haas (Hrsg.): Influenza-Symposium Nürnberg.

810 Vgl. Bundesgesundheitsamt: An die obersten Landesgesundheitsbehörden, Betr.: Influenza-Überwachung 1976/77, Berlin vom 25. November 1976, BArch, B 208/1101, S. 2.

811 Vgl. Bundesgesundheitsamt: an die obersten landesgesundheitsbehoerden. influenza-ueberwachung 1976/77 nr. 1, Berlin vom 16. Dezember 1976, BArch, B 208/1101.

812 Ibid.

etwa 25 % der gesamten US-Bevölkerung – gegen das Schweinegrippe-Virus geimpft worden. Zeitgleich traten etwa 100 Fälle des gefürchteten Guillain-Barré-Syndroms auf, welche angeblich im Zusammenhang mit den Impfungen standen.[813] Am 30. Dezember 1976 meldete das BGA, dass die USA das Impfprogramm wegen möglicher Impfschäden vorläufig aussetzen werden. Bis zum 21. Dezember waren 172 Fälle des GBS aufgetreten, davon 99 in zeitlichem Zusammenhang mit der Impfung und 67 Fälle bei nicht geimpften Personen. In der BRD sei die Influenza-Situation hingegen weiter unauffällig.[814] Das BGA, das den US-amerikanischen Großversuch des neuen Impfstoffes aus sicherer Entfernung genau beobachtete, dürfte die unter Druck geratene amerikanische Impfkampagne als Bestätigung der eigenen abwartenden Haltung bezüglich einer Generalprävention aufgefasst haben.

Diese Einschätzung lässt sich anhand der 10. Meldung des Influenza-Überwachungssystems vom 17. Februar 1977 untermauern. Nach der genannten Unterbrechung nahmen die USA das Impfprogramm am 8. Februar 1977 wieder auf, allerdings in stark reduzierter Form. So erhielten nach Auskunft des BGA nur noch sogenannte Risikopersonen einen Mehrfachimpfstoff, welcher sowohl gegen den Victoria- als auch gegen den Jersey-Stamm schützen sollte. Der zuvor eingesetzte monovalente Impfstoff gegen das Jersey-Virus wurde für eine mögliche Jersey-Epidemie zurückgehalten. Damit, so stellte das BGA fest, entspreche das Impfprogramm der USA weitgehend den Empfehlungen der Ständigen Impfkommission. Anfang Februar 1977 wurden in Niedersachsen, Schleswig-Holstein und Bremen einigen Personen mit Erkrankungen der oberen Atemwege gemeldet. Eine Ausbreitung einer wie auch immer gearteten Influenza fand jedoch nicht statt.[815] Im März 1977 traten dann sowohl in einigen Regionen in Deutschland als auch in Bulgarien, der ČSSR, Italien, dem Vereinten Königreich, Frankreich und Kanada einige Influenza- bzw. influenzaähnliche Krankheitsfälle auf. In allen Fällen stellten sich aber entweder saisonal zir-

---

813 Vgl. Bundesgesundheitsamt: an die obersten landesgesundheitsbehoerden. influenza-ueberwachung 1976/77 nr. 2, Berlin vom 23. Dezember 1976, BArch, B 208/1101.

814 Vgl. Bundesgesundheitsamt: an die obersten landesgesundheitsbehoerden. influenza-ueberwachung 1976/77 nr. 3, Berlin vom 30. Dezember 1976, BArch, B 208/1101.

815 Vgl. Bundesgesundheitsamt: an die obersten landesgesundheitsbehoerden. influenza-ueberwachung 1976/77 nr. 10, Berlin vom 17. Februar 1977, BArch, B 208/1101.

kulierende Influenzaviren des B-Typs oder ältere A-Typen-Erreger der Victoria- und Hongkong-Grippe als Verursacher heraus. Am 31. März 1977 wurde das Influenza-Überwachungssystem des BGA für die Saison 1976/1977 eingestellt.[816]

Entgegen der medialen Wahrnehmung der Influenza sowie der Rezeption der New-Jersey- bzw. Schweinegrippe in den USA zeigen sich anhand der epidemiologischen Berichte des BGA zur Grippe-Saison 1976/1977 keine besonderen Auffälligkeiten oder gar ein Seuchengeschehen in der BRD. Das Jersey-Virus, von dem man in den USA befürchtete, es könne eine neue Pandemie vom Ausmaß der Spanischen Grippe auslösen, wurde in der BRD nicht aufgefunden.[817] Bemerkenswert ist, mit welchem Interesse das BGA die Impfkampagne in den USA beobachtete, Impfschäden dokumentierte und die Verantwortlichen der Bundesländer über diese Ereignisse in Kenntnis setzte. Das wiederholte Auftreten des Guillain-Barré-Syndroms in den USA hatte auch Konsequenzen auf den *Modus Operandi* des BGA-Überwachungssystems. So erbat der Direktor des BGA zu Beginn der Influenza-Saison 1977/1978 von den Ländern ausdrücklich Informationen zum Auftreten von Impfschäden und dem GBS.[818] Impfrisiken traten stärker in den Vordergrund. War die Impfung bisher vor allem als Allzweckwaffe gegen die Influenza angesehen worden, wurde ihr nun ein eigenständiges Risiko attestiert.

Die Schweine- oder Jersey-Grippe blieb in Deutschland eine kurze Episode. Tatsächlich waren es verschiedene Mutationen des Hongkong-Virus H3N2, welche 1977/1978 für zahlreiche Todesfälle in Deutschland verantwortlich waren.[819] Durch die hauptsächlich in der UdSSR auftretende

---

816 Vgl. Bundesgesundheitsamt: an die obersten landesgesundheitsbehoerden. influenza-ueberwachung 1976/77 nr. 12, Berlin vom 3. März 1977, BArch, B 208/1101, Bundesgesundheitsamt: an die obersten landesgesundheitsbehoerden. influenza-ueberwachung 1976/77 nr. 15, Berlin vom 24. März 1977, BArch, B 208/1101 und Bundesgesundheitsamt: an die obersten landesgesundheitsbehoerden. influenza-ueberwachung 1976/77 nr. 16, Berlin vom 31. März 1977, BArch, B 208/1101.

817 Auch in der darauffolgenden Saison, 1977/1978, wurde kein einziger Fall des Jersey-Virus nachgewiesen, vgl. Bundesgesundheitsamt: An die obersten Landesgesundheitsbehörden, Influenza-Überwachung, Berlin vom 9. November 1977, BArch, B 208/1102, S. 2.

818 Vgl. Ibid.

819 Beispielsweise die Variante H3N2 (A/Texas/1/77), vgl. Bundesgesundheitsamt: influenza-ueberwachung 1977/78 nr. 4, Berlin vom 26. Januar 1978, BArch, B 208/1102.

Russische Grippe von 1977 bis 1979 verdrängte ein neuer Stamm vom Typ H1N1 (A/USSR/90/77) teilweise das alte Hongkong-Virus und seine Driftvarianten. Etwa 25 % des Materials, das im Frühjahr 1978 dem WHO-Influenzalaboratorium Hannover zuging, beinhaltete diesen neuen Erreger. Die Russische Grippe, die weltweit womöglich mehrere Hunderttausend Todesopfer zur Folge hatte, schien jedoch in Deutschland kaum ernsthafte Krankheitsfälle auszulösen und blieb ebenfalls eine Episode.[820] Tatsächlich sprach das BGA ab dem Winter 1978/1979 explizit von einer „interpandemischen Phase“[821] und negierte damit streng genommen die Existenz einer pandemischen Russischen Grippe. Abschließend sei eine letzte interessante Zäsur aufgeführt: In der Saison 1978/1979 bezog das BGA nach das erste Mal die Größe der Übersterblichkeit für die Einschätzung der Influenza-Situation ein.[822] Dazu „wurden in ausgewählten Städten (...) die von den Standesämtern beurkundeten wöchentlichen Sterbefälle telefonisch übermittelt und sofort mit den (influenzabedingten, Anm. DR) Sterbefällen verglichen.“[823] Das ist eine entscheidende Zäsur, da noch während der Hongkong-Grippe das Heranziehen demographischer Daten für die Erhebung einer Exzessmortalität auf das Schärfste abgelehnt wurde.[824]

5.2.2 Die Schweine- bzw. New-Jersey-Grippe blieb in Niedersachsen ein virtuelles Phänomen

Das für Gesundheitsfragen zuständige Sozialministerium in Niedersachsen war vergleichsweise früh, bereits im März 1976, auf das sogenannte Schweinegrippe- bzw. Jersey-Virus aufmerksam geworden. So ist dem Archivmaterial des Ministeriums ein handschriftlich kommentierter Artikel

---

820 Vgl. Bundesgesundheitsamt: Influenza-Überwachung 1977/78 in der Bundesrepublik Deutschland. Informationsdienst des Bundesgesundheitsamtes, Berlin vom Mai 1978, BArch, B 208/1102.

821 Bundesgesundheitsamt: Influenza Überwachung 1978/79 in der Bundesrepublik Deutschland. Informationsdienst des Bundesgesundheitsamtes, Berlin vom 30. Mai 1979, BArch, B 208/1032.

822 Vgl. Bundesgesundheitsamt: Influenza Überwachung 1978/79 in der Bundesrepublik Deutschland. Informationsdienst des Bundesgesundheitsamtes, Berlin vom 30. Mai 1979, BArch, B 208/1032, S. 1 f.

823 Ibid., S. 2.

824 Vgl. Kapitel 4.2.2 und insbesondere 4.2.4.

aus der Hannoverschen Allgemeinen Zeitung zu entnehmen, in dem es heißt:

> Die Erinnerung an die verheerende sogenannte Spanische Grippe, die etwa 20 Millionen Todesopfer in der ganzen Welt forderte, steht im Hintergrund eines Grippealarms der Weltgesundheitsorganisation (WHO) in Genf und einer für den nächsten Herbst geplanten Schutzimpfung aller 215 Millionen Bürger der Vereinigten Staaten. Ausgelöst wurde der Alarm durch den Nachweis eines Virus, das dem Erreger der spanischen (sic!) Grippe sehr ähnelt.[825]

Auch in diesem Artikel wird die in den USA angenommene große Ähnlichkeit zwischen den Viren von 1918 und 1976 betont, ohne jedoch, wie einige Zeit später durch die dpa, eine Gleichsetzung der Erreger vorzunehmen. Zudem finden sich im genannten Artikel Rückbezüge auf die Asiatische und die Hongkong-Grippe, welche in der BRD etwa 55.000 bzw. 45.000 Todesopfer gefordert hätten. Durch Mitarbeiter des niedersächsischen Ministeriums wurde im Quellenmaterial handschriftlich hervorgehoben, dass das neue, im US-amerikanischen Fort Dix erstmals aufgefundene Virus mit den derzeitigen Impfstoffen nicht zu bekämpfen sei, und dass die US-Regierung eine großangelegte Impfung der Bevölkerung plane.[826]

Mitte der 1970er Jahre gab es im Bundesland Niedersachsen insgesamt eine höhere Aufmerksamkeit gegenüber der Influenza. Dafür können zwei Gründe angeführt werden. Zum einen war das Staatliche Medizinaluntersuchungsamt in Hannover trotz einigen politischen Querelen im Jahre 1967 als ein WHO-Referenzlabor für Influenza anerkannt worden. Dem Staatlichen Medizinaluntersuchungsamt waren einige Erfolge bei der Isolierung von Influenzaviren gelungen, und die Einrichtung wurde bei der Erhebung von Daten zur Influenza-Situation in der Folge wiederholt kon-

---

825 Hannoversche Allgemeine: Neuer Virus: Alarm gegen Grippe in der ganzen Welt, Hannover vom 30. März 1976, NLA Standort Hannover, Acc. 2000/050 Nr. 186. Die zwei verschiedenen Schreibweisen von ‚Spanische Grippe‘ könnten suggerieren, dass im zweiten Falle der kleingeschriebene Begriff „spanischen“ adjektivisch verwendet wird. Vermutlich handelt es sich jedoch um einen Tippfehler, denn aus dem Artikel geht klar hervor, dass die Spanische Grippe von der Redaktion als eigenständiges Phänomen verstanden wurde.

826 Vgl. Ibid. Im Archivmaterial des niedersächsischen Sozialministeriums sind die genannten Abschnitte handschriftlich unterstrichen und mit Kommentaren versehen, sodass sich ein gesteigertes Interesse vermuten lässt.

sultiert.[827] Dementsprechend waren zum anderen die zahlreichen Influenza-Fälle sichtbar, welche ab Mitte der 1970er Jahre in Niedersachsen auftraten. In der Saison 1975/1976 sorgte die Victoria-Epidemie für zahlreiche Krankheitsfälle in Niedersachsen. Das Staatliche Medizinaluntersuchungsamt konnte das aggressive Virus ‚A/Victoria/3/75' identifizieren. Ferner zirkulierten weiterhin Hongkong-Viren und ein für die saisonale Influenza verantwortliches B-Typ-Virus.[828] Abgesehen von sieben influenzabedingten Todesfällen konnte diese Grippewelle nach Ansicht der Behörden im Frühjahr 1976 jedoch als überwunden angesehen werden.[829]

Bis zum Ende des Jahres 1976 gab es weder im niedersächsischen Sozialministerium noch im Staatlichen Medizinaluntersuchungsamt eine aktenkundige Auseinandersetzung mit der Influenza im Allgemeinen oder der Jersey-Grippe im Speziellen. Am 8. Dezember 1976 übersandte der niedersächsische Sozialminister an die Präsidenten der Regierungs- und

---

827 Die 100-Jahres-Festschrift des Niedersächsischen Landesgesundheitsamtes spricht von einer Anerkennung als Referenzlabor im Jahre 1967. Damit war aber nicht der Status als ein weiteres Nationales Grippe-Zentrum in Deutschland verbunden, der ab November 1967 ebenfalls für das Medizinaluntersuchungsamt angedacht war. Offenbar gab es erhebliche Spannungen zwischen dem BGA und dem Leiter des Medizinaluntersuchungsamtes, Dr. Wohlrab. Einerseits wollte das BGA alle Kompetenzen im Bereich des Seuchenschutzes behalten, andererseits gab es Differenzen zu der Frage, ob die Übersterblichkeit eine valide Größe zur Quantifizierung des Influenza-Risikos sei. Ab 1977 unterhielten das Staatliche Medizinaluntersuchungsamt und die Medizinische Hochschule Hannover gemeinsam ein sogenanntes ‚WHO Collaborative Influenza Center Hannover'. Im Jahre 1995 wurde das Staatliche Medizinaluntersuchungsamt in das Niedersächsische Landesgesundheitsamt umbenannt. Heute liegen wieder alle Kompetenzen in Fragen der Influenza-Prävention in Berlin beim RKI, der Nachfolgeeinrichtung des BGA. Vgl. Niedersächsisches Landesgesundheitsamt (Hrsg.): 100 Jahre dem Gesundheitsschutz verpflichtet, S. 23, S. 35, Der Bundesminister für Gesundheitswesen: An das Niedersächsische Sozialministerium. Betr. Nationales Grippe-Zentrum, Bad Godesberg vom 17. November 1967, NLA Standort Hannover, Acc. 2000/050 Nr. 62, Niedersächsisches Sozialministerium: An die Medizinische Hochschule Hannover. Betr.: WHO-Collaborative Influenza Center Hannover, Hannover vom 2. Februar 1977, NLA Standort Hannover, Acc. 2000/050 Nr. 62 und Interview mit Fabian Feil, siehe: www.nomos-shop.de/30181.

828 Vgl. Staatliches Medizinaluntersuchungsamt: Bericht über die Influenzasituation in Niedersachsen, Hannover vom 30. März 1976, NLA Standort Hannover, Acc. 2000/050 Nr. 186.

829 Vgl. Staatliches Medizinaluntersuchungsamt: An den Herrn Niedersächsischen Sozialminister. Betr.: Influenza-Überwachung, Hannover vom 13. April 1976, NLA Standort Hannover, Acc. 2000/050 Nr. 186.

Verwaltungsbezirke einen Auszug aus dem CDC-Bulletin *Morbidity and Mortality Weekly Report*. Im diesem Artikel wurde auf das neue Virus ‚A/New Jersey/76‘ hingewiesen, welches in den USA isoliert werden konnte. Allerdings seien diese Befunde in ihrer Bedeutung für die epidemiologische Gesamtsituation noch unklar.[830] Im Rahmen der durch das BGA initiierten Influenza-Überwachung, an der sich auch das Land Niedersachsen rege beteiligte, konnten jedoch ausschließlich das bekannte Virus ‚A/Victoria/3/75‘ sowie der saisonale B-Typ nachgewiesen werden.[831]

Insgesamt schien die Influenza-Saison 1976/1977 trotz gegenteiliger Befürchtungen und teils epidemischer Zustände der Vorjahre sehr mild verlaufen zu sein. Im April 1977 fasste das Staatliche Medizinaluntersuchungsamt zusammen, dass nur 4 von 55 Gesundheitsämtern das vermehrte Auftreten influenzaartiger Erkrankungen gemeldet hätten.[832] Auf eine Anfrage der Kassenärztlichen Bundesvereinigung entgegnete das niedersächsische Sozialministerium im Jahre 1978 rückblickend, dass es zwischen 1975 und 1978 zeitweise zu Epidemie ähnlichen Ausbrüchen der Influenza gekommen sei. Dafür wurden vor allem Viren vom Stamm A, Subtyp H3N2 (Hongkong-Grippe) sowie der Varianten ‚A/Victoria/75‘ und ‚A/Texas/77‘ verantwortlich gemacht. Zudem gebe es einen Verdachtsfall der sogenannten Russischen Grippe (‚A/USSR/77‘). Das Jersey-Virus wurde hingegen in diesem Resümee über die Influenza-Situation der 1970er Jahre überhaupt nicht erwähnt.[833] Trotz der erhöhten Influenza-Aufmerksamkeit der niedersächsischen Behörden blieb auch in Niedersachsen die Jersey-Grippe eine kurze Episode. Die Influenza-Situation war vor allem durch die Nachwehen der Hongkong-Grippe sowie der Victoria-

830 Vgl. Morbidity and Mortality Weekly Report Nr. 26/76, entnommen aus: Der Niedersächsische Sozialminister: An die Herren Regierungspräsidenten und Herren Präsidenten der Nieders. Verwaltungsbezirke, Hannover vom 8. Dezember 1976, NLA Standort Hannover, Acc. 2000/050 Nr. 186, Betr.: Weltpockenlage, Influenza-Erkrankungen in den USA.

831 Vgl. Niedersächsisches Sozialministerium: An das Bundesgesundheitsamt. Betr.: Influenza-Überwachung, Hannover vom 15. Februar 1977, NLA Standort Hannover, Acc. 2000/050 Nr. 186.

832 Vgl. Staatliches Medizinaluntersuchungsamt: An den Herrn Niedersächsischen Sozialminister. Betr. Influenza-Überwachung, Hannover vom 14. April 1977, NLA Standort Hannover, Acc. 2000/050 Nr. 186.

833 Vgl. Niedersächsisches Sozialministerium: An die Kassenärztliche Bundesvereinigung. Grippewelle infolge eines epidemischen Virusinfektes, Hannover vom 14. Oktober 1978, NLA Standort Hannover, Acc. 2000/050 Nr. 186.

Epidemie von 1975 geprägt, nicht jedoch durch die Befürchtung, dass eine Neuauflage der Spanischen Grippe bevorsteht.

5.3 Ausbau der Influenzabekämpfung in der DDR als sozialistisches Leitziel

Die Influenza nahm auch in den 1970er Jahren erheblichen Einfluss auf die Gesundheitspolitik der DDR. Das 1970 erarbeitete und mehrfach revidierte Führungsdokument zur Grippebekämpfung war nach wie vor die Leitlinie. Mit der Influenza und dem Führungsdokument setzte sich unter anderem der Facharzt Dr. DOMINOK in einer Abschlussarbeit auseinander, die im Rahmen eines zweijährigen postgradualen Studiums für Leitungskader im Gesundheits- und Sozialwesen an der Akademie für Ärztliche Fortbildung der DDR anzufertigen war. Seine Betrachtungen bezogen sich vor allem auf Grippeausbrüche und Gesundheitsmaßnahmen im Raum Cottbus.[834] Die Influenza habe nach Ansicht von DOMINOK erhebliche Auswirkungen auf die Gesundheit und die Wirtschaftskraft der DDR:

> Die respiratorischen Virusinfektionen beeinflussen den Krankenstand der Werktätigen der DDR zu 30 %, den Ausfall von Schultagen zu 66 % und die Gesamterkrankungslage im Kindesalter zu mehr als 80 %.[835]

DOMINOK führt die Spanische, die Asiatische und die Hongkong-Grippe an, um einen Eindruck vom Ausmaß einer Pandemie zu vermitteln. Die in den USA und der BRD thematisierte Jersey-Grippe wird hingegen überhaupt nicht genannt. Abgesehen von pandemischen seien auch epidemische Ausbrüche der Influenza nicht zu unterschätzen. So erkrankten in Cottbus 1976 ca. 21 % der Bevölkerung an einer nicht näher benannten Influenza-Epidemie[836]. In 147 Fällen erfolgten Virusnachweise, wobei auch an die-

834 Vgl. Dominok, B.: Abschlußarbeit zum zweijährigen postgradualen Studium für Leitungskader im Gesundheits- und Sozialwesen an der Akademie für Ärztliche Fortbildung der DDR. „Influenza-Epidemie 1976 im Bezirk Cottbus. Leitung und Organisation der Überwachung, Verhütung und Bekämpfung. Schlußfolgerung für die Überarbeitung des territorialen Führungsdokumentes.“, Cottbus 1977, BArch, DQ 103/334.

835 Ibid., S. 4.

836 Womöglich handelte es sich um die zu diesem Zeitpunkt in verschiedenen Ländern aufgetretene Victoria-Grippe.

ser Stelle das verantwortliche Virus nicht genannt wird.[837] Das Führungsdokument zur Grippebekämpfung, das sich laut Dominok im Bezirk Cottbus als effektiv und hilfreich erwiesen habe, sei ein wichtiges Instrument, um dem Influenza-Risiko zu begegnen. Nach wie vor wurden im Führungsdokument Epidemien und Nicht-Epidemien anhand von Krankenzahlen unterschieden und suggeriert, dass man mittels mathematischer Abweichungen von einem ‚Normalgang' eine sich entwickelnde epidemische oder gar pandemische Situation antizipieren könne.[838] Das Führungsdokument schreibt den Bezirken der DDR genauestens die zu ergreifenden Maßnahmen im Epidemiefall vor. Dazu zählen die Einrichtung eines Operativ-Stabs, dem das leitende medizinische Personal des Bezirks angehört, die Einführung eines Meldesystems zur Ermittlung der Krankenstände in Schulen, Kindergärten und anderen Einrichtungen sowie eine Verstärkung des medizinischen Personals.[839] Eine besondere Rolle käme ferner der „intensive[n] Propaganda für Schutzimpfungen gegen Grippe"[840] zu.

Allerdings blieb die DDR-Gesundheitspolitik nicht bei dem von Dominok beschriebenen Führungsdokument stehen. Nach wie vor stellte die Influenza-Impfung in der DDR die wichtigste Maßnahme im Umgang mit dem Influenza-Risiko dar, doch um einen wirksamen Schutz der Bevölkerung zu ermöglichen, mussten angemessene Produktionskapazitäten geschaffen werden. Dazu wurde in den 1970er Jahren der Volkseigene Betrieb (VEB) Sächsische Serumwerke[841] in Dresden mit der Übernahme der

837 Vgl. Dominok: Abschlussarbeit für Leitungskader im Gesundheits- und Sozialwesen, S. 5–9.

838 Für eine präzise Beschreibung dieses Kaskadenmodells im Führungsdokument vgl. Kapitel 4.2.3.3.

839 Vgl. Dominok: Abschlussarbeit für Leitungskader im Gesundheits- und Sozialwesen, S. 11–23 und Ibid., Anlage 2.

840 Dominok: Abschlussarbeit für Leitungskader im Gesundheits- und Sozialwesen, S. 18.

841 Der traditionsreiche Betrieb Sächsische Serumwerke galt in der DDR nach der NS-Zeit als ideologisch unbelastet und konnte daher bereits im Mai 1945 die Produktion von Diphterie-Vakzinen wiederaufnehmen. Später wurde der VEB SSW dem Gesundheitsministerium der DDR unterstellt. Dieser Sonderstatus des VEB und die starke Spezialisierung der pharmazeutischen Produktion in der DDR sprechen dafür, dass die im Folgenden geschilderte Kapazitätserweiterung zur Herstellung von Influenza-Vakzinen als paradigmatisch für die Influenzabekämpfung angesehen werden kann. Vgl. Noack, Winfried: Die Arzneimittelproduktion, in: 7 b DIREKT Apothekenservice AG (Hrsg.): 45 Jahre Pharmazie in Deutschland *Ost*. Beiträge zur Geschichte des Arzneimittel- und Apothekenwesens der

Impfstoffproduktion beauftragt. Aus der Aufgabenstellung an den VEB wird die politische Dimension der Influenzabekämpfung deutlich:

> In Auswertung der 1976 in der DDR abgelaufenen Grippeepidemie, umfangreicher bi- und multilateraler Abstimmungen zwischen den Grippeexperten der sozialistischen Länder, der Schlußfolgerungen und Empfehlungen einer Grippeexpertenberatung der WHO im April 1976 in Genf [und] des Auftretens eines biologisch erheblich veränderten Grippeerregertyps und der damit verbundenen Möglichkeit einer weltweiten, schweren Grippeepidemie hält das Sekretariat des ZK der SED mit seinem Beschluß eine grundsätzliche Erweiterung und Ergänzung der Konzeption zur Verhütung und Bekämpfung von Grippeepidemien für zwingend geboten.[842]

Explizit wird das hohe Influenza-Risiko durch die Wandlungsfähigkeit des Influenzavirus genannt, und es wird, wie bereits bei Dominok, eine nicht näher spezifizierte Epidemie des Jahres 1976 aufgeführt. Die Begriffe Schweine- und New-Jersey-Grippe hingegen sind den Unterlagen nicht zu entnehmen. Um die Bedeutsamkeit der Influenzabekämpfung für die DDR-Gesundheitspolitik weiter zu unterstreichen, sei ferner darauf hingewiesen, dass der Ausbau der Impfstoffproduktion auch in den Fünfjahrplan 1976–1980 aufgenommen wurde, in dem sich „u. a. auf die verstärkte Förderung und Entwicklung der Virologie und auf die Verhütung und Bekämpfung der Grippe orientiert wird."[843] Als Ziel wurde festgesetzt, ab 1980 für 30 % der Bevölkerung (5,25 Mio. Personen) einen Impfstoff herstellen zu können. Dieser müsse den WHO-Empfehlungen entsprechen, dem jeweiligen Grippeerreger angepasst sein und innerhalb von fünf Monaten in genannter Menge zur Verfügung stehen.[844]

Der VEB Sächsische Serumwerke (VEB SSW) war zwar als Produktionsstandort für den Impfstoff vorgesehen, musste aber für die Finanzierung und Genehmigung zum Ausbau der bereits bestehenden Produktionskapazitäten zahlreiche Auflagen u. a. der Stadtplankommission, des VEB Energieversorgung, des VEB Wasserversorgung, der Hygieneinspektion, der Zivilverteidigung und der Nationalen Volksarmee erfüllen. Zudem reichte der bestehende Platz im VEB SSW nicht für die Erweiterung

---

Deutschen Demokratischen Republik, Berlin, 2007, S. 319–347, hier: S. 320–322, S. 332 f., S. 327.

842 VEB Sächsisches Serumwerk Dresden: Aufgabenstellung zum Investitionsvorhaben „Influenzaimpfstoff" im VEB Sächsische Serumwerk Dresden, Dresden 1976, BArch, DQ 1/25039, S. 1.

843 Ibid., S. 1.

844 Vgl. Ibid., S. 2, S. 9.

der Impfstoffproduktion aus. Daher war ein sechsgeschossiger Neubau mit insgesamt 6.580 Quadratmetern Nutzungs- und Produktionsfläche vorgesehen. Dort plante man, pro Saison 6,3 Mio. Hühnereier für die Impfstoffproduktion zu verarbeiten. Zusätzlich sollten ein Außenlager und ein Kühlgutlager gebaut sowie bestehende Bauten umgenutzt werden. Der VEB veranschlagte die Kosten des Vorhabens auf 27.655.000 Mark (Ost). Diese Mittel wurden bei der staatlichen Plankommission beantragt.[845]

Das Büro für die Begutachtung von Investitionen der staatlichen Plankommission, welche dem Ministerrat der DDR unterstellt war, bereitete eine mehrteilige Begutachtung vor, um über das Vorhaben des VEB SSW und die Zuteilung von Mitteln zu entscheiden. Dafür waren im Jahre 1977 drei Besprechungen bzw. Begehungen vorgesehen, für die eine aus zehn Personen bestehende Kommission einbestellt wurde. Diese bestand aus Leitern anderer Produktionsstellen, Wissenschaftlern und politischen Funktionsträgern der DDR. Die Kriterien der Begutachtung wurden in einem Fragekatalog festgehalten. Neben betriebswirtschaftlichen Themen ging es vor allem um den für die Massenproduktion vorgesehenen Impfstoff. Für die Kommission war von Interesse, ob der geplante Impfstoff die qualitativen Standards berücksichtige, den neuesten wissenschaftlichen Kenntnissen entspräche und wie überhaupt der Bedarf, die Vakzinierung von 30 % der Bevölkerung, ermittelt wurde. Zudem wurde gefragt, ob in benachbarten sozialistischen Ländern ein vergleichbarerer Impfstoff hergestellt würde,[846] wobei offenblieb, ob ein solches Vakzin als mögliche Bezugsquelle für die DDR oder lediglich als Vergleichsmöglichkeit zur Sicherung des Qualitätsstandards angesehen wurde.

Obgleich diese umfassende Evaluation des VEB SSW im Jahre 1977 stattfand, kann kaum ein Zweifel daran bestehen, dass die Führung der DDR die Impfstoff-Produktionserweiterung über den VEB umsetzen wollte. Bereits vor der genannten Begutachtung waren dem VEB SSW auf Anordnung des Ministerrates einige Zugeständnisse gemacht worden. So gab

845 Vgl. Ibid., S. 3, S. 5 und Anlage 3.

846 Vgl. Ministerrat der Deutschen Demokratischen Republik. Staatliche Plankommission, Büro für die Begutachtung von Investitionen: Einladung zur Anlaufberatung der Begutachtung der Unterlagen zur Investitionsvorbereitung für das Vorhaben „Influenzaimpfstoff" im VEB Sächsisches Serumwerk Dresden am 1. März 1977, Berlin vom 16. Februar 1977, BArch, DQ 1/25039, S. 1–9 und Anlage.

es eigens eine Anpassung des DDR-Importplans, womit zusätzliche Güter im Wert von über einer Mio. Mark eingeführt werden konnten:

> Zur Erweiterung der Produktion, zur Qualitätserhöhung des Grippe-Impfstoffes sowie zur materiellen Sicherung der Impfaktionen sind Importe in Höhe von 1.369 TVM[847] zusätzlich zum Importplan 1976, spätestens im 1. Halbjahr 1977, zu realisieren.[848]

Wie noch zu zeigen sein wird, standen bestimmte technische Einrichtungen für die Impfstoffproduktion in der DDR nicht zur Verfügung und mussten importiert werden. Angesichts der Erhöhung der Importgrenze *vor* der Bewilligung des VEB-Ausbaus dürfte diese Mangelsituation schon früh auf ministerieller Ebene bekannt gewesen sein. Aus einem Protokoll des Leitungsgremiums der Sächsischen Serumwerke geht hervor, dass der Planentwurf zur Erweiterung der Produktionskapazität bis zum August 1977 unter Auflagen bewilligt wurde.[849] Die Auflagen umfassten verschiedenste Bereiche – von der Optimierung des Nettogewinns über genaue Regelungen zu Export und Import von Produkten und Rohstoffen bis hin zur Neukonzeption „für die Sicherung der Frühstücks- und Mittagessenversorgung der Belegschaft während der Bauphase."[850]

Hatte es nur etwa ein Jahr gedauert, eine Erweiterung der Influenza-Impfstoffproduktion in Auftrag zu geben, zu begutachten und zu bewilligen, so sollte die praktische Umsetzung dieses großangelegten Vorhabens deutlich mehr Zeit in Anspruch nehmen. Mit Beschluss des Ministerrates vom 25. Oktober 1979 wurden die Ziele der Produktionserweiterung weitgehend bestätigt und sogar ergänzt: Es sollte genug Influenza-Impfstoff für 30 % der Bevölkerung produziert werden und darüber hinaus noch Kapazitäten für die parallele Produktion von Vakzinen gegen weitere Virus-

---

847 TVM: Tausend Valutamark (VM). Da die DDR-Mark nicht frei konvertierbar war, wurde vom Ministerrat der DDR diese theoretische Rechengröße bestimmt. Die Importkosten wurden mit transferablen Rubeln gedeckt. Die Außenhandelsbetriebe wurden jedoch in DDR-Mark vergütet. Der Wechselkurs zwischen Valutamark und DDR-Mark wurde vom Ministerrat willkürlich festgelegt und konnte so zur Steuerung der Importe und Exporte instrumentalisiert werden. Vgl. Köhler, Claus: Geldwirtschaft, Berlin 1979, S. 329 f.

848 Ministerium für Gesundheitswesen. HA VI (Pharmazie und Medizintechnik): An VEB Sächsisches Serumwerk Dresden, Genossen Direktor Kluge, Berlin vom 4. Oktober 1976, BArch, DQ 1/12222.

849 Vgl. VEB Sächsisches Serumwerk Dresden. Betriebsdirektor: Protokoll über SDB-L vom 26.8.1977, Dresden vom 29. August 1977, BArch, DQ 1/12222.

850 Ibid.

grippen vom Typ A und B verbleiben. Jedoch konnte das Investitionsvorhaben im vorgesehenen Zeitraum nicht umgesetzt werden. Dafür lagen dem Ministerium für Gesundheitswesen die folgenden Gründe vor: Unzureichende Projektierungskapazität, Probleme im Bezirk Dresden mit dem territorialen Bauwesen und die „Tatsache, daß sowohl in der DDR als auch im RGW-Rahmen keine anwendungsfähigen, technologiebezogenen Erfahrungen für die Technologie der industriemäßigen Grippeimpfstoff-Produktion zur Verfügung standen."[851] Weiterhin bestünden Lieferengpässe bei Ultrazentrifugensystemen, Filtersystemen für Rohrleitungen sowie Behältern aus Edelstahl.[852] In der UdSSR, wo eine vergleichbare Impfstoffproduktion in Vorbereitung war, habe man die Erfahrung gemacht, dass die bisher beschafften Zentrifugen nicht ausreichend seien. Dementsprechend erhöhten sich die Kosten für sogenannte Technologieimporte von 17,0 auf 23,3 Mio. Mark. Diese Kostensteigerung wurde in den neuen Fünfjahrplan (1981–1985) aufgenommen.[853]

Trotz bestehender Schwierigkeiten wurde das Projekt zur Impfstoffherstellung aufrechterhalten. Mit der sukzessiven Verzögerung der Bau- und Erweiterungsmaßnahmen nahm auch der Unmut im VEB SSW zu. So beschwerte sich im April 1981 der Betriebsdirektor des VEB, KLUGE, bei lokalen SED-Vertretern über die erheblichen Bauverzögerungen, welche sich durch unzuverlässige Zulieferungsbetriebe ergeben hätten. Auch das örtliche Bauamt zeige sich wenig kooperativ. Die Folge sei eine erhebliche Mehrbelastung der Belegschaft des VEB SSW, da „fast alle Bereiche baubedingte Erschwernisse und Beeinträchtigungen auf sich nehmen müssen."[854] Als noch schwerwiegender sah KLUGE indes die Auswirkungen auf die Gesundheitspolitik der Partei- und Staatsführung sowie die ökonomischen Verluste an, da das Investitionsvorhaben immer mehr verschliffen werde.[855] Eine weitere Beschwerde richtete KLUGE im Januar 1982 an den

851 Ministerium für Gesundheitswesen. HA III/D: Hausmitteilung mit Entwurf: Beschlußvorschlag zur Information zum Stand der Vorbereitung und Durchführung des Investitionsvorhabens „Grippeimpfstoffproduktion" im VEB Sächsisches Serumwerk Dresden mit Schlußfolgerungen, Berlin vom 9. November 1979, BArch, DQ 1/12222, S. 1 f.

852 Vgl. Ibid., S. 2 f.

853 Vgl. Ibid., S. 3 f.

854 VEB Sächsisches Serumwerk Dresden: Protokoll der Beratung der Parteileitung des VEB SSW mit Parteisekretären von HAN bzw. NAN für das Vorhaben Nr. 77 833/12/0001, Dresden vom 23. April 1981, BArch, DQ 1/12222.

855 Vgl. Ibid.

Obermedizinalrat Mecklinger, der sich seinerseits wiederum an den Minister für Bauwesen wandte und zu bedenken gab, dass die Bereitstellung von Grippe-Impfstoffen im Jahre 1985 unter den derzeitigen Rahmenbedingungen nicht erfolgen könne. Mecklinger schlug vor, den Ministerrat über die Verzögerung der Impfmittelbereitstellung in Kenntnis zu setzen. Der Brief schließt mit der Bitte um eine dringende Prüfung des Sachverhaltes.[856]

Im Jahre 1982 war es dem Fachbereich Forschung des VEB SSW derweil gelungen, neue Spaltimpfstoffe gegen die Influenza-Virusstämme ‚H_3N_2' und ‚H_1N_1' zu gewinnen, die nun im Rahmen klinischer Tests erprobt wurden.[857] 1984 konnte der VEB nach klinischer Prüfung einen Influenza-Vollvirusimpfstoff vorstellen, der gut verträglich sei und einen wirksamen Schutz gegen die Virenstämme ‚A/Bangkok (H_3N_2)', ‚A/Brazil (H_1N_1)' und ‚B/Singapore' garantiere. Eine Erläuterung, inwiefern sich diese Impfstoffe von früheren, in der DDR genutzten Vakzinen unterschieden und ob diese nun in eine Massenproduktion überführt werden sollen, ist dem Dokument nicht zu entnehmen. Allerdings wird darauf verwiesen, dass pro Impfung eine geringere Menge Impfmittel ausreicht als bisher vermutet.[858] Weniger überzeugend wirkt das Argument, dass eine jährliche Impfung sich womöglich schädlich auf das Immunsystem auswirke und „die Impfstrategie in Anbetracht jüngerer Erkenntnisse neu zu durchdenken und zu überarbeiten"[859] sei. In Anbetracht der Tatsache, dass spätestens seit den 1960er Jahren in der DDR die jährliche Influenza-Schutzimpfung regelrecht propagiert wurde, muss die Behauptung, eine solche Maßnahme sei schädlich, im Zusammenhang damit gesehen werden, dass die DDR womöglich den Impfstoff-Bedarf für eine jährliche Vakzinierung gar nicht decken konnte.

856 Vgl. OMR Prof. Dr. sc. med. Mecklinger: An den Minister für Bauwesen, Genosse Junker, Berlin vom 28. Januar 1982, BArch, DQ 1/12222.

857 Vgl. VEB Sächsisches Serumwerk Dresden. Fachbereich Forschung: Protokoll der Beratung der FG „Influenza-Inaktivimpfstoffe" am 27. Januar 1982 im TAV in Berlin, Dresden vom 9. Februar 1982, BArch, DQ 1/12222, S 1 f. Tieferstellung der Zahlen aus dem Original entnommen.

858 Vgl. VEB Sächsisches Serumwerk Dresden: Protokoll der Beratung der FG Influenza-Inaktivimpfstoffe am 25.07.1984 im IAV Berlin, Dresden vom 30. Juli 1984, BArch, DQ 1/12222, S. 1–3. Die Tieferstellung ist wieder dem Original entnommen.

859 Ibid., S. 5.

Das Ministerium für Gesundheitswesen schien den VEB SSW nicht für die Produktionsausfälle bzw. die stark verzögerte Umsetzung des Investitionsvorhabens verantwortlich zu machen. Tatsächlich wurde der VEB Sächsische Serumwerke 1983 mit dem VEB Apogepha zusammengelegt, wobei die Apogepha ihre Rechtsfähigkeit verlor und das Sächsische Serumwerk die Rechtsnachfolge der Apogepha antrat, diese also faktisch übernahm. Ziel sollte neben der Übernahme der Kapazitäten der Apogepha im Bereich der synthetischen Arzneimittelproduktion auch die Nutzung von Synergieeffekten sein, um die „Versorgung des Gesundheitswesens mit Arzneimitteln, Seren, Impfstoffen, Allergenen und Diagnostika“[860] sicherzustellen und Arbeitsplätze einzusparen. Womöglich sollte auch jegliche Konkurrenz bei der Vakzinproduktion unterbunden werden.[861] Der Ausbau der Sächsischen Serumwerke nahm auch nach der Übernahme erhebliche Ressourcen in Anspruch. Am 30. November 1984 berichtete der leitende Oberingenieur der Sächsischen Serumwerke dem Ministerium für Gesundheitswesen, dass noch „Bau- und Montageleistungen in Höhe von ca. 18 Mio. M[ark] zu erbringen sind.“[862] Ferner erbat der Oberingenieur des VEB eine Überprüfung weiterer Mittelzuteilungen, um die Arbeiten voranzutreiben.[863]

Erst im April 1986 konnte der Ausbau des VEB SSW abgeschlossen werden – zehn Jahre nach Beginn der Planungen und mit einer Verspätung von sechs Jahren. Der Betriebsdirektor des VEB berichtete an das Ministerium für Gesundheitswesen der DDR: „Im Rahmen des Staatsplanthemas (...) wurden (...) die wissenschaftlichen und technologischen Voraussetzungen für die Herstellung moderner, hochwirksamer und nebenwirkungs-

860 VEB Sächsisches Serumwerk Dresden. Betriebsdirektor: Bericht über die Ergebnisse des Zusammenschlusses der dem Ministerium für Gesundheitswesen unterstellten Betriebe VEB Sächsisches Serumwerk Dresden und VEB Apogepha Dresden, Dresden vom 19. August 1983, BArch, DQ 1/12222, S. 1.

861 Die Apogepha war bis zu ihrer Übernahme Teil des VEB Pharmazeutischen Kombinats GERMED Dresden (PKG), dem ein Großteil der pharmazeutischen Betriebe in der DDR angehörte. Über dieses Kombinat wurde ein Großteil der Arzneimittelproduktion abgewickelt. Zumeist spezialisierten sich die einzelnen Betriebe auf bestimmte Produkte, Produktkonkurrenz wurde als schädlich angesehen. Vgl. Noack: Die Arzneimittelproduktion, S. 345 (Apogepha als Teil des GERMED) S. 331–333 (GERMED), S. 327 (Unterbindung von Produktkonkurrenz).

862 VEB Sächsisches Serumwerk Dresden: Komplexwettbewerb 1985 der Baustelle, Dresden vom 30. November 1984, BArch, DQ 1/24506.

863 Vgl. Ibid.

armer Influenza-Impfstoffe geschaffen.“[864] In einem Testlauf der Produktionsanlagen im Jahre 1985 waren zur Herstellung eines Impfstoffes gegen die aktuellen Virenstämme ‚A/Philippines‘, ‚A/Chile‘ und ‚B/USSR‘ insgesamt 1,5 Mio. Bruteier verarbeitet und 1.320 Liter Impfstoffkonzentrat gewonnen worden. Der Impfstoff sei bereits klinisch getestet.[865] Allerdings wird nicht ausgeführt, warum die genannte Verarbeitungsmenge nur knapp einem Viertel der ursprünglich genannten Menge von 6,3 Mio. Hühnereiern entsprach. Die Reduktion ist womöglich dem technischen Fortschritt geschuldet. Laut VEB sei der Betrieb nun zumindest in der Lage, 30 % der Bevölkerung mit Impfstoff zu versorgen.[866] Ein Wermutstropfen verblieb indes: Wie im Dezember 1986 festgestellt wurde, eignete sich der vom VEB produzierte Influenza-Impfstoff nicht für den Export, da das Vakzin nicht von der WHO zertifiziert sei. „Die DDR“, so der Betriebsdirektor der Sächsischen Serumwerke, „ist bisher dem Zertifikatssystem der WHO noch nicht beigetreten.“[867]

Warum ein Teil der Impfmittel exportiert werden sollten, wenngleich sie ursprünglich für den Schutz von 30 % der Bevölkerung intendiert waren, bleibt offen. Am wahrscheinlichsten ist, dass die DDR Gewinne durch den Export von Impfmitteln erwirtschaften wollte. Die erheblichen Investitionen zum Ausbau des VEB, der u. a. durch kostspielige Technologieimporte ermöglicht worden war, sollten sich nun wahrscheinlich über den Rückgewinn von Devisen über Exporte amortisieren.[868] Den Gewinn fuhr

864 Betriebsdirektor des VEB Sächsische Serumwerke: An das Ministerium für Gesundheitswesen der DDR. Leiter der Abt. Produktion und Export. Ergebnisse der Inbetriebnahme des Investitionsvorhabens „Influenza Impfstoff SSW“ per 31. 3. 1986, Dresden vom 28. April 1986, BArch, DQ 1/24506, S. 2.

865 Vgl. Ibid., S. 2 f.

866 Vgl. Ibid., S. 3 f.

867 Betriebsdirektor des VEB Sächsische Serumwerke: An das Ministerium für Gesundheitswesen. Leiter der Abt. Produktion und Außenwirtschaft. Überarbeitung der Anlage 2 des Abschlußprotokolls über die Planwirksamkeit der mit der GE bestätigten technischen und ökonomischen Kennziffern vom 19. 12. 1986 – Vorhaben „Influenza-Impfstoff“, Dresden vom 16. September 1986, BArch, DQ 1/24506, S. 2.

868 So bestätigt es auch Noack: In den 1980er Jahren war die pharmazeutische Industrie damit beauftragt, etwa 80–90 % der DDR-Bevölkerung mit Medikamenten zu versorgen. Die für die Produktion von Arzneimitteln und die Versorgung der Bevölkerung notwendigen Importe sollten über Exporterlöse aus der pharmazeutischen Industrie der DDR sichergestellt werden. Vgl. Nowak: Die Arzneimittelproduktion, S. 333.

jedoch tatsächlich ein anderer Akteur ein. Im Jahre 1992 wurde das Sächsische Serumwerk Dresden vom britischen Pharmakonzern GlaxoSmithKline (GSK, zu diesem Zeitpunkt noch als SmithKlineBeecham firmierend) übernommen und sowohl privatisiert als auch modernisiert. Während der Schweinegrippe 2009/2010 produzierte GSK den Influenza-Impfstoff ‚Pandemrix'. Eine weitere Ironie ist die auf der Webpräsenz des Dresdner GSK-Werks aufgeführte kurze Firmengeschichte, welche angibt, dass im Sächsischen Serumwerk bereits 1975 die Markteinführung eines neuen Grippe-Impfstoffes stattfand.[869]

Wie an späterer Stelle dieser Arbeit nochmals zu bestätigen sein wird,[870] gibt es in Quellen der DDR keine Nennung der in den USA aufgetretenen Schweine- oder New-Jersey-Grippe. Wenngleich diese kaum epidemiologisch relevant gewesen ist, wäre man bei der Nennung der Schweinegrippe jedoch unweigerlich auf die US-Impfkampagne gestoßen, welche binnen weniger Monate Impfstoffe für 150 Mio. Menschen hervorbrachte. Es ist sehr unwahrscheinlich, dass man in der DDR über die bisher größte Influenza-Impfkampagne der Geschichte nicht im Bilde gewesen ist. Allerdings hätte man sich bei einem publik Werden des US-Impfprogramms auch eingestehen müssen, dass die Produktionskapazitäten für Influenza-Impfstoffe des ideologischen Gegenspielers USA erheblich leistungsfähiger waren. Der Erinnerungsdiskurs um die Spanische Grippe in den USA spielte in den Planungen der DDR-Gesundheitspolitik keine Rolle. Die DDR führte konsequent ihre 1970 im Führungsdokument zur Grippebekämpfung ausgeführten Planungen zur Influenza-Prävention fort – wenngleich nur mit begrenztem Erfolg bei der Produktion von Impfstoffen.

5.4 Randständige Position des Schweine- bzw. Jersey-Virus in der deutschen Ärzteschaft

Nach dem Exkurs zur Gesundheits- und Impfpolitik in der DDR sei erneut auf das Phänomen der Schweine- bzw. New-Jersey-Grippe von 1976 ver-

---

869 Vgl. GlaxoSmithKline plc.: Geschichte des ehemaligen Sächsischen Serumwerks, heute GlaxoSmitkKline Biologicals, http://www.glaxosmithkline.de/html/untemehmen/dresden_geschichte.html – abgerufen am 26. September 2014.

870 Vgl. Kapitel 5.5 über die mediale Wahrnehmung der Schweine- bzw. New-Jersey-Grippe der BRD und der DDR.

wiesen, denn die Frage, inwiefern sich der Erinnerungsdiskurs um die Spanische Grippe auf die BRD auswirkte, bedarf noch einer Betrachtung der ärztlichen Fach- sowie einer breiteren medial informierten Öffentlichkeit.

Die erste Nennung des Schweine- bzw. Jersey-Virus findet sich im ‚Deutschen Ärzteblatt' am 17. Juni 1976, wobei dem neuen Virus durchaus ein Gefährdungspotenzial attestiert wurde. Durch das kontinuierliche Zirkulieren von Influenza-A-Typen zwischen 1918 und 1956 habe sich jedoch zumindest bei einem Teil der Bevölkerung das Immungedächtnis auf die Influenza eingestellt. Das einige Monate zuvor in den USA entdeckte Virus sei somit weniger für ältere, sondern vor allem für jüngere Menschen ein Risiko: „Die ältere Bevölkerung, die normalerweise durch Influenza besonders gefährdet ist, wäre im Falle einer Pandemie durch den Schweineinfluenzavirus verwandte Erreger besser geschützt als die jüngere Generation."[871] Insbesondere die unter 25-Jährigen wären im Falle einer pandemischen Ausbreitung der neuen Schweine- oder Jersey-Grippe gefährdet, sodass die Autoren des Artikels den Gesundheitsbehörden nahelegten, entweder den derzeitigen Impfstoff durch das Influenza-A-Schweine-Antigen zu ergänzen oder sogar einen eigens für die Pandemie angelegten monovalenten Impfstoff in Reserve zu halten.[872]

Allerdings blieb der Artikel im ‚Deutschen Ärzteblatt' die einzige unmittelbare Warnung vor dem neuen Erreger mit pandemischen Potenzial. Am 15. Oktober 1976 berichtete die ‚Deutsche Medizinische Wochenschrift' von einem neuen Grippe-Impfstoff der Behring-Werke, der eine mindestens 80–90 %ige Schutzrate gegen Influenza erreichen sollte. Ob es sich bei diesem Impfstoff um jene Reserve von 6. Mio. Impfdosen handelte, die für den Fall einer pandemischen Ausbreitung des Schweine- oder Jersey-Virus von Bund und Ländern bevorratet wurden, geht aus dem Artikel nicht hervor.[873] Nach Angabe der ‚Deutschen Medizinischen Wochenschrift' sei der Anlass für den neuen Grippe-Impfstoff unter anderem eine schwere Grippe-Epidemie durch den Virusstamm ‚A/Victoria'3/75',

---

871 Anonymus: Impfung gegen Schweinegrippe, in: Deutsches Ärzteblatt, Jg. 73, 25 (1976), S. 1671.

872 Vgl. Ibid.

873 Zunächst erscheint es evident, dass von den 6 Mio. Impfdosen gegen das Jersey-Virus die Rede ist, da die Behringwerke von Bund und Ländern explizit für eine Impfstoff-Reserve gegen das möglicherweise pandemische Jersey-Virus herangezogen worden waren – siehe Kapitel 5.2.1.

der alleine in den USA im Frühjahr 1976 etwa 11.000 Menschen das Leben gekostet habe.[874] Bezüglich des Anfang 1976 entdeckten Stammes ‚A/New Jersey' ist dem Artikel hingegen zu entnehmen: „Nach Ansicht der WHO und internationaler Fachleute ist die Bedrohung durch diesen Erregertyp derzeit sehr gering; er ist deshalb in dem neuen Impfstoff nicht enthalten."[875] Hier lag seitens der ‚Deutschen Medizinischen Wochenschrift' offenbar ein Trugschluss vor: Wie im Artikel korrekt beschrieben, ging die WHO, anders als die US-Behörden, nicht davon aus, dass das Jersey-Virus pandemisches Potenzial besäße. Doch wie bereits gezeigt wurde, legten die Behörden von Bund und Ländern eine Impfstoff-Reserve gerade für den Fall an, dass das Jersey-Virus nach Europa eingeschleppt würde.

Vermutlich kann dieser Trugschluss so gedeutet werden, dass die Victoria-Epidemie in der Wahrnehmung der ‚Deutschen Medizinischen Wochenschrift' ein weitaus größeres Risiko darstellte als das eher unwahrscheinliche Szenario einer pandemischen Schweine- oder Jersey-Influenza. In einem weiteren Artikel vom 8. Oktober 1976 berichtete die ‚Deutsche Medizinische Wochenschrift' zwar von 17 Isolierungen des Schweineinfluenza-Virus, die in den USA zwischen dem 27. Mai und dem 2. Juli 1976 gelungen seien. Auch die in Vorbereitung befindliche US-amerikanische Impfkampagne wird in der Berichterstattung nicht ausgespart. Gleichwohl stellten sich die Autoren Ehrengut und Sarateanu die Frage, ob das Schweineinfluenza-Virus nicht ohnehin seit der Pandemie von 1918/1919 endemisch in Schweinen und Menschen vorhanden sei,[876] womit nicht nur Tiere als Krankheitsüberträger in den Vordergrund rückten, sondern auch wiederholt auf das Immungedächtnis der Bevölkerung rekurriert wurde. Stichproben in Hamburg, Schleswig-Holstein und Niedersachsen hätten jedenfalls nach Ehrengut und Sarateanu keine Schweineinfluenza-Viren zutage gefördert.[877] Wenn Schweine der Ausgangspunkt für ein neues Virus gewesen sind, so schien dies zwar ein Problem in den USA, nicht jedoch in Deutschland zu sein.

---

874 Vgl. Anonymus: Kleine Mitteilungen. Neuer Grippe-Impfstoff, in: Deutsche Medizinische Wochenschrift, Jg. 101, 42 (1976), S. 1550.

875 Ibid.

876 Vgl. Ehrengut, W.; Sarateanu, D.-E: Leser-Zuschriften. A/New Jersey/76-Influenzavirus endemisch bei Schweinen?, in: Deutsche Medizinische Wochenschrift, Jg. 101, 41 (1976), S. 1506.

877 Vgl. Ibid.

Am 23. Dezember 1976 druckte das ‚Deutsche Ärzteblatt' die Impfempfehlungen der Ständigen Impfkommission ab, welche neue Regelungen zur Influenza-Immunisierung von Kindern und Jugendlichen erarbeitet hatte. Diese sahen zwar einen Mindestabstand von einem Monat zwischen Influenza- und Pockenschutz-Impfungen vor, führten jedoch keine Impfpflicht für die mangels Virusexposition in höherem Maße gefährdeten Kinder und Jugendlichen an.[878] Erst am 2. Juni 1977, die US-Impfkampagne gegen das Jersey-Virus war längst eingestellt worden, folgten weitere Impfempfehlungen in einem Merkblatt des BGA, das im ‚Deutschen Ärzteblatt' einer breiten Fachöffentlichkeit zugänglich gemacht wurde.[879] Eine Schutzimpfung sei demnach insbesondere bei drei Personengruppen angezeigt: Personen mit Vorerkrankungen, Personen, die über 60 Jahre alt sind, sowie Personen, die beim Auftreten einer Epidemie oder Pandemie zur „Aufrechterhaltung des öffentlichen Lebens sowie von Sicherheit und Ordnung dienen."[880] Bemerkenswert ist zudem, dass das BGA in diesem Merkblatt zumindest für den Fall einer Epidemie bzw. Pandemie von dem Grundsatz abwich, eine Influenza könne ausschließlich labordiagnostisch bestätigt werden:

> Nur in Epidemiezeiten können akut fieberhafte Erkrankungen der oberen Luftwege klinisch zunächst als Influenza angesehen werden. Außerhalb von Epidemiezeiten kann die Diagnose Influenza nur nach virologisch-serologischer Bestätigung gestellt werden.[881]

Während der Hongkong-Grippe hatte das BGA noch alle Meldungen über Grippefälle, die nicht labordiagnostisch bestätigt wurden, als grippeähnliche Erkrankungen und somit epidemiologisch nicht relevant abgetan. Allerdings gibt es in dem Merkblatt des BGA keinen gesonderten Bezug auf

---

878 Vgl. Weise, Hans Joachim: Impfkalender für Kinder und Jugendliche. Zusammenfassung der Empfehlungen der Ständigen Impfkommission des Bundesgesundheitsamtes, in: Deutsches Ärzteblatt, Jg. 73, 52 (1976), S. 3365–3370, hier insbesondere S. 3368 und Tabelle 2.

879 Vgl. Bundesgesundheitsamt (Hrsg.): Influenza. Verhütung und Bekämpfung - Ratschläge an Ärzte, in: Deutsches Ärzteblatt, Jg. 74, 22 (1977), S. 1499–1503. Das BGA hatte der Merkblatt Nr. 11 bereits im November 1976 veröffentlicht. Es wurde jedoch vom ‚Deutschen Ärzteblatt' erst sieben Monate später abgedruckt, was ebenfalls als Indiz dafür gewertet werden kann, dass das Thema Influenza von der Redaktion des ‚Deutschen Ärzteblatts' nicht als prioritär eingeschätzt wurde.

880 Ibid., S. 1503.

881 Ibid., S. 1502.

eine aktuelle Epidemie, Pandemie oder gar die Schweine- oder Jersey-Grippe.[882] Das lässt darauf schließen, dass es sich bei dem Merkblatt um Empfehlungen handelt, die für den Umgang mit der saisonalen Grippe herausgegeben wurden.

Auch die am 17. November 1977 vom ‚Deutschen Ärzteblatt' herausgegebene Stellungnahme des Wissenschaftlichen Beirates der Bundesärztekammer und des Influenza-Ausschusses der Deutschen Vereinigung zur Bekämpfung von Viruskrankheiten e. V. entbehrte jeglichen Bezugs auf ein aktuelles epidemisches oder pandemisches Influenza-Ereignis. Gleichwohl bestätigten beide Institutionen den hohen Stellenwert der Influenza-Schutzimpfung. Tatsächlich wird in der Stellungnahme die Influenza-Schutzimpfung sogar als alternativlos bezeichnet, da kein anderer Schutz gegen die Influenza zur Verfügung stünde. Neben der Priorisierung bestimmter Risikogruppen empfahlen die Autoren der Stellungnahme: „Grundsätzlich soll oder kann sich jeder gegen Grippe impfen lassen."[883] Die Impfung solle im Herbst erfolgen und könne gegen verschiedene Influenza-Virenstämme – ob nun epidemisch, pandemisch oder saisonal kursierend – schützen.[884]

Im Rahmen der sogenannten ‚Russischen Grippe' gab es Anfang des Jahres 1978 kurzzeitig die Befürchtung, dass eine neue Influenza-Epidemie ihren Weg nach Deutschland finden könnte. Die ‚Deutsche Medizinische Wochenschrift' ließ am 10. Februar 1978 verlauten, dass das Virus ‚A/USSR/77' in der Sowjetunion eine Influenza-Erkrankung bei ca. 13 % der unter 20-Jährigen ausgelöst habe. Diese rufe jedoch zumeist nur leichte Symptome hervor. Weitere epidemische Herde wurden aus Finnland, der ČSSR und der Volksrepublik China gemeldet. Eine im Auftrag der WHO tätige Expertengruppe gab zu Bedenken, dass das Virus der Russischen Grippe eine neue Pandemie auslösen könne. Angesichts der weiterhin zirkulierenden Victoria- und Hongkong-Viren wurde zudem empfohlen, auch gegen diese Stämme zu impfen. Der Einsatz des New-Jersey-Vakzins wurde nicht empfohlen, da dieser Impfstoff gegen das neue Virus aus der UdSSR vermutlich wirkungslos sei.[885]

---

882 Vgl. Ibid., S. 1499–1503.

883 Haas, Richard; Stickl, Helmut: Grippeimpfung vorläufig ohne Alternative, in: Deutsches Ärzteblatt, Jg. 74, 46 (1977), S. 2751–2753, hier: S. 2752.

884 Vgl. Ibid., S. 2751 f.

885 Vgl. Anonymus: Kleine Mitteilungen. Droht eine neue Grippe-Epidemie?, in: Deutsche Medizinische Wochenschrift, Jg. 103, 6 (1978), S. 277.

Das Auftreten eines weiteren Virus vom Typ ‚A/USSR/90/70‘ unter anderem in Taiwan, Singapur, der ČSSR, Ungarn, Rumänien, der DDR, England und den USA veranlasste die Deutsche Vereinigung zur Bekämpfung von Viruskrankheiten e. V., das BGA und das Paul-Ehrlich-Institut zu einer gemeinsamen Stellungnahme. Diese wurde am 10. März 1978 in der ‚Deutschen Medizinischen Wochenschrift‘ abgedruckt. Demnach sei das neue Virus, das sich offenbar wiederum von dem bereits genannten Erreger der Russischen Grippe unterschied, das Ergebnis eines Antigen-Shifts. Das Virus könne als Prototyp jener neuen Influenza-A-Stämme gelten, die bereits seit 1947 für das weltweite Auftreten von Influenza verantwortlich seien. Da ein Großteil der Bevölkerung diesen Influenza-A-Stämmen bereits ausgesetzt gewesen ist, sei es wahrscheinlich, dass die meisten Menschen ebenso gegen das neue USSR-Virus resistent seien. Dafür sprächen jedenfalls die kurzen und zumeist harmlosen Infektionsgeschehen. Für die vulnerablen Gruppen der unter 24- und über 62-Jährigen sollen jedoch Impfmittel hergestellt werden, welche ebenso einen Wirkstoff gegen das Virus ‚A/USSR/90/70‘ enthalten. Auch in dieser Stellungnahme wird u. a. unter Bezugnahme auf die WHO davon abgeraten, die teilweise noch vorhandenen Bestände des New-Jersey-Vakzins weiter einzusetzen.[886]

Die bereits geschilderten Funde u. a. des Erregers der Russischen Grippe durch das Staatliche Medizinaluntersuchungsamt in Hannover in den Jahren 1977 und 1978[887] fanden ebenfalls ihren Weg in die Ausgabe der ‚Deutschen Medizinischen Wochenschrift‘ vom 1. September 1978. Als Besonderheit wurde in dem Artikel das parallele Zirkulieren von zwei Virenstämmen, nämlich A/H3N2 und A/H1N1, genannt.[888] Damit schließt die Berichterstattung der zwei ärztlichen Fachzeitschriften zu epidemischen und pandemischen Influenza-Ereignissen in den 1970er Jahren ab. Die Schweine- bzw. die New-Jersey-Grippe hatte in beiden ärztlichen Fachzeitschriften nur einen sehr geringen Stellenwert eingenommen. Der US-amerikanische Erinnerungsdiskurs über die mögliche Rückkehr der

886 Vgl. Deutsche Vereinigung zur Bekämpfung der Viruskrankheiten e. V.; Bundesgesundheitsamt; Paul-Ehrlich-Institut (Hrsg.): Die aktuelle Influenza-Situation. Gemeinsame Stellungnahme, in: Deutsche Medizinische Wochenschrift, Jg. 103, 10 (1978), S. 402–403.

887 Vgl. Kapitel 5.2.2.

888 Vgl. Höpken, W.; Willers, Hildegard: Influenza-A-Epidemie durch zwei Subtypen in Niedersachsen in Februar/März 1978, in: Deutsche Medizinische Wochenschrift, Jg. 103, 35 (1978), S. 1381–1382.

Spanischen Grippe wurde überhaupt nicht aufgenommen. Während in der ersten Meldung des ‚Deutschen Ärzteblatts' vom 17. Juni 1976 noch die Möglichkeit in Erwägung gezogen wurde, dass das Jersey-Virus eine neue Pandemie auslösen könnte und dementsprechend Impfmittel beschafft werden sollten, standen in der Folge vor allem die Erreger der Victoria- und später der Russischen Grippe im Vordergrund. Gegen diese Viren zeigte sich jedoch das für die Impfreserve beschaffte Jersey-Vakzin wirkungslos, weswegen dieses sowohl nach Ansicht von Behörden wie der WHO und dem BGA als auch von Ärzteverbänden nicht weiter genutzt werden sollte. In der Berichterstattung der hier betrachteten ärztlicher Fachzeitschriften ging die New-Jersey-Grippe zwischen anderen Influenza-Manifestationen mit weitaus ernsteren Krankheitsbildern weitgehend unter.

5.5 Mediale Kritik an der amerikanischen Schweinegrippe-Impfung – ein gescheitertes Großexperiment?

Hatte die dpa im Juni 1976 in ihrer Berichterstattung noch vor einer neuen Spanischen Grippe gewarnt und sogar postuliert, die Erreger von 1918 und 1976 seien identisch,[889] so zerstreute sich bald die mediale Aufmerksamkeit und wandte sich in der BRD-Presse dem Thema Impfrisiko zu. Insbesondere ‚Der Spiegel' hatte die Influenza-Schutzimpfung während der Hongkong-Grippe noch als Mittel der Wahl in der Influenzabekämpfung herausgestellt.[890] 1976 nahmen im Zuge der großangelegten Impfkampagne in den USA die kritischen Stimmen an der aktiven Immunisierung zu. Insgesamt kann für die 1970er Jahre konstatiert werden, dass das mediale Interesse an der Influenza im Allgemeinen und der Schweine- bzw. Jersey-Grippe im Speziellen eher gering ausfiel.

In der westdeutschen Presse gab es jedoch neben den bereits aufgeführten dpa-Meldungen ebenfalls Artikel, welche die Ähnlichkeit zwischen der in den USA aufgetretenen Schweine- bzw. Jersey-Grippe und der Spanischen Grippe von 1918 betonten. So hieß es in ‚Der Spiegel' vom 29. März 1976:

---

889 Vgl. Kapitel 5.2.1.
890 Vgl. Kapitel 4.2.5.1.

> Denn inzwischen gilt als wahrscheinlich, daß der Erreger von Fort Dix jenem gleicht, der die bislang schwerste globale Grippeepidemie auslöste – 1918 und 1919 waren daran 20 Millionen Menschen gestorben.[891]

Das Virus habe bei bis zu 500 Rekruten auf dem Militärstützpunkt Fort Dix eine sogenannte ‚Schweinegrippe' ausgelöst. Ein Soldat starb an den Folgen dieser Erkrankung. Die US-Regierung forderte daraufhin vom Kongress 135 Mio. US-Dollar, „damit', so Präsident Ford, ‚jeder und alle Amerikaner diesen Herbst geimpft werden können".[892] Die nächste Meldung in ‚Der Spiegel' ließ bis zum 11. November 1976 auf sich warten und berichtete von der deutschen Impfstoffreserve, bestehend aus 6 Mio. Impfdosen, welche die Behringwerke derweil aufgrund einer möglichen Schweinegrippe-Pandemie vorbereiten würden. Insbesondere die unter 24-Jährigen seien durch das neue Virus gefährdet, da sie mangels Kontakt zu ähnlichen, früher zirkulierenden Viren keine Antikörper entwickelt hätten. Dies galt jedoch nicht für ältere Personen. So stellte ‚Der Spiegel' fest, „daß 87,3 % der über 60jährigen Antikörper gegen die 1918 weltweit virulente Schweinegrippe aufweisen."[893] Da auch in Deutschland Impfstoffe zur Verfügung standen und ältere Personen ohnehin weniger gefährdet waren, dürfte die Risikowahrnehmung der Schweine- bzw. Jersey-Grippe in einer breiten Öffentlichkeit eher gering ausgefallen sein.

Tatsächlich nahm das neue Influenzavirus in der Risikomarkierung im Vergleich zur Influenza-Schutzimpfung einen eher geringen Stellenwert ein. Zunächst ging es dabei nicht um das gesundheitliche Risiko durch die Impfstoffe, sondern um die Frage, ob angesichts der lediglich punktuell aufgetretenen Schweine- bzw. Jersey-Grippe die Impfung der gesamten US-Bevölkerung überhaupt gerechtfertigt sei. So äußerte ‚Die Zeit' in einem Artikel vom 13. August 1976 deutliche Zweifel an dem US-Impfprogramm. Demnach sei das neue, unbekannte Virus bisher nur einmal nachgewiesen worden. Die anderen Grippefälle in Fort Dix könnten auf das bereits bekannte Virus vom Typ ‚A/Victoria' zurückgeführt werden. Auch in den USA mehrte sich die Skepsis an dem kostspieligen Impfprogramm. Der Verbraucherschutzanwalt Ralph NADER, zwei Berater des US-

---

891 Anonymus: Impfung gegen Schweine-Grippe, in: Der Spiegel vom 29. März 1976, S. 216.

892 Ibid.

893 Anonymus: Impfreserve gegen Schweinegrippe, in: Der Spiegel vom 11. November 1976, S. 262.

Präsidenten sowie die Entwickler des Polio-Impfstoffes Jonas SALK und Albert SABIN gaben zu bedenken, dass die Impfaktion unnötig sein könnte.[894]

Der Artikel in ‚Die Zeit' betonte die Herausforderung, Entscheidungen unter der Rahmenbedingung von Unsicherheit und Nichtwissen zu treffen. Mittlerweile wisse man zwar, dass sich Viren z. B. in tierischen Wirtskörpern stets zu neuen, gefährlichen Erregern entwickeln und alle zehn Jahre eine neue Epidemie auslösen können, doch der Wettlauf zwischen Virusentdeckung, Identifikation und Impfstoffproduktion gehe regelmäßig verloren. Dementsprechend habe man in den USA nun das erste Mal einen Großversuch (wörtlich: „Experiment") begonnen, um diesen Kreislauf möglichst früh zu durchbrechen. Die Notwendigkeit dieser Maßnahme und auch der Erfolg seien ungewiss. Die Pharmakonzerne, so ‚Die Zeit', verdienten an der Impfstoffproduktion aber in jedem Fall.[895] Zu unterstreichen ist in dem vorliegenden Artikel die Beschreibung des US-amerikanischen Impfprogramms als eine Art experimentelles Setting. Nicht berücksichtigt wurde hingegen, dass auch eine erfolgreiche Durchführung dieses Experimentes das Nichtwissen um das Influenzavirus nicht auflösen wird, denn selbst nach einer erfolgreichen Impfaktion wird nie geklärt werden können, ob das Virus im Falle einer unkontrollierten Ausbreitung tatsächlich Pandemiepotenzial gehabt haben könnte.

Ein Experiment dieser Größenordnung führte zudem neben einem enormen Ressourcenaufwand zu einer Diskussion über die Sicherheit des benutzten Vakzins. Anfang Januar 1977 meldete ‚Die Zeit', dass die Grippeimpfung in den USA wegen einer Häufung des Guillain-Barré-Syndroms vorläufig ausgesetzt wurde. Unklar ist, ob das GBS tatsächlich mit der Massenimpfung in einem kausalen Zusammenhang stehe. 223 GBS-Fälle (inkl. 7 Todesfälle) waren aufgetreten, davon waren 110 Personen geimpft und 100 Personen nicht geimpft worden. Bei den übrigen 13 GBS-Erkrankten lagen keine Informationen zum Impfstatus vor. Angesichts der vielen Millionen Impfungen dürfte die Untersuchung möglicher Impfschäden laut ‚Der Zeit' eine erhebliche Herausforderung darstellen.[896] Bedenkt man jedoch, dass mehr als 150 Mio. Personen und damit die Mehrheit der

---

894 Vgl. Neudecker, Tilman: Droht uns das Killervirus?, in: Die Zeit vom 13. August 1976, S. 44.

895 Vgl. Ibid.

896 Vgl. Anonymus: Erforscht und gefunden. Wie giftig ist Plutonium?, in: Die Zeit vom 21. Januar 1977, S. 48.

damaligen US-Bevölkerung geimpft worden war, so kann an diesen Zahlen gemessen kein erhöhtes GBS-Risiko durch die Influenza konstatiert werden. Medial wurde dies gegenteilig rezipiert: Wenngleich es sich bei diesem Artikel in ‚Die Zeit' lediglich um eine kurze Meldung handelt, in der im Gegensatz beispielsweise zu einem Bericht oder einer Reportage keine eigenen Schlüsse gezogen wurden, markiert der Artikel hier deutlich die Risiken, die aus einem großangelegten Impfprogramm resultieren können. Zudem wurde das Impfprogramm im kollektiven Gedächtnis der US-Bevölkerung letzten Endes aufgrund dessen gravierenderer gesundheitlicher Konsequenzen memoriert. Dies lag sicherlich auch daran, dass kaum Jemand der Schweine- bzw. New-Jersey-Grippe erlag, in dieser Zeit jedoch zahlreiche GBS-Fälle dokumentiert wurden, für die die die Influenza-Schutzimpfung gegen die Jersey-Grippe verantwortlich gemacht wurde.

In der Berichterstattung der DDR spielte die in den USA so umfangreich rezipierte Schweine- bzw. Jersey-Grippe überhaupt keine Rolle. Dementsprechend wurden auch die Impfrisiken nicht rezipiert, und die Influenza-Schutzimpfung blieb das Mittel der Wahl. Zwischen September und November 1976 sollte in der DDR vor allem gegen den bereits bekannten Virenstamm ‚A Victoria/3/75' geimpft werden. Die Tageszeitung ‚Neues Deutschland' berichtete dazu am 31. August 1976, dass Dank einer Produktionssteigerung des VEB SSW im Jahre 1976 insgesamt 50 % mehr Impfstoff zur Verfügung stehen werde. Da Grippe- und Erkältungskrankheiten 30 % der Arbeitsausfälle in den Betrieben und bei Kindern sogar 60–80 % der Kranktage verursachten, sei die Impfprophylaxe gegen die Grippe sehr wichtig. Diese biete einen 60–70 %igen Schutz, habe jedoch auch Grenzen:

> Bei allen Bemühungen im Kampf gegen die Grippe ist es auch beim heutigen Stand der wissenschaftlichen Erkenntnisse noch nicht möglich, Grippeepidemien zu verhüten. Ihre gesundheitsschädigenden Auswirkungen können aber weitgehend beeinflusst werden, z. B. durch vorbeugende Maßnahmen, insbesondere durch Schutzimpfungen und allgemeine Prophylaxe.[897]

Wie bereits während der Hongkong-Grippe standen an erster Stelle die Schutzimpfungen und an zweiter Stelle die persönliche Hygiene. Die vor-

897 Anonymus: Die Impfaktion gegen Grippe beginnt Mitte September. 50 Prozent mehr Impfstoff als im Vorjahr stehen zur Verfügung, in: Neues Deutschland vom 31. August 1976, S. 4.

läufig letzte Meldung über die Grippe in ‚Neues Deutschland' stammte vom 17. Februar 1977. Sie berichtet von einer Grippe-Epidemie in Japan. Von dieser seien 480.000 Kinder betroffen. Als Folge wurden 414 Schulen und Kindergärten geschlossen.[898] Es liegt kein Artikel von ‚Neues Deutschland' vor, der die Massenimpfung in den USA thematisiert. Vermutlich hätte man ansonsten eingestehen müssen, dass die Impfstoffproduktion der USA die Kapazitäten in der DDR um ein Vielfaches übersteigt. Wurden in den USA binnen weniger Monate 150 Mio. Jersey-Vakzine hergestellt, so benötigte die DDR fast zehn Jahre, um ihre Kapazität auf drei Mio. Impfdosen zu erhöhen.[899] In der Retrospektive erscheint es andererseits sinnvoll, dass sich die DDR 1976 vor allem auf die Prävention der Victoria-Grippe konzentrierte, nachdem diese weltweit mehreren Zehntausend Menschen das Leben gekostet haben dürfte. Mögen die Kapazitäten der DDR zur Bekämpfung der Influenza begrenzt gewesen sein, so waren diese jedoch im Gegensatz zu der gigantischen Impfkampagne der USA vergleichsweise effizient eingesetzt.

5.6 Zwischenfazit: die virtuelle Schweine- bzw. New-Jersey-Grippe als epidemiologisches Großexperiment

Das 1976 identifizierte Schweinegrippe- oder Jersey-Virus führte zu keiner Pandemie. Abgesehen von einigen wenigen Krankheitsfällen in den USA trat das Virus, dem eine große Ähnlichkeit mit der Spanischen Grippe attestiert wurde, eigentlich nur als Phantasma von Influenza-Experten in Erscheinung. Mit Blick auf die Vogel- und Schweinegrippe des beginnenden 21. Jahrhunderts ist die Untersuchung der nie eingetretenen Schweine- bzw. Jersey-Grippe ein interessantes Lehrstück.

Wie exemplarisch anhand der beiden Monographien von Collier und Crosby gezeigt werden konnte, setzte ab den 1970er Jahren eine verstärkte historiographische Aufarbeitung der Spanischen Grippe von 1918 bis 1920 ein, welche durchaus Konsequenzen auf das Vorgehen gegen die Influenza in den USA hatte. Colliers *The plague of the Spanisch Lady* wird für den unkritischen Umgang mit Quellen insbesondere aus dem Bereich der *Oral History* zu Recht kritisiert. Gleichwohl nimmt Collier zwei

898 Vgl. Anonymus: Grippewelle in Japans Schulen, in: Neues Deutschland vom 17. Februar 1977, S. 7.
899 Vgl. Kapitel 5.3.

wichtige Diskurse vorweg: das sich über den Flugverkehr global ausbreitende Influenzavirus und die möglicherweise wiederkehrende Spanische Grippe. CROSBY bediente in seiner 1976 erschienenen Monographie *Epidemic and peace* ganz offensichtlich genau diese Angst vor einer wiederkehrenden Spanischen Grippe, was sowohl in der Wissenschaft als auch der Politik auf fruchtbaren Boden fiel. Die weiteren Beiträge CROSBYS zur Historisierung der Influenza im Allgemeinen und der Spanischen Grippe im Speziellen sind rezipiert worden und trugen zumindest in den USA zu der 1976 erfolgten präemptiven Bekämpfung der Influenza bei.

Um die Eingangsfrage dieses Kapitels wieder aufzugreifen: Der Erinnerungsdiskurs um die Spanische Grippe in den USA hatte nur sehr geringe Auswirkungen auf den Influenza-Diskurs in der BRD und keine nennenswerten Konsequenzen für die Realpolitik. Es wurde allenfalls angenommen, dass das Jersey-Virus Pandemien vom Umfang einer Asiatischen- oder Hongkong-Grippe auslösen könnte. Für diesen Fall wurde eine Impfstoff-Reserve mit sechs Mio. Impfdosen beschafft. Allerdings hatte die Impfkampagne in den USA Auswirkungen für das Influenza-Informationssystem des BGA, welches in sicherer Entfernung die Immunisierung der US-Bevölkerung und die vermutlich daraus resultierenden Impfschäden dokumentierte. Letzten Endes gerieten jedoch sowohl die Jersey-Grippe als auch die 1977 bis 1979 folgende Russische Grippe schnell in Vergessenheit. Zu betonen ist allerdings, dass sich das BGA 1978 dazu durchrang, demographische Größen wie die Sterblichkeit in die Bewertung der Influenza-Situation einfließen zu lassen. Ferner rückte das BGA davon ab, den Nachweis des Influenzavirus in jedem Falle zwingend zur Diagnose der Influenza vorauszusetzen. Während einer Epidemie dürfe laut BGA eine Ausnahme gemacht und auch akut fieberhaften Erkrankungen zunächst als manifeste Influenza-Infektionen diagnostiziert werden. Beide Neuerungen können als Kehrtwende im Vergleich zum Umgang mit der Influenza angesehen werden, wie sie vom BGA noch während der Hongkong-Grippe praktiziert wurde.

Im Bundesland Niedersachsen wurde von den dortigen Behörden die Debatte um das neue Jersey-Virus und die Möglichkeit einer neuen Pandemie ebenfalls rezipiert. Man war sich bewusst, dass erhebliche Ähnlichkeiten zwischen den Viren von 1918 und 1976 bestanden. Zudem hatte sich das Staatliche Medizinaluntersuchungsamt als kompetente Institution bei der Einschätzung der jeweiligen Influenza-Situation bewährt. Allerdings konzentrierten sich die niedersächsischen Behörden auf die Nachwirkungen der Hongkong-Grippe und der Victoria-Epidemie. Letzterer waren alleine in den USA mindestens 11.000 Menschen zum Opfer gefallen. Weder wurde das Jersey-Virus in Niedersachsen gefunden, noch schien es eine nachhaltige Beunruhigung in niedersächsischen Behörden auszulösen. Allerdings ist es wahrscheinlich, dass niedersächsische Vertreter in der AGLMB die Entscheidung mitgetragen haben, präemptiv eine Impfstoffreserve vorzuhalten. Damit zeichnete sich für die BRD insgesamt eine stärkere Hinwendung zu einem präventiven Vorgehen gegen die Influenza ab; zeitgleich wuchsen angesichts der in den USA beobachteten Impfschäden jedoch auch die Vorbehalte gegen eine Vakzinierung.

In der DDR wurde das Thema Schweine- bzw. New-Jersey-Grippe vollkommenden ignoriert. Maßgeblich im Umgang mit der Influenza waren vor allem die Erfahrungen der Hongkong-Grippe und das in der Folge dieser Pandemie formulierte Führungsdokument zur Grippebekämpfung. Die Notwendigkeit einer Influenza-Prophylaxe beeinflusste darüber hinaus auch wirtschafts- und gesundheitspolitische Vorhaben der DDR auf höchster Ebene: Zwei Fünfjahrpläne zwischen 1976 und 1985 sahen erhebliche Mittel zum Ausbau des VEB Sächsische Serumwerke in Dresden vor, um 30 % der DDR-Bevölkerung mit Influenza-Vakzinen zu versorgen. Dass die Umsetzung an verschiedenen organisatorischen Problemen und Materialmangel scheiterte, darf nicht darüber hinwegtäuschen, dass die Influenza-Prävention in der DDR auch über die Schutzimpfung hinaus eine wichtige Rolle einnahm.

Obwohl die Schweine- bzw. Jersey-Grippe in der ersten Meldung des ‚Deutschen Ärzteblatt' im Juni 1976 noch als potenzielles Risiko erachtet wurde, blieb diese Feststellung ein Einzelfall. Weder nahm die Schweine- bzw. Jersey-Grippe danach einen größeren Stellenwert in der Berichterstattung ein, noch wurde ein Vergleich mit der Spanischen Grippe gezogen oder überhaupt Schlussfolgerungen für den Umgang mit der Influenza aus diesem Ereignis abgeleitet. Der Fokus lag deutlich stärker auf der epidemiologisch relevanteren Victoria-Grippe und den Erregern der Russischen Grippe. Interessanterweise wurde weder im ‚Deutschen Ärzteblatt' noch in der ‚Deutschen Medizinischen Wochenschrift' über die während der US-Impfkampagne aufgetretenen Impfschäden berichtet, obgleich diese nicht nur von anderen Stellen wie dem BGA genau beobachtet wurden, sondern für eine ärztliche Fachöffentlichkeit ohne Frage von Interesse gewesen sein dürften. Die ärztlichen Fachzeitschriften bewarben die Influenza-Schutzimpfung weiterhin.

Nachdem durch die dpa und das Nachrichtenmagazin ‚Der Spiegel' kurzzeitig vor einer neuen Pandemie gewarnt wurde, verloren auch die

Medien schnell das Interesse an der Schweine- bzw. Jersey-Grippe. Die Wochenzeitung ‚Die Zeit' kritisierte jedoch schon im Vorfeld den Umfang der US-amerikanischen Impfkampagne, welche angesichts der wenigen durch das Jersey-Virus hervorgerufenen Influenza-Fälle als überzogen dargestellt wurde. Zudem berichtete ‚Die Zeit' von Impfschäden, welche durch die Impfung aufgetreten waren. In der DDR-Presse wurde hingegen weiter an die bereits während der Hongkong-Grippe propagierten Maßnahmen, bestehend aus Schutzimpfung und persönlicher Hygiene, festgehalten. Insgesamt fanden sowohl die Jersey-Grippe als auch Epidemien wie die Victoria-Grippe in den 1970er Jahren ein zurückhaltendes mediales Echo.

5.7 Interludium: die nächste Influenza kommt bestimmt

Nach der sogenannten Schweine- bzw. New-Jersey-Grippe nahm das politische und öffentliche Interesse an der Influenza wieder ab, doch setzten sich Wissenschaftler verschiedener Disziplinen weiter mit der Frage auseinander, welche Risiken von der Influenza ausgehen und wie man diese kontrollierbar machen könnte. Der wissenschaftliche Diskurs um die Influenza blieb nicht dabei stehen, historisches Wissen miteinzubeziehen. Tatsächlich muss der Diskurs vor dem Hintergrund gesehen werden, über die Instrumentalisierung von historischen Erfahrungsräumen eine zukünftige Entwicklung der Influenza zu antizipieren oder gar zu extrapolieren, um zeitnah vor möglichen Risiken warnen zu können.

Die Notwendigkeit, vor einem Influenza-Risiko zu warnen, ergibt sich nur dann, wenn davon ausgegangen wird, dass ein solches Risiko weiterhin besteht. Tatsächlich hatte sich die Schweine- bzw. Jersey-Grippe als Phantasma herausgestellt, denn sie war nicht zu der befürchteten Pandemie herangereift. Darüber hinaus waren andere Influenza-Ereignisse wie die epidemische Victoria-Grippe unterschätzt worden bzw. fanden deutlich weniger Beachtung. Für die Überschätzung des Jersey-Virus war vor allem die historische Erfahrung und der Abgleich mit der Spanischen Grippe verantwortlich. Trotz dieser Fehleinschätzung blieb die Spanische Grippe weiterhin die wichtigste Referenz für eine große Influenza-Pandemie, so 1979 bei Haas[900] und 1986 bei Pyle. Letzterer setzte die

900 Vgl. Haas: Influenza – Bagatelle oder Bedrohung, S. 206 f.

Spanische Grippe bewusst oder unbewusst sprachlich mit dem Ersten Weltkrieg (im Englischen ‚Great War') gleich, indem er wiederholt von „Great Pandemic" sprach.[901] Der deutsche Historiker VASOLD suchte 1991 hingegen den Vergleich mit der Pest: „Es ist fraglich, ob seit dem Tod in der Mitte des 14. Jahrhunderts eine Pandemie weltweit so viele Todesopfer gefordert hat wie die große Grippepandemie von 1918/19."[902] Für die Statistiker und Demographen CLIFF, HAGGET und ORD war die Spanische Grippe auch im Jahre 1986 bezüglich ihrer Vernichtungskraft in etwa mit beiden Weltkriegen zusammen vergleichbar.[903] Ein weiteres interessantes Phänomen besteht darin, dass die Spanische Grippe mit fortlaufender Historisierung immer größer und gravierender wurde. So berechneten JOHNSON und MÜLLER im Jahre 2002 in ihrem vielsagenden Artikel *Updating the accounts* die Sterblichkeit durch die Pandemie von 1918 neu. War man 1921 noch von 21,5 Mio. Toten ausgegangen, so nahm der Wert u. a. durch die Historisierung der Pandemie in den bisher oft vergessenden Kolonialgebieten kontinuierlich zu. Anfang des 21. Jahrhunderts ging man schließlich von bis zu 100 Mio. Todesopfern durch die Spanische Grippe aus.[904]

Aber auch ohne den Rekurs auf die Spanische Grippe blieb die Influenza als solche eine Herausforderung. Für HAAS wie für viele andere Wissenschaftler war es die Wandlungsfähigkeit, welche manchen Influenza-Erreger zu einem „Killervirus"[905] macht. Wiederholt hatte das sich schnell verändernde Virus die Forschung überholt, sodass Vakzine nicht rechtzeitig zur Verfügung standen. Wie sollte es da möglich sein, „the last of the Great plagues"[906], wie CLIFF ET AL. die Influenza insgesamt bezeichneten, kontrollierbar zu machen? Mathematische Modelle sollten dabei helfen, Alarmsignale für die Ausbreitung der Influenza zu identifizieren: Wann bzw. in welchen Zyklen und an welchem Ort treten Pandemien und Epidemien auf? Welche Anhaltspunkte können für ein drohendes Seuchenereignis identifiziert werden? HAAS versuchte diesen Fragen mittels immunolo-

901 Vgl. Pyle: The diffusion of influenza.

902 Vasold: Pest, Not und schwere Plagen, S. 270.

903 Vgl. Cliff; Haggett; Ord: Spatial aspects of influenza epidemics, S. 1.

904 Vgl. Johnson, Niall; Müller, Jürgen: Updating the Accounts. Global Mortality of the 1918–1920 'Spanish Influenza Pandemic', in: Bulletin of the History of Medicine, Jg. 76, 1 (2002), S. 105–115.

905 Haas: Influenza – Bagatelle oder Bedrohung, S. 209.

906 Cliff; Haggett; Ord: Spatial aspects of influenza epidemics, S. 268.

gischen Untersuchungen von verschiedenen Alterskohorten nachzugehen, um herauszufinden, wie sich das Influenzavirus in der Vergangenheit verändert hatte.[907] Wann immer sich Viren in der Vergangenheit stark veränderten (Antigen-Shift), habe die Influenza-Sterblichkeit zugenommen.[908]Auch die geographische Verortung des Virus spielte dabei eine Rolle. So warnte HAAS davor, dass „seit über 20 Jahren (...) alle virologischen Neuerscheinungen des Influenza-A-Virus aus dem asiatischen Raum gekommen“[909] seien.

Bei der Erforschung der Influenza zeichneten sich Kooperationen zwischen verschiedenen Wissens- und Forschungsbereichen wie der Epidemiologie, der Geographie, der Demographie und der Statistik ab. Die Epidemiologie bzw. epidemiologisch arbeitende Behörden lieferten Rohdaten wie beispielsweise die Influenza-Übersterblichkeit.[910] Das folgende Diagramm kann als paradigmatisch für die Publikationen in den genannten Wissensbereichen angesehen werden. Auf der Ordinatenachse ist die angenommene Influenza-Übersterblichkeit[911] für 35 US-amerikanische Städte gegen den zeitlichen Verlauf auf der Abszissenachse aufgetragen. Neben der vor allem im Winter auftretenden saisonalen Influenza hebt sich die Sterblichkeit der Spanischen Grippe soweit ab, dass sie sich in den Worten von PYLE „off the top of the chart“[912] befindet. Gut erkennbar ist zudem, dass die Spanische Grippe in mehreren Wellen ablief:

---

907 Vgl. Haas: Influenza – Bagatelle oder Bedrohung, S. 212.

908 Vgl. Ibid., S. 219–221.

909 Ibid., S. 218.

910 In den USA setzte sich insbesondere der Epidemiologe Alexander LANGMUIR maßgeblich für die Datenerhebung für Polio- und Influenzafälle ein. Diese wurden durch US-Behörden ermittelt und wöchentlich in sogenannten *Morbidity and Mortality Weekly Reports* (MMWR) zur Verfügung gestellt. Vgl. Thacker, Stephen B.; Gregg, Michael B.: Implementing the Concepts of William Farr: the Contributions of Alexander D. Langmuir to Public Health Surveillance and Communications, in: American Journal of Epidemiology, 144/8 - Supplement (1996), S. S23–S28.

911 Bei der Influenza-Übersterblichkeit werden komplexe Algorithmen verwendet, beispielsweise nach SERFLING, um die demographisch erwartbare ‚normale' Sterblichkeit mit aktuellen Influenza-Ereignissen abzugleichen und eine valide Exzessmortalität zu berechnen. Vgl. Pyle: The diffusion of influenza, S. 11–21.

912 Pyle: The diffusion of the influenza, S. 39. Wie an der Graphik zu erkennen, müsste die Ordinatenachse um den Faktor 6 verlängert werden, um die Übersterblichkeit der Spanischen Grippe doch noch einzupassen.

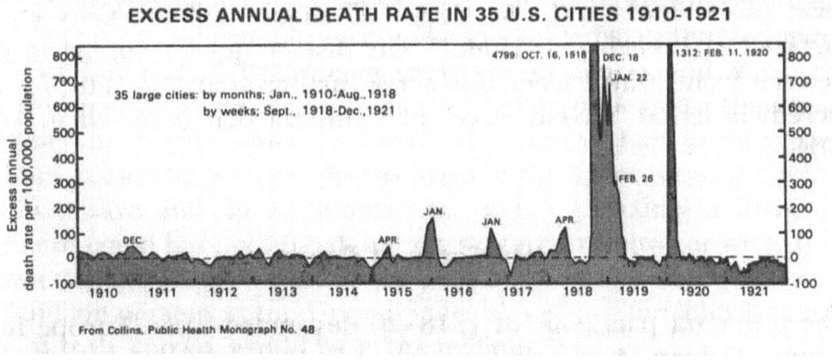

Abb. 11: Eine für die weitere mathematische Auswertung verbreitete graphische Darstellung der Übersterblichkeit[913]

In der Folge größerer Influenza-Ereignisse versuchte man, anhand der Entwicklung der Übersterblichkeit Gesetzmäßigkeiten zu erkennen. Offensichtlich war, dass insbesondere die Wintersaison die Ausbreitung der Influenza beförderte und daher mit vielen Todesfällen einherging.[914] Darüber hinaus versuchten Forscher wie Robert E. SERFLING und S. D. COLLINS mittels mathematischer Beschreibung der Graphen und der epidemiologischen Kennzahlen auch Gesetzmäßigkeiten und Algorithmen zu entwickeln, die eine Voraussage des zukünftigen Influenza-Geschehens zuließen.[915] Auch wurden globale Ausbreitungsmuster der Influenza berücksichtigt, indem man beispielsweise untersuchte, ob bestimmte Siedlungsformen besonders vulnerabel für die Influenza sind oder der Frage nachging, warum sich die Influenza auf der nördlichen und der südlichen Hemisphäre unterschiedlich ausbreitete.[916] Nach den Erfahrungen der Schweinegrippe 1976/1977 äußerten Kritiker verstärkt Zweifel an dem Versuch, mittels mathematischer Modelle und insbesondere der immer wieder postulierten ‚pandemischen Zyklen' kommende Pandemien vor-

---

913 Ibid. (Figure 3.2).

914 Vgl. z. B. Cliff; Haggett; Ord: Spatial aspects of influenza epidemics, S. 25–27.

915 COLLINS begann damit bereits in den 1930er Jahren – sein Modell scheiterte allerdings bei der Voraussage der Asiatischen Grippe. Auch PYLE gehört dieser Gruppe epidemiologisch-statistisch arbeitenden Forschern an. Vgl. generell Pyle: The diffusion of Influenza, S. 11–14, S. 33–35, S. 53–56.

916 Vgl. Cliff; Haggett; Ord: Spatial aspects of influenza epidemics, S. 110–119, S. 128–131, S. 29–44.

auszusagen. Man rückte in der Folge stärker von der ‚Gewissheit' einer kommenden Pandemie ab und ging zu probabilistischen Aussagen über.[917]

Dass jedoch auch Wahrscheinlichkeiten ein kommunikatives Eigenleben entwickeln können, wird im Folgenden zu zeigen sein. Auch nach den Erfahrungen der Schweine- bzw. Jersey-Grippe waren die historischen Erfahrungen über die Influenza die wichtigste Referenz. Wie sich die Erfahrungen veränderten und welche Erwartungen diese bedingten bzw. inwiefern die weitere Historisierung früherer Influenza-Ereignisse zu einer ‚allumfassenden Prävention' im Rahmen der Vogel- und Schweinegrippe führte, soll im Folgenden gezeigt werden.

---

917 Vgl. Fineberg, Harvey V.: Preparing for Avian Influenza. Lessons from the "Swine Flu Affair", in: The Journal of Infectious Diseases, 197 - Supplement 1 (2008), S. 14–18.

6. Auf dem Weg zur ‚allumfassenden Prävention'

6.1 Alte und neue Viren: die Angst vor der Vogelgrippe ab den 1990er Jahren

Die Vogelgrippe bzw. Geflügelpest ab 1997 und die Schweinegrippe von 2009/2010 läuteten eine neue Phase in der Wahrnehmung der Influenza ein. Während die ‚allumfassende Prävention' in den 1970er Jahren ausschließlich eine Maßnahme der USA gewesen war, welcher somit eine Art Vorreiterrolle zukam, reagierten in den 2000er Jahren auch andere Nationen und zogen eine großangelegte Prävention gegen tatsächliche oder mögliche Influenza-Ausbrüche in Betracht. Als weitere Zäsur ist anzuführen, dass diese Präventionsmaßnahmen eindeutig im Einklang mit dementsprechenden WHO-Empfehlungen standen. Im Gegensatz zu früheren pandemischen Ereignissen wurde während der Vogelgrippe in verschiedenen Öffentlichkeiten eine konsequentere Vorbereitung auf derartige Seuchenereignisse gefordert. Im Folgenden wird es zunächst darum gehen, die Rolle der Vogelgrippe bzw. Geflügelpest als Alarmsignal zu rekonstruieren. Anschließend wird der tatsächliche Präventionsversuch gegen die Schweinegrippe in der BRD als Untersuchungsgegenstand herangezogen.

6.1.1 Das erneute Interesse der Wissenschaften an der Influenza

6.1.1.1 Vogelgrippe-Alarm vor dem Hintergrund gehäuft auftretender Zoonosen

Im Jahre 1997 ereignete sich die erste Übertragung eines Influenzavirus vom Typ H5N1 von einem Vogel auf den Menschen. Zuvor war man in der Wissenschaft davon ausgegangen, dass aviäre Influenzaviren, die wiederholt für das Ausbrechen der Geflügelpest bei Nutztieren verantwortlich gemacht wurden, nicht dazu in der Lage wären, auch den menschlichen Körper zu befallen.[918] Nicht nur bei der Influenza, sondern bei allen möglichen Erkrankungen rückte der Tier-Mensch-Kontakt bei Krankheitsüber-

918 Vgl. Witte: Tollkirschen und Quarantäne, S. 87.

tragungen stärker in den Mittelpunkt. Während für die Pest und die Malaria die Relevanz von tierischen Vektoren schon lange bekannt war, nahm die Zahl der Erkrankungen, die sich Mensch und Tier teilen, bis zum Jahre 1993 auf die folgenden Werte zu: Mit Schweinen ergaben sich demnach 42 zoonotische Erkrankungen, mit Nutzvieh 50, mit Schafen und Ziegen 46, mit Pferden 35, mit Geflügel 26 und aufgrund der sehr frühen Domestikation sogar 65 Erkrankungen mit Hunden[919] Bei der Influenza stand lange Zeit das Schwein als Quelle und Überträger von Viren im Mittelpunkt. Zur Jahrtausendwende rückten dann Vögel in den Vordergrund. Kommen vereinzelt Influenza-Virustypen auch in Schweinen (H1N1, H3N2) und Pferden (H7N8, H3N8) vor, so hatte man bis 2006 bereits 16 Virustypen in Vögeln gefunden.[920] Der Begriff ‚aviär‘ fand in der deutschen medizinischen Fachsprache einen ungleich stärkeren Eingang als der Terminus ‚porkin‘.

Das in Vögeln herangereifte Virus H5N1 verhielt sich im Vergleich zu früheren Influenzaviren höchst aggressiv: Nur knapp jeder zweite Erkrankte überlebte die Infektion – trotz moderner intensivmedizinischer Behandlungsmöglichkeiten. Bis zum August 2010 waren 300 von 500 Personen, die sich mit H5N1 infiziert hatten, der Vogelgrippe erlegen.[921] Entlastend für das Vogelgrippe-Virus war jedoch, dass es sich unter Menschen sehr langsam ausbreitete, nicht über die Luft übertragbar war und es so im Vergleich mit den bisherigen Influenzaviren nur sehr wenige Infektionen gab. Allerdings war dies beim ersten Auftreten des Virus H5N1 nicht offensichtlich. Im Jahre 1997 hatten Ärzte und Wissenschaftler vor allem ein neues Virus vor Augen, das überall in Geflügel vorkommen und binnen kürzester Zeit einen erkrankten Menschen töten konnte. So sah der am RKI beschäftigte Virologe Walter Haas die direkte Übertragung aviärer Influenza-Erreger auf den Menschen als gravierende Zäsur.[922] Auch

---

919 Vgl. Kiple, Kenneth F.: The Ecology of Disease, in: Bynum; W.F.; Porter, Roy (Hrsg.): Companion Encyclopaedia of the History of Medicine. 2 Bände, London/New York 1993, Bd. 1, S. 357–381, hier: S. 361.

920 Vgl. Alexander, D. J.: Avian Influenza Viruses and Human Health, in: Schudel, Alejandro; Lombard, Michel (Hrsg.): OIE/FAO International Scientific Conference on Avian Influenza. Paris, France, 7. –8. April 2005; Proceedings of a conference organized by the World Organisation for Animal Health (Development in Biologicals 124), Basel, Freiburg, Paris u. a. 2006, S. 77–84, hier: S. 77 f.

921 Vgl. Robert Koch-Institut: Influenza (2011), aktualisierte Fassung des Epidemiologischen Bulletins 7/1999, S. 13 f.

922 Vgl. Haas: Influenza, S. 16.

traten größere ökologisch-ökonomische Zusammenhänge immer stärker in den Vordergrund, denn Geflügel und Geflügelerzeugnisse sind eine weltweit verbreitete Im- und Exportware.

Ungleich stärker als in Deutschland reagierten US-amerikanische Wissenschaftler auf das Auftreten eines neuen Influenzavirus, dem offenbar nicht einmal durch die neuesten Kenntnisse der Medizin Einhalt geboten werden konnte. So hielten 1998 die Virologen Nicholson und Webster das Auftreten einer Pandemie vom Ausmaß der Spanischen Grippe für wahrscheinlich:

> A H5N1 ('bird flu'), should alert us to the possibility that, despite medical and virological advances in recent years, a future pandemic could cause as many millions of deaths in young adults as the infamous Spanish flu of 1918–19.[923]

Noch deutlicher wurden die beiden Wissenschaftler Webby und Webster in ihrem Aufsehen erregenden Aufruf in der Zeitschrift ‚Science'. Die beiden Virologen forderten, sich unmittelbar auf eine Reihe neuer mikrobiologischer Bedrohungen und dabei an erster Stelle der Influenza vorzubereiten:

> During the past year, the public has become keenly aware of the threat of emerging infectious diseases with the global spread of severe acute respiratory syndrome (SARS), the continuing threat of bioterrorism, the proliferation of West Nile virus, and the discovery of human cases of monkeypoxin the United States. At the same time, an old foe has again raised its head, reminding us that our worst nightmare may not be a new one. In 2003, highly pathogenic strains of avian influenza virus, including the H5N1 and H7N7 subtypes, again crossed from birds to humans and caused fatal disease.[924]

Eine Gemeinsamkeit bei den hier aufgeführten Erkrankungen besteht darin, dass sie zoonotischen Ursprungs sind.[925] Auch die nach den Terroranschlägen vom 11. September 2001 stetig gewachsene Angst vor Bioterrorismus, man erinnere sich an die Milzbrand-Anschläge in den USA im

923 Nicholson; Webster: Preface, S. xiii–xiv.

924 Webby, Richard J.; Webster, Robert G.: Are we ready for Pandemic Influenza?, in: Science, 302/1519 (2003), DOI: 10.1126/science.1090350, S. 1519–1522, hier: S: 1520.

925 Vgl. Robert Koch-Institut: Kurzbeschreibung: Humane Affenpocken, http://www.rki.de/DE/Content/Infekt/Biosicherheit/Agenzien/dl_Humane_Affenpocken.html – abgerufen am 21. Januar 2016 und zum West-Nil-Virus Ders.: Steckbriefe seltener und importierter Infektionskrankheiten, Berlin 2011, S. 44 f., 51 f.

September 2001,[926] bleibt bei Webby und Webster nicht unerwähnt. Die größte Gefahr ging jedoch nach Ansicht der Autoren von jenem „old foe" aus, der im Jahre 2003 wiederum die Artengrenze überschritt. Mit dem im Zitat genannten altbekannten und „albtraumhaften" Feind werden auch die Influenza-Erreger früherer Pandemien wie die der Jahre 1918, 1957, 1968 und 1976 abgedeckt, die alle in dem Artikel von Webby und Webster aufgeführt werden. Zu ihrer titelgebenden Kernfrage, „Are we ready for Pandemic Influenza?", stellen die Autoren fest, dass keine Nation auf eine kommende Pandemie vorbereitet sei. Die einzig effektive Antwort auf die Bedrohung könne die Produktion umfangreicher Impfstoffmengen sein, da es beispielsweise angesichts der im asiatischen Raum verbreiteten ‚wet markets' kaum eine Möglichkeit gäbe, die bestehenden Viren auszulöschen oder die Neuentwicklung von Viren zu verhindern.[927] Der Artikel der beiden Virologen schließt mit einer Warnung, die angesichts der vielen globalen Sicherheitsbedenken Anfang des 21. Jahrhunderts nicht gravierender sein könnte:

> Regardless of human endeavours, nature's ongoing experiments with H5N1 influenza in Asia and H7N7 in Europe may be the greatest bioterror threat of all. The time for talking is truly over. We must be prepared.[928]

Wenige Artikel waren bezüglich des Influenza-Risikos so drastisch formuliert wie der Aufruf von Webby und Webster. Dennoch wurde der Vogelgrippe-Virus zu Beginn des 21. Jahrhunderts zum wahrscheinlichsten Auslöser einer neuen Pandemie stilisiert. Auch die Reminiszenzen an die Spanische Grippe häuften sich. Die Vorstellung, dass die Erfahrungen aus der Spanischen Grippe für die Einschätzung der Vogelgrippe wichtig seien und dass daher die Pandemie von 1918 einer historischen und naturwissenschaftlichen Aufarbeitung bedürfe, gewann nach der Entdeckung von

926 Die Angst vor Zehntausenden Anthrax-verseuchten Briefen – eine Bedrohung, die es eigentlich gar nicht gab – wird beispielsweise in folgendem Artikel deutlich: Anonymus: Milzbrand. Zehntausende verseuchte Briefe?, in: Spiegel online vom 9. November 2001, http://www.spiegel.de/panorama/milzbrand-zehntausende-verseuchte-briefe-a-171005.html – abgerufen am 21. Januar 2016. Für das „Phantasma" einer omnipräsenten bioterroristischen Bedrohung sei auch verwiesen auf: Sarasin, Philipp: „Anthrax". Bioterror als Phantasma, Frankfurt am Main 2004.

927 Vgl. Webby; Webster: Are we ready for Pandemic Influenza?, S. 1520–1522.

928 Ibid., S. 1522. Erwähnenswert ist in diesem Zitat auch die Vorstellung einer personifizierten Natur, die als eine Art ‚Experimentator' in Erscheinung tritt und stetig neue Viren generiert.

H5N1 wieder an Aktualität.[929] Allerdings beschränkte sich die Rememorierung der Spanischen Grippe nicht auf die Ebene von Debatten und Publikationen. Thomas FRANCIS war es durch die Beschreibung des Immungedächtnisses, das er in der Aschoff-Vorlesung von 1969 ausführte,[930] gelungen, der Reaktion des menschlichen Immunsystems auf die Influenza eine materielle Gestalt zu geben, wodurch eine neue Ebene der Historisierung ermöglicht wurde. Ab den 1990er Jahren wurde das Virus von 1918 regelrecht rematerialisiert. Ein Forscherteam um den US-amerikanischen Virologen Jeffery K. TAUBENBERGER gelang es in den 2000er Jahren, den Erreger der Spanischen Grippe tatsächlich nachzuzüchten und implizit den Erfahrungsraum zur Influenza nochmals neu zu bestimmen.

6.1.1.2 Die viroarchäologische Entschlüsselung der Spanischen Grippe

Bereits während der Spanischen Grippe entnahm die US-Army einigen an Grippe verstorbenen Soldaten Autopsieproben und lagerte diese dauerhaft, um sie für spätere Untersuchungen nutzbar zu machen. 1951 wurden in Alaska vier Leichen einer Siedlung amerikanischer Ureinwohner exhumiert. Diese waren durch den Permafrost-Boden sehr gut erhalten. In dem Dorf der Ureinwohner waren während der Spanischen Grippe innerhalb von nur fünf Tagen ca. 85 % der erwachsenden Bevölkerung verstorben, sodass die Wahrscheinlichkeit groß war, hier an untersuchbares Virusmaterial der Pandemie von 1918 zu gelangen. Dazu wurden aus den Organen der Verstorbenen Proben entnommen, die histologisch und virologisch untersucht werden sollten. Allerdings gab es in den frühen 1950er Jahren noch keine Möglichkeit, das Material molekulargenetisch zu entschlüsseln. Der strukturelle Aufbau der DNS wurde erst 1953 beschrieben.[931]

Im Jahre 1995 begannen der Wissenschaftler TAUBENBERGER und sein Team mit der Rekonstruktion des Virus, das die Spanische Grippe ausgelöst hatte. Aufgrund von Aufzeichnungen über Blutuntersuchungen, die in

929 Vgl. z. B. Garcia-Sastre, Adolfo; Whitley, Richard J.: Lessons Learned from Reconstructing the 1918 Influenza Pandemic, in: The Journal of Infectious Diseases, 194 – Supplement 2 (2006), S. 127–132.

930 Vgl. Kapitel 4.2.4.

931 Vgl. Taubenberger, Jeffery K.: Genetic characterisation of the 1918 'Spanish' influenza virus, in: Phillips, Howard; Killingray, David (Hrsg.): The Spanish Influenza Pandemic of 1918–19. New perspectives (Routledge studies in the social history of medicine 12), London/New York 2005, S. 39–46, hier: S. 42.

den 1930er Jahren bei Überlebenden der Spanischen Grippe durchgeführt wurden, ließ sich rekonstruieren, dass es sich bei dem Virus von 1918 um den Subtyp H1N1 handelte. Zur weiteren Rekonstruktion griffen sie zunächst auf die Autopsieproben der US-Army zurück und untersuchten Proben von insgesamt 78 vermeintlichen Grippeopfern. Allerdings stellte sich heraus, dass die meisten Soldaten nicht an der Spanischen Grippe selbst, sondern an Sekundärerkrankungen wie Lungenentzündungen gestorben waren, die durch die Influenza begünstigt wurden. In diesen Fällen konnte keine Virus-RNA isoliert werden. Allenfalls bei Soldaten, die binnen kürzester Zeit durch die Zersetzung der Lunge den Tod erlitten, war die Wahrscheinlichkeit eines influenzabedingten Todes groß. In diesen Fällen bestand eine gute Chance, das Virus sichtbar zu machen. Bis 1997 konnten Taubenberger et al. in lediglich zwei Fällen das Influenzavirus nachweisen. Dieses stammte von Soldaten, die 1918 in New York bzw. South Carolina gestorben waren. Allerdings ließen sich aus dem Material weniger als 150 Basenpaare der Virus-RNA isolieren, was nach Einschätzung von Taubenberger nicht ausreichend war, um einen Abgleich mit anderen Influenzaviren vorzunehmen.[932]

Erst durch den Kontakt zum Pathologen Johan V. Hultin gelang das Forscherteam an jenes Material, welches im Rahmen der bereits erwähnten Alaska-Expedition archiviert worden war. Insbesondere die Autopsie einer Frauenleiche erwies sich als aufschlussreich: Hier konnte Virus-Material aus einer massiven Lungeneinblutung gewonnen werden. Auch diese Probe reichte für sich genommen nicht aus, um den Influenza-Erreger zu rekonstruieren. Allerdings ergab sich aus dem Abgleich von allen bisherigen Funden, den Todesfällen aus Alaska, aus New York und South Carolina, die Möglichkeit, ein Teil der Oberfläche (die Hämagglutinin-Komponente) des Virus von 1918 wiederherzustellen. Dabei offenbarte sich der interessante Befund, dass es sich bis auf minimale Abweichungen bei allen aufgefundenen Erregern um Viren mit einer identischen RNA handelte. Damit erschien es zum einen unwahrscheinlich, dass sich das Virus zwischen 1918 und 1920 stark veränderte. Bisher war die hohe Variabilität der Influenza immer wieder als Erklärung herangezogen worden, dass sich die Spanische Grippe zwischen 1918 und 1920 global in drei Wellen ausbreitete. Zum anderen galt es durch die fast vollständige Übereinstimmung

932 Vgl. Ibid., S. 40–43.

der RNA als sehr wahrscheinlich, den Erreger von 1918 gefunden zu haben.[933]

Erst zehn Jahre nach Beginn des Projektes gelang die vollständige Sequenzierung des Erregers der Spanischen Grippe, womit nicht nur die Hämagglutinin- und Neuraminidase-Oberfläche, sondern auch der innere Virus-Aufbau erschlossen werden konnte. Die Ergebnisse dieser Forschung, welche zwischenzeitlich immer wieder zu Artikeln u. a. in bedeutenden Fachzeitschriften führten, wurden im Jahre 2005 sowohl in der Zeitschrift ‚Nature' als auch – mit einiger Verzögerung – in der Zeitschrift ‚Science' publiziert.[934] Die Arbeit von TAUBENBERGER und seinem Team wurde als großer Durchbruch gefeiert. Bereits vor der vollständigen Entschlüsselung des genetischen Codes hatten die beteiligten Wissenschaftler die These aufgestellt, dass auch das Virus der Spanischen Grippe aviären Ursprungs gewesen sein könnte.[935] Die Ergebnisse der genetischen Rekonstruktion sowie weitere phylogenetische Abgleiche legten nun nahe, dass es sich auch bei dem 1918 bis 1920 weltweit zirkulierendem Influenzavirus um eine Art Vogelgrippe handelte, die sich an den Menschen angepasst hatte. Erst von dort sei das Virus auf das Schwein übergesprungen; das Schwein sei demnach nicht das ursprüngliche *mixing vessel* der Spanischen Grippe. Zudem konnten Übereinstimmungen zwischen dem Erreger von 1918 und späteren Viren gefunden werden. Dazu gehörten Erreger von Pandemien wie der Asiatischen Grippe und der Hongkong-Grippe, aber auch das Virus der ab dem Jahre 1997 zirkulierenden Vogelgrippe.[936]

Basierend auf den Forschungen von TAUBENBERGER ET AL. züchtete die US-Seuchenbehörde CDC das Virus von 1918 nach und erprobte es an Mäusen. Dieser Versuch förderte die Virulenz und die Aggressivität des Erregers der Spanischen Grippe zutage. Das Virus produzierte in der gleichen Zeit etwa 50-mal so viele Viruspartikel in einer infizierten Lungenzelle wie ein herkömmliches Influenzavirus. Es breitete sich im Gegensatz

---

933 Vgl. Ibid., S. 43–45.

934 Vgl. Taubenberger, Jeffery K.; Reid, Ann H.; Lourens, Raina M. et al.: Characterization of the 1918 influenza virus polymerase genes, in: Nature, 437 (2005), doi: 10.1038/nature04230, S. 889–893 und Tumpey T. M., Basler C. F., Aguilar P. V.: Characterization of the reconstructed 1918 Spanish influenza pandemic virus, in: Science 310 (2005), S. 77–80.

935 Vgl. Taubenberger: Genetic characterisation of the 1918 'Spanish' influenza virus, S. 44.

936 Vgl. Taubenberger et al.: Characterization of the 1918 influenza virus polymerase genes sowie Witte: Tollkirschen und Quarantäne, S. 88 f.

zu den üblichen Influenzaviren mit einer etwa 10.000-fachen Geschwindigkeit aus und tötete zudem ausnahmslos alle Versuchstiere, wohingegen in einer Kontrollgruppe keine einzige Maus einem konventionellen Influenzavirus erlag.[937] Im Jahre 2008 gaben die Wissenschaftler Garcia-Sastre und Whitley zu bedenken, dass die genetische Entschlüsselung der Spanischen Grippe zwar ein großer wissenschaftlicher Erfolg sei, jedoch keine Erklärung für die Aggressivität und die Wirksamkeit des Virus in der damaligen Bevölkerung offeriere. Auch ließen sich aus den Überschneidungen zwischen dem Erreger der Spanischen Grippe und dem neuen Vogelgrippe-Virus H5N1 kaum Aussagen zu den zukünftigen Risiken durch die Influenza ableiten. Garcia-Sastre und Whitley kamen zu dem Schluss, dass mit modernen medizinischen Methoden ein Virus wie das von 1918 erfolgreich unter Kontrolle gebracht werden könnte. Allerdings gelte dies nur, insofern alle notwendigen Präventionsmaßnahmen – insbesondere Schutzimpfungen – ergriffen würden.[938] 2005 dürfte somit die Fachöffentlichkeit für das Thema Influenza sensibilisiert gewesen sein. Eine breite Öffentlichkeit sollte bald folgen.

6.1.1.3 Zwischen Gesellschaftskritik und überzogener Alarmierung – Davis' Menetekel der Vogelgrippe

In den 2000er Jahren wurde der Diskurs um die Influenza im Allgemeinen und die Vogelgrippe im Speziellen um weitere Fragmente und Narrationen angereichert. Als paradigmatisch kann hier die Abhandlung von Mike Davis mit dem Titel *Vogelgrippe. Zur gesellschaftlichen Produktion von Epidemien*, im englischsprachigen Original *The monster at our door: the global threat of avian flu*, genannt werden. Der sich selbst als politisch links stehender Aktivist verortende Historiker und Sozialwissenschaftler Mike Davis ist in den USA vor allem mit Publikationen über Stadtgeschichte, soziale Ungleichheit und Umweltzerstörungen durch einen aus seiner Sicht entgrenzten Kapitalismus bekannt geworden.

In seiner Monographie über die Vogelgrippe von 2005 stellt Davis die These auf, dass eine neue Influenza-Pandemie unumgänglich sei und vor

937 Vgl. Dickmann, Petra: Biosecurity. Biomedizinisches Wissen zwischen Sicherheit und Gefährdung, Bielefeld 2012, S. 148–151.

938 Vgl. Garcia-Sastre; Whitley: Lessons Learned from Reconstructing the 1918 Influenza Pandemic.

allem durch die ausbeuterischen ökologischen und ökonomischen Bedingungen des 20. und 21. Jahrhunderts bedingt würde. Als sozial- und wirtschaftskritischer Autor macht Davis die Defizite der global vernetzten Welt mit ihren etablierten Machtstrukturen für das Influenza-Risiko mitverantwortlich. Die Herausbildung neuer, mutierter Viren würde begünstigt durch anthropogene

> ökologische Schocks wie Ferntourismus, Zerstörung von Feuchtgebieten, industrielle ‚Revolution der Massentierhaltung' und Verstädterung der Dritten Welt sowie das damit einhergehende Entstehen von Megaslums (...).[939]

Die Leittragenden der sich ausbreitenden Infektionskrankheiten seien zumeist sozial schlecht gestellte Menschen in Drittweltländern. Diesen fehle es nicht nur an einer adäquaten medizinischen Versorgung; im Falle der Vogelgrippe hätten in Südostasien die behördlich erzwungenen Massenschlachtungen von Geflügel, welche aufgrund des sich ausbreitenden H5N1-Virus als einzig gangbares Mittel zur Eindämmung angesehen wurden, die ökonomische Grundlage der einkommensschwachen Schichten zerstört. Die wohlhabenden Industriestaaten begegneten diesen Missständen mit Gleichgültigkeit. Pharmakonzerne würden nicht in unprofitable Impfmittel sondern in den Absatz von Fettsenkern und Potenzmittel gegen erektile Dysfunktionen (z. B. Viagra) investieren. US-Präsident Bush hingegen konzentriere die vorhandenen wissenschaftlichen Kapazitäten auf die Erforschung möglicher Abwehrstrategien gegen Biowaffen.[940]

Das eigentlich Interessante an der Monographie von Davis ist jedoch weniger die geäußerte Sozial- oder Globalisierungskritik, sondern die Frage, welches pandemische Potenzial der Vogelgrippe attestiert wird und wie diese Einschätzung zustande kommt. Tatsächlich beginnt Davis seine Abhandlung mit der Feststellung, dass die Spanische Grippe 100 Mio. Menschen das Leben gekostet habe. Davis beruft sich auf die WHO, welche 2004 äußerte, dass die Pandemie von 1918 die „tödlichste Krankheit in der Geschichte der Menschheit"[941] gewesen sei, welche jedoch als „Blaupause für die schlimmsten Befürchtungen des Gesundheitswesens in

939 Davis: Vogelgrippe, S. 13.

940 Vgl. Ibid., S. 9–13, S. 32, S. 118–121. Die These, dass die Abwehr von Biowaffen seit der Häufung terroristischer Anschläge zu Beginn des 21. Jahrhunderts eine vordringlichere Aufgabe geworden sind, vertritt auch Sarasin, vgl. Sarasin: „Anthrax".

941 Davis: Vogelgrippe, S. 27. Davis zitiert hier aus: World Health Organization, Executive Board: 114th Session - Report by Secretariat (08. April 2004). Avian in-

Bezug auf die Bedrohung durch die Vogelgrippe"[942] diene. Es seien laut DAVIS Autoren wie Richard COLLIER gewesen, welche die Spanische Grippe der Vergessenheit entrissen hätten.[943] Mit dem erneuten Auftreten von hochpathogenen Influenzaviren in Südostasien, der Vogelgrippe, würden die Erfahrungen der Spanischen Grippe erneut relevant. Es muss an dieser Stelle nochmals verdeutlicht werden, dass DAVIS mit seinen Einschätzungen sowohl zur Relevanz der Spanischen Grippe als auch zum Risiko durch die Vogelgrippe keine Einzelmeinung vertrat. So ist dem von DAVIS zitierten Dokument der WHO noch der folgende Passus zu entnehmen:

> Concern about a future influenza pandemic has a strong historical base. Although the timing cannot be predicted, influenza pandemics have followed a recurring pattern and invariably cause great loss of life, social disruption, and economic costs. The previous century experienced three pandemics. Of these, the great pandemic of 1918–1919 is regarded as the most deadly disease event in the history of humanity.[944]

Für DAVIS bleibt der erfolglose Kampf gegen die Spanische Grippe am Ende des Ersten Weltkrieges die größte Niederlage der modernen Medizin. Auch aus den darauffolgenden Pandemien im Jahre 1957 und 1968 hätten die Verantwortlichen in der Gesundheitspolitik nichts gelernt. Nicht die Eindämmungsmaßnahmen, sondern alleine die geringe Virulenz jener Viren, welche die Asiatische Grippe und die Hongkong-Grippe verursachten, hätte eine erneute Pandemie vom Ausmaß der Spanischen Grippe unwahrscheinlich gemacht. Für eine Prognose zur möglichen Mortalität einer Vogelgrippe-Pandemie führt DAVIS verschiedene Quellen an, die ausschließlich Katastrophenszenarien aufzeigen und letzten Endes in etwa an der Mortalität der Spanischen Grippe orientiert sind: In einer ersten Schätzung ging der WHO-Mitarbeiter STÖHR bei einer weltweiten Verbreitung der Vogelgrippe von etwa 2–7,4 Mio. Todesopfern aus. Bei einer Stellungnahme des damaligen US-Gesundheitsministers THOMPSON am 3. September 2004 erschienen 30–70 Mio. Todesopfer plausibel. Shigeru OMI, Sprecher der WHO, meinte am 29. November 2004, dass auch 100 Mio. Todesopfer

---

fluenza and human health, http://apps.who.int/iris/bitstream/10665/20166/1/B114_6-en.pdf – abgerufen am 18. April 2013, S. 1.

942 Davis: Vogelgrippe, S. 27.

943 DAVIS bezeichnet COLLIERS *The plague of the Spanish Lady* zwar als anekdotenhaft, hält die Abhandlung trotzdem für wichtig. Vgl. Davis: Vogelgrippe, S. 27. Für die Monographie von COLLIER vgl. auch Kapitel 5.1.1.

944 World Health Organization: Report by Secretariat (08. April 2004), S. 1.

nicht unrealistisch seien. Nehme man hingegen die bisher beobachtete Letalität der neu entdeckten H5N1-Variante als Grundlage, müsse man mit 1 Mrd. Todesopfern (sic!) rechnen.[945]

Interessant ist, dass Mike Davis sich in seiner Monographie wiederholt auf die Aussagen des 2005 noch als WHO-Mitarbeiter fungierenden Wissenschaftlers Klaus Stöhr bezog. Der in Deutschland promovierte Veterinärmediziner, Virologe und Epidemiologe Stöhr durchlief in kurzer Zeit verschiedene Stationen bei der WHO und war dort schließlich für die Überwachung der Influenza und von SARS zuständig, wofür ihm umfangreiche Ressourcen zugewiesen wurden. Stöhr und sein Team gelang es 2003 in weniger als vier Wochen, das für SARS verantwortliche Corona-Virus aufzuspüren.[946] Im Jahre 2005 hielt der WHO-Funktionär zur Vogelgrippe fest, dass die Anzeichen für eine neue Pandemie in etwa so signifikant seien wie kurz vor dem Ausbruch der Hongkong-Grippe im Jahre 1968.[947] Stöhr stellte darum Kontakte zur Pharmaindustrie bezüglich der Produktion von Grippeimpfstoffen her. Seine letzte Position bei der WHO war die eines Senior Adviser für die Impfstoffentwicklung. Überraschend nahm Stöhr im Mai 2007 eine leitende Position für den Pharmahersteller Novartis an, wo er als leitender Direktor unter anderem dem Impfstoff-Verkauf vorsteht. Kritikern dieser personalpolitischen Rochade zwischen WHO und der Pharmaindustrie entgegnete der Wissenschaftler, er wolle einmal die Gegenseite und deren angeblich schlechtes Image kennenlernen.[948] Nach jüngsten Informationen war dieser ‚Kennenlernprozess' auch im Jahre 2016 noch nicht abgeschlossen.[949]

Der an sich sehr sozial- und industriekritische Mike Davis machte sich jedoch die Argumentation der WHO und diverser Impfstoffherstellern zu eigen, indem er anführt, dass angesichts der drohenden Vogelgrippe-Pandemie zu wenige Impfmittel und Virostatika vorhanden seien. Insbesondere wenn man bedenkt, dass auch der saisonalen Grippe jährlich 36.000 bis 50.000 Menschen zum Opfer fallen, könne man die Grippe nicht als

945 Vgl. Davis: Vogelgrippe, S. 34–42, S. 9, S. 108–111.

946 Vgl. Gewin, Virginia: Movers. Klaus Stöhr moves from the WHO to industry, in: Nature, 447 (2007), doi: 10.1038/nj7140-112a, S. 112.

947 Vgl. MacKellar: Pandemic Influenza, hier: S. 433.

948 Vgl. Gewin: Klaus Stöhr moves from the WHO to industry.

949 Vgl. International Society for Influenza and other Respiratory Diseases: Contact Information Klaus Stohr, https://isirv.org/site/index.php/board-members?id=64 – abgerufen am 22. Januar 2016.

ein lästiges aber harmloses Winterphänomen abtun. Einerseits wendet sich Davis ganz klar gegen Konzerne, welche die Extensivierung der Massentierhaltung vorantreiben und damit nicht nur Mensch und Umwelt schaden, sondern die Neubildung von Erregern riskieren und das allgemeine Infektionsrisiko erhöhen. Andererseits schätzt Davis die Gewinne, welche Impfstoffkonzerne aus der Herstellung von Influenza-Medikamenten beziehen, als zu gering ein, wenngleich im Pandemiefall über den staatlichen Kauf von Impfmitteln ein ausfallsicherer Absatzmarkt erzeugt wird.[950] Implizit liefert Davis damit in seiner Monographie *Vogelgrippe* alle Argumente, welche die Impfstoffhersteller benötigen, um ein sehr einträgliches Geschäft mit Grippe-Medikamenten wie Impfstoffen und Virostatika zu generieren. Wie noch zu zeigen sein wird, lag der Umsatz der Pharmahersteller über eben diese Medikamente in Höhe eines zweistelligen Milliardenbetrags (Euro). Für Davis steht hingegen außer Frage, dass

> der wissenschaftliche Konsens über die drohende Gefahr einer Vogelgrippe fast so breit und flächendeckend [ist] wie das Einvernehmen darüber, dass die globale Erwärmung weitgehend in die Verantwortlichkeit von Menschen fällt.[951]

Außer Frage sei, dass eine Wiederholung von 1918 mit gleichen oder schlimmeren Folgen bevorsteht.[952] Zugegebenermaßen sprach Anfang des 21. Jahrhunderts sehr viel für eine weltweite Ausbreitung des Vogelgrippe-Virus H5N1, welches hinsichtlich der Letalität jedes seiner Vorgänger übertraf. Wissenschaftler und Sprecher gesundheitspolitischer Institutionen hielten eine Vogelgrippe-Pandemie mit gravierenden Konsequenzen für sehr wahrscheinlich, sodass es naheliegend ist, dass Davis ebenfalls zu diesem Schluss kommen musste. Interessant ist allerdings, dass immer wieder die Spanische Grippe von 1918 – nicht die vergleichsweise harmlos verlaufenden Epidemien und Pandemien der folgenden Dekaden – als Referenz für ein zukünftiges Influenza-Großschadensereignis herangezogen wurden. Inwiefern die deutsche Politik und die deutschen Behörden die Vogelgrippe ebenfalls als eine solche Bedrohung einschätzten, wird im Folgen zu untersuchen sein.

950 Davis: Vogelgrippe, S. 26, S. 55–59, S. 75–100.
951 Ibid., S. 131.
952 Vgl. Ibid., S. 131 f.

6.1.2 Die Vogelgrippe in der Perspektive der deutschen Politik und die Implementierung des Nationalen Pandemieplans

Da zu Beginn des 21. Jahrhunderts mehrere Millionen Tiere aufgrund der H5N1-induzierten Geflügelpest verendeten oder getötet wurden, hielten internationale Organisationen die Warnungen vor dem neuen Virus aufrecht. Es starben nur wenige Menschen an dem Vogelgrippe-Virus. Zugleich wurden aber Viren in Tiererzeugnissen wie Eiern und Fleisch gefunden. So rückte der Fokus der Debatte stärker Richtung Tierschutz, Tierhygiene, Massentierhaltung und die Gefahren des Tier-Mensch-Kontaktes.[953] Ab 2003, vermutlich einhergehend mit den Aufsehen erregenden Artikeln von WEBBY und WEBSTER,[954] bestimmten diese Themen auch einige argumentative Auseinandersetzungen im Deutschen Bundestag, die im Folgenden näher beleuchtet werden.

Angesichts einer Debatte im Parlament zum Stand des Tierschutzgesetzes in der BRD wurde der Schutz des Menschen vor wiederkehrenden Seuchen in Stellung gegen den Tierschutz gebracht. So nahm die oppositionelle Abgeordnete Gitta CONNEMANN (CDU) während einer Plenarsitzung am 25. September 2003 direkten Bezug auf die Geflügelpest und die Vogelgrippe:

> Mitten in Europa war eine Seuche ausgebrochen, die aviäre Influenza, Geflügelpest. Das Virus breitete sich mit rasender Geschwindigkeit aus. Auch Menschen erkrankten. Die Gefahr einer Supergrippe drohte. Der 'Spiegel' titelte: 'Killervirus aus der Löffelente'. Am Ende war die Bilanz: einige Hundert erkrankte Menschen, mehr als 30 Millionen getötete Tiere in den Niederlanden. Gott sei Dank breitete sich die Seuche in Deutschland nicht aus. Es kamen bei uns nur – relativ gesehen – wenige Tiere zu Tode.[955]

---

953 Internationale Organisationen, welche das Thema Geflügelpest verstärkt thematisierten und auch auf die Gefahr einer neuen Influenza-Pandemie hinwiesen, waren z. B. die *World Organisation of Animal Health* (OIE) und die *Food Agricultural Organization of Animal Health* (FAO), vgl. Capua: Avian Influenza. Past, Present and Future Challenges, in: Schudel, Alejandro; Lombard, Michel (Hrsg.): OIE/FAO International Scientific Conference on Avian Influenza. Paris, France, 7.–8. April 2005; Proceedings of a conference organized by the World Organisation for Animal Health (Development in Biologicals 124), Basel, Freiburg, Paris u. a. 2006, S. 15–20.

954 Vgl. Webby; Webster: Are we ready for Pandemic Influenza?

955 Deutscher Bundestag - 15. Wahlperiode: 63. Sitzung, Berlin, Plenarprotokoll 15/63 vom Donnerstag, den 25. September 2003, S. 5395 A.

Obgleich durch das Virus H5N1 bisher fast ausschließlich Tiere betroffen waren, hielt man es auch in der Politik für möglich, dass das Virus von eben diesen Tieren ihren Weg zum Menschen findet. Die CDU/CSU-Fraktion stellte im Bundestag den Antrag auf eine Regelung, im Falle einer global grassierenden Tierseuche bundesweit ein sogenanntes ‚stand still‘ verordnen zu können, um alle Tierimporte zu stoppen und importierte Tiere wieder in die Herkunftsländer zurückzuschicken.[956] Eine solche Regelung sei in den Niederlanden bereits in Kraft. Das Tierseuchengesetz sollte in der Form revidiert werden, dass es den Behörden weitreichende Befugnisse einräumt. Diesen sollte z. B. ermöglicht werden, bei Verdacht auf Tierinfektionen Desinfektionsmaßnahmen und Teilquarantänen von Personal anzuordnen, welches mit den Tieren in Kontakt gestanden hatte.[957] Nach der Debatte überstellte der Deutsche Bundestag den Antrag im September 2003 dem Ausschuss für Inneres, dem Ausschuss für Soziale Sicherung und Gesundheit sowie federführend dem Ausschuss für Verbraucherschutz, Ernährung und Landwirtschaft. Diese parlamentarischen Gremien empfahlen die Ablehnung des Antrages zur Revidierung des Tierseuchengesetzes. Im Dezember 2003 votierte die Mehrheit des Bundestages gegen den Antrag der CDU/CSU-Fraktion.[958] Der Antrag zur Revidierung des Tierseuchenschutzes wurde damit *ad acta* gelegt, doch nicht das Thema Influenza.

Die Regierungskoalition verwarf die Behauptung, dass eine neue Influenza-Pandemie unvermeidlich sei. Vielmehr sei diese Annahme eine Konsequenz falscher Schlussfolgerungen aus der Seuchengeschichte. So nahm die damalige parlamentarische Staatssekretärin bei der Bundesministerin für Gesundheit und Soziale Sicherung, Marion CASPERS-MERCK (SPD), im Bundestag Stellung zu einer Frage des Abgeordneten Hans-Michael GOLDMANN (FDP). Dieser wollte wissen, ob eine erneute Grippe-Epidemie tat-

---

956 Inwiefern sich die Migrationsversuche von infizierten Löffelenten durch derartige Kontrollen unterbinden lassen, wird weder in dem genannten Antrag noch in der Debatte näher expliziert.

957 Vgl. Deutscher Bundestag - 15. Wahlperiode: Antrag der Abgeordneten Gitta Connemann, Peter. H. Carstensen (Nordstrand), Albert Deß u. a. Wirksamere Tierseuchenbekämpfung ermöglichen, Drucksache 15/1210 vom 24. Juni 2003.

958 Vgl. Deutscher Bundestag - 15. Wahlperiode: Beschlussempfehlung und Bericht des Ausschusses für Verbraucherschutz, Ernährung und Landwirtschaft (10. Ausschuss) zu dem Antrag der Abgeordneten Gitta Connemann, Peter H. Carstensen (Nordstrand), Albert Deß, weiterer Abgeordneter und der Fraktion der CDU/CSU (Drucksache 15/1210), Drucksache 15/2233 vom 12. Dezember 2003.

sächlich zu 300 Mio. Todesopfern führen könne – eine Größenordnung, die auch in anderen EU-Ländern als plausibel erachtet würde. Dem entgegnete CASPERS-MERCK, dass diese Zahl „in höchstem Maße spekulativ“[959] sei. Sie beruhe „offenbar auf einer Hochrechnung der geschätzten Zahl der Todesopfer, die die Grippe (Influenza)-Pandemie der Jahre 1918 bis 1919 gefordert hat.“[960] Vielmehr, so die SPD-Abgeordnete, zeige die deutlich geringere Sterblichkeit der Pandemien von 1957 und 1968 die Fortschritte auf verschiedenen Gebieten. Dennoch sei eine Pandemie eine ernsthafte und sozioökonomische Bedrohung, wenn auch nicht in dem Maße, wie oftmals postuliert.[961]

Erneut wurde das Thema Influenza im Deutschen Bundestag im Jahre 2005 verhandelt, als es auch im Bundesgebiet zu Ausbrüchen der virusbedingten Geflügelpest gekommen war. Nun sah sich die Bundesregierung genötigt, einige Maßnahmen zu veranlassen. In Rücksprache mit der Europäischen Union wurden Einfuhrsperren von Nutztieren aus Risikoländern wie Russland und Kasachstan erörtert. Wildvögel und freilaufendes Nutzvieh wurden einem engmaschigen Gesundheits-Monitoring unterzogen. Allerdings blieben die Maßnahmen nicht auf Tiere beschränkt. Die Geflügelpest wurde verstärkt als möglicher Ausgangspunkt einer Vogelgrippe gesehen. So wurden medizinische Untersuchungen von Personen angeordnet, die aus Risikogebieten in die BRD eingereist waren. Auch erörterte man im Parlament unter Rückgriff auf die Expertise des RKI, das 1994 als eigenständige Bundesoberbehörde die Nachfolge des BGA in Fragen des Seuchenschutzes antrat,[962] inwiefern das Tragen von Atemschutzmasken im Pandemiefall einen individuellen Schutz bieten könnte.[963] Im Oktober 2005 ermahnten die Europäische Union und die *Organisation für wirtschaftliche Zusammenarbeit und Entwicklung* (OECD) ihre

959 Deutscher Bundestag – 15. Wahlperiode: Antwort der Parlamentarischen Staatssekretärin Marion Caspers-Merk vom 25. März 2004, Drucksache 15/2923 vom 16. April 2004, S. 61.

960 Ibid.

961 Vgl. Ibid.

962 Vgl. Gesetz über Nachfolgeeinrichtungen des Bundesgesundheitsamtes (BGA-Nachfolgegesetz – BGA-NachfG), § 2: Robert Koch-Institut – Bundesinstitut für Infektionskrankheiten und nicht übertragbare Krankheiten; http://bundesrecht.juris.de/bundesrecht/bga-nachfg/gesamt.pdf – abgerufen am 11. Februar 2016.

963 Vgl. Deutscher Bundestag – 15. Wahlperiode: Schriftliche Fragen mit der in der Zeit vom 5. bis 16. September 2005 eingegangenen Antworten der Bundesregierung, Drucksache 15/5993 vom 16. September 2005.

Mitgliedsstaaten im Kampf gegen H5N1 zu einem verstärkten Vorgehen und zu einer umfangreicheren Zusammenarbeit mit der WHO.[964]

Mit der sich zwischen 2005 und 2007 weltweit verbreiteten Geflügelpest,[965] welcher Millionen von Nutztieren zum Opfer fielen, rückte auch die Vogelgrippe als mögliches Pandemie-Szenario stärker in den Fokus. Am 18. Januar 2006 befasste sich der zu diesem Zeitpunkt neu gewählte Deutsche Bundestag, nunmehr war die CDU/CSU die stärkste Fraktion, mit dem Risiko durch die Ausbreitung von H5N1. Dieses Mal kam man allerdings fraktionsübergreifend zu dem Schluss, dass ein erhebliches Risiko durch die Vogelgrippe vorläge und weitere Maßnahmen zu ergreifen seien. Dazu gehörten unter anderem die Überwachung von Importen, eine verbesserte Informationspolitik gegenüber der Öffentlichkeit und eine intensivierte internationale Zusammenarbeit bei der Seucheneindämmung.[966] Einzige Ausnahme in diesem breiten Konsens war der Abgeordnete Wolfgang WODARG (SPD), der sich für eine bessere Entwicklungspolitik in jenen Ländern einsetze, die sehr stark von privater Tierhaltung abhängig sind. Vor allem lastete er die starke Risikomarkierung bezüglich einer kommenden Pandemie den Pharmakonzernen an, welche er als „Trittbrettfahrer"[967] des Impfstoffverkaufs bezeichnete. Zu bemerken ist ferner, dass die Teilnehmerinnen und Teilnehmer der Debatte durchaus Rückschlüsse aus früheren Influenza-Pandemien zogen, so die Abgeordnete Bärbel HÖHN (Bündnis 90/Die Grünen):

> Es geht also darum, diese Pandemie, die auf uns zukommen könnte, zu verhindern. Um 1918 brach bei uns die Spanische Grippe aus. Damals sind rund 60 Millionen Menschen gestorben.[968]

An anderer Stelle wird dieser Einschätzung widersprochen und stattdessen unterstrichen, dass es sich bei der derzeitigen ‚Vogelgrippe' bzw. ‚Geflügelpest' – diese Begriffe wurden in der Debatte oftmals synonym ge-

---

964 Vgl. Deutscher Bundestag – 16. Wahlperiode: Unterrichtung durch die Delegation der Bundesrepublik Deutschland in der Parlamentarischen Versammlung des Europarates, Drucksache 16/145 vom 7. Dezember 2005.

965 Zur Ausbreitung vgl. Grabkowsky: Qualitative Risikobewertung eines Eintrags von Aviärer Influenza, S. 40–51. Die Ausbreitung erfolgte u. a. über Russland, sodass ein Import-Stopp aus diesem Land sinnvoll erschien.

966 Vgl. Deutscher Bundestag – 16. Wahlperiode: 10. Sitzung, Berlin, Plenarprotokoll 16/10 vom 18. Januar 2006, S. 683 D–697 C.

967 Ibid., S. 698 D.

968 Ibid., S. 689 D.

braucht und verwischen die Tier-Mensch-Schwelle auch sprachlich – noch um eine Tierseuche handle. Nach Meinung einiger Parlamentarier folge aus den zahlreichen Tier-Infektionen nicht automatisch eine neue Influenza-Pandemie für den Menschen.[969]

Am 16. Februar 2006 erfolgten eine Regierungserklärung und eine Aussprache im Deutschen Bundestag zum Thema Vogelgrippe. Der damalige Bundesminister für Ernährung, Landwirtschaft und Verbraucherschutz, Horst SEEHOFER (CSU), erläuterte ein Maßnahmenpaket, welches unter anderem die Stallpflicht für Geflügel, eine Sperrzone auf der Insel Rügen wegen eines dort verendeten Schwans und Untersuchungen von Wildvögeln beinhaltete. Debattiert wurde auch die Frage, ob es sich bei den vorliegenden H5N1-Infektionen um eine reine Tierseuche handelte, oder ob das Virus, das in Südostasien bereits mehrere Todesopfer gefordert hatte, auch als Auslöser einer artenübergreifenden Tier- und Menschenseuche zu begreifen sei.[970] Im bundesdeutschen Parlament erregte das Thema Influenza mit der weltweiten Ausbreitung der Geflügelpest zwischen 2004 und 2006 deutlich mehr Aufmerksamkeit als frühere Influenza-Pandemien wie die Asiatische Grippe und die Hongkong-Grippe. Unter Rückgriff auf die größte Pandemie der Geschichte, die Spanische Grippe von 1918 bis 1920, wurde erneut davon ausgegangen, dass sich das Virus H5N1 bei der Überschreitung der Artengrenze zu einer für Millionen Menschen tödlichen Vogelgrippe-Pandemie entwickeln könne. Dieser hypothetische Pandemie-Fall wurde wiederum als ein *Worst-Case-Szenario* geplant.[971]

Dies schlägt sich auch im Nationalen Pandemieplan nieder, der im Jahre 2005 veröffentlicht und im Jahre 2007 aktualisiert wurde. Nach Beschluss der Gesundheitsministerkonferenz ist der Nationale Pandemieplan als Aufforderung „insbesondere [an] die Ärzteschaft, die Krankenhäuser,

---

969 Vgl. Ibid., S. 693 C f.

970 Vgl. Deutscher Bundestag – 16. Wahlperiode: 19. Sitzung, Berlin, Plenarprotokoll 16/19 vom 16. Februar 2006, S. 1347 A–1369 B.

971 Diese Einschätzung wird retrospektiv auch von Herrn FEIL vom niedersächsischen Gesundheitsministerium bestätigt. Er gab an, dass durch die Vogelgrippe bzw. die toten Schwäne auf Rügen ganz andere Investitionen in der Pandemie-Prophylaxe möglich wurden. Die saisonale Grippe erzeuge nicht genug Aufmerksamkeit, um Politiker zu umfangreichen Maßnahmen zu bewegen. Tatsächlich habe erst die Vogelgrippe dazu geführt, dass man im Jahre 2009 so gut und umfangreich wie nie zuvor auf die Schweinegrippe-Pandemie vorbereitet war. Vgl. Interview mit Fabian Feil, siehe: www.nomos-shop.de/30181.

Rettungs- und Hilfsdienste"[972] zu sehen, sich auf eine mögliche Pandemie vorzubereiten. Anlass war dabei dezidiert eine zukünftige Influenza-Pandemie. Diese wurde in der Fassung von 2007 eindeutig als Katastrophenfall deklariert, wie aus dem folgenden Zitat deutlich wird:

> Eine Influenzapandemie (Phase 6 nach Einteilung der WHO) ist unter dem Aspekt des allgemeinen Krisenmanagements eine lang anhaltende, länderübergreifende **Großschadenslage**. Zuvorderst greifen die zum Infektionsschutz und zur Seuchenbekämpfung vorgesehenen Mechanismen. Eine Influenzapandemie ist allerdings – wie andere Großschadenslagen auch – ein Schadensereignis, das einerseits durch eine Überforderung der initial zu seiner Bewältigung verfügbaren Infrastruktur gekennzeichnet ist, andererseits derart nachhaltige Schäden verursacht, dass die Lebensgrundlage zahlreicher Menschen gefährdet oder zerstört wird. Daher werden auch bei einer Pandemie die von Bund und Ländern errichteten Strukturen des Krisen- und Katastrophenmanagements für Großschadenslagen genutzt.[973]

Auch der zweite Teil des Nationalen Pandemieplans, der sich vor allem mit den wissenschaftlichen Grundlagen einer Influenza-Pandemie beschäftigt, unterstrich nochmals das Alleinstellungsmerkmal von Influenza-Erregern hinsichtlich des von diesen Viren ausgehenden Risikos. Zu beachten ist hier die Herausstellung von Gefahr, Risiko und Vulnerabilität im Superlativ:

> Eine Influenza-Pandemie stellt sowohl hinsichtlich ihrer Ausbreitungsdynamik als auch der zu erwartenden Erkrankungs- und Todesfälle wahrscheinlich das Ereignis mit dem höchsten akuten Gefahren-, Risiko- und Vulnerabilitäts-Potential unter den Bedrohungen durch natürliche Infektionserreger dar.[974]

Der Bezug zum Erfahrungsraum früherer Pandemien wurde im Nationalen Pandemieplan ebenfalls nicht ausgespart. So wird aufgeführt, dass bei der Spanischen Grippe etwa 20 bis 50 Mio. Menschen gestorben seien. Durch die Grippen von 1957/1958 und 1968/1969 seien jeweils eine Mio. Todesopfer zu beklagen gewesen. Die Modellrechnung hinsichtlich der Mortalität durch eine neue Pandemie fällt hingegen eher vorsichtig, aber mit Bezug auf den Raum der BRD doch signifikant aus: Es sei davon auszugehen, dass in Deutschland etwa 100.000 Menschen sterben

---

972 Robert Koch-Institut: Nationaler Pandemieplan. Teil I (Stand: Mai 2007), S. 2.
973 Ibid. Hervorhebung von „Großschadenslage" so dem Original entnommen.
974 Robert Koch-Institut: Nationaler Pandemieplan. Teil II (Stand: Mai 2007), S. 1.

werden.[975] Das wären dann für den deutschen Raum[976] in etwa so viele Todesopfer wie durch die Asiatische Grippe und die Hongkong-Grippe zusammen, aber deutlich weniger als durch die Pandemie von 1918. Auch wurde im Nationalen Pandemieplan auf die Möglichkeit einer bioterroristischen Verwendung des Virus von 1918 hingewiesen. Ebenfalls sei an dieser Stelle erwähnt, dass der Nationale Pandemieplan als Referenz den Alarmierungs-Artikel von Webby und Webster aufführt.[977]

Die Einschätzung, ob eine Pandemie vorliegt, obliegt laut Pandemieplan der Generaldirektorin bzw. dem Generaldirektor der WHO. Als Grundlage dienten Informationen über humane Influenza-Fälle und neu auftretende Virustypen. Auf Basis der aktuellen Gefahrenlage wurde von der WHO eine der bereits vorgestellten sechs Influenza-Warnstufen ausgegeben, welche auch unmittelbare Konsequenzen für die Maßnahmen in der BRD haben. Bereits mit der pandemischen Vorwarnstufe 4, also bei der Übertragbarkeit eines Influenzavirus von Mensch zu Mensch,[978] sollte ein in internationale Strukturen eingebundener Krisenstab einberufen werden, der gemeinsam mit anderen Krisenstäben des Innenministeriums und des Gesundheitsministeriums Lösungsvorschläge erarbeitet. Die fachliche Beratung dieser Krisenstäbe sollte durch das RKI, das Paul-Ehrlich-Institut und das Bundesinstitut für Arzneimittel und Medizinprodukte erfolgen.[979]

Dadurch, dass sowohl die Vorwarnstufen als auch die Stufe 6 – also die manifeste Pandemie – von der WHO ausgegeben wurden, befindet diese mittelbar auch darüber, wann die präemptive Maschinerie in der BRD in Gang gesetzt wird. Bei der Vogelgrippe galt ab dem Jahre 2006 beispielsweise lediglich die Warnstufe 3, da zwar ein neues Virus tierischen Ursprungs vorhanden war, eine Übertragbarkeit von Mensch zu Mensch aber

---

975 Vgl. Robert Koch-Institut: Nationaler Pandemieplan. Teil III (Stand: Mai 2007), S. 7.

976 Gemeint ist hier der etwas schiefe Vergleich zwischen Deutschem Kaiserreich bis 1918 bzw. Weimarer Republik ab 1918, BRD und DDR in den 1950er und 1960er Jahren und die wiedervereinigte BRD zurzeit der Vogelgrippe.

977 Vgl. Robert Koch-Institut: Nationaler Pandemieplan. Teil III. Für den Hinweis auf das bioterroristische Potenzial des Influenza-Erregers vgl. S. 8. Für die Nennung des Artikels von Webby und Webster (Are we ready for Pandemic Influenza?) vgl. S. 12 und zudem in der hier vorliegenden Arbeit das Kapitel 6.1.1.

978 Diese Warnstufe wurde z. B. am Vorabend der Schweinegrippe-Pandemie Ende April 2009 ausgegeben. Vgl. Popp; Hansen; Spors et al.: H1N1, S. 52 f.

979 Vgl. Robert Koch-Institut: Nationaler Pandemieplan. Teil I, S. 3 f., S. 9.

nicht durchgehend vorlag.[980] Dementsprechend sind dort keine weiteren Maßnahmen zum Schutz der Bevölkerung veranlasst worden. Bei der Stufe 4 sah der Nationale Pandemieplan jedoch bereits die Einlagerung von antiviralen Medikamenten vor. Im Falle einer drohenden (Stufe 5) oder gar manifesten Pandemie (Stufe 6) sollten genügend Impfstoffe geordert werden, wobei der Pandemieplan eine Kooperation mit mindestens zwei Impfstoffherstellern vorschrieb, um die Vakzinierung der gesamten Bevölkerung sicherzustellen.[981]

Das Virus H5N1, welches sowohl für die Geflügelpest als auch für die seltenen Fälle der humanpathogenen Vogelgrippe verantwortlich gewesen ist, veranlasste die WHO nicht, über die Vorwarnstufe 3 hinauszugehen. So wurde der im Nationalen Pandemieplan vorgesehene präemptive Mechanismus nie aufgrund von H5N1 in Gang gesetzt. Gleichwohl war das Auftreten dieses Virus der Anlass dafür, den Nationalen Pandemieplan aufzustellen, und sowohl die WHO als auch nationale Gesundheitsbehörden suchten – basierend auf historischen Erfahrungen – von da an verstärkt nach Virustypen, von denen man die nächste Großschadenslage erwartete. Davon war auch das Virus H5N1 in keiner Weise ausgenommen, denn dieser Erreger war über die Millionen, wenn nicht Milliarden infizierten und getöteten Nutztiere praktisch global verbreitet. Tier-zu-Mensch-Übertragungen des Vogelgrippe-Virus waren zwar selten aber evident und eine weitere Mutation des Erregers zumindest im Bereich der Möglichkeit. Dementsprechend beobachtete das RKI verschiedene aviäre Erreger und veröffentlichte Funde in den wöchentlich erscheinenden Bulletins. In einem dieser Bulletins wurde am Rande vermerkt, dass noch Ende 2008 aufgrund des Fundes von „niedrigpathogenen aviären Influenza-A/H5N3-Viren in mehreren Geflügelbetrieben im Landkreis Cloppenburg (...) insgesamt etwa 350.000 Tiere“[982] getötet (gekeult) werden mussten. Zumindest seien seit dem 16. Dezember 2008 keine menschlichen Fälle von Vogelgrippe mehr aufgetreten.[983] Hauptsächliche Opfer des Virus

---

980 Vgl. Popp; Hansen; Spors et al.: H1N1, S. 52 f. Die Vogelgrippe-Fälle bei Menschen waren insgesamt Einzelfälle; sie erreichten weder epidemisches noch pandemisches Niveau.

981 Robert Koch-Institut: Nationaler Pandemieplan. Teil I, S. 5 f.

982 Robert Koch-Institut: Infektionsgeschehen von besonderer Bedeutung. Zur Situation bei ARE/Influenza in der 51. Kalenderwoche (KW) 2008, in: Epidemiologisches Bulletin, Jg. 2009, 1 (8. Januar 2009), S. 8.

983 Vgl. Ibid.

H5N1 waren also Tiere. Ärzte und Gesundheitswissenschaftler sahen hingegen weiterhin den *Homo sapiens* als die gefährdetste Spezies.

6.1.3 Das Geschäft mit der Angst – das Pandemie-Risiko in der einschlägigen Ratgeberliteratur und der Fall Cystus 052

In den 1950er und 1960er Jahren hatten sich Ärzte eher verhalten zu den Themen Influenza und Pandemie-Risiko geäußert. Während der Asiatischen Grippe und der Hongkong-Grippe war die Influenza sowohl in ärztlicher Fachliteratur als auch in ärztlichen Fachzeitschriften zwar nie als harmlos erachtet worden, doch Vergleiche mit der Spanischen Grippe blieben selten respektive auf US-amerikanische Publikationen beschränkt. Obgleich Ärzte und Epidemiologen während der Hongkong-Grippe Kritik am BGA übten, da dieses die Übersterblichkeit als Untersuchungsmethode ablehnte und darum etwa 50.000 influenzabedingte Todesfälle in der BRD ausgeblendet hätte, war es in der ärztlichen Fachöffentlichkeit zumindest in Deutschland unüblich, pandemische Influenzausbrüche mit mehreren Millionen Todesopfern zu prophezeien.[984] Durch das Auftreten des Virus H5N1 änderte sich dies insofern, als dass es zumindest möglich wurde, die Spanische Grippe als historische Referenz für ein kommendes *Worst-Case-Szenario* heranzuziehen. Das folgende Kapitel erhebt nicht den Anspruch, eine repräsentative Studie einer gesamten breiten Fachöffentlichkeit darzulegen, sondern soll einige Positionen und Argumentationen sichtbar machen, welche dann in Teilen während der sogenannten Schweinegrippe-Pandemie 2009/2010 wieder aufgegriffen wurden.

Ein besonderes Interesse daran, die Influenzabekämpfung voranzutreiben, hatten die Ärzte LANGE und VOGEL, als sie im Jahre 2004 das für praktizierende Mediziner gedachte Handbuch *Influenza. Klinik, Virologie, Epidemiologie, Therapie und Prophylaxe* herausgaben. Wie bereits der Titel vorwegnimmt, wird in diesem Sammelband auf alle möglichen Aspekte der Influenza eingegangen, die der Ärztin oder dem Arzt im Alltag begegnen können. Von Interesse ist, dass bereits das Geleitwort einen direkten Bezug zur Spanischen Grippe herstellt und diese somit als richtungsweisende Erfahrung im Umgang mit der Influenza markiert: „Die Pandemie von 1918/1919 schärfte das internationale Gefahrenbewußtsein und

984 Vgl. hierzu insbesondere Kapitel 4.2.2.1.

gab der Forschung entscheidende Impulse zur Entwicklung von Prävention und Therapie."[985] Aktuelle Ereignisse wie das Auftreten neuer Virus-Typen seien ein Grund zur Besorgnis, wobei argumentativ eine Brücke zwischen Vergangenem und der Zukunft geschlagen wird: „Viele Spezialisten nehmen daher an, daß die nächste Influenza-Pandemie bereits vor der Tür steht und daß wir uns dringend dagegen wappnen müssen."[986]

Zwar werden gelegentlich auch die Asiatische Grippe und die Hongkong-Grippe genannt, doch im gesamten Sammelband dominieren die Erfahrungen mit der weitaus länger zurückliegenden Spanischen Grippe, die nach Einschätzung von Lange mit etwa 50 Mio. Todesopfern mehr Menschenleben gekostet habe als der Zweite Weltkrieg.[987] Eine vergleichsweise neue Argumentationsfigur war hingegen die Rückkehr bzw. die neue Bedeutung längst totgeglaubter oder aber auch vollständig neuartiger Infektionskrankheiten:

> Waren nicht auch in unserer Zeit Ärzte, Virologen und Politiker stolz auf die Ausmerzung der Infektionskrankheiten und der Überzeugung, daß diese bei uns keine Rolle mehr spielen – bis das AIDS bekannt wurde und als überwunden angesehene Plagen der Menschheit wie die Tuberkulose erneut ihren Siegeszug antraten?[988]

Das eigentliche Risiko gehe nach Lange jedoch nicht von den hier genannten Infektionskrankheiten, sondern von der Influenza aus. Unter Bezug auf den bereits erwähnten WHO-Funktionär Klaus Stöhr[989] rechnete Lange im Falle einer erneuten Pandemie alleine für Europa mit 191 Mio. Krankheits- und 4,6 Mio. Todesfällen – eine Dimension, die das derzeitige Gesundheitssystem unmöglich stemmen könne. Angesichts der Vogelgrippe, SARS und der in den Niederlanden aufgetretenen Geflügelpest sei es dringend geboten, einen nationalen Pandemieplan auszuarbeiten und über eine konzertiere Bereitstellung von Impfmitteln und antivira-

985 Itzstein, Mark von: Geleitwort, in: Lange, Werner; Vogel, Georg E. (Hrsg.): Influenza. Klinik, Virologie, Epidemiologie, Therapie und Prophylaxe, Berlin 2004, S. XIII–XIV, hier: S. XIII.

986 Ibid.

987 Vgl. Lange, Werner: Pandemie, in: Ibid., S. 204–230, hier: S. 205–207. Da die Opferzahlen des Zweiten Weltkriegs letzten Endes schwer zu bestimmen sind und deutlich höher liegen könnten als 50 Mio., ist alleine dieser Vergleich problematisch und dürfte vor allem dazu dienen, Aufmerksamkeit für das scheinbar unterschätzte Thema ‚Influenza' bzw. ‚Influenza-Pandemien' zu generieren.

988 Ibid., S. 207.

989 Vgl. Kapitel 6.1.1.3.

len Medikamenten nachzudenken. Im Pandemiefall käme eine solche Anschaffung zu spät.[990] Abschließend griff LANGE auf ein Motiv zurück, dass COLLIER bereits in den 1970er Jahren in sehr ähnlicher Weise als mögliches Szenario der Virusausbreitung postuliert hatte[991] und während der Schweinegrippe 2009/2010 eine erneute Aktualisierung erfahren sollte:

> Wenn man mit einem modernen Düsenjet innerhalb von 24 h von einem Ende der Welt zum anderen gelangt, ist es gut vorstellbar, daß auf einen Ausbruch beispielsweise in Hongkong innerhalb weniger Tage bis Wochen ähnliche Ausbrüche in Europa oder auf dem Amerikanischen Kontinent folgen können.[992]

Die Vogelgrippe gab Ärzten jedoch auch Anlass, sich an eine breite Öffentlichkeit zu wenden. Die promovierte Medizinerin und „renommierte Wissenschaftsautorin"[993] Gaby HOFFBAUER beschreibt in der Einleitung ihrer Monographie zur Vogelgrippe zunächst in einer für Laien verständlichen Form die Wirkmechanismen von Influenzaviren, ihre Wandlungsfähigkeit und das daraus resultierende Risiko.[994] Darüber hinaus hat der Ullstein-Verlag aber offenbar erkannt, dass man mit den Ängsten der Bevölkerung durchaus Gewinn machen kann. So ist dem Klappentext des Buches eine These zu entnehmen, die von der Autorin in dieser Form nicht gestützt wurde:

> Grippeepidemien haben im letzten Jahrhundert mehr Menschen das Leben gekostet als der Erste Weltkrieg. Und rein statistisch gesehen ist die Zeit für eine neue Pandemie gekommen.[995]

Allerdings wies auch HOFFBAUER darauf hin, dass es deutliche Ähnlichkeiten zwischen dem Virus von 1918 und dem Erreger der aktuellen Vogelgrippe gebe. Es sei möglich, dass der derzeit kursierende, hauptsächlich für Vögel gefährliche Erreger H5N1 Genmaterial mit auch für Menschen relevanten Influenzaviren austauschen könne. Als Zwischenwirt böte sich beispielsweise das Schwein an. Das Resultat wäre ein neues, hochpathogenes Virus. Berücksichtigt man, dass der Virus-Subtyp H1N1 wiederholt als Beispiel aufgeführt wird, werden auch hier bereits Vorgriffe auf die

990 Vgl. Ibid., S. 221–230.
991 Vgl. Kapitel 5.1.1.
992 Ibid., S. 230.
993 Hoffbauer, Gabi: Vogelgrippe. Fakten – Gefahren – Schutzmaßnahmen, Berlin 2006. Beschreibung der Autorin durch den Ullstein-Verlag.
994 Vgl. Hoffbauer: Vogelgrippe, S. 10–21.
995 Ibid., Klappentext.

Schweinegrippe-Pandemie 2009/2010 deutlich.[996] Für den Fall einer durch ein derartiges Virus ausgelösten Pandemie führte HOFFBAUER verschiedene Schätzungen zur erwarteten Mortalität an, die man in Relation zur Erkrankungsrate sehen müsse. Bei einer Erkrankungsrate von 15 % der deutschen Bevölkerung sei mit 48.000 Todesfällen zu rechnen. Erkrankten 30 % der Bevölkerung, gebe es 96.000 Tote. Wenn 50 % der Bevölkerung erkrankten, müsse man von 160.000 Toten ausgehen. Diese Prognose legt eine Letalität von ca. 0,4 % zugrunde und fällt damit vergleichsweise harmlos aus.[997] Allerdings sollte man laut HOFFBAUER nicht die gesellschaftlichen Konsequenzen einer derartigen Seuche unterschätzen. Bereits für eine Erkrankungsrate von 25 % rechnet die Autorin mit einem Zusammenbrechen der öffentlichen Versorgungsstrukturen, Mangel an Lebensmitteln, Plünderungen und einen landesweiten Notstand. Darum empfahl sie, sich im Pandemiefall mit Lebensmitteln, Wasser, Energieträgern, Hygieneartikeln und Medikamenten für etwa zehn Wochen zu bevorraten.[998]

Bei derartigen Szenarien sind natürlich auch Einrichtungen wie Rettungsdienst, Feuerwehr und Katastrophenschutz in enormem Maß gefordert. An diese wandten sich TEMMLER und LUDÄSCHER im Jahre 2011 mit einem eigenen Ratgeber. Obgleich sich die Schweinegrippe-Pandemie von 2009/2010 als ausgesprochen harmlos erwiesen hatte, bezeichneten die Autoren einen Ausbruch der Influenza neben HIV und Hepatitis als das maßgebliche, gesamtgesellschaftlich relevante Bedrohungsszenario schlechthin. Begründet wurde die Einschätzung hauptsächlich damit, dass das gesellschaftliche Leben und insbesondere die Wirtschaft durch Krankheitsfälle und Gesundheitsmaßnahmen stark beeinträchtigt würden. Eine Influenza-Pandemie sei also am ehesten mit einer Großschadenslage vergleichbar und müsste darum früh erkannt und angegangen werden.[999] Vorbild war auch in diesem Ratgeber die Spanische Grippe, die von TEMMLER und LUDÄSCHER als „erste massive Influenza-Pandemie"[1000] bezeichnet

---

996 Vgl. Ibid., S. 10, S. 22 f., S. 30 f.

997 Setzt man die von HOFFBAUER angenommene bevölkerungsweite Gesamtsterblichkeit in Relation zu einer angenommenen BRD-Bevölkerung von 80 Mio. und die jeweils angegebenen Krankheitsraten, dann läge die Letalität bei etwa 0,4 %, d. h. eine von 250 erkrankten Personen würde sterben. Dies liegt deutlich unterhalb der Letalität der Spanischen Grippe oder in diesem Zeitraum zirkulierenden *Worst-Case-Szenarien* einer zukünftigen Pandemie.

998 Vgl. Ibid., S. 98, S. 107–109.

999 Vgl. Temmler; Ludäscher: Influenzapandemie, hier: S. 9–11.

1000 Ibid., S. 12.

wurde und, das ist historisch gut dokumentiert, tatsächlich erhebliche Auswirkungen auf das öffentliche Leben gehabt hatte. Auch in dieser Monographie ist weniger die Anzahl an zu erwarteten Todesfällen als vielmehr das Bild von einer gelähmten Gesellschaft prägend.

Nachdem die Vogelgrippe als ein derartiges Risiko markiert wurde und im Pandemiefall womöglich keine ausreichenden Mengen an wirksamen Medikamenten und Schutzimpfungen zur Verfügung stehen würden, traten auch die seit dem Siegeszug der Virologie in Vergessenheit geratenen alternativen Behandlungskonzepte wieder in Erscheinung. Mangels anderer Möglichkeiten hatten Ärzte und Erkrankte bereits während der Spanischen Grippe mit Hausmitteln, Alkohol und Giften experimentiert, um die Influenza zu therapieren. Im Februar 2009, kurz vor Ausbruch der Schweinegrippe-Pandemie, berichtete ‚die tageszeitung' von einem pflanzlichen Wirkstoff namens *Cystus 052*, gewonnen aus dem Zistrosen-Gewächs *Cistus incanus*. Cystus 052 sollte einen hohen Wirkungsgrad gegen Influenzaviren besitzen und im Gegensatz zu herkömmlichen Medikamenten nicht Gefahr laufen, durch Anpassung der Viren diese Wirksamkeit zu verlieren. Als Quelle berief sich ‚die tageszeitung' auf die Forscher Stephan Ludwig vom Universitätsklinikum Münster und Oliver Planz vom Friedrich-Löffler-Institut, denen es gelungen sei, Cystus 052 an mit H5N1 infizierten Gewebekulturzellen zu testen. Das pflanzliche Mittel sei demnach deutlich effektiver als das Virostatikum Tamiflu.[1001]

Ludwig und Planz hatten einige Ergebnisse ihrer Forschungen bereits im Jahre 2007 in der renommierten Zeitschrift ‚Antiviral Research' veröffentlicht. Die Autoren, die sich bezüglich der Relevanz ihrer Forschungen auch wieder auf die Erfahrungen der Spanischen Grippe beriefen, bestätigen die Wichtigkeit der Influenza-Schutzimpfung. Dennoch wären Szenarien denkbar, in denen nicht genügend Impfstoffe und antivirale Medikamente zur Verfügung stünden. In diesem Falle könne Cystus 052 als Alternativpräparat herangezogen werden. Um die Wirksamkeit von Cystus 052 zu prüfen, habe man eine Gruppe von fünf Mäusen mit diesem Präparat und eine Kontrollgruppe mit Wasser behandelt. Danach wurden beide Gruppen einer tödlichen Dosis des Influenzavirus H7N7 ausgesetzt. Zwar traten bei allen Mäusen Gewichtsverluste ein, doch nur die mit Wasser behandelten Mäuse entwickelten Influenza-Symptome. Weitere Versuche

---

1001 Vgl. Hilkmann, Klaus: Pflanzlicher Wirkstoff gegen die Vogelgrippe. Besser als Tamiflu, in: die tageszeitung vom 12. Februar 2009, http://www.taz.de/!30316/ – abgerufen am 9. Januar 2009.

legten nahe, dass die Inhalation von Cystus 052 die Bronchiolen der Mäuse aktiv gegen viral bedingte Zersetzung schütze. LUDWIG und PLANZ kamen zu dem Schluss, dass präventiv eingenommenes Cystus 052 womöglich vor viralen und bakteriellen Lungenentzündungen schützen könne, welche bei der Influenza am häufigsten zu einem tödlichen Verlauf führen.[1002]

Das neue Wundermittel stieß jedoch nicht überall auf Begeisterung. Die gegenüber der Pharmaindustrie insgesamt kritisch eingestellte Zeitschrift ‚arznei-telegramm‘ bezweifelte stark die Wirksamkeit von Tabletten, Gurgellösungen und Tees, die man aus dem Zistrosen-Gewächs gewonnen hat. Studien hätten keine Verringerung von Krankheitssymptomen bei Personen gezeigt, die vorher Cystus 052 eingenommen hatten. Zudem gebe es keine Studien mit menschlichen Probanden, die nicht methodisch in irgendeiner Form angreifbar wären. So fehlten in zwei der vom ‚arznei-telegramm‘ untersuchten Publikationen „hinreichende Angaben zu Einschlusskriterien wie z. B. der Dauer der Beschwerden, zu Basisdaten, Fallzahlplanung sowie insbesondere zur erlaubten und verwendeten Begleitmedikation.“[1003] Dennoch hätte das Bundesinstitut für Arzneimittel und Medizinprodukte (BfArM) entsprechende Präparate aufgrund ihrer pharmakologischen Wirkungsweise als zulassungspflichtige Arzneimittel eingestuft. Laut einer Herstellerfirma von Cystus 052 sei diese Einstufung als eine Art Verschwörung der Pharmakonzerne zu werten, um die Abgabe von Cystus 052 zu reglementieren und deren Vertreiber durch Studien, die bei zulassungspflichtigen Arzneimitteln vorgeschrieben sind, unter Druck zu setzen. Inwiefern das oral eingenommene Cystus die besonders gefährdeten Lungen vor Influenzaviren schützen sollte, erschloss sich der Redaktion des ‚arznei-telegramms‘ ebenfalls nicht.[1004]

Die ‚Deutsche Apotheker Zeitung‘ ging in ihrer Kritik sogar noch weiter: Am 8. Juli 2009 stellte Doris UHL in einem Beitrag nicht nur die Wirksamkeit von Cystus 052, das als wirkungsvoller Schutz gegen die Schweinegrippe beworben worden war, grundsätzlich infrage. Sie zweifelte ebenfalls die Glaubwürdigkeit jener Forscher an, welche die Wirksamkeit von

---

1002 Vgl. Droebner, Karoline; Ludwig, Stephan; Planz, Oliver et al.: CYSTUS 052, a polyphenol-rich plant extract, exerts anti-influenza virus activity in mice, in: Antiviral Research, 76 (2007), S. 1–10.

1003 Veh-Hölzlein, M.: Korrespondenz. Zistrosenextrakt Cystus 052 gegen Influenza?, in: arznei-telegramm, Jg. 41, 3 (2010), S. 29–30, hier: S. 30.

1004 Vgl. Ibid.

CYSTUS 052 untersucht hatten. So äußerte die Autorin den Verdacht, dass die Befürworter von Cystus 052, LUDWIG, PFLANZ sowie Prof. KIESEWETTER von der Charité, mit der Unterstützung des Präparates lediglich ihre eigenen Interessen vertreten würden. Gegen KIESEWETTER seien unlängst Ermittlungen wegen des Verstoßes gegen das Arzneimittelgesetz durchgeführt worden, da dieser eine Art pflanzliches Viagra zweifelhafter Wirksamkeit auf den Markt bringen wollte.[1005] In einer bemerkenswerten argumentativen Umkehr wurde hier den Unterstützern eines alternativen Medikamentes die gleiche Praktik vorgeworfen, welche man den großen Pharmakonzernen oftmals nachsagt: die Einflussnahme auf wissenschaftliche Studien zur Erhöhung der eigenen Glaubhaftigkeit und insbesondere des wirtschaftlichen Erfolges.

Letzten Endes ist es aus Sicht des Laien nicht zu entscheiden, wie es um die Wirksamkeit von antiviralen Medikamenten auf pflanzlicher Basis bestellt ist. Ohne Zweifel bietet die Furcht vor einer erneuten, katastrophalen Influenza-Pandemie nicht nur großen Pharmakonzernen ein interessantes wirtschaftliches Betätigungsfeld. Sollte jemals ein solches *Worst-Case-Szenario* mit zahlreichen Erkrankungs- und Todesfällen eintreten und es zu Engpässen bei der medizinischen Versorgung kommen, dann dürfte auch die Nachfrage nach alternativmedizinischen Influenza-Mitteln erheblich steigen. Vermutlich genügen schon die Befürchtungen vor einer neuen Pandemie, um eine derartige Nachfrage zu generieren. Tatsächlich hatte das Virus H5N1 in den 2000er Jahren nicht zu einer weltweiten Vogelgrippe-Pandemie geführt. Im Folgenden wird der Frage nachzugehen sein, welche Gründe das hatte und welche kritischen Stimmen sich grundsätzlich zum Problemfeld der Risikokommunikation von Seuchen äußerten.

6.1.4 Die ausgebliebene Vogelgrippe-Pandemie und eine kritische Sicht auf die erfolgte Risikobewertung und -kommunikation

Angesichts der Tatsache, dass eine Infektion des Menschen mit dem Virus H5N1, gemeinhin als ‚Vogelgrippe' bezeichnet, bei etwa jedem zweiten Erkrankten zum Tode führte, kann es als Glücksfall bezeichnet werden,

1005 Vgl. Uhl, Doris: Influenza-Prophylaxe. Umstrittene Studien zu Cystus 052, in: daz.online - Das Internetportal der Deutschen Apotheker Zeitung vom 8. Juli 2009, http://www.deutsche-apotheker-zeitung.de/pharmazie/news/2009/07/08/umstrittene-studien-zu-cystus052.html – abgerufen am 9. Januar 2014.

dass dieses Virus zumindest beim Menschen nicht pandemisch wurde. Allerdings blieb lange offen, warum sich das so aggressive Virus H5N1, das bei Tieren die fast immer tödliche Geflügelpest zur Folge hatte,[1006] kaum unter Menschen ausbreitete. Witte konnte für dieses Phänomen im Jahre 2008 noch keine Erklärung liefern.[1007] Teils wurden kuriose Erklärungen herangezogen, so von MacKellar, der eine Korrelation zwischen den Flugverboten nach den Terroranschlägen vom 11. September 2001 und der darauf folgenden milden Influenza-Saison annahm.[1008] Wahrscheinlicher war jedoch, dass die schnelle Vernichtung der mit H5N1 infizierten Tierbestände zu einer Eindämmung der Virusausbreitung geführt hat.[1009] Erst im Jahre 2016 konnte nachgewiesen werden, dass insbesondere Hühner für die RNA-Polymerase des H5N1-Virus, ein Enzym, das die Erbinformation des Influenzavirus trägt und in die Wirtszellen bringt, anfällig sind. Menschliche Zellen entziehen sich diesem pathogenen Vorgang zumeist. Ursächlich dafür scheint das Protein ANP32A zu sein, das bei Menschen einen größeren Umfang besitzt und für eine Bindung mit den Erbinformationen von H5N1 nur sehr selten empfänglich ist. Bei den vereinzelt aufgetretenen Vogelgrippe-Fällen war das Virus häufiger mutiert und konnte sich an das im Menschen vorhandene Protein ANP32A anpassen.[1010]

Am Anfang des 21. Jahrhunderts waren viele Wissenschaftler und Experten zu dem Schluss gekommen, dass entweder eine Vogelgrippe-Pandemie bevorstehe oder das Risiko einer solchen sehr groß sei. Angesichts der weltweiten Verbreitung von H5N1, zumindest in Nutztierbeständen, erschien diese Annahme auch wahrscheinlich. Zudem waren die Beschränkungen des Virus bei der Ausbreitung in menschlichen Populationen noch nicht bekannt, obwohl dem entgegengehalten werden kann, dass die Anzahl menschlicher H5N1-Infektionen in der ersten Dekade des 21. Jahrhunderts überschaubar blieb. Demnach wird in der hier vorliegenden Arbeit die These vertreten, dass bei der Einschätzung des Influenza-Risikos

---

1006 Da fast alle mit Geflügelpest infizierten Tiere ohnehin starben, galt die massenhafte Keulung der Tiere als moralisch weniger fragwürdig. Für Angaben zur Letalität durch H5N1 bei Nutztieren vgl. Grabkowsky: Qualitative Risikobewertung eines Eintrags von Aviärer Influenza, S. 25.

1007 Vgl. Witte: Tollkirschen und Quarantäne, S. 78.

1008 Vgl. MacKellar: Pandemic Influenza, hier: S. 435.

1009 So u a. bei Grabkowsky: Qualitative Risikobewertung eines Eintrags von Aviärer Influenza, S. 25.

1010 Vgl. Anonymus: Das Einfallstor für Vogelgrippe-Viren, in: Frankfurter Allgemeine Zeitung vom 20. Januar 2016, S. N1.

weitaus mehr Faktoren eine Rolle spielten als lediglich einige epidemiologische Kennzahlen. Wiederholt aufgeführt wurden der Rückgriff auf die Seuchen- und Influenza-Geschichte sowie auf die Spanische Grippe als eine Art ‚pandemischen Urkatastrophe des 20. Jahrhunderts'. Auch die wechselnden Modelle bei der Quantifizierung von Influenza-Todesfällen und die These von einem menschlichen Immungedächtnis besaßen entweder eine eskalierende oder eine deeskalierende Funktion bei der Risikoeinschätzung der Influenza. Im Folgenden soll auf einer reflexiven Ebene die Frage gestellt werden, welche weiteren Einflussfaktoren denkbar sind, und welche Fehleinschätzungen Influenza-Forscher selbst für den Fall der Vogelgrippe ausgemacht haben.

Eine sicher allgemein fruchtbare These zum Thema ‚Seuchenangst' hat im Jahre 2004 der Historiker Philip SARASIN aufgestellt. Der Autor widmete sich in seiner essayistisch gehaltenen Monographie *Anthrax. Bioterror als Phantasma* der Furcht vor Biowaffen, welche nach dem wiederaufkeimenden Terrorismus des 21. Jahrhunderts insbesondere durch die Angst vor dem kulturell Fremden und der Anormalität generiert und irrational übersteigert werde. SARASIN zeigt, dass es dabei weniger um konkrete Bedrohungen, sondern vielmehr um die historisch gewachsene, diffuse Furcht gehe, dass Infektionen von Fremden nach Europa oder in die USA hereingetragen würden.[1011] Wie anhand der Schweinegrippe 2009/2010 noch zu zeigen sein wird, ist dieses Phänomen des *Othering* nicht alleine auf Europa beschränkt, wo die Narration von Feindbildern beispielsweise in Form des Brunnen vergiftenden Juden eine traurige Tradition hat und wiederholt Anlass für Pogrome war. Auch Migrantinnen und Migranten wurden und werden wiederholt als Überträger von Infektionserkrankungen diffamiert. SARASIN stellt noch weitere interessante Thesen auf. So stellt er im Rückgriff auf Michel FOUCAULTS Untersuchungen frühneuzeitlicher Instanzen zur Seuchenprävention fest, dass gerade die deutsche Bakteriologie des 19. Jahrhunderts ein ausgeprägtes Freund-Feind-Schema für den menschlichen Körper und Mikroorganismen präferierte, welches vermutlich bis heute tief in unserer Gesellschaft verankert ist.[1012]

Aus der Monographie von SARASIN ergeben sich eine Reihe interessanter Folgeüberlegungen. Zum einen führt eine beispielsweise durch das Erstarken des Terrorismus reaktualisierte Seuchenangst nicht zwangsläufig

1011 Vgl. Sarasin, Philipp: „Anthrax". Bioterror als Phantasma.

1012 Vgl. Ibid., S. 137–159, S. 177–180.

zu einer größeren Aufmerksamkeit für die Influenza. Tatsächlich hatte Davis der US-Regierung vorgeworfen, dass Präsident Bush Anfang der 2000er Jahre die Mittel für die Infektionsforschung zugunsten der Biowaffenabwehr gekürzt hatte.[1013] Auf der anderen Seite besitzt das von Sarasin skizzierte Freund-Feind-Schema in Bezug auf Mikroorganismen sicherlich noch eine große Wirksamkeit, und, wie z. B. Pandemiepläne und die Medikamentenbevorratung einzelner Nationen zeigen, ist auch im 21. Jahrhundert das Konzept des Bevölkerungsschutzes und der Volksgesundheit zweifellos eine wichtige Instanz. Mit Blick auf die lange Zeit weitgehend stiefmütterlich behandelte Influenza ist das präemptive Vorgehen im Angesicht einer drohenden Pandemie im beginnenden 21. Jahrhundert sogar eines der zentralen, wenn nicht sogar das einzige Thema der Seuchen- und Infektionsprävention – wenigstens in der BRD. Das tatsächliche Risiko einer erneuten Influenza-Pandemie lässt sich angesichts der vielen Unabwägbarkeiten und des Nichtwissens bis auf die Ebene der mikrobiologischen Vorgänge kaum quantifizieren. Es wird somit zum Gegenstand eines gesellschaftlichen Aushandlungsprozesses.

Dass es bei der Bewertung der Influenza zahlreiche ,weiche Faktoren' zu berücksichtigen gibt, war auch dem Virologen Edwin Kilbourne bewusst, der 1976/1977 maßgeblich an der US-Kampagne gegen die Schweinegrippe beteiligt war und Präsident Ford von einer drohenden Pandemie überzeugte. Kilbourne, der sich nach der umstrittenen Impfkampagne Vorwürfen ausgesetzt sah, konterte mit dem aussagekräftigen Chiasmus: „Better a vaccine without an epidemic than an epidemic without a vaccine."[1014] Im Jahre 2003 äußerte sich Kilbourne erneut und prognostizierte, dass die nächste Pandemie bald auftreten müsse. Als Begründung führte er an, dass die letzte Pandemie 35 Jahre zurückliege (die Hongkong-Grippe von 1968) und bisher alle Pandemien in einem Intervall von 11 bis 39 Jahren gelegen hätten. Vermutlich aufgrund der Erfahrung mit der Schweinegrippe von 1976/1977 äußerte er sich jedoch bezüglich des gesicherten Wissens zur Influenza weitaus zurückhaltender. Insbesondere über die Spanische Grippe, deren historische Rekonstruktion zumeist für eine unrealistische und übertriebene Einschätzung der Influenza gesorgt habe, wisse man wenig: „Historical records often have been more

1013 Vgl. Davis: Vogelgrippe, S. 118 f.

1014 Vgl. Martin, Douglas: Edwin Kilbourne, Flu Vaccine Expert, Dies at 90, in: The New York Times vom 24. Februar 2011, http://www.nytimes.com/2011/02/25/us/politics/25kilbourne.html?src=twrhp&_r=0 – abgerufen am 5. März 2013.

hyperbolic and dramatic than scientifically helpful, except to verify that a frightening disease with lethal impact occurred."[1015] Die Erfahrungen der Spanischen Grippe basierten in der Wahrnehmung KILBOURNES primär auf Erzählungen. Für Aussagen über das Virus und die betroffenen Populationen fehle es an Material, das im Labor untersucht werden könne. Auf die Frage, ob sich eine Pandemie wie die von 1918 wiederholen könne, antwortete KILBOURNE dementsprechend, dass auch dies im Bereich des Nichtwissens liege.[1016]

Die wenigsten Wissenschaftler äußerten sich jedoch über eine mögliche Rückkehr der Spanischen Grippe in Form der Vogelgrippe so skeptisch und zurückhaltend. Bezüglich der öffentlichen Wahrnehmung und der politischen Reaktionen auf die Vogelgrippe identifizierten SCOONES und FORSTER unter Rückgriff auf einen Akteur-Netzwerk-Ansatz drei Akteursgruppen. Da es sich bei den H5N1-induzierten Erkrankungen vor allem um eine Seuche unter Nutztierbeständen handelte, suchten sich veterinärmedizinische Institutionen wie die *World Organisation of Animal Health* (OIE) und die *Food Agricultural Organization of Animal Health* (FAO) als erste Verteidigungslinie gegen das Virus zu positionieren und verstärkt finanzielle Mittel zu akquirieren. Für humane Infektionskrankheiten sah sich hingegen die WHO in der Verantwortung. Die WHO habe in der Einschätzung von SCOONES und FORSTER das Szenario einer zukünftigen Influenza-Pandemie als Großschadenslage imaginiert, der man zeitnah mit Impfungen, Präventiv-Medikationen und unter Umständen auch mit Quarantänen begegnen müsse. Diese Einschätzungen schöpften unter anderem aus den Erfahrungen mit der Spanischen Grippe. Eine dritte Akteursgruppe habe aus Politikern, Wirtschaftsvertretern und verschiedenen NGOs wie beispielsweise dem Roten Kreuz bestanden. Das von dieser Gruppe proliferierte Narrativ zielte darauf ab, zur Abwehr einer Pandemie sei ein effektives, gut finanziertes Gesundheitssystem ausreichend. Als zusätzliche Vorbereitung habe sich diese Gruppe für die Etablierung von nationalen Pandemieplänen eingesetzt.[1017]

1015 Kilbourne: A virologist's perspective on the 1918–19 pandemic, S. 36.

1016 Vgl. Ibid., S. 36–38.

1017 Vgl. Scoones, Ian; Forster, Paul: Unpacking the International Response to Avian Influenza. Actors, Networks and Narratives, in: Scoones, Ian (Hrsg.): Avian Influenza. Science, Policy and Politics, London/Washington 2010, S. 19–64, hier insbesondere S. 21–24, S. 29–37.

Vor allem Quarantänen wurden von SCOONES und FORSTER als uneffektive Maßnahme verworfen. Diese entsprächen einem Wunschdenken in einer Art Kalten-Kriegs-Schema, das in der heutigen, globalisierten Welt nicht funktionieren und allenfalls die Bevölkerung in Panik versetzen würde.[1018] In einem weiteren Artikel vertiefte
Ian SCOONES seine Überlegungen für ein Gesundheitskonzept in einer global vernetzten Welt und führte unter anderem aus, dass es in der Vergangenheit immer wieder Überreaktionen bezüglich der Influenza gegeben hätte. Als Beispiel führte er die Impfmaßnahmen der US-Regierung während des Schweinegrippe-Ausbruchs im Jahre 1976 an. Ursächlich für diese und andere Überreaktionen seien laut SCOONES verschiedene Defizite: eine zu große Technikgläubigkeit, das Überspielen und Nichtkommunizieren von Nichtwissen und Unsicherheiten seitens der verantwortlichen Experten und Politiker sowie eine allgemeine Unerfahrenheit von Wissenschaftlern im Umgang mit Medien.[1019] Mit seinem kritischen Ansatz steht SCOONES durchaus in der sich ab den 1970er und 1980er Jahren formierenden Tradition des Wissenschaft- und Technikskeptizismus und der daraus resultierenden Forderung nach einer neuen Basis für den Dialog zwischen Wissenschaft und Öffentlichkeit (‚Public Understanding of Science‘).[1020] Obgleich SCOONES die Narration von einer Pandemie als plötzlich ausbrechende Großschadenslage kritisierte, nahm er keine kritische Haltung zur Historisierung der Spanischen Grippe ein, sondern ging vielmehr davon aus, dass die Geschichte der Influenza eine wichtige Lektion sein könnte.[1021]

Was bei SCOONES ungesagt blieb, sprach hingegen 2005 Hans-Heinrich EHLEN (CDU), damals niedersächsischer Minister für ländlichen Raum,

---

1018 Vgl. Ibid., S. 38.

1019 Vgl. Scoones, Ian: Towards a One World, One Health Approach, in: Ders. (Hrsg.): Avian Influenza. Science, Policy and Politics, London/Washington 2010, S. 205–226, hier: S. 208 f.

1020 Für einen Überblick über die öffentliche Rezeption von Wissenschaft und Technik beginnend bei einer naiven Fortschrittsgläubigkeit über eine wachsende Skepsis bis hin zur breiten Bürgerbeteiligung vgl. Kurath, Monika; Gisler, Priska: Informing, involving or engaging? Science communication in the ages of atom-, bio- and nanotechnology, in: Public Understanding of Science, Jg. 18, 5 (2009), S. 559–573.

1021 Vgl. Scoones: Towards One World, S. 209–225. Auch darf die Referenz auf die dramatisierende Monographie von DAVIS *The Monster at our door* nicht fehlen. Vgl. Ibid., S. 226.

Ernährung, Landwirtschaft und Verbraucherschutz, aus, als er eine Tagung zum Thema Aviäre Influenza eröffnete und dabei eine Art ‚risikokommunikatives Patentrezept' präsentierte:

> Man nehme: Schlagworte wie Vogelgrippe, Geflügelpest oder Pandemie. Gieße auf mit aktuellen Fakten aus dem asiatischen Raum und würze kräftig mit Zahlen, am besten auch mit Todesfällen. Lösche dann ab mit einem deftigen Schuss Historie. Zum Beispiel mit der Spanischen Grippe von 1918, der rund 20 Millionen Menschen zum Opfer fielen. Und, je nach Geschmack, verfeinere dann alles zusätzlich mit Hinweisen auf die Asiatische Grippe, an der 1957, innerhalb von nur 5 Monaten, rund 10 Millionen Menschen erkrankten. Fertig ist ein Horrorsüppchen, das vornehmlich zum Frühstück per Printmedien oder zum Abend mit Hilfe der Mattscheibe serviert werden kann.[1022]

Auch wenn EHLEN hier ausspart, dass er gut einen Monat zuvor die Bundesregierung kritisiert hatte, da diese mit der Vogelgrippe zu sorglos umginge,[1023] spricht er zurecht die mediale Gepflogenheit an, Agendasetzungen vor allem anhand des Sensationsgehalts einer Neuigkeit, weniger durch die Relevanz eines Themas zu bestimmen. Auch seine Kritik an der Instrumentalisierung vergangener Seuchenereignisse scheint berechtigt. Gleichwohl, und das führt EHLEN in seinem Grußwort mit einem besonderen Augenmerk für seine Adressaten selbst an, ist er als Politiker von wissenschaftlicher Expertise abhängig und kann Wissenschaftler lediglich dazu auffordern, eine sachgerechte Aufklärung zu befördern.[1024] Wie die Aufarbeitung der Schweinegrippe von 2009/2010 zeigen wird, mäßigten sich die Stimmen aus der Wissenschaft bezüglich des Influenza-Risikos. In der medialen Agendasetzung wurden die Angst vor der Influenza und daraus resultierende Folgediskurse jedoch zu einem Selbstläufer.

1022 Ehlen, Hans-Heinrich: Grußwort, in: Niedersächsisches Kompetenzzentrum Ernährungswirtschaft (Hrsg.): Aviäre Influenza - Hintergründe, Informationen und Perspektiven. Tagung am 27. Oktober 2005, Vechta 2005, S. 13–14, hier: S. 13.

1023 Deutscher Bundestag - 15. Wahlperiode: Drucksache 15/5993, S. 40. EHLEN hatte der Bundesministerin für Verbraucherschutz, Ernährung und Landwirtschaft, Renate KÜNAST (Bündnis 90/Die Grünen) unter anderem in der ‚Frankfurter Allgemeinen Zeitung' einen sorglosen Umgang mit der Vogelgrippe vorgeworfen.

1024 Vgl. Ehlen: Grußwort, S. 14.

6.1.5 Zwischenfazit: Geflügelpest und Vogelgrippe als Alarmsignal und Vorboten der Schweinegrippe 2009/2010

Wie bereits während der sogenannten Schweinegrippe in den Jahren 1976/1977 sorgte auch 1997 das Auftreten eines neuen Influenzavirus – in diesem Falle H5N1 – für eine Rememorierung der Spanischen Grippe und die Vorstellung, eine vergleichbare Pandemie sei unvermeidlich. Neben Rekursen auf die Spanische Grippe selbst und deren Historisierung spielten auch neuere Erkenntnisse aus der Virologie und andere Influenza-Ausbrüche eine Rolle. Die Befürchtung, das Virus H5N1 könne eine neue Pandemie bewirken, hielt ab Ende der 1990er Jahre auch deutlich länger an, als dies in den 1970er Jahren der Fall war. Dazu trugen sicherlich die wissenschaftlichen Debatten über das immer wieder in Erscheinung tretende Virus H5N1 bei. Der Diskurs um die Vogelgrippe beschränkte sich dieses Mal nicht alleine auf die USA, sondern zirkulierte ebenfalls in internationalen Expertenkreisen und vor allem unter Beteiligung der WHO, wobei die Zäsur darin zu sehen ist, dass sich die WHO in den 1970er Jahren noch nicht für großangelegte Maßnahmen gegen das Jersey-Virus ausgesprochen hatte. Zudem gewann die Spanische Grippe durch die Rematerialisierung des Virus von 1918 an neuer Aktualität. Der Nachweis, dass auch eben jenes Virus aviären Ursprungs gewesen ist, unterstrich die Bedeutung von Vögeln als *mixing vessels* und Seuchenüberträger. Allgemein gewannen Zoonosen durch die Influenza, SARS und andere Infektionskrankheiten an Sichtbarkeit. Mittelbar waren damit auch ökologische Fragestellungen wie beispielsweise Fragen zur Massentierhaltung verbunden.

Während aller bisherigen Influenza-Ausbrüche des 20. Jahrhunderts hatte sich die deutsche bzw. die westdeutsche Politik jeweils abwartend verhalten. Die durch H5N1 ausgelöste Geflügelpest, der fast ausschließlich Tiere zum Opfer fielen, stieß hingegen auf eine erhöhte Aufmerksamkeit. Auch im Deutschen Bundestag wurde zunehmend die Befürchtung geteilt, das Virus H5N1 könne nicht nur auf den Menschen überspringen, sondern sich von Mensch zu Mensch übertragen und damit eine Vogelgrippe-Pandemie auslösen, der alleine in Deutschland 100.000 Menschen zum Opfer fallen würden. Daher wurde ein Nationaler Pandemieplan ausgearbeitet, der mit Blick auf die Erfahrungen der Spanischen Grippe das erneute Auftreten einer Pandemie als Großschadensereignis einschätzte und für diesen Ernstfall verschiedene Maßnahmen wie beispielsweise eine bevölkerungsweite Impfung vorsah. Somit stellte die Vogelgrippe eine Zäsur dar, denn das erste Mal in der deutschen Geschichte wurde eine bevölkerungsweite Vakzinierung gegen Influenza nicht nur debattiert, sondern für den Ernstfall als Handlungsanweisung schriftlich fixiert. Die Geflügelpest bzw. die beim Menschen selten auftretende Vogelgrippe war der Anlass dafür, dass die BRD am Vorabend der sogenannten Schweinegrippe-Pandemie in den Jahren 2009/2010 so gut wie nie zuvor auf die Influenza vorbereitet war.

Daran hatte sicherlich auch die Ratgeberliteratur aus dem ärztlichen Feld einen Anteil. Hier lässt sich durch das in den 2000er Jahren zirkulierende H5N1-Virus eine deutliche Zunahme des angenommenen Influenza-Risikos konstatieren – ein Phänomen, das während früherer Pandemien in der dementsprechenden Literatur so nicht festzustellen ist. Nicht in jedem Falle wurde dabei eine Influenza-Pandemie als ein Ereignis mit Millionen von Todesopfern dargestellt, wie es in der US-amerikanischen Literatur und seit H5N1 auch von der WHO wiederholt postuliert wurde. Allerdings gehen alle Ratgeber von einer Großschadenslage mit einer erheblichen Beeinträchtigung des öffentlichen Lebens aus. Es ist darüber hinaus nicht verwunderlich, dass sich die Angst vor einer Pandemie als ergiebiges Geschäftsfeld sowohl für die herkömmlichen Pharmakonzerne als auch für die Hersteller alternativmedizinischer Produkte anbot.

Trotz aller Warnungen kam es nicht zu der besagten Vogelgrippe. Die geringe Verbreitungsrate des Virus H5N1 unter Menschen und das damit verbundene Ausbleiben der Pandemie konnte erst 2016 endgültig aufgeklärt werden: Die Erbinformation in menschlichen Zellen sind weitaus weniger anfällig für die RNA-Polymerase des Vogelgrippe-Virus als beispielsweise Zellen von Vögeln. Allerdings war dieser Sachverhalt in den 2000er Jahren noch nicht bekannt, und die Einschätzung des Influenza-Risikos musste in erheblichem Maße unter Unsicherheit und Nichtwissen erfolgen, auch, da sich die Ausbreitung des Influenzavirus H5N1 von allen bisherigen epidemischen und pandemischen Ausbrüchen unterschied. Zum Ausgleich des Nichtwissens wurde wiederholt auf historisches Wissen über die Influenza, insbesondere die Spanische Grippe, zurückgegriffen. Der eskalierende Abgleich mit der Spanischen Grippe wurde von Wissenschaftlern wie Kilbourne und Politikern wie Ehlen kritisch gesehen. Andere Wissenschaftler wie Scoones problematisierten diesen Rückgriff auf die Influenza-Geschichte weniger und machten das Problem vielmehr in einer nicht mehr zeitgemäßen Wissenschafts- und Risikokommunikation gegenüber einer breiten Öffentlichkeit aus. Zweifelsohne bleibt festzuhalten, dass der Begriff ‚Spanische Grippe‘ mit dem Beginn des 21. Jahrhunderts nicht nur die Semantik einer vergangenen Pandemie trug, sondern jede kommende Pandemie als ein *Worst-Case-Szenario* konstruierte. Obgleich die Großschadenslage bei der Vogelgrippe nicht eingetreten ist, war eine Strategie für eine ,allumfassende Prävention' angelegt worden. Als in Mexiko im Jahre 2009 ein neues Virus vom Subtyp H1N1 entdeckt wurde und sich ausbreitete, sahen WHO und andere Akteure eben jenen Ernstfall als gekommen.

6.2 Die Schweinegrippe 2009/2010 – der erste Ernstfall nach 40 Jahren?

6.2.1 Wirkmächtige Historie: wiederholte Rekurse auf die Spanische Grippe im Rahmen der sogenannten Schweinegrippe-Pandemie

Während der Geflügelpest und der Vogelgrippe ruhte der Blick internationaler wie nationaler Gesundheitsbehörden vor allem auf dem asiatischen Raum. Die dortigen Nationen waren am stärksten von Massenkeulungen und Importverboten betroffen. Hingegen bot das Virus, dem im Jahre 2009 pandemisches Potenzial attestiert wurde, drei Überraschungen: Es handelte sich nicht um ein Virus vom Subtyp H5N1, sondern H1N1, es wurde mit Schweinen und nicht mit Vögeln in Verbindung gebracht, und es kam nicht aus Hongkong, sondern aus Mexiko – eine Nation, die bisher in der Geschichte der Influenza keine Rolle gespielt hatte. Im März 2009 infizierte das Schweinegrippe-Virus das erste Mal Menschen in Mexiko und verbreitete sich leicht von Mensch zu Mensch. Bis Ende April 2009 wurden etwa 100 Todesfälle aus Mexiko gemeldet. Zwischen April und Juni 2009 erhöhte die WHO die Influenza-Pandemiewarnstufe sukzessive von drei auf sechs. Am 11. Juni 2009 wurde damit das erste Mal nach über 40 Jahren eine manifeste Influenza-Pandemie ausgerufen.

Das lang erwartete pandemische Virus schien nun sichtbar. Das Frappierende an der Situation war, dass das neue Schweinegrippe-Virus vom Typ ,A/H1N1' zum gleichen Subtyp gehörte wie der einige Jahre zuvor von TAUBENBERGER ET AL. rekonstruierte Erreger der Spanischen Grippe. Im Gegensatz zu den beiden Pandemien der 1950er und 1960er Jahre, bei denen die Spanische Grippe als gelegentliches Vergleichsbeispiel herangezogen wurde, um die relative Harmlosigkeit der damaligen Seuchenereignisse zu unterstreichen, wurde die Spanische Grippe kurz vor und während der sogenannten Schweinegrippe-Pandemie 2009/2010 zu einer omnipräsenten Referenz. Die Warnungen vor der Vogelgrippe noch übertreffend, sparte kaum eine Veröffentlichung der Jahre 2009 und 2010 die Pandemie von 1918 aus. So hatte die WHO noch kurz vor der Schweinegrippe eine Publikation herausgegeben, in welcher sie drei große Pandemien benennt: die Spanische Grippe (1918/1919), die Asiatische Grippe (1957/1958) und die Hongkong-Grippe (1968/1969). Als Intervall für eine große Pandemie wird ein Zeitraum von 10 bis 50 Jahren angenommen. Laut WHO hob sich jedoch die Spanische Grippe von allen anderen Influenza-Ausbrüchen ab. Der Erreger der Spanischen Grippe habe nicht nur eine 10 bis 15-fache Letalität als die Erreger anderer Pandemien besessen, sondern dem Virus von 1918 seien auch etwa 20 bis 50 Mio. Menschen zum Opfer gefallen.[1025] Zu dem Zeitpunkt, als die WHO diese Handreichung veröffentlichte, lag der Fokus noch auf dem Virus H5N1, da dieses sogar die Letalität des Erregers von 1918 um ein Vielfaches in den Schatten stellte,[1026] etwa um den Faktor 20.

Auch in deutschen Veröffentlichungen nahm die Spanische Grippe einen veränderten Stellenwert ein. So formulierten der damalige RKI-Präsident Jörg Hacker und der RKI-Vizepräsident Reinhard Burger das Geleitwort für ein Standard-Handbuch zum Thema Influenza, das am Vorabend der Schweinegrippe-Pandemie von Walter Haas herausgegeben wurde. Der Bezug auf viroarchäologische Fortschritte, also die Rekonstruktion des Virus von 1918, durfte dabei nicht fehlen:

> Unserer Einsicht [nach] ist die Erkrankung [die Grippe, Anm. DR] in allen Bereichen rasant gewachsen und ermöglicht auch die historische und molekular-archäologische Aufarbeitung so verheerender Influenzapandemien wie der ‚Spanischen Grippe' von 1918, der nach Schätzungen zwischen 20 und 50 Millionen Menschen zum Opfer gefallen sind.[1027]

Hacker und Burger führten des Weiteren aus, dass insbesondere das Engagement der WHO als entscheidend dafür anzusehen ist, dass sich eine breite Fachöffentlichkeit mit dem Thema Influenza-Pandemien auseinandersetze. Zu einer erhöhten Aufmerksamkeit hätten auch die Erfahrungen mit SARS und der Vogelgrippe beigetragen.[1028] Letzten Endes verbleibt

---

1025 Die Letalität des Virus von 1918 habe bei etwa 2–3 % gelegen, die Letalität der Asiatischen- und der Hongkong-Grippe dagegen unterhalb von 0,2 %. Den Pandemien der 1950er und 1960er Jahre seien darüber hinaus ‚nur' 1–4 Mio. Menschen zum Opfer gefallen. Vgl. World Health Organization: Pandemic Influenza Preparedness and Response, S. 10, S. 13.

1026 Vgl. Ibid., S. 11.

1027 Haas: Influenza; hier: Geleitwort von Hacker und Burger, S. V.

1028 Vgl. Ibid.

jedoch ausschließlich die Influenza als kontinuierliche, gewissermaßen historisch-epochale Herausforderung unter den Infektionskrankheiten. Wie MacKellar bereits 2007 ausführte, konnte die SARS-Epidemie durch die schnelle Isolierung der Patienten und weitere Quarantänemaßnahmen eingedämmt und schließlich beendet werden. Diese Vorgehensweise sei bei der Influenza aber nur bedingt möglich, da die Infizierten oftmals schon infektiös seien, bevor sich die ersten Symptome zeigen.[1029] Dementsprechend kommt auch Haas zu dem Schluss, dass die Influenza nicht zu unterschätzen sei. Die Spanische Grippe wurde von ihm als die „verheerendste aller Grippe-Pandemien“[1030] bezeichnet. Gleichwohl räumten Haas und die anderen Autoren des bereits angesprochenen Handbuchs ein, dass es eine offene Forschungsfrage sei, ob sich eine Pandemie wie die von 1918 bis 1920 wirklich wiederholen könne.[1031] Im Rahmen der hier vorliegenden Arbeit ist der Frage nachzugehen, ob dieses in der *Scientific Community* verbreitete signifikante Nichtwissen bezüglich einer Neuauflage der Spanischen Grippe auch öffentlichkeitswirksam kommuniziert und dort dementsprechend rezipiert wurde.

Zu einer deutlichen Aussage bezüglich des bestehenden Influenza-Risikos kam John M. Barry in seiner im Jahre 2004 verfassten Monographie *The Great Influenza. The Story of the Deadliest Pandemic in History*. Eine Neuauflage dieses mit mehreren Preisen ausgezeichneten Werks erschien 2009 mitten während der Schweinegrippe-Pandemie und wurde in wissenschaftlichen Zeitschriften wie dem ‚Journal of the American Medical Association‘ und der ‚Nature‘ sowie in einer breiten Öffentlichkeit rezipiert. Beispielsweise schrieb ‚The Seattle Times‘, die Monographie von Barry sei „a multistranded narrative account of the most devastating pandemic the world has ever know“.[1032] Für eine Rezeption des Werks spricht ebenso, dass der Autor nach dem Ausbruch der Schweinegrippe von der *National Academy of Sciences* in eine Kommission berufen wurde, die von seinen Erfahrungen mit der Historie von Pandemien profitieren sollte. Zudem war er nach eigenen Aussagen nach dem Ausbruch der Schweinegrippe

1029 Vgl. MacKellar: Pandemic Influenza, S. 435.
1030 Haas: Influenza, S. 6.
1031 Vgl. Haas: Influenza.
1032 Vgl. Barry: The Great Influenza, hier zitiert nach der ersten Seite der Penguin-Books-Ausgabe von 2009.

von 2009 wiederholt Interviewpartner für Zeitungen und Fernsehsender.[1033]

BARRY schätzt die Größenordnung der Spanischen Grippe in seiner Monographie *The Great Influenza* in etwa so ein, wie COLLIER und CROSBY dies bereits in den 1970er Jahren veranschlagten:

> In 1918 an influenza virus emerged — probably in the United States — that would spread around the world, and one of its earliest appearances in lethal form came on Philadelphia. Before that worldwide pandemic faded away in 1920, it would kill more people than any other outbreak of disease in human history. Plague in the 1300 s killed a far larger proportion of the population — more than one quarter of Europe — but in raw numbers influenza killed more than plague then, more than AIDS today.[1034]

Der Aussage, dass die Spanische Grippe in absoluten Zahlen die höchste Mortalität aller bisherigen Seuchen der Menschheitsgeschichte gehabt haben könnte, ist tatsächlich kein Neuheitswert abzugewinnen. Allenfalls die Betonung BARRYS, dass die Influenza deutlich mehr Todesopfer gefordert habe als AIDS, eine in den 1970er Jahren noch nicht bekannte Krankheit, dürfte ein neuer Akzent bei der Unterstreichung des Influenza-Risikos sein. Der Vergleich der Spanischen Grippe mit der mittelalterlichen Pest krankt wie bereits bei anderen Autoren daran, dass die demographischen Verhältnisse von 1918 und des 14. Jahrhunderts kaum in Relation zu setzen sind. Als rhetorisches Mittel ist der Vergleich mit der Pest bzw. dem ‚Schwarzen Tod', einer der gravierendsten Infektionskrankheiten der Menschheitsgeschichte, jedoch durchaus wirksam.

Neu hingegen sind bei BARRY die Einschätzungen zur Schweinegrippe, zu welcher sich der Autor im August 2009 im Nachwort seiner überarbeiteten Monographie positionierte. Grundsätzlich sei es kaum möglich, aus den Erfahrungen mit früheren Pandemien auf den weiteren Verlauf einer aktuellen Pandemie wie der Schweinegrippe zu schließen. Gleichwohl bezog BARRY Phänomene der Pandemie von 1918 in seine Prognose zur Schweinegrippe mit ein. So warnte er davor, dass das bis zum August 2009 noch eher milde Virus mutieren und deutlich gefährlicher werden könnte. Das Virus von 1918 hatte durch die stete Zirkulation in menschlichen Populationen eine solche als „passage" (engl.) bezeichnete Mutation durchlebt. Auch müsse man laut BARRY berücksichtigen, dass die globale Gesellschaft von 2009 viel stärker vernetzt sei, z. B. hinsichtlich der Nah-

1033 Vgl. Ibid., S. 449 f.
1034 Ibid., S. 4.

rungsproduktion und der Wirtschaft, sodass krankheitsbedingte Ausfälle einzelner Produktionsstandorte viel gravierende Auswirkungen haben könnten als im Jahre 1918. BARRY hielt daher Maßnahmen wie Impfungen, die Hygienerichtlinien und begrenzte Quarantänen wie beispielsweise Schulschließungen für geboten. Zudem lobte er die offene Kommunikation der WHO zum aktuellen Pandemierisiko, denn gerade das Verschweigen der Influenza-Pandemie habe während des Ersten Weltkriegs zur Beunruhigung der Bevölkerung beigetragen.[1035]

Im Frühjahr 2010 endete die Schweinegrippe-Pandemie, ohne dass weitere pandemische Wellen eingetroffen waren. Der vergleichsweise harmlose Verlauf der Pandemie, welche gemessen an der Gesamtmortalität die harmloseste Influenza-Pandemie der Geschichte gewesen sein dürfte, führte im Anschluss zu einem kritischeren Umgang mit der Geschichte der Influenza, jedoch gab es kaum Abstriche bei den Warnungen vor weiteren Pandemien. In einem 2010 erschienenen Sammelband versuchten die Autorinnen GILES-VERNICK und CRADDOCK eine interdisziplinäre Aufarbeitung der Geschichte großer Influenza-Pandemien. Dazu fanden sich Personen aus verschiedenen geistes-, sozial- und naturwissenschaftlichen Themenfeldern zusammen. GILES-VERNICK und CRADDOCK unterstreichen, dass ein Erreger mit der Virulenz eines Virus wie H5N1 und der schnellen Ausbreitung von H1N1 eine katastrophale Pandemie „with mortality rates not seen since the 1918–1919 influenza outbreaks"[1036] zur Folge haben könne. Gleichwohl warnen die Autorinnen davor, aus historischen Begebenheiten Prognosen für zukünftige Influenza-Ereignisse abzuleiten. Zudem hinterfragen sie, warum immer wieder die Spanische Grippe als Referenz herangezogen wurde. Dieses Phänomen erklären sie damit, dass gerade die dramatischen Bilder einer weltweiten Seuche mit zahlreichen Todesopfern sowie Darstellungen von überfüllten Krankenhäusern und Leichenhallen immer noch im kollektiven Gedächtnis verankert sind und bei aktuellen Ausbrüchen Ängste wecken. Insbesondere die Spanische Grippe sei ein starker Ankerpunkt in dieser kollektiv memorierten Seuchengeschichte,[1037] wobei die Influenza bezüglich derartiger suggestiver Bilder sicherlich kein Alleinstellungsmerkmal besitzt.

1035 Vgl. Ibid., S. 176–178, S. 450–461.

1036 Giles-Vernick, Tamara; Craddock, Susan: Introduction, in: Dies. (Hrsg.): Influenza and Public Health. Learning from past pandemics, London/Washington 2010, S. 1–21, S. 1.

1037 Vgl. Ibid., S. 3–5.

Die Rememorierung der Spanischen Grippe führe laut GILES-VERNICK und CRADDOCK selten zu einer adäquaten Analyse gegenwärtiger Ereignisse. So kritisieren sie, dass die WHO die geographische Ausbreitung des H1N1-Virus als Kriterium für eine Pandemie herangezogen habe, nicht jedoch die tatsächliche Morbidität (bzw. die Krankenlast). Daher schlugen die Autorinnen vor, dass eine anstehende Pandemie realistischer einzuschätzen sei, wenn man statt der Virusausbreitung oder einer einfachen Mortalitätsstatistik den Indikator *Years of Life Lost* (YLL) nutzte, also die geschätzte Summe der durch Krankheit und Tod verlorenen Lebensjahre. Dieser Indikator würde unter anderem berücksichtigen, dass bei den Pandemien von 1918 und 2009 gerade junge Personen gestorben waren, was große demographische und ökonomische Verwerfungen zur Folge gehabt hätte. Demnach sei auch die Schweinegrippe von 2009/2010 nicht zu unterschätzen und ähnlich gravierend wie die Hongkong-Grippe gewesen. Für eine Unterschätzung der Schweinegrippe spräche auch, dass gerade Schwellen- und Entwicklungsländer nicht nur überproportional unter diesem Influenza-Ausbruch gelitten hätten, sondern dass diesen Ländern Impfstoff gegen unbezahlbare Summen veräußert werden sollte.[1038] Bei GILES-VERNICK und CRADDOCK zeichnet sich somit kein Bruch mit dem skizzierten Diskurs um die Influenza ab; die Spanische Grippe nimmt auch hier nach wie vor eine wichtige Rolle in der Risikoeinschätzung aktueller Pandemien ein, die besondere Vulnerabilität von Schwellen- und Drittweltländern hat bei der Erinnerung an die Pandemie von 1918 zudem ihre Entsprechung in der Kolonialgeschichte gefunden.

Letzten Endes kommen GILES-VERNICK und CRADDOCK also bezüglich der Schweinegrippe 2009/2010 zu dem Urteil, dass diese weniger harmlos gewesen sei, obgleich der erste Blick auf epidemiologische Kennzahlen genau suggeriert, dass die Pandemie von 2009/2010 nur geringe Auswirkungen auf die globale Gesundheit gehabt hätte. Zu einem ähnlichen Schluss kam im Jahre 2010 der Ökologe SCOONES, wobei hier abermals deutlich wird, dass eine wie von GILES-VERNICK und CRADDOCK vorgeschlagene Entkopplung zwischen Spanischer Grippe und antizipierter Pandemie *in praxi* einfach nicht möglich ist:

> The A(H1N1) swine flu outbreaks in 2009 rang major alarm bells. Was this going to be a major pandemic with massive human mortalities? Pandemic response systems swung into action, emergency committees were established,

---

1038 Vgl. Ibid., S. 6 f., S. 9–14.

> contingency plans unfolded, stockpiles of drugs were created and, as discussed above, the media went into a frenzy. But such fears are not without foundation. The 1918 human influenza pandemic killed at least 50–100 million people globally.[1039]

Auch nach den Erfahrungen der Schweinegrippe 2009/2010 verteidigte SCOONES die Ansicht, dass eine ernst zu nehmende Pandemie in der Zukunft unausweichlich sei. Dafür spreche vor allem das Auftreten zahlreicher neuer Zoonosen im 20. Jahrhundert. Neben der zoonotischen, durch das HI-Virus ausgelösten AIDS-Erkrankung seien zwischen 1940 und 2004 etwa 300 neue Infektionserkrankungen entdeckt worden, davon alleine 60 % Zoonosen.[1040] Bei SCOONES nimmt die Spanische Grippe ebenfalls wieder jene Rolle eines historischen ‚Ankers' ein – eine Funktion, welche von GILES-VERNICK und CRADDOCK so treffend diagnostiziert wurde. Vor, während und selbst nach der sogenannten Schweinegrippe-Pandemie von 2009/2010 gab es immer wieder Rekurse auf die Spanische Grippe von 1918. In den Wissenschaften blieb die Spanische Grippe die wichtigste Referenz, und die Schweinegrippe wurde unter Zuhilfenahme von neuen Hypothesen, die sich beispielsweise in neuen epidemiologischen Kenngrößen niederschlugen, als gravierend eingeschätzt. Wie im Folgenden anhand der Rezeption der Schweinegrippe gezeigt werden wird, wurde dieser Risikoeinschätzung in der BRD jedoch seitens verschiedener Öffentlichkeiten widersprochen.

6.2.2 Die Schweinegrippe 2009/2010 in der Perspektive des Deutschen Bundestags und deutscher Behörden

Die durch H1N1 hervorgerufene Schweinegrippe, welche im März 2009 in Mexiko ausbrach, erreichte bereits gegen Ende des Monats April die BRD. Bis zum 4. Juni 2009 lagen dem RKI 38 Fälle der, wie sie bald von der Behörde genannt wurde, ‚Neuen Influenza A/H1N1', vor. In den meisten Fällen handelte es sich bei den Virusträgern um Reiserückkehrer aus Mexiko und den USA. In dieser frühen Phase der Pandemie waren nur sie-

1039 Scoones: The International Response to Avian Influenza, S. 3. Es sei bemerkt, dass sich SCOONES bei der Einschätzung der Gesamtmortalität während der Spanischen Grippe auf den bereits untersuchten Artikel von JOHNSON und MÜLLER bezieht. Vgl. Johnson; Müller: Updating the accounts.

1040 Vgl. Scoones: The International Response to Avian Influenza, S. 3.

ben der genannten 38 Influenza-Fälle *autochthone Infektionen*, d. h. nicht eingeschleppt, sondern in Deutschland selbst von Mensch zu Mensch weitergegeben worden.[1041] Zu diesem Zeitpunkt versuchten deutsche und europäische Behörden vor allem, die Einschleppung des Virus vom amerikanischen Kontinent durch Quarantäne- und Isolations-Maßnahmen in Einzelfällen zu unterbinden und insgesamt zu verlangsamen („containment and delay"). Dadurch hoffte man, genug Zeit zur Vorbereitung einer nationalen Impfkampagne gewinnen zu können. Hatte sich das neue Influenzavirus erst einmal verbreitet, so würde der Bevölkerungsschutz an erster Stelle stehen („mitigate and protect"). Letzten Endes war es nur eine Frage der Zeit, bis sich die Influenza in der BRD verbreiten würde. Das Ziel der Behörden bestand darin, die Auswirkungen der Pandemie durch die Reduktion der Krankheitsfälle und das Verhindern schwererer, womöglich tödlicher Infektionen abzuschwächen. Als einziges probates Mittel stand dafür die Influenza-Schutzimpfung zur Verfügung.[1042]

Dementsprechend war von Bund und Ländern im Juli 2009 eine umfangreiche Beschaffung von Impfmitteln beschlossen worden – eine Maßnahme, die bereits im August 2009 auf Kritik im Deutschen Bundestag stieß. Da sich die von CDU und SPD gestellte Bundesregierung durch diese Kritik einem erheblichen Rechtfertigungsdruck ausgesetzt sah, wurde in den parlamentarischen Debatten das Influenza-Risiko stark akzentuiert, wohingegen sich Behörden wie das RKI im Frühjahr und Sommer 2009 noch mit Prognosen zurückhielten. Im Bundestag hingegen wurden schon früh Rückgriffe auf historische Erfahrungen bemüht. Als die Fraktion ‚Die Linke' Kritik an den Kosten der für 25 Mio. Bundesbürger geplanten Influenza-Schutzimpfungen übte und darüber hinaus wissen wollte, wie überhaupt der weitere Pandemieverlauf eingeschätzt werde, entgegnete die Bundesregierung am 26. August 2009:

> Die Erfahrungen mit vorangegangenen Pandemien zeigen außerdem, dass auf eine erste schwache Welle meist eine zweite Welle mit schweren Erkrankungen und Todesfällen folgte. Eine Aussage über den Verlauf der aktuellen Pan-

---

1041 Vgl. Robert Koch-Institut: Neue Influenza A/H1N1: Aktuelle nationale und internationale Lage, in: Epidemiologisches Bulletin, Jg. 2009, 23 (8. Juni 2009), S. 228–229.

1042 Vgl. Ders.: Modifikationsmöglichkeiten der Strategie zur Bekämpfung/Eindämmung der Neuen Influenza A/H1N1 in Deutschland in Abhängigkeit von der Entwicklung der Ausbreitung und der Schwere der Erkrankungen, in: Epidemiologisches Bulletin, Jg. 2009, 27 (6. Juli 2009), S. 259–262.

> demie in Deutschland und die Zahl der zu erwartenden Erkrankungs- und Todesfälle kann zum jetzigen Zeitpunkt noch nicht getroffen werden.[1043]

Gerade die Erfahrungen mit den in mehreren Wellen ablaufenden früheren Pandemien sowie Unsicherheiten bezüglich der weiteren Entwicklung der Schweinegrippe dienten hier jedoch als Legitimation für das präemptive Vorgehen gegen die Pandemie. Damit gab sich die Opposition im Bundestag nicht zufrieden. In einer weiteren Anfrage kritisierte die Fraktion ‚Bündnis 90/Die Grünen' die von der WHO praktizierte Vorgehensweise, eine Pandemie ausschließlich über die globale Ausbreitung und nicht über weitere epidemiologische Größen wie die Zahl und Schwere der Erkrankungen zu definieren. Vor allem entzündete sich die Kritik an der geplanten Impfkampagne, die im Herbst 2009 beginnen sollte. Die Fraktion ‚Bündnis 90/Die Grünen' wollte wissen, wie die Bundesregierung die Sicherheit der Impfstoffe angesichts der in den Vakzinen verwendeten Zusatzstoffe sicherstellen wollte. Den Kritikern der Impfstoffbeschaffung schien besonders heikel, dass nur durch die Verwendung von umstrittenen Wirkverstärkern (sogenannten Adjuvantien) in derart kurzer Zeit eine ausreichende Menge an Vakzinen produziert werden könne. Die Bundesregierung verwies hingegen darauf, dass nur adjuvantierter Impfstoff ausreichend wirksam sei und dass alle auftretenden Nebenwirkungen genau überwacht und dokumentiert würden.[1044]

Mehr noch als durch die Zusammensetzung der Impfstoffe geriet die Regierung bezüglich der Beschaffungspolitik der Influenza-Schutzimpfungen in den Fokus oppositioneller Kritik. So habe es laut einer Anfrage der Fraktion ‚Die Linke' keine Rücktrittsklausel im Vertrag mit jenen Pharmakonzernen gegeben, die mit der Produktion der Impfmittel beauftragt wurden. Die Herstellung von Impfstoffen sei für Konzerne wie GlaxoSmithKline (GSK) somit ein Geschäft ohne Ausfallrisiko. Zudem stieß sich die Opposition an der Tatsache, dass die genauen Details der Verträge einer Vertraulichkeitsklausel unterlagen. Die nach der Bundestagswahl im Sep-

---

1043 Deutscher Bundestag – 16. Wahlperiode: Antwort der Bundesregierung auf die Kleine Anfrage der Abgeordneten Frank Spieth, Dr. Martina Bunge, Klaus Ernst, weiterer Abgeordneter und der Fraktion DIE LINKE, Drucksache 16/13945 vom 26. August 2009, S. 5.

1044 Vgl. Ders.: Antwort der Bundesregierung auf die Kleine Anfrage der Abgeordneten Birgitt Bender, Dr. Harald Terpe, Elisabeth Scharfenberg und der Fraktion BÜNDNIS 90/DIE GRÜNEN, Drucksache 16/14052 vom 11. September 2009, S. 3, S. 6–8.

tember 2009 mittlerweile von CDU und FDP gestellte Bundesregierung bestätigte erst im Januar 2010, dass eine gesicherte Abnahme von 34 Mio. Impfdosen zu einem Kaufpreis von 238 Mio. Euro mit GSK vereinbart worden war. Den Verdacht der Opposition, die WHO sei bei der Ausrufung der Pandemie von einer Pharma-Lobby und die Ständige Impfkommission (STIKO) hinsichtlich ihrer Impfempfehlung durch finanzielle Zuwendungen beeinflusst worden, wies die Bundesregierung indes zurück. So sei beispielsweise bei den Mitgliedern der STIKO stets die Befangenheit zu prüfen. Im Fall einer solchen Befangenheit seien die Betroffenen von Beratungen und Beschlussfassungen ausgeschlossen.[1045] Gleichwohl wolle man nicht auf den „besondere[n] Sachverstand“[1046] von Wissenschaftlerinnen und Wissenschaftlern verzichten – selbst wenn diese zusätzlich von privater Seite finanziert würden.

Das tatsächliche oder auch nur angenommene Influenza-Risiko wirkte sich ebenfalls auf die rechtlichen Rahmenbedingungen bei der Beschaffung von Impfmitteln aus. So übte die Fraktion ‚Bündnis 90/Die Grünen‘ im Februar 2010 Kritik an der Ausschreibungspraxis beim Kauf der Impfstoffe, da dem Vertragsabschluss über die Bereitstellung der Impfmittel keine öffentliche Ausschreibung vorangegangen war. Diesem Vorwurf entgegnete die Bundesregierung, dass „auf die Bewilligung von Bundeszuwendungen das Vergaberecht keine Anwendung finde“.[1047] Es sei in einer Gefahrensituation gehandelt worden, und nach einer Anfrage bei acht Pharmakonzernen hätte man nur zwei Firmen ausmachen können, welche in so kurzer Zeit genug Impfmittel produzieren konnten. Zu der Frage, ob sich die Bundesregierung dafür einsetzen werde, die von der WHO vorgegebene Pandemie-Definition in der Form zu revidieren, sodass die Erkrankungsschwere miteinbezogen wird, entgegnete die Regierung, dass selbst ein gefährlicher Erreger in der Frühphase der Ausbreitung kaum anhand der Krankheitsschwere einzuschätzen sei. Immerhin könne sich der Erreger auch während der Ausbreitung verändern und deutlich virulenter wer-

---

1045 Vgl. Deutscher Bundestag - 17. Wahlperiode: Antwort der Bundesregierung auf die Kleine Anfrage der Abgeordneten Kathrin Vogler, Dr. Martina Bunge, Inge Höger, weiterer Abgeordneter und der Fraktion DIE LINKE., Drucksache 17/491 vom 20. Januar 2010, S. 2, S. 9.

1046 Ibid., S. 7.

1047 Ders.: Antwort der Bundesregierung auf die Kleine Anfrage der Abgeordneten Dr. Harald Terpe, Birgitt Bender, Maria Klein-Schmeink, weiterer Abgeordneter und der Fraktion BÜNDNIS 90/DIE GRÜNEN, Drucksache 17/737 vom 17. Februar 2010, S. 2.

den. Von der Aufforderung an die WHO, die Pandemie-Richtlinien dementsprechend zu modifizieren, nahm man daher Abstand.[1048]

Die Warnungen vor der Schweinegrippe waren auch Gegenstand der Parlamentarischen Versammlung des Europarates. Dieser prangerte in jeweils einer Entschließung und einer Empfehlung Ende Juni 2010 an, dass die Streuung von ungerechtfertigten Ängsten und Sorgen über Gesundheitsrisiken sowie die Einflüsse der Pharmaindustrie bei der Einschätzung der Pandemie besorgniserregend gewesen sei.[1049] Insbesondere die leichtfertige Risikokommunikation wurde von diesem Gremium kritisiert:

> Die Versammlung fürchtet, dass dieser Mangel an Durchsichtigkeit und an Rechenschaftspflicht dazu führen könnte, dass das Vertrauen in die Ratschläge der öffentlichen Gesundheitseinrichtungen sinkt. Das könnte bei der nächsten Krankheit von pandemischem Ausmaß – die sich als wesentlich schwerwiegender erweisen könnte als H1N1 – dramatische Folgen haben.[1050]

Auch die mangelnde Bereitschaft der WHO, ihre Definition einer Pandemie zu revidieren oder zumindest während der Schweinegrippe eine situative Anpassung vorzunehmen, wurde bedauert. Das parlamentarische Gremium des Europäischen Rates empfahl, die Transparenz bei derartigen Risikoentscheidungen zu verbessern, die ausreichende Finanzierung der WHO sicherzustellen und die demokratischen Rechenschaftspflichten zu beachten. Der Entscheidungsprozess bei der Ausrufung der Pandemie sei undurchsichtig gewesen und nicht auf Basis wissenschaftlicher Kenntnisse erfolgt.[1051] Die Stellungnahmen der Parlamentarischen Versammlung hatten jedoch eher einen empfehlenden Charakter, der sich an die europäischen Staaten richtete.[1052]

1048 Vgl. Ibid., S. 7.

1049 Ders.: Unterrichtung durch die Delegation der Bundesrepublik Deutschland in der Parlamentarischen Versammlung des Europarates. Tagung der Parlamentarischen Versammlung des Europarates vom 21. Juni bis 25. Juni 2010 in Straßburg, Drucksache 17/8243 vom 21. Dezember 2011, hier: Entschließung 1749, S. 60.

1050 Ibid.

1051 Vgl. Ders.: Unterrichtung durch die Delegation der Bundesrepublik Deutschland in der Parlamentarischen Versammlung des Europarates, hier: Empfehlung 1929, S. 62 f.

1052 Vgl. Parlamentarische Versammlung des Europarates: Handbuch für die Mitglieder der Parlamentarischen Versammlung des Europarates, übersetzt vom Sprachendienst Deutscher Bundestag und Parlamentarische Versammlung des Europarates, S. 9, S. 29, S. 31 f.

Das Gremium des Europäischen Rates machte hier zu Recht deutlich, dass die Politik bei der Einschätzung des Influenza-Risikos letzten Endes auf Expertinnen und Experten aus der Wissenschaft und von Behörden angewiesen sind. Ebenso führte der Parlamentarische Staatssekretär beim Bundesministerium für Gesundheit, Daniel Bahr (FDP), im Dezember 2009 an, dass sich die Dynamik der Virusausbreitung anhand der Daten des vom RKI unterhaltenen Sentinel-Systems gut abbilden lasse. Klinische und epidemiologische Studien böten zudem alle notwendigen Informationen, um die Entscheidungen der STIKO mit objektiven Informationen zu stützen.[1053] Bei der Gewinnung dieser scheinbar objektiven Informationen wurde jedoch ebenso eine Prognose betrieben, die auf Erfahrungen früherer Pandemien basierte. So hieß es in einer amtlichen Bekanntmachung des am Bundesgesundheitsministerium angesiedelten ‚Arbeitskreis Blut' am 23. September 2009:

> Aus den Erfahrungen der letzten Influenzapandemien und aufgrund von Modellrechnungen besteht die Möglichkeit, dass bis zu 30 % der Bevölkerung erkranken. Abhängig von der Virulenz des neuen Erregers kann auch die Mortalität deutlich höher sein als bei der saisonalen Influenza. Bei einer schweren Pandemie könnten insgesamt etwa 40 % der Erkrankten ambulante medizinische Betreuung und ca. 1 % der Erkrankten stationäre Behandlung benötigen. Anhand von Modellierungen rechnet man mit möglicherweise mehreren Erkrankungswellen von etwa 6–12 Wochen Dauer im Abstand von einigen Monaten.[1054]

Auf Basis dieser Einschätzung wäre also in der BRD mit ca. 24 Mio. Erkrankten, 9,6 Mio. ambulanten Konsultationen und 240.000 Hospitationen zu rechnen.[1055] Der ‚Arbeitskreis Blut' führte auch das bereits oft genutzte Argument an, dass trotz des bisher milden Verlaufs der Pandemie eine Mutation und damit eine größere Gefährdung der Bevölkerung nicht ausgeschlossen werden könne. Zudem, und das ist eine weitere Parallele zu historischen Pandemien wie der Spanischen Grippe, seien zwar ältere Menschen durch frühere Virus-Exposition weitgehend geschützt, doch ge-

---

1053 Vgl. Deutscher Bundestag – 17. Wahlperiode: 8. Sitzung, Berlin, Plenarprotokoll 17/8 vom Mittwoch, den 2. Dezember 2009, S. 541 D–542 B.

1054 Arbeitskreis Blut des Bundesministeriums für Gesundheit: Aufrechterhaltung der Versorgung mit Blutprodukten im Falle einer Influenza-Pandemie. Stellungnahme angesichts der 69. Sitzung des Arbeitskreises, in: Bundesgesundheitsbl., Jg. 52, 12 (2009), S. 1210–1222, hier: S. 1210.

1055 Eigene Berechnungen, basierend auf einer angenommenen BRD-Gesamtbevölkerung von 80 Mio.

rade Personen jüngeren und mittleren Alters müssten mit schweren Krankheitsverläufen rechnen.[1056]

Auch das RKI warnte im Herbst 2009 verstärkt davor, dass sich die Schweinegrippe-Pandemie noch erheblich verschlimmern könne. So gab das RKI am 8. Oktober 2009 eine Pressemeldung der am RKI verorteten STIKO heraus. In der Mitteilung wurde deutlich gemacht, dass die pandemische Influenza deutlich ansteckender sei als die saisonale Influenza, der pro Jahr alleine in Deutschland etwa 8.000 bis 10.000 Menschen zum Opfer fallen.[1057] Die Zahlen schienen dem RKI und der STIKO Recht zu geben. Nach Informationen des RKI wurden in Deutschland bis zum 27. November 2009 mehr als 170.000 Influenza-Fälle gemeldet. Der Einschätzung des RKI, dass es sich dabei fast ausnahmslos um die pandemische Influenza handeln müsse, lagen Laboruntersuchungen zugrunde. Allerdings leitete die Behörde diese Schlussfolgerung, anders als das BGA in den 1960er Jahren, aus Stichproben ab. Von 357 Proben, die man Erkrankten in sogenannten Sentinel-Arztpraxen entnommen hatte, enthielten 355 das pandemische Virus H1N1. 95 % dieser Infektionen waren nach Schätzungen des RKI autochthon erworben worden. Vor allem Personen im Alter zwischen 5 und 19 Jahren waren betroffen. Dementsprechend empfahlen das RKI und die STIKO am 14. Dezember 2009 erneut die Influenza-Schutzimpfung. In erster Linie sollten sich Risikogruppen wie medizinisches Personal und chronisch Kranke impfen lassen. Grundsätzlich sollte aber jede Bürgerin und jeder Bürger die Möglichkeit haben, sich impfen zu lassen.[1058]

Allerdings trat die bereits während der Vogelgrippe von Wissenschaftlern und Behördenvertretern befürchtete Großschadenslage mit Zehntausenden Todesopfern nicht ein. Auch blieb eine zweite pandemische Welle zum Jahreswechsel 2009/2010 aus. Damit unterschied sich die Schweinegrippe-Pandemie deutlich von ihren historischen Vorgängerinnen. Zwar waren Hunderttausende Personen in der BRD erkrankt, und es trat eine er-

---

1056 Vgl. Arbeitskreis Blut: Aufrechterhaltung der Versorgung mit Blutprodukten, S. 1210.

1057 Vgl. Robert Koch-Institut: Neue Influenza: Ständige Impfkommission legt Impfempfehlungen vor, Pressemitteilung vom 8. Oktober 2009.

1058 Vgl. Ders.: Mitteilung der Ständigen Impfkommission (STIKO) am Robert Koch-Institut Impfung gegen die Neue Influenza A (H1N1). Erneute Bewertung der Daten am 24.11.2009, in: Epidemiologisches Bulletin, Jg. 2009, 50 (14. Dezember 2009), S. 513–519. Zu den Virusfunden in der Bevölkerung insbesondere: S. 515.

hebliche Belastung des Gesundheitssystems auf, doch starben lediglich ca. 250 Personen durch das pandemische Virus H1N1. Gemessen an der Mortalität war die Schweinegrippe damit deutlich harmloser als jede bisherige Pandemie und sogar jede saisonal auftretende Grippe. Politik und Behörden gerieten Anfang 2010 verstärkt in die Kritik, eine Art ‚Seuchen-Hysterie' befördert zu haben. Insbesondere die Risikokommunikation während der Schweinegrippe-Pandemie war Gegenstand von Erörterungen auf einer Tagung am 22. und 23. März 2010, an der 85 Vertreterinnen und Vertreter des RKI, von Behörden und wissenschaftlichen Instituten sowie medizinisches Personal teilnahmen. In einem Bericht zu dieser Tagung, der im Bundesgesundheitsblatt erschien, wurden die Auswirkungen der Schweinegrippe auf das öffentliche Gesundheitssystem unterstrichen:

> Das pandemische Influenzavirus (H1N1) 2009 löste die erste Pandemie im 21. Jahrhundert aus. Aufgrund der Dauer des Infektionsgeschehens und der Intensität der getroffenen Maßnahmen kann der Zeitraum vom Bekanntwerden des neuen Influenzavirus bis zur ersten pandemischen Welle und der zeitgleich begonnenen Impfkampagne als eine der größten Herausforderungen der vergangenen Jahrzehnte für den Öffentlichen Gesundheitsdienst (ÖGD) bewertet werden. Auch wenn und gerade weil die Pandemie mit dem pandemischen Influenzavirus (H1N1) 2009 global noch nicht beendet ist, erscheint es notwendig, zeitnah einen Prozess der Aufarbeitung und Anpassung der Pandemieplanung einzuleiten und Konsequenzen für die Zukunft zu ziehen.[1059]

Es wurde nicht angezweifelt, dass es sich bei der Schweinegrippe von 2009/2010 um eine Pandemie erheblichen Ausmaßes gehandelt habe; tatsächlich wurde das Ereignis noch nicht einmal für beendet erklärt, obgleich dieser Beitrag eine Art Resümee darstellt. Gleichwohl wurde eingeräumt, dass ein erhebliches Problem der Risikokommunikation darin bestanden habe, indem eine Pandemie gegenüber der Öffentlichkeit grundsätzlich als Großschadenslage kommuniziert wurde. In Zukunft müsse man darauf eingestellt sein, dass Pandemien auch sehr moderat, d. h. selbst harmloser als die saisonale Grippe, verlaufen. Diesen Sachverhalt müsse gegenüber Ärzten und einer breiten Öffentlichkeit stärker zum Thema gemacht werden. Die unseriöse Kommunikation beispielsweise von Impfrisiken und Impfzusätzen, so der Bericht, hätte dazu geführt, dass die Impfbereitschaft sowohl in der Bevölkerung als auch bei Ärzten sehr nied-

---

1059 Krause; Gilsdorf: Erster Erfahrungsaustausch zur H1N1-Pandemie in Deutschland, S. 511.

rig geblieben sei. Die Teilnehmerinnen und Teilnehmer der Tagung kamen zu dem Schluss, dass die niedrige Impfbereitschaft auch auf ein Informations- und Aufklärungsdefizit verschiedener Öffentlichkeiten zurückzuführen sei.[1060]

Mit der mild verlaufenden Schweinegrippe von 2009/2010 ist die bisher verfolgte Semantik der Großschadenslage, welche auch eine Grundlage für die getroffenen Maßnahmen darstellte, infrage gestellt worden. Allerdings muss an dieser Stelle wiederholt darauf hingewiesen werden, dass die Behörden lediglich gemäß des 2007 aktualisierten Nationalen Pandemieplans gehandelt haben. Das gilt sowohl hinsichtlich der Annahme, dass eine Pandemie eine Großschadenslage darstellt, als auch für die getroffenen Maßnahmen. Genannt seien hier die Surveillance der Influenza, die Impfkampagne, die Bevorratung antiviraler Arzneimittel (Virostatika) und die Informationspolitik gegenüber der Öffentlichkeit.[1061] Es verbleibt jedoch die Frage, ob nach den Erfahrungen mit der Schweinegrippe tatsächlich in den Behörden ein Umdenken bei der Bewertung von Influenza-Pandemien stattgefunden hat. War es denkbar, von einer ‚kleinen‘ Pandemie auszugehen, die zwar das Gesundheitssystem belastet, aber kaum Todesopfer zur Folge hat?

Für die Zeit unmittelbar nach der Schweinegrippe 2009/2010 ist die Frage das RKI betreffend schwer zu beantworten, da die Behörde angesichts der Kritik, man habe bei den Warnungen vor der Pandemie deutlich übertrieben, in eine Art Verteidigungshaltung verfiel. Zuvor muss festhalten werden, dass das Schweinegrippe-Virus H1N1 das vorher so akribisch beobachtete, gefährliche H5N1-Virus im Jahre 2009 fast völlig aus der Gesundheitsberichterstattung des RKI verdrängte.[1062] Auch die vom RKI grundsätzlich präferierte Bezeichnung ‚Neue Grippe‘ und ‚Neue Influenza

1060 Vgl. Ibid., S. 516–518. Eine im Auftrag des RKI durchgeführte Umfrage von FORSA ergab indes, dass sich die meisten der 1.000 Befragten gut informiert sah, jedoch die Schweinegrippe als wenig gravierend empfanden, sodass sie zumeist auf eine Impfung verzichteten. Vgl. Robert Koch-Institut: Repräsentative telefonische Erhebung zur Impfung, S. 34–35.

1061 Vgl. Robert Koch-Institut: Nationaler Pandemieplan. Teil I (Stand Mai 2007), S. 2 f. und Ders.: Nationaler Pandemieplan. Teil II (Stand Mai 2007), S. 11–18.

1062 Ab dem Ausbruch der Schweinegrippe wurde das Vogelgrippe-Virus in den wöchentlich erscheinenden *Epidemiologischen Bulletins* in Hintergrund gedrängt. Vgl. beispielsweise Robert Koch-Institut: Infektionsgeschehen von besonderer Bedeutung (8. Januar 2009), S. 8 und Ders.: Infektionsgeschehen von besonderer Bedeutung. Neue Influenza A (H1N1), in: Epidemiologisches Bulletin,

A/H1N1', der Begriff ‚Schweinegrippe' wurde immer mit Anführungszeichen versehen, unterstreicht die Relevanz des neuen und noch nicht einzuschätzenden Erregers. Bereits seit den 1950er Jahren ist es wissenschaftlicher Konsens, dass vor allem durch Antigen-Shift entstandene *neue* Viren für die Entstehung gefährlicher Pandemien verantwortlich seien. Für andere Publikationen des RKI ist ein ähnlicher Bedeutungszuwachs der pandemischen Influenza zu konstatieren, der auf die Schweinegrippe zurückzuführen ist. Nimmt die Influenza im Infektionsepidemiologischen Jahrbuch von 2009 gerade einmal knapp fünf Seiten ein und beschäftigte sich primär mit der saisonalen Influenza,[1063] so findet sich in der gleichen Publikation des darauffolgenden Jahres ein Bericht, der ganze 14 Seiten umfasst und sich vor allem mit der Schweinegrippe-Pandemie auseinandersetzt.[1064] Bereits die Einleitung des im März 2010 herausgegebenen Jahrbuchs, welche den damaligen Vizepräsident des RKI Burger zu Wort kommen lässt, unterstreicht die Besonderheit der Schweinegrippe-Pandemie:

> Das vergangene Jahr war wegen des Auftretens der pandemischen Influenza (H1N1) 2009 eine Herausforderung für das gesamte Gesundheitssystem, aber ganz besonders auch für den Öffentlichen Gesundheitsdienst in Deutschland. Während der Pandemie wurde deutlich, wie wichtig ein leistungs- und handlungsfähiger Öffentlicher Gesundheitsdienst ist.[1065]

Dabei führt das Jahrbuch auf, dass der Anteil an Patienten, die aufgrund einer Infektion mit der pandemischen Influenza hospitalisiert werden mussten, sogar geringer ausfiel als bei der saisonalen Influenza. Im Ranking der Infektionskrankheiten, die zu Krankenhauseinweisungen führten, nahm die pandemische Influenza 2009 mit 4,5 % den 20. Platz mit einem Median bei der Krankenhausaufenthaltsdauer von ca. zwei Tagen ein.[1066] Gleichwohl konnte dies bei mehreren Hunderttausend Erkrankten schon eine erhebliche Belastung der Krankenhäuser bewirken. Insbesondere Säuglinge waren bei den Hospitalisierungen überrepräsentiert: 21,2 % der

---

Jg. 2009, 20 (11. Mai 2009), S. 188. Geprüft wurden alle Bulletins des Jahres 2009.

1063 Vgl. Robert Koch-Institut: Infektionsepidemiologisches Jahrbuch meldepflichtiger Krankheiten für 2008 (Stand: 1. März 2009), Berlin: 2009, S. 113–117.

1064 Vgl. Ders.: Infektionsepidemiologisches Jahrbuch meldepflichtiger Krankheiten für 2009 (Stand: 1. März 2010), Berlin: 2010, S. 111–124.

1065 Ibid., S. 3.

1066 Vgl. Ibid., S. 46, S. 120.

an Influenza erkrankten Säuglinge mussten in ein Krankenhaus eingewiesen werden. Die durch H5N1 verursachte aviäre Influenza rückte im Infektionsepidemiologischen Jahrbuch von 2010 hingegen in den Hintergrund.[1067]

Unmittelbar nach der Pandemie hielt das RKI daran fest, während der Schweinegrippe die richtigen Entscheidungen getroffen zu haben. Anlässlich des am 28. April 2010 stattgefundenen 37. Zeit-Forums der Wissenschaft, eine gemeinsam vom ,Deutschlandfunk' und der Zeitung ,Die Zeit' veranstalteten Gesprächsrunde, äußerte sich der RKI-Vizepräsident Burger zur Influenza im Allgemeinen und der Schweinegrippe im Speziellen wie folgt:

> Ich glaube, wir haben die Krise gut bewältigt. Das Influenzavirus ist ein sehr gefährliches Virus. Es wird sehr leicht übertragen und es kann ernste Erkrankungen auslösen, viele Todesfälle. Die berühmte spanische (sic!) Grippe ist da das Beispiel, vor dem letztlich alle doch sehr großen Respekt haben. Dieses Virus [das Virus von 2009, also der Schweinegrippe, Anm. DR] hat sich sehr leicht ausgebreitet. Es hatte jetzt glücklicherweise nicht die Fähigkeit, ein starkes Krankheitsbild in den meisten Fällen auszulösen.[1068]

Weiterhin führte Burger aus, dass das Virus nicht in jedem Fall als mild zu bezeichnen sei. In vielen Fällen sei eine intensivmedizinische Behandlung notwendig gewesen.[1069] Erst einige Zeit nach der Schweinegrippe wurde die Risikoeinschätzung zu Pandemien Schritt für Schritt angepasst. Nachdem die WHO bereits 2013 einen revidierten Pandemieplan herausgegeben hatte, überarbeitete das RKI bis 2014 auch Teile des Nationalen Pandemieplans. In der neuen Fassung wurde berücksichtigt, dass sich eine Pandemie regional und lokal aufgrund sogenannter „*Known Unknowns*"[1070] wie beispielsweise die vor der Virusausbreitung nicht abzuschätzende Basisimmunität der Bevölkerung durchaus von der globalen Situation unterscheiden kann. Durch die Revision des Nationalen Pande-

---

1067 Vgl. Ibid., S. 120. (Hospitationen), S. 122 f. (aviäre Influenza).

1068 Deutschlandfunk, Die Zeit: 37. Zeit-Forum der Wissenschaft: Krise oder Hysterie? Mitschrift des 37. Zeitforums der Wissenschaft vom 28. April 2010 in der Berlin-Brandenburgischen Akademie der Wissenschaften, http://images.zeit.de/2010/19/ZEIT-Forum-April-2010.pdf – abgerufen am 21. Februar 2014, S. 4.

1069 Vgl. Ibid., S. 4.

1070 Robert Koch-Institut: Aktualisierung des wissenschaftlichen Teils des Nationalen Pandemieplans, in: Epidemiologisches Bulletin, Jg. 2014, 49 (8. Dezember 2014), S. 479–481, hier: S. 481. Die Kursivsetzung ist dem Original entnommen.

mieplans wurde die WHO somit bei der Bewertung der Influenza-Lage in ihren Kompetenzen beschnitten; diese wurden hingegen wieder stärker den nationalen Behörden übertragen. Von dem Begriff ‚Großschadenslage' rückte man ebenfalls ab.[1071] Nach den Erfahrungen der Schweinegrippe von 2009/2010 war es also möglich geworden, das globale Phänomen einer Pandemie im regionalen oder lokalen Kontext, z. B. die BRD oder einzelne Bundesländer betreffend, ‚harmloser' zu denken. Das überzeugt insofern, als dass eine sich weltweit ausbreitende Erkrankung sicherlich nicht in allen Teilen der Welt die gleichen Konsequenzen hat.

Wie in diesem Kapitel am Rande festgestellt werden konnte, verweigerte medizinisches Personal oftmals die Impfung gegen die Schweinegrippe, weniger als 20 % ließen sich impfen.[1072] Dabei war medizinisches Personal von den Gesundheitsbehörden als Multiplikator von Gesundheitsmaßnahmen wie Impfungen vorgesehen worden. Ärzte sind für die Implementierung bevölkerungsweiter Gesundheitsmaßnahmen als persönliche Ansprechpartner der Patienten eine nicht zu unterschätzende Scharnierstelle. Darum sei im Folgenden darauf eingegangen, wie das Thema der Schweinegrippe-Pandemie in der ärztlichen Fachöffentlichkeit thematisiert wurde.

6.2.3 Die Schweinegrippe als Verhandlungsgegenstand in der deutschen Ärzteschaft

6.2.3.1 Die ärztliche Fachöffentlichkeit unter dem Eindruck einer sich weltweit verbreitenden Schweinegrippe-Pandemie

Bezüglich der Schweinegrippe-Pandemie unterschieden sich die Agendasetzungen in den beiden Zeitungen ‚Deutsches Ärzteblatt' und ‚Deutsche Medizinische Wochenschrift'. Teils ergaben sich in beiden ärztlichen Fachzeitschriften Unterschiede bei der Themenwahl, teils wurden bestimmte Themen mit einer ungleichen zeitlichen Verzögerung aufgenommen. Gegenstand der folgenden Darstellung ist jedoch nicht nur die Differenz der beiden Publikationsorgane. Vielmehr geht es darum, die verschiedenen Akteure herauszustellen, die sich in beiden Zeitschriften gegenüber

1071 Vgl. Ibid., insbesondere S. 480 f.

1072 Vgl. Krause; Gilsdorf: Erster Erfahrungsaustausch zur H1N1-Pandemie in Deutschland, S. 516.

ihrer ärztlichen Zielgruppe äußerten – seien es nun Vertreterinnen und Vertreter aus Behörden, der Wissenschaft oder der Ärzteschaft.

Nachdem die WHO Ende April 2009 vor einer neuen Pandemie gewarnt hatte, reagierte vor allem das ‚Deutsche Ärzteblatt‘ zeitnah. Bereits in der Ausgabe vom 1. Mai 2009 erschienen mehrere Artikel, die das Influenza-Risiko zum Gegenstand hatten. Dass eine erneute Influenza-Pandemie Teil einer Art teleologischen Erwartungshaltung war, wird kaum deutlicher als durch folgenden Einleitungssatz, den eine Mitarbeiterin der Bundesärztekammer, Annegret Schoeller, prägte: „Eine Influenzapandemie wird kommen. Es ist nur nicht bekannt, wann sie ausbricht."[1073] Laut Schoeller nähmen vor allem niedergelassene Ärzte eine wesentliche Rolle bei der Pandemieplanung ein. Verschiedene Ärztevereinigungen hätten für das Risikomanagement in Arztpraxen einen „Notfallplan"[1074] erarbeitet. Die Redaktion des ‚Deutschen Ärzteblatt‘ schloss sich dieser Risikoeinschätzung weitgehend an. Bei dem neuen Virus H1N1 (Subtyp A/California/40/2009) läge das besondere Potenzial in einer genetischen Rekombination von Virusmaterial aus Schweinen, Vögeln und menschlichen Wirten, welche in dieser Form nach Informationen des RKI „noch nicht beobachtet worden"[1075] ist. Zuletzt sei der Übergang eines Virus vom Schwein auf den Menschen im Jahre 1976 während der Schweinegrippe in den USA festgestellt worden. Nach Informationen des ‚Deutschen Ärzteblatts‘ zeigten sich Experten beunruhigt, dass bei der aktuellen Schweinegrippe insbesondere junge und gesunde Menschen gefährdet seien – „ähnlich wie bei der Grippepandemie in den Jahren 1918 und 1919."[1076]

In einem weiteren Artikel, der am 1. Mai 2009 im ‚Deutschen Ärzteblatt‘ erschien, wurde die Vermutung geäußert, dass der ältere Vogelgrippe-Virus H5N1 durch das neue Schweinegrippe-Virus H1N1 als dominanter Erreger verdrängt werden könne. Während in diesem Artikel dazu aufgerufen wird, nicht in Panik zu verfallen, da Deutschland gut vorbereitet sei, ist gleichzeitig wiederholt von Katastrophen- und Notfallplänen die Rede. Zudem gibt es Rekurse auf die Pandemien von 1957 und 1968, wel-

---

1073 Schoeller, Annegret: Influenzapandemie. Risikomanagement in Arztpraxen, in: Deutsches Ärzteblatt, Jg. 106, 18 (2009), S. A870.

1074 Ibid.

1075 Zylka-Menhorn, Vera: Schweinegrippe. Neuer Erreger hat das Potenzial zu einer Pandemie, in: Deutsches Ärzteblatt, Jg. 106, 18 (2009), S. A866–A867, hier: S. A866.

1076 Ibid.

che nicht nur als Vergleichsbeispiel herangezogen wurden, sondern ebenfalls einer teleologischen Narration dienen: „In jedem der letzten Jahrhunderte traten nahezu regelmäßig drei Influenzapandemien auf.“[1077] Der umfangreiche Flugverkehr des 21. Jahrhunderts sei zudem ein Garant dafür, dass – im Gegensatz zu früheren Pandemien – ein Infektionsausbruch auf anderen Kontinenten binnen 48 Stunden auch für die deutsche Bevölkerung ein erhebliches Risiko berge. Dementsprechend konstatierte das ‚Deutsche Ärzteblatt‘ unter Bezug auf führende Experten, dass eine Impfung der gesamten Bevölkerung erfolgen müsse.[1078] Die in diesem Artikel explizierten Befürchtungen schienen sich zumindest bezüglich der Ausbreitung des Schweinegrippe-Virus zu bestätigen. So wurden bis Mitte Juni 2009 ca. 35.000 Infektionen in 74 Ländern mit 165 Todesfällen gemeldet.[1079]

Die ‚Deutsche Medizinische Wochenschrift‘ hingegen verhielt sich angesichts der Ausbreitung des Schweinegrippe-Virus abwartend. Erst die Doppelausgabe vom 19. Juni 2009, die WHO hatte kurz zuvor eine manifeste Pandemie ausgerufen, widmete sich der Influenza. Allerdings ging es dabei nicht um historische Abgleiche mit früheren Pandemien, sondern um bisher gemachte Beobachtung zur Ausbreitung des Virus H1N1. Besorgniserregend sei nach Ansicht der Wissenschaftler LÖSCHER und BOGNER das gehäufte Auftreten von Influenzaviren, welche gegen das antivirale Medikament Oseltamivir resistent seien. Ferner machten die Autoren auf die unsichere Datenlage aufmerksam. So meldete Mexiko eine Grippe-Letalität von 1,9 %, andere betroffene Länder hingegen gingen nur von 0,13 %.[1080] LÖSCHER und BOGNER merkten jedoch an, dass das neue H1N1-Virus sehr leicht von Mensch zu Mensch übertragbar sei. Daher „spricht derzeit vieles für eine weltweite Ausbreitung mit immensen gesundheitlichen und medizinischen Folgen.“[1081] Von den Autoren wurde

1077 Richter-Kuhlmann, Eva: Influenzapandemie. In vier Tagen um die Welt, in: Deutsches Ärzteblatt, Jg. 106, 18 (2009), S. A868–A870, hier: S. A868.

1078 Vgl. Ibid., S. A868–A870.

1079 Vgl. Siegmund-Schultze, Nicola; Zylka-Menhorn, Vera: Neue Influenza. Nicht nur bei Reisenden sollte jetzt an die Neue Grippe gedacht werden, in: Deutsches Ärzteblatt, Jg. 106, 25 (2009), S. A1290–A1292, hier: S. A1290.

1080 Vgl. Löscher, T.; Bogner, J. R.: Infektiologie und Tropenmedizin 2009, in: Deutsche Medizinische Wochenschrift, Jg. 134, 25/26 (2009), S. 1343–1348, hier: S. 1344.

1081 Ibid., S. 1344.

außerdem darauf hingewiesen, dass ein Grippe-Impfstoff, der noch im Jahre 2009 getestet werden soll, in Vorbereitung sei.[1082]

In der Ausgabe vom 10. Juli 2009 rückte das Thema Schweinegrippe das erste Mal in der ‚Deutschen Medizinischen Wochenschrift' als Leitartikel auf der ersten Seite an eine prominente Stelle. Interessanterweise rekurrierte die Ärztezeitschrift nicht auf die Erfahrungen der WHO oder des RKI, sondern zog Informationen der US-amerikanischen Seuchenbehörde CDC heran. Nach Auskunft der CDC sei die Schweinegrippe eine zumeist harmlos verlaufende Erkrankung, welche lediglich bei chronisch erkrankten Patienten zu Komplikationen oder einem tödlichen Ausgang führe. Gleichwohl sei eine gehäufte Erkrankungsrate bei jungen Patienten (jünger als 18 Jahre) auffällig. Die Grippe ließe sich nach Einschätzung der CDC zunächst effektiv mit antiviralen Medikamenten wie Oseltamivir und Zanamivir behandeln. Bis ein wirksamer Impfstoff zur Verfügung steht, habe insbesondere die persönliche Hygiene und die Isolierung von Erkrankten Vorrang.[1083]

Wenngleich sich die ‚Deutsche Medizinische Wochenschrift' verhaltener zum Pandemie-Risiko äußerte, so blieb auch in deren Artikeln genug Restunsicherheit bezüglich der weiteren Entwicklung der Pandemie. Im Juli 2009 druckte die ‚Deutsche Medizinische Wochenschrift' ein Interview mit dem Mediziner Tomas JELINEK vom *Centrum für Reisemedizin* (CRM) ab. Seine Antwort auf die Frage, ob die Pandemie-Warnung der WHO angemessen sei, fiel ambivalent aus. Zum einen bezeichnete JELINEK das Virus aufgrund des zumeist harmlosen Verlaufs der Schweinegrippe als wenig gefährlich: „Klinisch gesehen haben wir also ein Virus, das mir keine großen Sorgen bereitet."[1084] Die zunächst in Mexiko festgestellte hohe Letalität basiere auf einem statistischen Fehler: Man habe vor allem die schweren und tödlichen Krankheitsverläufe gezählt, die leichten Verläufe aber vernachlässigt. Tatsächlich müsse die Letalität durch H1N1 also weitaus niedriger angesetzt werden, sie läge in etwa auf dem Niveau der

---

1082 Vgl. Ibid., S. 1344.

1083 Vgl. Pommer, P.: Infektionsepidemiologie - Seuchenhygiene. Aktuelle Daten zur Schweinegrippe („Neue Grippe"), in: Deutsche Medizinische Wochenschrift, Jg. 134, 28/29 (2009), S. 1449.

1084 Hügler, Stephanie: Die Weltseuchenlage verändert sich. Interview mit Tomas Jelinek, Centrum für Reisemedizin Berlin, in: Deutsche Medizinische Wochenschrift, Jg. 134, 27 (2009), S. 1394–1395, hier: S. 1395.

jährlich auftretenden saisonalen Influenza.[1085] Zum anderen führte JELINEK an, dass das Entstehen neuer Viren immer aufmerksam verfolgt werden müsse. Er zog ferner einen Vergleich zu den Ereignissen von 1918/1919:

> Rein theoretisch könnte es [das Virus, Anm. DR] dann in einer gefährlichen Form wiederkommen, so wie das bei der Spanischen Grippe von 1918 geschehen ist. Diese ist ja auch erst mild aufgetreten und hat dann plötzlich viele Todesfälle verursacht. Ich persönlich glaube nicht, dass es so kommen wird, aber das ist ausschließlich ein Bauchgefühl, das ich nicht wissenschaftlich begründen kann.[1086]

Erneut fungiert hier die Historisierung der Spanischen Grippe als jener Erfahrungsraum, welcher die möglichen Verlaufsformen aktueller oder zukünftiger Pandemien kontrastiert. Selbst wenn die Pandemie von 1918 nicht stattgefunden hätte, wäre ein hohes Maß an Restunsicherheit gegeben, doch erst der historische Rückbezug führt zu der Option eines zukünftigen *Worst Case Szenarios*. Entgegen einer solchen Risikomarkierung, und das ist eine Besonderheit der ärztlichen Fachöffentlichkeit, steht das individuelle ärztliche Erfahrungswissen. JELINEK hält eine Eskalation der Schweinegrippe für unwahrscheinlich. Neben dem „Bauchgefühl" führte er auch valide Argumente wie eben das klinische Bild bisher beobachteter Influenza-Fälle an. Ähnlich argumentierten die Ärzte WOLF und BRODT in einem Beitrag vom 24. Juli 2009. Die Schweinegrippe sei bezüglich der Erkrankungshäufigkeit, der Erkrankungsschwere und der Letalität nicht mit ihren historischen Vorgängerinnen vergleichbar. Die aktuelle Pandemie sei darum eher als eine „Probe-Pandemie"[1087] zu bezeichnen. Diese Probe-Pandemie könne aber gerade für die Verhältnisse im deutschen Gesundheitssystem wegweisend sein. Verbesserungswürdig seien laut WOLF und BRODT beispielsweise die Isolationsmöglichkeiten von Verdachtsfällen in Notaufnahmen und Krankenhäusern, die schnelle Durchimpfung des besonders gefährdeten medizinischen Personals, die Entwicklung besserer Influenza-Schnelltests sowie die Klärung der Kostenfrage für alle genannten Maßnahmen.[1088] WOLF und BRODT vertraten die eher

1085 Vgl. Ibid., S. 1394.

1086 Ibid., S. 1395.

1087 Wolf, T.; Brodt, H.-R: Die „Schweinegrippe" Influenza A/H1N1 – eine Probe-Pandemie?, in: Deutsche Medizinische Wochenschrift, Jg. 134, 30 (2009), S. 1539–1541, hier: S. 1541.

1088 Vgl. Ibid., S. 1539–1541.

seltene Meinung, der Abgleich mit früheren Pandemien spräche für eine harmlose Schweinegrippe.

Angesichts einer Zunahme der Schweinegrippe-Erkrankungen im Sommer 2009, auf die vor allem das ‚Deutsche Ärzteblatt' hinwies, gab das Bundesgesundheitsministerium bekannt, dass zum Ende September bzw. Anfang Oktober 2009 ca. 50 Mio. Impfdosen bereitstehen sollten. Erwähnenswert ist die Äußerung des Staatssekretärs im Bundesgesundheitsministerium, Klaus Theo Schröder, der die Maßnahme gegenüber den ‚Deutschen Ärzteblatt' wie folgt begründete: „Wir werden einer Influenza-Pandemie nicht entfliehen können."[1089] Seitens der Bundesregierung wurde mit einer starken Zunahme an Schweinegrippe-Erkrankungen gerechnet.[1090] In einem Beitrag in der ‚Deutschen Medizinischen Wochenschrift' wurde die Influenza-Schutzimpfung nicht nur als Mittel der Wahl gegen die Schweinegrippe genannt; die Münchener Wissenschaftler Dressel und Nowak argumentierten sogar, dass es für medizinisches Personal so etwas wie eine moralische Verpflichtung gebe, sich gegen die Influenza impfen zu lassen. Die beiden Autoren begründeten diese Einschätzung damit, dass medizinisches Personal an das gesundheitliche Wohl ihrer Patienten und Arbeitskollegen denken müsse. Da ein Impfzwang jedoch nicht machbar sei, plädierten Dressel und Nowak dafür, die Erhöhung der Durchimpfrate zumindest zu einem „Geschäftsziel"[1091] im Gesundheitswesen zu machen.

Ab August 2009 rückten in deutschen Ärztezeitschriften die möglichen Risiken durch die Influenza-Schutzimpfung selbst stärker in den Fokus. Anlass war vor allem der geplante Zusatz von Impfstoffverstärkern. Während das Paul-Ehrlich-Institut und das RKI die Position vertraten, dass die Zusatzstoffe den Vorteil besäßen, auch bei einer Mutation des Virus H1N1 erfolgreich der Influenza vorzubeugen, fürchteten insbesondere praktisch tätige Ärzte bisher unbekannte Nebenwirkungen. Der damalige Vizepräsident der Bundesärztekammer, Montgomery, merkte zudem an, dass man nicht automatisch mit einer zweiten schwereren Welle rechnen könne, und daher bezüglich der Zusatzstoffe das „Verhältnis von Nutzen und Risiken

---

1089 Anonymus: Neue Grippe. Rasante Ausbreitung, in: Deutsches Ärzteblatt, Jg. 106, 31–32 (2009), S. A1541.

1090 Vgl. Anonymus: Neue Influenza. Regierung stellt sich auf Grippewelle ein, in: Deutsches Ärzteblatt, Jg. 106, 39 (2099), S. A1861.

1091 Dressel, H.; Nowak, D.: Grippeschutzimpfung im Gesundheitswesen. Stärkung der Eigenverantwortung oder Zwang?, in: Deutsche Medizinische Wochenschrift, Jg. 134, 33 (2009), S. 1649.

(…) nicht ausgeglichen“[1092] sei. Die Vorstellung, dass die Schweinegrippe sich ähnlich wie frühere Pandemien entwickeln und zu zahlreichen Erkrankungen sowie Todesfällen führen könnte, war also unmittelbar mit der Bereitstellung und der Zusammensetzung der Vakzine verknüpft. Entsprechend der Befürchtung, dass sich die Pandemie noch weiter ausbreiten würde, lief die Ausgabe der Schweinegrippe-Impfmittel im Oktober 2009 planmäßig an. Das Paul-Ehrlich-Institut ließ verlauten, dass für bestimmte Risikogruppen wie Schwangere ein gesonderter Impfstoff ohne Wirkstoffverstärker in Vorbereitung sei. Dieser könne jedoch frühestens Ende November ausgeliefert werden.[1093]

Im November 2009 nahm die Zahl der Neuinfektionen stark zu, und es wurden sechs Todesfälle gemeldet. Der damalige Präsident des RKI, Jörg Hacker, postulierte, dass die zunehmende Erkrankungsrate der Auftakt zu einer zweiten pandemischen Welle sei und nur die Schutzimpfung die Wahrscheinlichkeit einer weiteren Ausbreitung und der Mutation des Virus verringere. Bisherige Erfahrungen mit der Impfung in Schweden hätten gezeigt, dass bei 1,4 Mio. ausgelieferten Impfdosen in gerade einmal 600 Fällen Nebenwirkungen aufgetreten seien.[1094] Mitunter wurden Partikularinteressen bei Impfempfehlungen nur allzu deutlich, wie beispielsweise in der Ausgabe der ‚Deutschen Medizinischen Wochenschrift‘ vom 27. November 2009. Aufgrund der zunehmenden Erkrankungszahlen plädierten Löscher und Sonnenburg dafür, sich in jedem Falle mit den eigens für H1N1 entwickelten Vakzinen impfen zu lassen, welche laut klinischen Prüfungen „eine hohe Wirksamkeit zeigen“.[1095] Löscher und Sonnenburg argumentierten darüber hinaus, dass sich die derzeitige Grippeausbreitung in der nördlichen Hemisphäre noch beschleunigen wird, weswegen an den derzeitigen Präventionsstrategien festgehalten oder diese sogar erweitert werden sollten. An dieser Stelle darf nicht unerwähnt bleiben, dass beide

---

1092 Richter-Kuhlmann, Eva; Siegmund-Schultze, Nicola: Pandemieimpfstoffe. „Die Sicherheit ist gewährleistet“, in: Deutsches Ärzteblatt, Jg. 106, 33 (2009), S. A1610.

1093 Vgl. Anonymus: Neue Grippe. Impfung startet planmäßig, in: Deutsches Ärzteblatt, Jg. 106, 43 (2009), S. A2119.

1094 Vgl. Anonymus: Neue Grippe. Zahl der Neuinfektionen steigt, in: Deutsches Ärzteblatt, Jg. 106, 45 (2009), S. A2214.

1095 Löscher, T.; von Sonnenburg, F.: Neue Influenza A/H1N1: alles unter Kontrolle?, in: Deutsche Medizinische Wochenschrift, Jg. 134, 48 (2009), S. 2441–2442, hier: S. 2441.

Autoren maßgeblich an der Prüfung der Impfstoffe der Firmen Baxter, GSK und Novartis beteiligt gewesen waren.[1096]

Die beiden hier untersuchen Ärztezeitschriften fungierten während der Schweinegrippe-Pandemie 2009/2010 nicht schwerpunktmäßig als Sprachrohr für Behörden und Verbände. In der ‚Deutschen Medizinischen Wochenschrift', die vor allem als Kommunikationsmedium für das Fachgebiet der Inneren Medizin anzusehen ist, wurden von praktisch tätigen Ärzten auch bestimmte Spezialthemen und Einzelfallbetrachtungen thematisiert. Diese Darstellungen konnten ebenfalls zu einer stärken Akzentuierung des Influenza-Risikos führen, sind jedoch differenzierter zu betrachten. Als Spezialthemen sind die auf einer Mesoebene einzuordnenden Abhandlungen über bestimmte Risikogruppen zu betrachten. So stellte der Arzt Gross die Therapie- und Hygienerichtlinien der *Deutschen Gesellschaft für Pulmologie und Beatmungsmedizin* vor. Diese Richtlinien kommen vor allem bei schweren Influenza-Fällen zum Einsatz. Warnzeichen für einen schweren Verlauf seien demnach eine Pneumonie, Sepsis, Beeinträchtigung des Herzens und des zentralen Nervensystems. Im Falle solcher Komplikationen könne gerade bei Risikopatienten auf antivirale Medikamente und Antibiotika zurückgegriffen werden. Wichtiger als die von den Behörden beworbenen Influenza-Schnelltests seien vielmehr die Hygiene sowie die persönliche Schutzausrüstung des medizinischen Personals, beispielsweise Atemschutzmasken.[1097]

Für eine vergleichsweise größere Unruhe dürfte die Hervorhebung von Schwangeren als gesonderte Risikogruppe gesorgt haben. Unter Berufung auf die Zeitschrift *New England Journal of Medicine* veröffentlichte die ‚Deutsche Medizinische Wochenschrift' eine Studie, nach der Schwangere, die keine antivirale Therapie zu Beginn einer Influenza-Infektion erhalten hatten, einer 4,3-fachen Wahrscheinlichkeit unterlägen, intensivmedizinisch behandelt werden zu müssen oder sogar zu sterben. Weiter heißt es, dass die Pandemie das Potenzial habe, die Müttersterblichkeit in den USA deutlich zu erhöhen.[1098] Auch, wenn bei dieser Studie wiederum eine epidemiologische Makroebene stärker in den Fokus rückt, stellt dieser Befund für Schwangere alle praktisch tätigen Ärzte vor gravierende Risiko-

---

1096 Vgl. Ibid., S. 2441 f.

1097 Vgl. Gross, Horst: Infektiologie. Risikoeinschätzung für besseren Umgang mit H1N1, in: Deutsche Medizinische Wochenschrift, Jg. 134, 44 (2009), S. 2210.

1098 Vgl. Schulze-Hanke, Ines: Infektiologie. H1N1: Schwangere frühzeitig behandeln, in: Deutsche Medizinische Wochenschrift, Jg. 135, 5 (2010), S. 170.

entscheidungen – insbesondere wenn man bedenkt, dass ein gesonderter, vermutlich weniger risikoreicher Impfstoff für Schwangere erst zum Ende der Pandemie zur Verfügung gestellt werden konnte.

Die Einzelfallbetrachtungen hingegen zeichnen sich durch fallorientierte und pragmatische Ansätze aus, die sich deutlich von der Makroebene der Epidemiologie abheben und auf einer Mikroebene zu verorten sind. Zumeist wurden bei diesen Schilderungen Risikopatienten fokussiert, beispielsweise Personen, die bereits unter Herz- und Lungenkrankheiten oder Diabetes litten und einen Großteil der Influenza-Todesfälle ausmachten. In seltenen Fällen konnten diese kasuistischen Darstellungen dazu führen, über die Denkzwänge, welche eine Pandemiewarnung mit sich bringt, zu reflektieren. So schilderte die Ärztin Katrin ELLNER, Mitarbeiterin des *Institut Pasteur* in Paris, einen Fall, bei der eine 60-jährige Patientin vergeblich gegen Influenza behandelt wurde. Erst nach einer umfangreichen Anamnese, welche auch die Reisen der Patientin miteinbezog, stellte sich heraus, dass die Patientin lange Zeit für *Ärzte ohne Grenzen* in Afrika tätig gewesen war und sich dabei mit Malaria infiziert hatte. ELLNER wollte in ihrem Beitrag in der ‚Deutschen Medizinischen Wochenschrift' darauf aufmerksam machen, dass die Allgegenwart des Influenza-Themas durchaus zu Fehldiagnosen im ärztlichen Alltag führen kann. Der Artikel wurde in der Zeitschrift jedoch erst im Februar 2010 abgedruckt, der Gipfel der Schweinegrippe-Pandemie war da längst überschritten.[1099] Im Jahre 2010 wurde in beiden hier untersuchten Ärztezeitschriften teils verstärkt Kritik am Umgang mit der Pandemie geäußert, teils versuchten Akteure in diesen Publikationsorganen die getroffenen Maßnahmen zu verteidigen.

6.2.3.2 Harmlos oder nicht harmlos? Die Schweinegrippe in der Retrospektive

In der Doppelausgabe der ‚Deutschen Medizinischen Wochenschrift' vom 25. Juni 2010 erfolgte ein Rückblick auf zurückliegende, epidemiologisch relevante Ereignisse, zu denen auch die Schweinegrippe-Pandemie gezählt wurde. Dass die Schweinegrippe 2009/2010 nicht so harmlos abgelaufen sei wie allgemein behauptet, unterstrichen vor allem LÖSCHER und BOGNER;

1099 Vgl. Ellner, Katrin: Kurze Mitteilungen. Influenza-A/H1N1-Infektion: Falsche Verdachtsdiagnose, in: Deutsche Medizinische Wochenschrift, Jg. 135, 7 (2010), S. 290–292.

Ersterer hatte sich während der Pandemie stark für die Impfung eingesetzt und war vor allem durch seine Tätigkeit für Pharmakonzerne aufgefallen. Beide Autoren argumentierten, dass die Schweinegrippe zwar mild verlaufen sei, jedoch weltweit 18.000 laborbestätigte Todesfälle zur Folge gehabt hätte. Dazu komme eine hohe Dunkelziffer nicht erkannter Todesfälle. Weit gravierender als die Mortalität sei laut LÖSCHER und BOGNER die starke Belastung der nationalen Gesundheitssysteme gewesen. So habe es alleine in den USA 61 Mio. Erkrankungsfälle und 274.000 Hospitalisierungen gegeben.[1100] Auffällig ist zudem, dass 80 % aller Influenza-Todesfälle Personen unter 60 Jahre betrafen, wohingegen „bei der saisonalen Influenza über 90 % aller Todesfälle bei über 60-Jährigen auftreten“.[1101] Bei Risikopatienten hätten sich während der Schweinegrippe vor allem Neuraminidasehemmer (z. B. Tamiflu) als vorteilhaft erwiesen. LÖSCHER und BOGNER präferierten dagegen die Schutzimpfung, welche eine Schutzrate zwischen 68 % und 97 % erreicht habe. Ebenfalls kritisierten sie, dass sich lediglich 7,5 % der Bevölkerung und ca. 20 % des medizinischen Personals haben impfen lassen, wohingegen die Impfquoten in Holland, Schweden und Irland zwei bis fünfmal so hoch gewesen seien.[1102]

Sowohl die Impfkampagne als auch die Einlagerung von Neuraminidasehemmern sahen sich einer massiven Kritik der ärztlichen Fachöffentlichkeit ausgesetzt. Erst 2014 wurde eine Studie zum Neuraminidasehemmer Oseltamivir (Tamiflu) veröffentlicht, die auf Druck von Pharmaherstellern lange Zeit zurückgehalten worden war. Demnach verkürzt der Einsatz von Oseltamivir die Dauer einer Influenza um durchschnittlich gerade einmal 16,8 Stunden (sic!), wobei deutlich mehr Nebenwirkungen auftreten als ursprünglich angenommen. Während der Schweinegrippe hatten Bund und Länder u. a. auf Empfehlung des RKI mehr als 7,5 Mio. Therapieeinheiten dieses Wirkstoffes eingelagert, ein Großteil davon stand 2014 mangels Nutzung vor der Vernichtung. Weltweit haben Regierungen schätzungsweise 8 Mrd. US-Dollar für die Anschaffung dieses Medikamentes ausgegeben, nachdem es 2002 auf dem Markt gekommen war. ZYLKA-MENHORN vom ‚Deutschen Ärzteblatt‘ machte die Gemengelage aus Pandemieangst, dem daraus resultierenden politischen Druck sowie

1100 Vgl. Löscher, T.; Bogner, J. R.: Klinischer Fortschritt. Infektiologie und Tropenmedizin 2010, in: Deutsche Medizinische Wochenschrift, Jg. 135, 25/26 (2010), S. 1315–1321, S. 1316 f.

1101 Ibid., S. 1316.

1102 Vgl. Ibid., S. 1315–1317.

Interessenskonflikte von Wissenschaft und Pharmakonzernen für diese gravierende Fehlentscheidung verantwortlich.[1103] Relativierend muss jedoch erwähnt werden, dass die Verkürzung der Krankheitsdauer Ziel einer individualmedizinischen Therapie ist. Tamiflu, das auch im Bundesland Niedersachsen für 20 % der Bevölkerung bevorratet wurde, ist in seiner bevölkerungsmedizinischen Relevanz – im Gegensatz zu Vakzinen – nie erprobt worden.[1104]

Auch die Impfstoff-Beschaffung geriet in die Kritik, wurde aber in den beiden untersuchten Ärztezeitungen nicht so stark hinterfragt wie beispielsweise die massenhafte Einlagerung von Neuraminidasehemmern. So hielt das ‚Deutsche Ärzteblatt' zwar einerseits fest, dass die WHO voreilig eine Pandemie ausgerufen habe und sowohl Pharmakonzerne als auch Wissenschaftler zu einem Großteil aus Eigeninteresse die Risikokommunikation bezüglich der Influenza profiliert hätten. Andererseits seien die Vorbereitungen auf die Schweinegrippe auch in gewisser Weise alternativlos gewesen: Wäre die Pandemie von 2009/2010 weniger harmlos abgelaufen, dann stünde der Vorwurf der Fahrlässigkeit im Raum.[1105] Durch dieses Entscheidungsdilemma rückte das Thema der Risikokommunikation in der Debatte um das richtige Vorgehen gegen die Pandemie in den Vordergrund. Am 24. April 2010 fand ein vom ‚Deutschen Ärzteblatt' organisierter Impfgipfel statt, an dem sich Politiker, Wissenschaftler und Ärzte beteiligten. Ein allgemeiner Konsens der Teilnehmenden bestand darin, dass insbesondere kommunikative Defizite im Umgang mit der Impfkampagne ursächlich für die niedrige Akzeptanz der Impfstoffe in der Bevölkerung gewesen sein dürften. Aufgrund der knapp bemessenen Zeit konnten die Impfstoffe nur mit einer kleinen Probandengruppe von

1103 Vgl. Zylka-Menhorn, Vera: Pandemie-Prophylaxe mit Tamiflu®. Ein Fall von Multisystemversagen, in: Deutsches Ärzteblatt, Jg. 111, 16 (2014), S. A665.

1104 Die Idee hinter der Einlagerung von Neuraminidasehemmern bestand u. a. darin, auch die Ausbreitung der Influenza in einer frühen pandemischen Phase zu unterbinden, sozusagen als Teil von *containment and delay*. Zu diesem Zweck wurde das Medikament Tamiflu jedoch nie verwendet. Vgl. Interview mit Fabian Feil, siehe: www.nomos-shop.de/30181.

1105 Vgl. Zylka-Menhorn, Vera: Neue Influenza. Kritik ohne Realitätssinn, in: Deutsches Ärzteblatt, Jg. 107, 5 (2010), S. A163.

170 Personen durchgeführt werden. Dementsprechend wurden die Impfmittel lediglich als unbedenklich eingestuft.[1106]

Zur Risikokommunikation gehörte aber nicht nur das Thema Impfstoffe, sondern vor allem die Einordnung der Pandemie selbst, welche zumeist als Großschadenslage kommuniziert wurde. Eine Pandemie wird, so ein weiteres Diskussionsthema des Impfgipfels, von der WHO dann ausgerufen, wenn sich ein neues Virus in kurzer Zeit weltweit verbreitet – unabhängig davon, ob es milde oder schwere Krankheitssymptome hervorruft. Als sich die relative Harmlosigkeit von H1N1 herausstellte, wurde in der Bevölkerung die Notwendigkeit der Impfung nicht mehr gesehen.[1107] Die ‚Deutsche Medizinische Wochenschrift‘ befragte Vertreter des RKI, des Paul-Ehrlich-Instituts und andere Wissenschaftler zur Risikokommunikation während der Schweinegrippe und ergänzte, dass man die relative Harmlosigkeit der Pandemie nicht glaubhaft habe kommunizieren können. Auch die Bestellung von adjuvantierten und nicht-adjuvantierten Impfstoffen – letztere nur für Staatsbedienstete – habe zu einer Diskreditierung der Impfkampagne geführt, obgleich Adjuvantien in der Vergangenheit schon millionenfach erprobt worden waren.[1108] Positiv wurde von den Befragten hingegen bewertet, dass während der Schweinegrippe eine schnelle Identifizierung des H1N1-Virus gelungen sei. Auch punktuell wirksame Quarantänen (z. B. Schulschließungen) und die sehr gute intensivmedizinische Betreuung schwerer Influenza-Fälle wurden gelobt.[1109]

Besonders hervorzuheben ist jedoch, dass das von Thomas Francis bereits in den 1960er Jahren postulierte Immungedächtnis[1110] eine kleine Renaissance erlebte. Die meisten Artikel in ärztlichen Zeitschriften und anderen Medien konzentrierten sich auf das Für und Wider der Pandemiewarnung und die Frage, ob die WHO und Pharmakonzerne das Influenza-Risiko vor allem aus Eigeninteresse hochgespielt hätten. Dabei rückte die Frage, warum die Schweinegrippe in den Jahren 2009/2010 eigentlich so

1106 Vgl. Zylka-Menhorn, Vera: Neue Influenza. Kritischer Rückblick mit wegweisender Vorausschau, in: Deutsches Ärzteblatt, Jg. 107, 18 (2010), S. A850–A855.

1107 Vgl. Ibid.

1108 Vgl. Weiß, Johannes: Schwein gehabt: H1N1-Pandemie verlief glimpflicher als befürchtet, in: Deutsche Medizinische Wochenschrift, Jg. 135, 46 (2010), S. 2282–2283. Tatsächlich gehen die Versuche mit adjuvantierten Impfstoffen bis in die 1940er Jahre zurück, vgl. Kapitel 3.3.3.

1109 Vgl. Weiß: Schwein gehabt, S. 2282.

1110 Vgl. Kapitel 4.2.4.

harmlos verlief, fast vollkommen in den Hintergrund. Am 9. April 2010 lieferte das ‚Deutsche Ärzteblatt' dazu eine Hypothese. Demnach seien insbesondere ältere Menschen von der Schweinegrippe verschont worden, da diese noch Antikörper gegen frühere H1N1-Viren, welche im gesamten 20. Jahrhundert immer wieder kursierten, besäßen. Die nahe Verwandtschaft der Erreger von 1918 und 2009 habe sich in diesem Falle positiv auf die Resistenzen der Bevölkerung auswirkt. Dieses ‚Virengedächtnis' erkläre, warum an der Spanischen Grippe schätzungsweise 50 Mio. Menschen gestorben seien, an der Schweinegrippe jedoch ‚nur' 16.813 Menschen.[1111] Die Mitteilung in der ‚Deutschen Medizinischen Wochenschrift', dass bei 30 % der über 60-Jährigen untersuchten Personen Antikörper aus früheren Influenza-Epidemien festgestellt werden konnten,[1112] stützt ebenfalls die These des Immun- oder Virengedächtnisses.

Die eigentliche Ironie dieser kurzen Meldung im ‚Deutschen Ärzteblatt' besteht darin, dass seit der Reaktualisierung des Influenza-Themas durch die Entdeckung des Vogelgrippe-Virus im Jahre 1997 das Influenza-Risiko permanent historisch begründet wurde. Die nahe Verwandtschaft zwischen aktuell zirkulierenden Viren wie H5N1 und H1N1 auf der einen Seite und historischen Viren wie dem Erreger der Spanischen Grippe auf der anderen Seite war immer wieder herangezogen worden, um die nächste Pandemie als Katastrophenfall und Großschadenslage zu antizipieren. Mit der Feststellung, dass diese nahe Verwandtschaft genauso gut als Argument für eine harmlose Influenza gelten kann, ist die Dysfunktionalität dieser Prognosemethode deutlich geworden. Erst die Rememorierung des offenbar in Vergessenheit geratenen Immungedächtnisses in seiner deeskalierenden Funktion hat diese Diskrepanz sichtbar werden lassen. Dass insbesondere eine breite Öffentlichkeit während der Schweinegrippe 2009/2010 durch mediale Agendasetzung fortlaufend mit historischen Pandemien konfrontiert wurde, wird Gegenstand des folgenden Kapitels sein.

1111 Meyer, Rüdiger: Schweinegrippe. Virengedächtnis, in: Deutsches Ärzteblatt, Jg. 107, 14 (2010), S. A642.

1112 Vgl. Weiß: Schwein gehabt, S. 2882.

6.2.4 Die Schweinegrippe-Pandemie als Objekt sich wandelnder medialer Agendasetzungen

Die Massenmedien nahmen während der Schweinegrippe 2009/2010 zweifelsohne die wichtigste Rolle bei der Information der breiten Öffentlichkeit über Influenza- und andere Risiken ein. So wurden im Auftrag des Gesundheitsamtes der Stadt Bremen 3.625 Personen zu ihrer Impfmotivation und ihren Informationsquellen über die aktuelle Influenza-Pandemie befragt. Demnach war der Anteil derer, welche durch die ‚Neue Grippe' beunruhigt waren, nicht signifikant erhöht, doch ein überwiegender Anteil der Befragten gab an, dass die Medien die primäre Informationsquelle für Risiken und Maßnahmen gegen die Schweinegrippe gewesen seien (72,6 %). Ärzte wurden als Ansprechpartner deutlich seltener genannt (15,7 %).[1113] Im Gegensatz zu der Auswertung der Medien während früherer Pandemien der 1950er und 1960er Jahre müssen für die Schweinegrippe auch Online-Nachrichtenportale berücksichtigt werden, die während der 2000er Jahre eine große Bedeutung für die Nachrichtenwelt bekommen haben und es ermöglichten, binnen weniger Tage oder sogar Stunden mehrere Artikel publikumswirksam zu platzieren. Dies gilt sicherlich insbesondere für das Format ‚Spiegel online', das häufig auch von nationalen und internationalen Medien wie der FAZ, CNN, Le Monde, El Pais und The Times zitiert wird.[1114] Zu Ergänzung der bisher berücksichtigten Zeitung ‚Die Zeit' wurde ‚Zeit online' miteinbezogen. Zu beachten ist, dass beide Onlinemedien über eigene, von den Print-Versionen unabhängige Redaktionen verfügen. Auch Onlineplattformen machen Gebrauch von Meldungen der großen Presseagenturen. Zudem werden viele Artikel sowohl online als auch als Printformat publiziert.

Die Berichterstattung über die Schweinegrippe-Pandemie 2009/2010 lässt sich in *drei Phasen mit wechselnder Agendasetzung* unterteilen. Im April und Mai 2009 konzentrierten sich die hier untersuchten Zeitungen

1113 Vgl. Robert Koch-Institut: Erhebung zur Impfung gegen die pandemische Influenza (H1N1) 2009 im Gesundheitsamt der Stadt Bremen – erste Ergebnisse einer Befragung von Impfteilnehmern, in: Epidemiologisches Bulletin, Jg. 2010, 13 (6. April 2010), S. 112–114.

1114 Für den Impact von ‚Spiegel online' vgl. PMG Presse-Monitor: PMG Zitate-Ranking 2013, http://www.pressemonitor.de/fileadmin/assets/pmg/Pressemitteilungen/2014-01-13_PMG_Zitate-Ranking_2013.pdf – abgerufen am 11. Dezember 2014.

vor allem auf die Alarmierung bezüglich des neuen Schweinegrippe-Virus vom Typ H1N1. Ab etwa Juli 2009 bis zum Jahresende 2009 ließ die Risikomarkierung der Pandemie deutlich nach. Die zweite Agenda hatte insbesondere die Influenza-Impfstoffe und die Vorbereitung der Schutzimpfungen zum Gegenstand. Nach und nach rückten mögliche Risiken durch die Impfstoffe in den Vordergrund und verdrängten die Berichte über das Pandemie-Risiko. Nachdem sich die Schweinegrippe Anfang des Jahres 2010 als vergleichsweise harmlos herausgestellt hatte, ging es auch in den hier untersuchten Medien darum, die von Politik und Behörden angeordneten Maßnahmen gegen die Schweinegrippe retrospektiv zu bewerten. Diese Bewertung fiel fast durchgängig kritisch aus.

6.2.4.1 Agendaphase I: Alarmierung – eine neue Spanische Grippe?

Am 24. April 2009 meldete ‚Spiegel online' unter Berufung auf die Presseagenturen Reuters und Agence France-Presse (AFP), dass in Mexiko bereits 60 Menschen der Schweinegrippe zum Opfer gefallen seien. Daraufhin habe man in Mexiko öffentliche Einrichtungen wie Museen, Büchereien, Theater und zahlreiche Schulen geschlossen. Zu diesem Zeitpunkt ließ der mexikanische Gesundheitsminister José Angel CORDOVA noch verlautbaren, dass das neue Virus von Schweinen auf den Menschen übertragen werden könne.[1115] Sowohl US-amerikanische Behörden als auch die WHO zeigten sich laut ‚Spiegel online' besorgt, dass „die Schweinegrippe (…) eine weltweite Pandemie auslösen (könne)".[1116] Weiter heißt es: „Es kann nicht ausgeschlossen werden, dass durch neue Subtypen der Erreger auch eine erhöhte Gefahr für eine tödliche Grippe-Epidemie bei Menschen entsteht."[1117] Die WHO verwies auf die Wechselwirkungen zwischen dem neuen Erreger aus Mexiko und dem zuletzt zirkulierenden Vogelgrippe-Virus H5N1.[1118] Am folgenden Tag bestärkte ‚Spiegel online' die Warnungen der WHO, revidierte jedoch die Aussage, dass die Schweinegrippe

1115 Vgl. Reuters; AFP: Mexiko. Dutzende Menschen an Schweinegrippe gestorben, in: Spiegel online vom 24. April 2009, http://www.spiegel.de/wissenschaft/mensch/mexiko-dutzende-menschen-an-schweinegrippe-gestorben-a-621044.html – abgerufen am 11. Dezember 2014.

1116 Ibid.

1117 Ibid.

1118 Vgl. Ibid.

durch Schweine verbreitet werden könne. Das Virus werde ausschließlich von Mensch zu Mensch übertragen.[1119]

Ende April 2009 erfolgten die Meldungen über die Schweinegrippe auf ‚Spiegel online‘ in sehr kurzen Intervallen. Am 27. April 2009 hieß es, die ersten Grippefälle seien bereits auf europäischem Boden aufgetreten. Anlass dieser Meldung war, dass die WHO aufgrund der fortschreitenden Ausbreitung der Schweinegrippe ihre, wie es ‚Spiegel online‘ bezeichnete, „Alarmstufe“[1120] auf vier erhöhte. Zugleich forderte die WHO die internationale Staatengemeinschaft zum Handeln auf, um die drohende Pandemie abzuwenden. Als relativierende Stimme wurde von ‚Spiegel online‘ ein Interview mit Caspers-Merk, Staatssekretärin im Bundesgesundheitsministerium, angeführt. Diese gab zu bedenken, dass Bund und Länder gut vernetzt und damit angemessen vorbereitet seien. Auch stehe man in engem Kontakt mit der WHO, sodass die Behörden sich gut auf die Gefahren durch die Schweinegrippe vorbereiten könnten.[1121] Ein zynisches Kuriosum stellte eine Meldung von ‚Zeit online‘ dar: Noch bevor die Onlineredaktion des Zeit-Verlags auf die Gefahren durch das neue Virus hinwies, wurde erörtert, inwiefern die neue Pandemie eine Bedrohung für das Wachstum der Weltwirtschaft darstellen könnte. Schließlich seien bei einer globalen Seuche zahlreiche kranke Arbeitnehmer, ein Einbruch in der Tourismusbranche und ein Investitionsrückgang zu erwarten, was eine kurzzeitige Reduktion des weltweiten Wirtschaftswachstums um 5 % zur Folge hätte.[1122]

Auch bei ‚Zeit online‘ war eine deutliche Risikomarkierung bezüglich einer kommenden Schweinegrippe-Pandemie vorhanden. So wurde am

---

1119 Vgl. dpa; Reuters; AP et al.: Tödliches Virus. WHO warnt vor Schweinegrippe-Pandemie, in: Spiegel online vom 25. April 2009, http://www.spiegel.de/wissenschaft/mensch/toedliches-virus-who-warnt-vor-schweinegrippe-pandemie-a-621117.html – abgerufen am 11. Dezember 2014.

1120 Reuters; dpa: Angst vor Pandemie. WHO erhöht Alarmstufe wegen Schweinegrippe, in: Spiegel online vom 27. April 2009, http://www.spiegel.de/wissenschaft/mensch/angst-vor-pandemie-who-erhoeht-alarmstufe-wegen-schweinegrippe-a-621528.html – abgerufen am 11. Dezember 2014. Tatsächlich werden die Stufen 1 bis 5 nicht als „Alarmstufen“, sondern „präpandemische Phasen“ tituliert. Vgl. Popp; Hansen; Spors et al.: H1N1, S. 52 f.

1121 Vgl. Reuters; dpa: Angst vor Pandemie.

1122 Vgl. Faigle, Philip: Schweinegrippe. Ist der Welthandel bedroht?, in: Zeit online vom 28. April 2009, http://www.zeit.de/online/2009/18/grippe-weltwirtschaft – abgerufen am 13. Februar 2014.

29. April 2009 der damalige bayerische Gesundheitsminister Markus Söder zitiert, der angesichts der ersten Influenza-Fälle in Deutschland von einer „sehr, sehr ernsten Lage"[1123] und einer „schwierigen Situation"[1124] sprach. Dagegen werden in diesem Artikel Vertreter der Politik und des RKI angeführt, die nochmals die guten Vorbereitungen der BRD auf eine kommende Pandemie betonten. Gleichwohl führten Behördenvertreter an, dass die Informationen bezüglich der Virulenz des neuen Erregers noch mit zahlreichen Unsicherheiten, gewissermaßen Nichtwissen, behaftet seien. Erst im weiteren Verlauf der Pandemie könne man einschätzen, wie aggressiv das Virus wirklich ist. Prognosen seien derzeit noch nicht möglich.[1125] Dieser Rückzug auf temporäres Nichtwissen entspricht dem wissenschaftlichen Kenntnis- und Debattenstand zum damaligen Zeitpunkt, könnte jedoch in einer breiten Öffentlichkeit für Verunsicherung gesorgt und einen Raum für weitere Spekulationen zum Virus H1N1 eröffnet haben. Zumindest wurde diese Leerstelle medial für eine Reihe von Schlagzeilen instrumentalisiert.

So beschäftige sich ‚Spiegel online' mit Risikoszenarien für den Fall, dass in Deutschland eine Grippe-Epidemie ausbricht. Als Grundlage dafür wurde der Nationale Pandemieplan aus dem Jahre 2007 herangezogen, der, wie bereits gezeigt werden konnte, eine deutliche Lesart Richtung ‚Großschadenslage durch die Schweinegrippe' anbot.[1126] Der Redakteur von ‚Spiegel online' schlussfolgerte unter Rückgriff auf den Pandemieplan, dass nach den Erfahrungen mit den Pandemien von 1957/1958 und 1968/1969 in Deutschland binnen acht Wochen 103.000 Menschen sterben könnten. Die Sterblichkeit ließe sich allenfalls durch die mittlerweile zur Verfügung stehenden, neuen medizinischen Möglichkeiten reduzieren. Jedoch wurde bezweifelt, dass die BRD auf ein Großschadensereignis vom Ausmaß einer Influenza-Pandemie vorbereitet sei. So seien mehrere Bundesländer nicht mit den im Nationalen Pandemieplan vorgeschriebenen Mengen an Tamiflu (für 20 % der Bevölkerung) bevorratet.[1127] Auch die Impfmittel würden im Ernstfall nicht für die gesamte Be-

1123 Geil: Amerikagrippe. Das Notfallprogramm läuft an.
1124 Ibid.
1125 Vgl. Ibid.
1126 Vgl. dazu Kapitel 6.2.2.
1127 Vgl. Lubbadeh, Jens: Grippe-Pandemie. Wie sich Deutschland für die Seuche rüstet, in: Spiegel online vom 27. April 2009, http://www.spiegel.de/wissenscha

völkerung reichen, wobei der Autor in seine Argumentation eine ethisch-moralische Überlegung integrierte:

> Es werden jene Menschen bevorzugt geimpft, die ‚zur Aufrechterhaltung der medizinischen Versorgung und der öffentlichen Sicherheit und Ordnung‘ erforderlich sind. Im Klartext: zum Beispiel Ärzte, Pfleger und Apotheker, Kräfte von Polizei und Feuerwehr – höchstwahrscheinlich auch Spitzenvertreter von Staat und Sicherheitsbehörden.[1128]

Hingegen wird nicht angeführt, dass der Nationale Pandemieplan nicht nur die Impfung der gesamten Bevölkerung sicherstellen sollte, sondern aus nachvollziehbaren Gründen ebenfalls vulnerable Risikogruppen wie Alte, Kranke und Kinder präferierte.[1129] Im vorliegenden Artikel wird also trotz bestehender Unsicherheiten das Influenza-Risiko klar betont und zusätzlich die Hypothese aufgestellt, dass lediglich staatlich privilegierte Personen in den Genuss einer medizinischen Prävention kämen. Dass diese Art von Berichterstattung den Druck auf die Politik sowie die Angst der Bevölkerung deutlich erhöhte, kann auch anhand der Verkaufszahlen für antivirale Medikamente abgelesen werden: So verzeichnete die Firma Roche im dritten Quartal des Jahres 2009 einen zehnfach erhöhten Umsatz durch das Influenza-Medikament Tamiflu, was den Umsatz von Roche insgesamt um 10 % steigerte.[1130]

Auch Rückbezüge auf die Spanische Grippe durften in der ersten Agendaphase nicht fehlen. So wurde in der von ‚Spiegel online‘ unterhaltenen Zeitgeschichte-Kolumne ‚einestages‘ am 27. April 2009 ein Rückblick auf die Pandemie von 1918/1919 publiziert, welche bezüglich ihrer demographischen Folgen allenfalls von der mittelalterlichen Pest übertroffen worden sei. Zwar gibt es in dem Bericht keinen Bezug auf die aktuelle Schweinegrippe,[1131] doch wurde dieses zeitgeschichtliche Thema sicher-

---

ft/mensch/grippe-pandemie-wie-sich-deutschland-fuer-die-seuche-ruestet-a-621333.html – abgerufen am 11. Dezember 2014.

1128 Ibid.

1129 Vgl. Robert Koch-Institut: Nationaler Pandemieplan. Teil I (Stand: Mai 2007), S. 5 f.

1130 Vgl. Reuters: Tamiflu beschert Roche deutlichen Umsatzanstieg, http://de.reuters.com/article/topNews/idDEBEE59E05K20091015 – abgerufen am 28. September 2015.

1131 Vgl. Kloth, Hans Michael: Grippe-Katastrophe von 1918/19. „Nehmen Sie alle Tischler und lassen Sie Särge herstellen“, in: Spiegel online vom 27. April 2009, http://www.spiegel.de/einestages/grippe-katastrophe-von-1918-19-a-948269.html – abgerufen am 11. Dezember 2014.

lich nicht zufällig ausgewählt; weitere Artikel zum Thema Influenza lassen vielmehr eine gezielte Platzierung des historischen Rekurses vermuten, der sich sehr gut in die Risikomarkierung der Influenza einfügte. Ein guter Anknüpfungspunkt zwischen Vergangenem und Zukünftigem bot insbesondere die Vulnerabilität junger Menschen. So war am 25. April 2009 auf ‚Spiegel online' zu lesen:

> Experten zeigen sich vor allem beunruhigt, weil nicht wie bei einer normalen Grippe in erster Linie schwache und ältere Menschen betroffen sind, sondern junge und gesunde Menschen – ähnlich wie bei der bislang schlimmsten Grippe-Pandemie in den Jahren 1918 und 1919. Auch sie befiel zuerst junge und kräftige Menschen. Damals kamen Schätzungen zufolge weltweit 25 bis 50 Millionen Menschen ums Leben. Die WHO kündigte an, ein Expertengremium zu versammeln, um über eine formelle Warnung vor einer Pandemie oder über Reisewarnungen zu entscheiden.[1132]

Die aufeinanderfolgende Nennung der Spanischen Grippe und des einzuberufenden WHO-Gremiums suggerieren hier dem Leser, dass auch die WHO eine Neuauflage der Spanischen Grippe für möglich hält. Gelegentlich wurde hingegen auch deeskalierend berichtet, so auf ‚Zeit online' am 28. April 2009. Ein Sprecher des Friedrich-Löffler-Instituts wurde gefragt, ob sich die Spanische Grippe wiederholen könnte. Der Sprecher entgegnete, dass gegen den Virustyp H1N1 aufgrund der Pandemie von 1918 eventuell Resistenzen in der Bevölkerung vorhanden sein könnten.[1133] Derartige Berichte blieben jedoch während der ersten Agendaphase eine Ausnahmeerscheinung und wurden erst im Jahre 2010 wieder als Erklärung für den harmlosen Verlauf der Schweinegrippe herangezogen.

Eine ebenfalls interessante Auseinandersetzung ergab sich zu der Frage, wie die offenbar bevorstehende Pandemie von 2009 genannt werden sollte. Während das RKI und das Deutsche Ärzteblatt in der Regel von der ‚Neuen Grippe' oder der ‚Neuen Influenza' sprachen,[1134] versuchten die Redaktionen von ‚Die Zeit' und ‚Zeit online' die Begriffe ‚Mexikogrippe' und ‚Amerikagrippe' als die vermeintlich neutraleren Begriffe zu etablieren. Als Argumentation wurde angeführt, dass weder Schweine infektiös

---

1132 dpa; Reuters; AP et al.: Tödliches Virus.

1133 Vgl. Lüdemann, Dagny: Neuer Grippeerreger aus Mexiko. „Hygiene ist jetzt besonders wichtig", in: Zeit online vom 28. April 2009, http://www.zeit.de/online/2009/18/interview-mettenleiter – abgerufen am 13. Februar 2014.

1134 Vgl. u. a. Robert Koch-Institut: Infektionsgeschehen von besonderer Bedeutung. Neue Influenza (11. Mai 2009), S. 188 und Siegmund-Schultze; Zylka-Menhorn: Neue Influenza, S. 1290–1292.

seien noch der Genuss von Schweinefleisch zu einer Infektion mit H1N1 führen könne.[1135] Damit kehrten die Redaktionen gewissermaßen zu der Tradition zurück, eine Epidemie bzw. Pandemie nach deren tatsächlichem oder vermutetem Herkunftsland zu benennen. Dies war im 20. Jahrhundert die gängige (Asiatische Grippe, Hongkong-Grippe, Russische Grippe), wenngleich auch ungenaue Praxis gewesen (Spanische Grippe, die nicht aus Spanien kam). Mit der Erkenntnis, dass die mutierten Virusgene auch tierisches Material enthielten, war man gegen Ende des 20. Jahrhunderts dazu übergegangen, das jeweilige *mixing vessel* in den Fokus zu rücken (z. B. bei der Vogelgrippe).

In der Argumentation von ‚Zeit online' sollte diese Rückkehr zum geographischen Ursprungsort der Pandemie Sorge dafür tragen, Desinformationen zu unterbinden, die teils rassistische Züge annahmen. So waren zu Beginn der Schweinegrippe von Gesundheitsbehörden im primär islamischen Ägypten 300.000 Schweine zwangsweise geschlachtet worden, ohne dass die christlichen Eigentümer dafür entschädigt worden waren. Zuvor hatte sich die WHO deutlich gegen eine solche Maßnahme ausgesprochen. Es kam zudem zu Angriffen auf die koptische (christliche) Minderheit, der von wütenden Demonstranten die Verbreitung der Seuche vorgeworfen wurde.[1136] Die geographische Verortung einer Pandemie ist jedoch ebenfalls belastet. In einem Artikel mit dem Titel ‚Out of Mexico', der am 30. April 2009 auf ‚Zeit online' erschienen ist, werden mexikanische Bürger in fragwürdiger Weise dargestellt: So wird beschrieben, wie die mexikanische Stadt Christo de la Salud mit vormodernen Riten wie Marienprozessionen auf die zahlreichen Influenza-Fälle in der Stadt reagierte; eine Praxis, die sich angeblich schon bei einer Pockenepidemie im Jahre 1691 bewährt hätte. Auch wird betont, dass es die mexikanischen Mastbetriebe gewesen seien, welche das Virus hervorgebracht hätten.[1137] ‚Spiegel online' bezog in einem Bericht vom 4. Mai 2009 eine kritische Position zu derartigen *Othering*-Prozessen: Nach Auskunft des Magazins wurden mexikanische Reisegäste in Shanghai zwangsweise unter Quarantäne gestellt.

1135 Vgl. Lüdemann, Dagny: Die Influenza aus Amerika. Kein Schwein hat Schweinegrippe, in: Zeit online vom 29. April 2009, http://www.zeit.de/online/2009/18/kein-schwein-grippe – abgerufen am 13. Februar 2014.

1136 Vgl. Zeit online; dpa; Reuters: Schweinegrippe. Ägypter protestieren gegen Massenkeulung, in: Zeit online vom 4. Mai 2009, http://www.zeit.de/online/2009/19/schweinegrippe-protest-aegypten – abgerufen am 13. Februar 2014.

1137 Vgl. Bahnsen: Pandemie. Out of Mexico.

Die Staaten Peru, Ecuador, China, Argentinien und Kuba stellten kurzzeitig die Flüge nach Mexiko ein. In den USA nutzte man die Stimmung, um Migranten aus Mexiko zu stigmatisieren.[1138]

Nachdem initial so umfangreich vor der aus Mexiko stammemden Schweinegrippe gewarnt wurde, zeichneten sich bereits gegen Ende April bzw. Anfang Mai 2009 erste Zweifel darüber ab, ob die Schweinegrippe überhaupt pandemisches Potenzial besäße. Zu den 2.500 Infektions- und 159 Todesfällen, die aus Mexiko gemeldet wurden, meinte der Mikrobiologe Alexander Kekulé in einem Interview mit ‚Spiegel online', dass diese Zahlen zu hoch angesetzt seien. Tatsächlich seien nur sieben Todesfälle bestätigt; die Differenz zu den amtlichen Angaben rühre daher, dass man zahlreiche Todesfälle unklarer Genese unter die Influenza subsummiert habe. Die Letalität bei der Schweinegrippe wurde von Kekulé auf ca. 0,03 % eingeschätzt, wohingegen sie bei der Saisonalen Grippe auf 0,1 % und bei einer Epidemie sogar auf 0,4 % zu beziffern sei. Dennoch sei keine Entwarnung angebracht, denn die schlechte Datenlage könne genauso eine gefährliche Epidemie verharmlosen.[1139] Letzten Endes kann dieser Artikel die vorher etablierte Agenda der deutlichen Risikomarkierung nicht relativieren. Zum einen liest sich der Beitrag im Kontrast zu den vorherigen Artikeln wie der Versuch einer redaktionellen Richtigstellung. Zum anderen sicherte man sich von Seiten der Redaktion wiederum mit dem Verweis auf das Nichtwissen zum weiteren Pandemieverlauf ab.

Mit dem schwindenden Neuheitswert des Influenza-Ausbruchs in Mexiko kamen in den Medien weiterhin gemäßigte Stimmen zu Wort bzw. Positionen, die sich auf die zahlreichen Unsicherheiten bezüglich weiterer Prognosen zurückzogen. So wurde beispielsweise bei ‚Spiegel online' der Vergleich mit der Spanischen Grippe relativiert: Unter Berufung auf die

---

1138 Vgl. Anonymus: Schweinegrippe absurd. Bei Infektionsgefahr dreimal hupen und im Auto warten, in: Spiegel online vom 4. Mai 2009, http://www.spiegel.de/panorama/schweinegrippe-absurd-bei-infektionsgefahr-dreimal-hupen-und-im-auto-warten-a-622731.html – abgerufen am 11. Dezember 2014. Dieser Artikel übt erhebliche Kritik an jener Risikomarkierung, die in den Tagen zuvor von ‚Spiegel online' selbst nachhaltig proliferiert worden war.

1139 Vgl. Lubbadeh, Jens: Reduzierte Fallzahlen in Mexiko. Erste Zweifel an Gefährlichkeit der Schweinegrippe, in: Spiegel online vom 29. April 2009, http://www.spiegel.de/wissenschaft/mensch/reduzierte-fallzahlen-in-mexiko-erste-zweifel-an-gefaehrlichkeit-der-schweinegrippe-a-621905.html – abgerufen am 11. Dezember 2014. Die hier angegebene Letalität basiert auf eigenen Berechnungen auf Basis der im Artikel genannten Werte.

CDC wurde einerseits die Verwandtschaft zwischen den H1N1-Viren von 1918 und 2009 wiederholt, andererseits aber betont, dass das Schweinegrippe-Virus weitaus ungefährlicher sei. Jedoch sei weiterhin Wachsamkeit geboten. Seit dem 3. Mai 2009 mussten auf Anordnung des Bundesgesundheitsministeriums alle H1N1-Fälle gemeldet werden.[1140] Auch betonte ,Spiegel online' am 4. Mai 2009, dass die Ausrufung einer manifesten Pandemie, durch Erhöhung auf die Pandemiestufe 6, durchaus realistisch sei. Dementsprechend wurde WHO-Präsidentin Margaret Chan zitiert: „Stufe sechs bedeutet aber nicht das Ende der Welt. Es ist wichtig, dies deutlich zu machen. (...) Sonst würde man andernfalls eine unnötige Panik auslösen."[1141] Für diese Entwarnung war es aber bereits zu spät.

Die Dichte der Artikel zur Schweinegrippe nahm im Mai und Juni 2009 zwischenzeitlich ab, da das Thema Influenza zunächst seinen Sensationswert eingebüßt hatte. Ein interessanter Zwischenruf erschien am 7. Mai 2009 auf ,Zeit online', in welchem Stefan Schmitt die Probleme von Erinnern und Prognose benannte:

> Die erfolgreichen Warner sind mit einem neuen Kassandra-Dilemma konfrontiert – und die Menschheit steht vor einer widersprüchlichen Herausforderung: Sie muss gerade die verhinderten Katastrophen im Gedächtnis bewahren, um sich vor den kommenden noch besser schützen zu können. Besonders vor jener Pandemie, die nun fürs Erste vertagt wurde.[1142]

Zunächst war das Thema Schweinegrippe-Pandemie damit aus der Aufmerksamkeit der Medien entrückt, die erste Agendaphase durch den Übergang zu einer Art ,aufmerksamen Wachsamkeit' abgelöst. Als die WHO am 11. Juni 2009 die höchste Pandemiestufe ausrief und der erste Europäer an einer H1N1-Infektion starb,[1143] fand das Pandemie-Risiko und insbe-

---

1140 Vgl. dpa; AFP; AR et al.: Schweinegrippe. Experten geben vorsichtige Entwarnung, in: Spiegel online vom 2. Mai 2009, http://www.spiegel.de/wissenschaft/natur/schweinegrippe-experten-geben-vorsichtig-entwarnung-a-622485.html – abgerufen am 11. Dezember 2014.

1141 Vgl. Reuters; dpa; AFP: Grippeepidemie. WHO warnt vor zweiter Viren-Welle, in: Spiegel online vom 4. Mai 2009, http://www.spiegel.de/wissenschaft/natur/grippeepidemie-who-warnt-vor-zweiter-viren-welle-a-622649.html – abgerufen am 11. Dezember 2014.

1142 Schmitt, Stefan: Amerikagrippe. Gestärkte Abwehr, in: Die Zeit vom 7. Mai 2009, http://www.zeit.de/2009/20/01-Grippe – abgerufen am 13. Februar 2014.

1143 Vgl u. a. Stockrahm, Sven: Schweinegrippe. WHO ruft höchste Warnstufe aus, in: Zeit online, http://www.zeit.de/online/2009/25/amerikagrippe-who-pandemiefall – abgerufen am 22. Februar 2016 und Anonymus: H1N1-Virus. Erster Eurosondere das Thema Influenza-Schutzimpfung wieder umfangreiche mediale Beachtung.

6.2.4.2 Agendaphase II: auf dem Weg zum bevölkerungsweiten Vollschutz – ein großangelegter Menschenversuch?

Mitte Juli 2015 wurde bekannt, dass mehrere Staaten wie die USA, Australien und Deutschland zumindest für einen Teil der Bevölkerung Schutzimpfungen gegen die Schweinegrippe beschaffen wollten. Die WHO-Präsidentin CHAN wies darauf hin, dass die Bereitstellung der Impfmittel noch Monate in Anspruch nehmen werde. Forscher des Imperial Colleges in London äußerten die Befürchtung, dass die Schweinegrippe gefährlicher als die saisonale Grippe oder eine durchschnittliche Influenza-Epidemie sein könnte. Die derzeit beobachtete Letalität betrage 0,5 %, und es seien auch schwere Lungenschäden aufgetreten. Allerdings sei die Datenlage zu schlecht, um die Gefährlichkeit des Virus H1N1 valide einzuschätzen.[1144] Ende Juli 2009 nahmen die Neuinfektionen auch in Deutschland schnell zu: Das RKI meldete binnen 24 Stunden 500 neue Erkrankungen, sodass 3.400 registrierte H1N1-Fälle vorlagen. Zwar verliefen die Erkrankungen zumeist mild, doch eine Mutation des Virus konnte nicht ausgeschlossen werden. Ferner seien bereits Resistenzen gegen den Neuraminidasehemmer Tamiflu beobachtet worden.[1145]

Die kontinuierliche, weltweite Ausbreitung von H1N1 und eine große Unsicherheit bezüglich des Gefährdungspotenzials durch das Virus bewegten Bund und Länder Ende Juli 2009 dazu, über die Beschaffung von Impfmitteln zu verhandeln. Die einzelnen Bundesländer hatten dabei ein

päer stirbt an Amerikagrippe, in: Zeit online, http://www.zeit.de/online/2009/25/amerikagrippe-europa-toter – abgerufen am 22. Februar 2016.

1144 Vgl. AFP: Pandemie. Nationale Schweinegrippe-Impfungen laut WHO gefährdet, in: Spiegel online vom 15. Juli 2009, http://www.spiegel.de/wissenschaft/mensch/pandemie-nationale-schweinegrippe-impfungen-laut-who-gefaehrdet-a-636307.html – abgerufen am 11. Dezember 2014.

1145 Vgl. Lüdemann, Dagny: Schweinegrippe. Sprunghafter Anstieg der H1N1-Fälle in Deutschland, in: Zeit online vom 27. Juli 2009, http://www.zeit.de/online/2009/31/schweinegrippe-aktuell – abgerufen am 16. Februar 2014. Womöglich wirkte aber das Tamiflu auch einfach grundsätzlich schlecht gegen die Influenza, wie sich 2014 herausstellte. Vgl. dazu Zylka-Menhorn: Pandemie-Prophylaxe mit Tamiflu bzw. Kapitel 6.2.3.2.

erhebliches Mitsprache- bzw. Selbstbestimmungsrecht und gingen teilweise ihre eigenen Wege. Das Land Niedersachsen beispielsweise beschaffte für 15 % der Bevölkerung Impfstoffe. Ursprünglich war nach Informationen aus dem Gesundheitsressort des Landes Niedersachsen von der damaligen Bundesgesundheitsministerin Ulla Schmidt (SPD) ein Vollschutz der Bevölkerung geplant. Es sollten für 80 % der Bevölkerung Impfmittel beschafft werden. Da man im Sommer 2009 noch davon ausging, dass eine zweifache Impfung für einen wirksamen Influenza-Schutz notwendig sei, hätte man dementsprechend 128 Mio. Impfdosen (sic!) beschaffen müssen.[1146] Dies trugen die Länder jedoch offenkundig nicht mit. Als Zielmarke wurde hingegen die Immunisierung von 30 % der Bevölkerung festgelegt, denn dieser Anteil würde – das war in der Wissenschaft schon lange Konsens – ausreichen, um die Infektionskette zu unterbrechen und somit die H1N1-Ausbreitung zu stoppen (Herdenimmunität). Dementsprechend wurden von Bund und Ländern insgesamt 50. Mio. Impfdosen geordert,[1147] die Kosten dafür wurden 600 Mio. bis 1 Mrd. Euro geschätzt.[1148]

Mit der Entscheidung über die Beschaffung der Impfstoffe trat die zweite Agendaphase in den Medien in Erscheinung, welche die von Bund und Ländern für den Herbst 2009 geplante Impfkampagne und die damit verbundenen Risikoentscheidungen zum Gegenstand hatte. Die in den Medien zumeist impfkritisch[1149] abgehandelten Themen umfassten die Durchführbarkeit einer solchen Impfkampagne, deren Angemessenheit und vor allem die Sicherheit der Impfmittel. Bereits am 25. Juli 2009 polemisierte ‚Spiegel online' gegen die geplante Massenimpfung und pro-

---

1146 Vgl. Interview mit Fabian Feil, siehe: www.nomos-shop.de/30181.

1147 Vgl. Zeit online; rf, dpa: Schweinegrippe. Bundesländer einigen sich auf Impfstrategie, in: Zeit online vom 14. Juli 2009, http://www.zeit.de/online/2009/29/schweinegrippe-bundeslaender-impfstrategie – abgerufen am 16. Februar 2014 und AP: Schweinegrippe. Deutschland droht Impf-Chaos im Herbst, in: Spiegel online vom 25. Juli 2009, http://www.spiegel.de/wissenschaft/mensch/schweinegrippe-deutschland-droht-impf-chaos-im-herbst-a-638240.html – abgerufen am 12. Dezember 2014.

1148 Vgl. Zeit online; dpa; tos: Schweinegrippe. Kabinett beschließt Massenimpfung, in: Zeit online vom 19. August 2009, http://www.zeit.de/online/2009/34/kabinett-schweinegrippe-impfungen – abgerufen am 16. Februar 2014.

1149 Eine *impfkritische* Position meint hier das kritische Abwägen eines Für und Wider gegen eine bestimmte Vakzinierung oder Impfungen allgemein. *Impfskepsis* hingegen meint die grundsätzliche Ablehnung der Impfung als Therapeutikum bzw. prophylaktisches Instrument.

gnostizierte ein „Impf-Chaos".[1150] Allerdings zielte diese Meldung noch nicht auf die Sicherheit der Vakzine ab, sondern auf die logistischen Herausforderungen einer solchen Impfaktion, welche in dieser Form in Deutschland noch nie stattgefunden hatte. So sei vollkommen unklar, „wer wann unter welchen Bedingungen geimpft werden soll."[1151] Weiter führte ‚Spiegel online' an, dass sich die Impfung vulnerabler Gruppen als schwierig herausstellen werde, da die Personaldaten chronisch Kranker aufgrund von Datenschutzbestimmungen gar nicht zu ermitteln seien. Zudem sei die Wirksamkeit des Impfstoffes noch nicht erprobt. ‚Spiegel online' betonte jedoch Ende Juli 2009 noch die Notwendigkeit einer Impfung, da nach Informationen der WHO die Anzahl der H1N1-Infektionen binnen zwei Jahren auf über 2 Mrd. steigen könnte.[1152] Es wurde also nach wie vor von einer bevorstehenden entgrenzten, katastrophalen Pandemie ausgegangen.

Jedoch rückte die Schweinegrippe-Pandemie und das Influenza-Risiko angesichts der Debatte um die Sicherheit der Influenza-Schutzimpfung immer mehr in den Hintergrund. Die starke Risikomarkierung von H1N1, die in der ersten Agendaphase so deutlich gewesen war, geriet fast vollends in Vergessenheit. Am 3. August 2009 veröffentlichte ‚Der Spiegel' einen umfangreichen Verriss der geplanten Impfkampagne, welcher auch auf ‚Spiegel online' publiziert wurde. Die Hauptthese des Artikels bestand darin, dass es sich bei der für den Herbst 2009 geplanten Grippeimpfung um eine Art Realexperiment an der deutschen Bevölkerung handle. Da man bei der größten Impfkampagne in der Geschichte der BRD so kurzfristig die Sicherheit der Impfstoffe nicht sicherstellen könne, „starten Gesundheitswächter und Pharmakonzerne einen massenhaften Menschenversuch"[1153], bei dem über 50 Mio. Impfdosen verabreicht würden. ‚Der Spiegel' beanstandete angesichts der bisher beobachteten niedrigen Virulenz von H1N1 insbesondere die Verhältnismäßigkeit einer solchen Impfaktion,

1150 AP: Schweinegrippe. Deutschland droht Impf-Chaos im Herbst.

1151 Ibid.

1152 Vgl. Ibid.

1153 Fröhlingsdorf, Michael; Grill, Markus; Hackenbroch, Veronika et al.: Medizin. Das Geschäft mit der Spritze, in: Der Spiegel vom 3. August 2009, S. 98–101, hier: S. 98, http://www.spiegel.de/spiegel/print/d-66284721.html – abgerufen am 12. Dezember 2014.

wobei auch die Europäische Arzneimittel-Agentur (EMEA)[1154] kritisiert wurde:

> In den EMEA-Richtlinien ist vorgesehen, dass die Sicherheit des endgültigen Impfstoffs erst während der Massenimpfungen untersucht werden muss. Bei einem Killer-Virus wäre ein solcher gigantischer Menschenversuch hinnehmbar – aber auch bei einer Krankheit, die oft nur wie ein harmloser Schnupfen verläuft?[1155]

Es war in Vergessenheit geraten, dass insbesondere ‚Spiegel online‘ den Erreger H1N1 noch im April 2009 als ein solches „Killer-Virus“ charakterisiert hatte. Diese Leerstelle im Risikodiskurs wurde nunmehr von der Influenza-Schutzimpfung besetzt, welche jetzt im Vergleich zur Influenza als das größere Risiko gesehen wurde. Im genannten Artikel von ‚Der Spiegel‘ wurde hervorgehoben, dass das H1N1-Vakzin noch nicht an Schwangeren sowie Kinder erprobt worden sei und zudem auf Wirkverstärker (Adjuvantien) zurückgegriffen werden müsse. Auch bemühten die Autoren Rekurse auf frühere Influenza-Ereignisse. Jedoch wurde diesmal nicht die Spanische Grippe herangezogen, sondern die Erfahrungen mit der US-Impfkampagne, welche 1976 ebenfalls aufgrund einer befürchteten Schweinegrippe durchgeführt wurde. Es wurde daran erinnert, dass es nach dem sogenannten „Schweinegrippe-Fiasko“[1156] zahlreiche Fälle des Guillain-Barré-Syndroms gegeben hatte, die in ‚Der Spiegel‘ ohne Vorbehalt als Impf-Nebenwirkung charakterisiert wurden. Die eigentlichen Nutznießer einer jeden Impfkampagne seien nach Ansicht der Autoren die Pharmakonzerne, welche durch den genannten ‚Menschenversuch‘ eine schnelle Zulassung ihrer Impfstoffe erreichten und dafür sogar noch entlohnt würden.[1157] Auf ‚Zeit online‘ wurde diese Debatte um die nicht ausreichend getesteten Impfstoffe aufgegriffen und auf das zahlreiche Auftreten des GBS während der US-Impfkampagne in den Jahren 1976/1977 verwiesen. Der auf ‚Zeit online‘ angeführte Wissenschaftler KEKULÉ

1154 European Medicines Agency, seit November 2009 mit ‚EMA‘ abgekürzt, jedoch bis dahin noch unter dem Akronym ‚EMEA‘ firmierend.

1155 Fröhlingsdorf, Michael et al.: Das Geschäft mit der Spritze, S. 99.

1156 Ibid., S. 100.

1157 Vgl. Ibid., S. 101.

sprach angesichts des Einsatzes eines ungetesteten Impfstoffes ebenfalls von einem Massenversuch.[1158]

Dabei ist der Nachweis der Unbedenklichkeit eines Stoffes alles andere als banal. So müssten bei dessen Entwicklung nicht nur verschiedene Schritte berücksichtigt werden, sondern das Vakzin muss auch über längere Zeit *in vivo* erprobt werden. Unter dem Eindruck einer sich ausbreitenden Pandemie kommt zusätzlich noch ein starker Zeit- und Handlungsdruck hinzu, denn die Impfstoffe müssen sowohl auf das spezifische Virus zugeschnitten als auch noch in Massen produziert werden. Um diese Impfmengen tatsächlich herstellen zu können, wurde u. a. auf die umstrittenen Adjuvantien zurückgegriffen. Zu bemerken ist dabei, dass die Adjuvantien von vielen Wissenschaftlern nicht mit einem hohen Risiko verbunden wurden, sondern vor allem in der ärztlichen Fachöffentlichkeit und medial diskutiert bzw. kritisiert wurden.

Für diesen kontroversen Risikodiskurs bot sich insbesondere das Thema Schwangerschaft an. Schwangere galten gegenüber Influenzaviren als besonders exponiert und vulnerabel, wie am 7. August 2009 durch ‚Spiegel online' unter Rückgriff auf die Asiatische Grippe unterstrichen wurde: „Auch während der Asiatischen Grippewelle 1957 waren demnach in Minnesota 50 Prozent aller Frauen im gebärfähigen Alter, die an der Grippe starben, schwanger."[1159] Zugleich blieb im Unklaren, welche Konsequenzen adjuvantierte Impfstoffe für Schwangere haben könnten. Impfmittel-Tests an Schwangeren werden aus ethischen Gründen selten genehmigt und bergen ebenfalls Risiken.[1160] Während der Schweinegrippe standen alleine in Deutschland 700.000 schwangere Frauen vor der besonders schwierigen Risikoentscheidung für oder gegen die Influenza-Schutzimpfung.[1161] Nach dem Anlaufen der Influenza-Impfkampagne standen für Schwangere noch keine gesonderten Vakzine zur Verfügung, sodass dieses

1158 Vgl. Woratschka, Rainer: Schweinegrippe. Risiken mit Nebenwirkungen, in: Zeit online vom 2. August 2009, http://www.zeit.de/online/2009/32/schweinegrippe-impfstoffe – abgerufen am 16. Februar 2014.

1159 Le Ker, Heike: Schweinegrippe. Experten fürchten Impfrisiko für Schwangere, in: Spiegel online vom 7. August 2009, http://www.spiegel.de/wissenschaft/medizin/schweinegrippe-experten-fuerchten-impfrisiko-fuer-schwangere-a-640884.html – abgerufen am 12. Dezember 2014.

1160 Vgl. Ibid.

1161 Vgl. Albrecht, Harro: Schweinegrippe. Mutter, Baby und ein Virus, in: Die Zeit vom 6. August 2009, http://www.zeit.de/2009/33/Grippe-Schwangere – abgerufen am 16. Februar 2014.

fortlaufend diskutierte Thema langfristige Verunsicherung hervorrief. Am 5. November 2009 referierte ‚Die Zeit‘ eine Studie des britischen Fachmagazins ‚The Lancet‘, aus der hervorging, dass die Influenza-Schutzimpfung bei 278 von 100.000 Frauen ein Spontanabort zur Folge haben könnte.[1162] Rechnet man diese probabilistische Annahme auf die Gesamtbevölkerung und die Anzahl an Schwangerschaften der BRD hoch, so könnte man mit ca. 1.885 spontanen Schwangerschaftsabbrüchen konfrontiert sein[1163] – eine Zahl, die in einer breiten Bevölkerung für große Zweifel an der Schutzimpfung gesorgt haben dürfte.

Während der gesamten Impfkampagne standen die sogenannten Wirkverstärker bzw. Adjuvantien kritisch im Fokus der medialen Agendasetzung. Die Kritik an der Impfkampagne verschärfte sich erneut, als ‚Der Spiegel‘ am 19. Oktober 2009 berichtete, dass für die Bevölkerung insbesondere der adjuvantierte Impfstoff *Pandemrix* von GSK eingesetzt werden sollte, das Bundesinnenministerium hingegen für die Regierung und andere Behörden 200.000 Dosen eines nicht-adjuvantierten Vakzins geordert habe. Unter anderem hatten die drei Hersteller GSK, Baxter und Novartis verschiedene Impfstoffe mit und ohne Wirkverstärker in ihrem Portfolio.[1164] Nachdem ein Großteil der Bevölkerung mit dem adjuvantierten Impfstoff versorgt werden sollte, wurde der Vorwurf einer „Zwei-Klassen-Medizin“[1165] laut. Zudem wandten sich verschiedene ärztliche Fachverbände gegen den Einsatz von Adjuvantien bei Kindern, da die Impfver-

1162 Vgl. Bahnsen, Ulrich: Schweinegrippe. Scheinbare Nebenwirkungen, in: Die Zeit vom 5. November 2009, http://www.zeit.de/2009/46/M-Impfen – abgerufen am 20. Februar 2014.

1163 Dieser (eigenen) Berechnung liegt zugrunde, dass es im Jahre 2010 in der BRD 678.235 Neugeborene gab, also zurzeit der Schweinegrippe in etwa so viele Schwangerschaften. Bei einer Abortrate von 0,278 % (s. Fußnote 1159) ergäben sich rechnerisch 1.885 influenzabedingte Schwangerschaftsabbrüche. Vgl. Statistisches Bundesamt: Bevölkerung und Erwerbstätigkeit. Fachserie 1 Reihe 1.1 (Natürliche Bevölkerungsbewegung) 2010, Wiesbaden 2012, S. 30, S. 100 sowie eigene Berechnungen.

1164 Vgl. Hackenbroch, Veronika; Traufetter, Gerald: Seuchen. Immun gegen die Impfung, in: Der Spiegel vom 19. Oktober 2009, S. 140–142, hier: S. 140 f., http://www.spiegel.de/spiegel/print/d-67398874.html – abgerufen am 12. Dezember 2014.

1165 Zeit online; dpa; Reuters: Schweinegrippe. Bundesregierung streitet Vorwurf einer Zwei-Klassen-Medizin ab, in: Zeit online vom 19. Oktober 2009, http://www.zeit.de/politik/deutschland/2009-10/schweinegrippe-bundespolitik – abgerufen am 20. Februar 2014.

stärker womöglich Überreaktionen des kindlichen Immunsystems auslösen und somit zu Impfschäden führen könnten.[1166] Die Bundesregierung verteidigte sich hingegen, dass es vertragliche Gründe für die Beschaffung dieser gesonderten Impfmittel gäbe.[1167] Befürworter der Impfkampagne fügten hinzu, dass der nicht-adjuvantierte Impfstoff kein Privileg sei, hingegen im Falle einer möglichen Mutation des Schweinegrippe-Virus Politiker, Bundespolizisten und Soldaten schutzlos zurücklasse. Ohne die viel gescholtenen Zusatzstoffe sei es laut ALBRECHT von der ‚Zeit online'-Redaktion nicht möglich gewesen, die weltweit benötigten 440 Mio. Impfdosen herzustellen, sondern allenfalls 110 Mio.[1168]

Die Kritik an der Influenza-Schutzimpfung riss jedoch nicht ab und hatte nachhaltige Folgen für die Bereitschaft der deutschen Bevölkerung, sich impfen zu lassen. Ende Oktober 2009 gab ‚Zeit online' bekannt, dass sich laut einer Umfrage nur noch 13 % der Deutschen impfen lassen wolle. Im Juli 2009 wären es noch 51 % gewesen.[1169] Bis zum Dezember 2009 ließen sich nach Angaben von ‚Spiegel online' nur 5 % der Bundesbürger impfen. Selbst bei den Ärzten, die einen erheblichen Einfluss auf die Impfentscheidung ihrer Patienten hatten, lag die Rate lediglich bei 15 %. Die Pandemie selbst geriet bei der Berichterstattung in den Hintergrund: Das RKI meldete Anfang Dezember 2009 für die BRD 190.000 Schweinegrippe-Infizierte und 86 Todesfälle.[1170] Berichte über die epidemiologische Situation nahmen zunehmend eine randständige Position in der Berichterstattung ein und wurden teils *pro forma* aufgeführt, teils mit der Argumentation der Behörden versehen, dass eine zweite pandemische Welle folgen könnte, auf welche die Schutzimpfung dann vorbereite. Bei der Kritik an der Influenza-Schutzimpfung wurden auch Falschmeldungen

1166 Vgl. Hackenbroch; Traufetter: Seuchen, S. 141.

1167 Vgl. Zeit online; dpa; Reuters: Schweinegrippe.

1168 Vgl. Albrecht, Harro: Impfung gegen die Schweinegrippe. Erstklassig geschützt, in: Zeit online vom 22. Oktober 2009, http://www.zeit.de/2009/44/01-Impfung-Schweinegrippe – abgerufen am 20. Februar 2014.

1169 Vgl. Conradi, Malte: Grippe-Impfung. Ein Geschäft ohne Risiko und Nebenwirkungen, in: Zeit online vom 28. Oktober 2009, http://www.zeit.de/wirtschaft/2009-10/schweinegrippe-impfung-glaxo – abgerufen am 20. Februar 2014.

1170 Vgl. ddp; AP; dpa et al.: Schweinegrippe. Bürger lassen sich nur zögerlich impfen, in: Spiegel online vom 7. Dezember 2009, http://www.spiegel.de/wissenschaft/medizin/schweinegrippe-buerger-lassen-sich-nur-zoegerlich-impfen-a-665547.html – abgerufen am 12. Dezember 2014.

bzw. Übertreibungen in Kauf genommen. So berichtete ‚Zeit online‘ im Februar 2010 unter Berufung auf die FAZ und verschiedene Presseagenturen, dass durch die Produktion der Influenza-Vakzine ein Engpass bei Impfstoffen gegen bestimmte Kinderkrankheiten, darunter Masern, Mumps, Röteln und Windpocken, entstanden sei.[1171] Drei Tage später erfolgte eine Richtigstellung: Lediglich bei einigen Kombinationsimpfstoffen für Säuglinge gebe es Engpässe, und diese seien durch alternative Präparate überbrückbar.[1172]

Die Schutzimpfung gegen die Schweinegrippe wurde medial demontiert. Auch in der breiten Öffentlichkeit gab es nur wenige Befürworter der Vakzinierung, wie die Impfrate der Bevölkerung zeigt. Trotz der von Behörden gemachten Fehler, der Intransparenz bei der Impfmittel-Beschaffung und der vergleichsweise harmlosen Schweinegrippe bleibt die Frage, warum die Schutzimpfung, welche Jahrzehnte als Goldstandard der Influenzabekämpfung beworben wurde, derartig in Misskredit geriet. Ulrich Bahnsen von ‚Zeit online‘ machte dafür die Abwesenheit von Infektionskrankheiten verantwortlich: „Jahrzehnte ohne schwere Seuchen haben die Risikowahrnehmung verschoben. Die Angst vor Viren ist der Angst vor der Impfung gewichen.“[1173] Bedenkt man, wie stark das Influenza-Risiko seit der Vogelgrippe und zuletzt noch massenmedial zum Auftakt der Schweinegrippe kommuniziert wurde, dann kann der über Jahrzehnte anhaltende Wandlungsprozess, den Bahnsen hier annimmt, nicht zutreffend sein. Das Argument des Autors ließe sich auch in der Form verstehen, dass zumindest in den Industrieländern immer mehr Erkrankungen in den Fokus rückten, die sich von den bisherigen Infektionskrankheiten unterscheiden – genannt seien Krebs und Demenz. Wie Bahnsen selbst anmerkte, spielte vielmehr die individuelle Risikoerfahrung einer Rolle bei der Impfentscheidung. So sei in den USA, wo deutlich mehr Kinder an den

---

1171 Vgl. dpa; Reuters; dal: Folgen der Schweinegrippe. Impfstoffe werden knapp, in: Zeit online vom 7. Februar 2010, http://www.zeit.de/wissen/2010-02/impfstoff-kinder-schweinegrippe – abgerufen am 19. April 2013.

1172 Vgl. Kekulé, Alexander S.: Impfstoffengpass. Keine Gefahr für Kinder, in: Zeit online vom 10. Februar 2010, http://www.zeit.de/meinung/2010-02/impfung-engpass-kinder – abgerufen am 19. April 2013.

1173 Bahnsen, Ulrich: Impfung gegen Schweinegrippe. Akute Unlust, in: Zeit online vom 29. Oktober, http://www.zeit.de/wissen/gesundheit/2009-10/schweinegrippe-h1n1-impfung – abgerufen am 20. Februar 2014.

Folgen der Schweinegrippe verstorben sind, die Nachfrage nach Impfmitteln deutlich größer als in Deutschland.[1174]

Insgesamt rückte während der Schweinegrippe die individuelle Risikoentscheidung mit folgenden Fragen deutlich stärker in den Vordergrund: Rechtfertigt das aktuelle Influenza-Risiko eigentlich die Inkaufnahme eines Impfschadens? Ist ein Gesundheitsapparat, der unter dem Einfluss einer Pharma-Lobby steht, überhaupt vertrauenswürdig? Politik und Behörden konnten lediglich das Angebot für eine Schutzimpfung schaffen und auf das Risiko einer zweiten pandemischen Welle hinweisen; da keine Impfpflicht bestand, war die Nachfrage der Bürger nach Impfmitteln entscheidend. Um die Bevölkerung doch zu einer Vakzinierung zu bewegen, wurden auch moralische Argumente angeführt, die auf den Schutz der Schwachen in der Gesellschaft abzielten. Albrecht, einer der wenigen Impfbefürworter, argumentierte, es sei bei der Impfung neben dem Eigenschutz ebenso abzuwägen, ob man vulnerable Gruppen wie jüngere Menschen, Schwangere und Kranke schützen möchte, denn durch die Vakzinierung unterbricht man die Weiterverbreitung des pandemischen Virus.[1175] Jenseits der bevölkerungsmedizinischen Dimension konnten auch Einzelschicksale die Aufmerksamkeit der Öffentlichkeit beanspruchen. So fand 2014 der Prozess gegen eine Kinderärztin statt, die den Eltern während der Schweinegrippe zu einer Impfung ihres asthmakranken Sohnes geraten hatte. Dieses Vorgehen entsprach den damaligen Empfehlungen. Der Junge erkrankte jedoch schwer und starb im Jahre 2013, wobei nach Gutachteraussagen keine direkte Kausalität zwischen Impfung und dem nachfolgenden Geschehen nachgewiesen werden konnte, sondern festgestellt wurde, „dass die Todesursache für immer rätselhaft bleiben werde."[1176]

In diesem tragischen Fall wurde bereits während der Erkrankung des Jungen ein Impfschaden anerkannt, nach Information der ‚Süddeutschen Zeitung' ein seltener Fall: Zwischen 2005 und 2009 wurden 1.036 Anträge auf Anerkennung eines Impfschadens gestellt, und nur 169 Fälle

1174 Vgl. Ibid.

1175 Vgl. Albrecht: Impfung gegen die Schweinegrippe.

1176 Müller-Jentsch, Ekkehard: Grippe-Impfung mit fatalen Folgen, in: Süddeutsche.de vom 17. Dezember 2014, http://www.sueddeutsche.de/muenchen/prozess-in-muenchen-grippe-impfung-mit-fatalen-folgen-1.2271421 – abgerufen am 6. März 2015.

wurden anerkannt.[1177] Bedenkt man, dass jedes Jahr mehrere Millionen Impfungen durchgeführt werden, sind Beanstandungen wegen Impfschäden also ein seltenes Phänomen, obgleich auch während der Verabreichung des Schweinegrippe-Impfstoffs Pandemrix die Zahl der Narkolepsie-Fälle, einer seltenen Nervenerkrankung, zunahmen.[1178] Bei den zahlreichen Vorbehalten in der Bevölkerung gegen die Influenza-Schutzimpfung spielt es also vor allem eine Rolle, das Influenza-Risiko glaubhaft mitzuteilen, gewissermaßen eine angemessene Risikokommunikation zu leisten. Nach dem Abklingen der Schweinegrippe-Pandemie im Jahre 2010 gab es in den hier untersuchten Zeitungen einen weitgehenden Konsens darüber, dass keine angemessene Risikokommunikation durch Politik und Behörden stattgefunden habe.

6.2.4.3 Agendaphase III: die Schweinegrippe-Pandemie und behördliche Risikokommunikation in der medialen Retrospektive

Nach den wiederholten Warnungen vor der Schweinegrippe-Pandemie und der umfangreichen Kritik an der Impfkampagne wurde in einer kurzen dritten Agendaphase ein Rückblick auf die Ereignisse von 2009 unternommen und insbesondere die Risikokommunikation von Politik und Behörden kritisiert. Bereits am 10. Dezember 2009, als die Behörden noch vor einer möglichen zweiten pandemischen Welle warnten, zog ‚Spiegel online‘ auf Basis von Zahlen aus England eine erste Bilanz zur Pandemie. Dafür wurde wiederum ein historischer Rekurs bemüht. Demnach habe die Letalität bei der Schweinegrippe ca. 0,026 % (England) und 0,048 % (Deutschland) betragen. Während der Spanischen Grippe hingegen lag die Letalität bei 2–3 %, und selbst während der Hongkong-Grippe habe sie mit 0,2 % um ein Mehrfaches höher gelegen als während der Schweinegrippe.[1179] Ein Sprecher des RKI verteidigte in demselben Artikel die präemptiv getroffenen Maßnahmen und vor allem die Impfkampagne: „Wenn

1177 Vgl. Ibid.

1178 Vgl. Interview mit Fabian Feil, siehe: www.nomos-shop.de/30181.

1179 Vgl. Briseño, Cinthia: Erste Bilanz aus England. H1N1-Virus ist viel harmloser als Spanische Grippe, in: Spiegel online vom 10. Dezember 2009, http://www.spiegel.de/wissenschaft/mensch/erste-bilanz-aus-england-h1n1-virus-ist-viel-harmloser-als-spanische-grippe-a-666183.html – abgerufen am 12. Dezember 2014.

es um ein brennendes Gebäude geht, dann fährt man vorsorglich auch mit einem ganzen Löschzug hin und nicht bloß mit einem kleinen Wagen.“[1180]

Nachdem die Pandemie Anfang 2010 abgeklungen war und sich keine weitere Infektionswelle einstellte, folgte eine hitzige Debatte über den Umgang mit der Schweinegrippe. Im Gegensatz zur zweiten Agendaphase zielte die Kritik jedoch weniger auf die Impfkampagne, sondern vielmehr auf die Warnungen vor der Schweinegrippe selbst ab. Kritiker der Impfkampagne führten an, dass der Einfluss einer Pharma-Lobby eine regelrechte ‚Seuchenhysterie‘ begünstigt habe. Die Ausgaben und Folgen der Impfkampagne stünden in keinem Verhältnis zur Bedrohungslage. Die wenigen Befürworter der Impfkampagne verteidigten selbige unter dem Verweis darauf, dass zu Beginn der Pandemie deren Harmlosigkeit nicht abzusehen war. STOCKRAHM von ‚Zeit online‘ nahm das RKI in Schutz; dieses habe wiederholt auf die Harmlosigkeit des Virus H1N1 hingewiesen, jedoch ebenfalls die Möglichkeit aufgezeigt, dass das Virus noch mutieren könne.[1181] Dieser Verweis auf temporäres Nichtwissen, der in der Wissenschaft und Einrichtungen wie dem RKI Teil einer dialektischen Wissensgenerierung ist, eignet sich jedoch nicht für die Risikokommunikation gegenüber Politik und Öffentlichkeit, welche von den Experten auf Gewissheiten hoffen und nicht auf Wahrscheinlichkeiten.

‚Der Spiegel‘ setzte am 8. März 2010 zu einer Generalabrechnung mit Pharmakonzernen und Behörden an, die in einer Art ‚politisch-wissenschaftlich-industriellem Komplex‘ verortet wurden. In der homogenen Darstellung verschiedener Akteure wird die Polemik des Artikels offenbar: „Systematisch haben Seuchenwächter, Medien, Ärzte und Pharma-Lobby die Welt mit düsteren Katastrophenszenarien eingestimmt auf die Gefahr neuer, bedrohlicher Infektionskrankheiten.“[1182] Weiter argumentierten die Autoren, dass die in 102 Ländern auf 130 verschiedene Labors verteilten „Seuchenwächter“[1183] ihren ganzen Daseinszweck darin sähen, die nächste Pandemie abzuwarten. Allerdings übten die Autoren von

1180 Ibid.

1181 Vgl. Stockrahm, Sven: Schweinegrippe. Die Stunde der Opportunisten, in: Zeit online vom 27. Januar 2009, http://www.zeit.de/wissen/gesundheit/2010-01/schweinegrippe-europarat-kommentar – abgerufen am 21. Februar 2014.

1182 Bethge, Philip; Elger, Katrin; Glüsing, Jens et al.: Seuchen. Chronik einer Hysterie, in: Der Spiegel vom 8. März 2010, S. 128–132, hier: S. 128, http://magazin.spiegel.de/EpubDelivery/spiegel/pdf/69407395 – abgerufen am 12. Dezember 2014.

1183 Ibid.

‚Der Spiegel' auch Selbstkritik, da sie eingestanden, ebenfalls an dieser sogenannten Angstmaschinerie mitgewirkt zu haben. Die Hauptkritik richtete sich aber gegen die WHO, welche am 11. Juni 2009 mit dem Ausrufen der Pandemiewarnstufe 6 das erste Mal nach 41 Jahren wieder eine Pandemie verkündete. Obgleich die WHO formal richtig gehandelt habe, werde in der breiten Öffentlichkeit eine Pandemie doch immer als eine Großschadenslage mit zahlreiche Todesopfern aufgefasst. Eine solche Situation hätte im Juni 2009 nach Auffassung von ‚Der Spiegel' nicht vorgelegen.[1184]

‚Der Spiegel' sah das eigentliche Problem bei den überzogenen Warnungen vor der Schweinegrippe jedoch nicht in den Pandemiedefinitionen der WHO, sondern in der Beeinflussbarkeit der WHO. So habe im Mai 2009 ein Treffen zwischen Vertretern der Pharmaindustrie und der WHO stattgefunden, wobei die WHO überzeugt worden sei, zeitnah die Pandemiestufe 6 auszugeben. Die im Juni 2009 ausgerufene Pandemie habe dann der Pharmaindustrie den notwendigen Anlass gegeben, Regierungen im großen Stil zu Impfmitteleinkäufen zu bewegen. Die zwischen Vertretern der deutschen Politik und der Impfmittelhersteller abgeschlossenen Verträge hätten aufgrund des Zeitdrucks Punkte wie die Beschaffung von adjuvantienfreien Mittel oder ein Rücktrittsrecht nicht berücksichtigt. Auch Einrichtungen wie das RKI und das PEI hätten die Politik weiter unter Druck gesetzt, für den nicht eingetretenen Ernstfall einer zweiten Grippewelle Vakzine zu bevorraten. Polen habe hingegen nach den Informationen von ‚Spiegel online' keine Impfstoffe eingekauft und dennoch nur 170 Grippetote zu beklagen.[1185]

Alles in allem spricht dieser Artikel von ‚Der Spiegel', der sicherlich auch zu einem erheblichen Teil die öffentliche Meinung zum Umgang mit der Schweinegrippe wiedergibt, einige wichtige Punkte an. Zweifellos ist der Einfluss der Pharmaindustrie auf Pandemiedefinitionen, Impfempfehlungen und das Vorantreiben von Risikodiskursen bezüglich der Influenza nicht zu unterschätzen. Auch spielen vermutlich Denkzwänge der genannten Seuchenwächter in der Politikberatung eine Rolle. Auf der anderen Seite greift die Kritik an dem von ‚Der Spiegel' skizzierten ‚Politisch-wissenschaftlich-industriellen Komplex' zu kurz. Wie bereits an früherer Stelle gezeigt, steht die behördliche Ressortforschung, deren Aufgabe nun ein-

1184 Vgl. Ibid., S. 128–131.
1185 Vgl. Ibid., S. 130–132.

mal die Bekämpfung von Seuchen ist, immer vor einer Art ‚Kassandra-Dilemma'. Dies besteht darin, zeitnah vor einer Seuche zu warnen und dabei zugleich einen Glaubwürdigkeitsverlust wie bei der Pandemie von 2009 zu riskieren, sollte die Großschadenslage nicht eintreten. Auch die Autoren von ‚Der Spiegel' wiesen implizit auf die Problematik verschiedener Nichtwissensregimes hin. Als die Zeitschrift den damaligen RKI-Präsidenten bezüglich einer vermeintlichen Influenza-Hysterie befragte, stellte ‚Der Spiegel' fest, dass Politik und Wissenschaft unterschiedlich mit lückenhaften Informationen umgehen:

> Alle Blicke sind nun auf RKI-Chef Jörg Hacker gerichtet. „Die Stichproben sind bisher viel zu klein gewesen", wiegelt dieser ab. Hacker mag solche Situationen nicht. Er ist Wissenschaftler, kein Politiker.[1186]

Natürlich ist eine Entflechtung von wissenschaftlicher Expertise und den Interessen von Pharmakonzernen ein wichtiges Ziel. Für zukünftige Pandemien sollte darüber hinaus überlegt werden, wie wissenschaftliche Unsicherheiten bezüglich eines weiteren Seuchengeschehens glaubwürdig und differenziert an Politik und die breite Öffentlichkeit kommuniziert werden können. Es kann konstatiert werden, dass auch die Medien dieser Aufgabe nicht nachgekommen sind.

6.2.5 Zwischenfazit: Das Ziel ist die ‚allumfassende Prävention' – die Schweinegrippe von 2009/2010

Am 11. Juni 2009 wurde von der WHO das erste Mal nach 41 Jahren eine Influenza-Pandemie ausgerufen. Hatte sich die allgemeine Aufmerksamkeit bis zum März 2009 vor allem auf das Vogelgrippe-Virus H5N1 konzentriert, trat nun ein Virus vom Subtyp H1N1 in den Vordergrund, das vermutlich nicht aviärer, sondern porkiner Herkunft war. Auch der Erreger der Spanischen Grippe war ein H1N1-Virus gewesen und wurde bereits in den 1920er Jahren mit Schweinen als möglichen *mixing vessels* in Zusammenhang gebracht; der aviäre Ursprung wurde erst in den 2000er Jahren nachgewiesen. Sowohl die Vogelgrippe als auch die Schweinegrippe hatten also eine Rememorierung der Spanischen Grippe zur Folge, die sich darin niederschlug, dass in fast keiner Publikation eine historische Referenz auf die Pandemie von 1918 – zumeist mit zusätzlicher Nennung der

1186 Ibid., S. 132.

Gesamtmortalität – fehlen durfte. Selbst nachdem sich die Schweinegrippe von 2009/2010 als relativ harmlos erwiesen hatte, behielt die Spanische Grippe eine Aufmerksamkeit, die sie zumindest im deutschsprachigen Raum im gesamten 20. Jahrhundert nicht gehabt hatte.

Allerdings fiel die Bewertung der Spanischen Grippe als ‚Lehrbeispiel‘ in der BRD unterschiedlich aus. Zu Beginn der Schweinegrippe-Pandemie im Frühjahr und Sommer 2009 verhielt sich das RKI zurückhaltend bei der Markierung des Influenza-Risikos. In der parlamentarischen Debatte hingegen wurde das Influenza-Risiko bereits ab dem Sommer 2009 deutlich herausgestellt. Die Regierung hatte für eine geplante Impfkampagne im Herbst 2009 für mehrere hundert Millionen Euro Impfstoffe geordert und war aufgrund dieser hohen Ausgaben bei einer bis dahin vergleichsweise harmlosen Pandemie in die Kritik geraten. Die Opposition zweifelte sowohl an der Sinnhaftigkeit einer großangelegten und teuren Impfkampagne als auch an der Sicherheit der Vakzine, die in kurzer Zeit unter Zuhilfenahme von Adjuvantien hergestellt werden mussten. Kurz vor dem Beginn der Impfungen schalteten sich auch das RKI und die STIKO verstärkt in die Debatte um das Influenza-Risiko ein, indem sie die Schutzimpfung wiederholt und nachdrücklich empfahlen. Anlass waren zahlreiche Erkrankungsfälle, die jedoch nur in sehr seltenen Fällen letal ausgingen. Der vergleichsweise harmlose Verlauf der Schweinegrippe war nach deren Abklingen der Anlass, starke Kritik an der Politik und den Behörden zu üben. In der Retrospektive suchten Politik und Behörden ihre Maßnahmen gegen die Schweinegrippe zu verteidigen. Mit einiger Verzögerung wurde in einer Revision des Nationalen Pandemieplans berücksichtigt, dass eine globale Pandemie regional und lokal nicht zwangsweise zu einem Großschadensereignis führen müsse.

In der ärztlichen Perspektive fiel das durch die Schweinegrippe hervorgerufene Influenza-Risiko disparat aus. Gerade zu Beginn der Pandemie markierte das ‚Deutsche Ärzteblatt‘ die Schweinegrippe unter Rückgriff auf frühere Influenza-Ereignisse als ein Risiko für die deutsche Bevölkerung. In den ersten Berichten von Mai 2009 ist noch eine starke Erwartungshaltung bezüglich eines neuen pandemischen Großschadensereignisses herauszulesen, welche sich vermutlich aus der Furcht der Vogelgrippe speiste. Deutlich zurückhaltender äußerte sich die ‚Deutsche Medizinische Wochenschrift‘, wobei weniger die Erfahrungen mit früheren Influenza-Ereignissen als vielmehr das vergleichsweise harmlose klinische Bild der zirkulierenden Schweinegrippe maßgeblich war. Während für Mediziner eine Restunsicherheit bezüglich der weiteren Entwicklung der Pandemie zumeist selbstverständlich blieb, stützten Behörden, Politiker und teils Akteure mit weniger uneigennützigen Motiven die These, dass eine Pandemie für die BRD unumgänglich sei. Diese Frontstellung setzte sich auch bei der Influenza-Schutzimpfung fort: Die stärker am Wohl des Einzelnen orientierten Ärzte lehnten Vakzine mit Adjuvantien überwiegend ab, da deren Unbedenklichkeit nicht validiert werden konnte. Aus Perspektive des Bevölkerungsschutzes, der von Epidemiologen und Behörden vertreten wurde, stellte die Schutzimpfung unter Nutzung von Zusatzstoffen hingegen die einzige Option da, die Schweinegrippe-Pandemie frühzeitig zu bekämpfen.

Im Anschluss an die Schweinegrippe 2009/2010 setzte in ärztlichen Fachzeitschriften eine Debatte darüber ein, ob angesichts der vergleichsweise harmlosen Schweinegrippe-Pandemie eine Überreaktion durch die Politik und die Behörden stattgefunden hätte. Dabei vertraten einige Wissenschaftler und Ärzte die Meinung, dass die Schweinegrippe nicht so harmlos gewesen war, wie gemeinhin angenommen: Wenngleich wenig Todesopfer zu beklagen waren, so habe es doch zahlreiche Krankheitsfälle gegeben, und das Gesundheitssystem hätte stark unter Druck gestanden. Das eigentliche Problem habe darin bestanden, einer breiten Öffentlichkeit diese neue Form der Influenza-Pandemie jenseits einer Großschadenslage zu vermitteln, die sich vor allem über eine hohe Mortalität definierte. Dies habe sich dementsprechend nachteilig auf die Impfbereitschaft ausgewirkt. Viele Ärzte vertraten die Meinung, die Warnungen vor der Schweinegrippe wären völlig übertrieben gewesen und hätten der Absatzsteigerung von Influenza-Medikamenten gedient, wobei vor allem das weitgehend wirkungslose Oseltamivir (Tamiflu) zu nennen ist. Von besonderem Interesse ist die nach der Schweinegrippe aufgestellte Hypothese, die Pandemie sei deswegen so harmlos verlaufen, weil ein Großteil der Bevölkerung über Kontakt zu früheren Influenza-Erregern Resistenzen ausgebildet hätten (Viren- oder Immungedächtnis). In der Vergangenheit waren Rekurse auf historische Erreger hingegen zumeist Anlass dafür gewesen, vor kommenden Pandemien zu warnen.

In den Medien nahm die Thematisierung der Schweinegrippe einen anderen Verlauf, der sich am besten durch drei Agendaphasen beschreiben lässt: erstens die klare Markierung des Risikos durch die Influenza-Pandemie, zweitens das Risiko durch Impfstoffe sowie drittens ein kritisches Abwägen der Alarmierung und der getroffenen Maßnahmen. Insbesondere im April 2009, als die WHO aufgrund der zahlreichen Schweinegrippe-Fälle vor einer globalen Ausbreitung von H1N1 warnte, gab es seitens der

Medien eine erhebliche Aufmerksamkeit gegenüber der Influenza. Dabei wurde wiederholt auf Schlagwörter wie ‚Pandemie-Alarm‘ und ‚Pandemie-Alarmstufen‘ sowie Abgleiche mit der Spanischen Grippe zurückgegriffen. Zwar wurden mäßigende Positionen von Behördenvertretern angeführt; diese nahmen jedoch angesichts der Unsicherheit bezüglich der weiteren Virusausbreitung nur einen sekundären Stellenwert ein. Von weiterem Interesse ist, dass weder die Benennung einer Pandemie nach dem vermuteten *mixing vessel* (‚Schweinegrippe‘) noch nach dem vermuteten oder tatsächlichen Ursprungsland (‚Mexikogrippe‘) dazu geeignet ist, Risikodiskurse mit teils rassistischen Entgleisungen zu vermeiden.

Diese Form der alarmierenden Berichterstattung wurde im Mai 2009 aufgegeben. Als sich im Juni 2009 die Ausbreitung der Schweinegrippe wieder beschleunigte, nahm die Berichtsintensität ebenfalls zu. Ab Ende Juli 2009 ging es um die Bereitstellung von Influenza-Impfstoffen und zunehmend auch um die Sicherheit dieser Vakzine. Bund und Länder gaben bekannt, dass bis zum Herbst 2009 ca. 50 Mio. Impfdosen zur Verfügung gestellt werden sollten, um 30 % der Bevölkerung gegen die Schweinegrippe zu schützen. Mit dieser Ankündigung geriet das Risiko durch die Schweinegrippe medial in Vergessenheit und wurde durch einen intensiven Diskurs um die Impfstoffe ersetzt, der für den Rest des Jahres 2009 bestimmend sein sollte. Themen waren u. a. die Angemessenheit einer groß angelegten und teuren Impfkampagne, die Sicherheit der Vakzine, die Rolle der Pharmakonzerne und vor allem die in den meisten Impfmitteln genutzten Wirkverstärker. Politik und Behörden sahen sich in ihrer Entscheidung für die Impfkampagne einer zunehmenden Kritik ausgesetzt. Das Angebot von Politik und Behörden an Ärzte und Bürger, von einer ‚allumfassenden Prävention‘ gegen die Influenza-Pandemie zu profitieren, stieß in der BRD nur auf eine geringe Nachfrage. Neben der teils polemisch geführten Debatte um die Vakzine könnte ein Grund für die ausbleibende Nachfrage darin gelegen haben, dass zum einen Infektionskrankheiten wie die Grippe heute vergleichsweise harmlos erscheinen, zum anderen individuelle Impfrisiken in den Vordergrund rückten.

In einer Anfang des Jahres 2010 beginnenden dritten Agendaphase ging es um einen retrospektiven Blick auf die Schweinegrippe und die Kritik an der WHO, deutschen Behörden, der Politik und Teilen der Wissenschaft, die der Beförderung einer ‚Seuchen-Hysterie‘ bezichtigt wurden. Die Zeitungen stellten fest, dass die Schweinegrippe 2009/2010 deutlich harmloser abgelaufen war als frühere Pandemien. Dabei wurden wiederum verzerrende historische Vergleiche bemüht, obgleich die Rememorierung der

Spanischen Grippe im April 2009 erst dazu geführt hatte, die Schweinegrippe als ein mögliches Großschadensereignis zu markieren. Auch Behörden wie das RKI gingen von einem möglichen Großschadensereignis aus, teilten aber wiederholt mit, dass der weitere Verlauf der Pandemie nicht vorausgesagt werden könne. Die dergestalt kommunizierte Unsicherheit eröffnete einen Raum für weitere Spekulationen. Dass sich die Medien an diesen Spekulationen und der Hysterie ebenfalls beteiligt haben, war hingegen kaum Gegenstand der Retrospektive. Tatsächlich zeigen Stichproben, dass auch die EHEC-Epidemie im Jahre 2011 trotz der Rekurse auf die übertriebenen Warnungen vor der Schweinegrippe dazu führte, dass Massenmedien den EHEC-Ausbruch als gefährliche Seuche kommunizierten.

Insgesamt dürfte der Wechsel zwischen den drei Agendaphasen, die hier festgestellt werden konnten, zu einer erheblichen Verunsicherung der breiten Öffentlichkeit und auch zu einer Ablehnung der Influenza-Schutzimpfung beigetragen haben. Das gilt vor allem, da sich die Semantik zwischen den Agendaphasen erheblich verschob, sogar ins Gegenteil verkehrte. So wurde die Schweinegrippe teils als Großschadenslage, teils als weitgehend harmlos charakterisiert. Zunächst ging das Risiko vom Virus H1N1, später von der Influenza-Schutzimpfung aus. Während des Ausbruchs der Pandemie galten die Experten des RKI als kundige Ansprechpartner, später dann als Marionetten einer Impf-Lobby. Allerdings trugen Behördenvertreter durch ihre Kommunikation von Nichtwissen zu diesen scheinbaren Widersprüchen bei, welche massenmedial eine starke Potenzierung erfuhren. Dass trotz der Erfahrungen mit der Schweinegrippe in den Jahren 2009/2010 bei Wissenschaftlern weder der historische Abgleich mit früheren Pandemien noch ein präemptives Vorgehen gegen die Influenza an Attraktivität verloren, sich der Anspruch der ‚allumfassenden Prävention‘ gewissermaßen verstetigte, wird abschließend zu zeigen sein.

6.3 Ausblick: jüngste Ereignisse nach der Schweinegrippe 2009/2010

6.3.1 Die Influenza – eine immerwährende Bedrohung

Auch nach der Schweinegrippe von 2009/2010, die im Vergleich zu früheren Pandemien vergleichsweise harmlos abgelaufen war, verlor die Influenza weder ihren Nimbus der Bedrohlichkeit, noch wurde das Ziel einer ‚allumfassenden Prävention‘ aufgegeben. So stand der 4. Deutsche Influenza-Kongress, der vom 27. bis 29. September in Erfurt stattfand, unter dem ausdrucksstarken Motto: „Die Influenza – eine immerwährende Bedrohung.“[1187] Als Redner fungierten neben Vertretern aus der Politik und Behörden auch der Vorsitzende der Ständigen Impfkommission (STIKO), Jan Leidel. Im Fokus des Treffens stand allerdings nicht die pandemische, sondern die oftmals unterschätzte saisonale Influenza, welche bei bestimmten Risikogruppen wie chronisch Kranken und alten Menschen häufig schwerwiegende Formen annehme oder sogar tödlich ausgehe. Es wurde diskutiert, wie das von der EU definierte Ziel, bei der jährlichen Influenza-Schutzimpfung 75 % dieser Risikogruppen zu vakzinieren, erreicht werden könne. Derzeit ließen sich lediglich 50 % der über 60-Jährigen, 40 % der chronisch Kranken und 30 % des medizinischen Personals impfen. Während der Schweinegrippe-Pandemie erreichte die gesamte Durchimpfungsrate sogar nur 9 %.[1188] Interessant ist, dass die Durchimpfungsrate im Jahre 2012 wieder deutlich höhere Werte erreicht hatte als während der Pandemie 2009/2010. Diese Feststellung spricht dafür, dass eine ungeschickte Risikokommunikation während der Schweinegrippe zu einer geringen Akzeptanz der Vakzinierung gegen die pandemische Influenza, nicht der Influenza *in toto*, führte.

Der STIKO-Vorsitzende Leidel nannte verschiedene Gründe für die niedrige Durchimpfungsrate: Zum einen führten die „föderalen, subsidiären und freiheitlichen Strukturen (...) im Gesundheitswesen“[1189] zu einer „Zersplitterung der Zuständigkeiten“[1190]. Dadurch werde es unmöglich, sich auf eine gemeinsame Vorgehensweise und einheitliche Ziele zu einigen. Auch fehlten ein nationales Impfprogramm und ein zentrales Impfregister. Schließlich gebe es „weit verbreitete Befürchtungen wegen möglicher Nebenwirkungen, Zweifel an der Wirksamkeit und Sinnhaftigkeit der Impfungen sowie allgemeine impfkritische Überzeugungen.“[1191] Diese Befürchtungen ließen sich laut Leidel im Rahmen von Aufklärungskampagnen nicht wirkungsvoll zerstreuen. Um auch den politischen Willen zu

1187 Deutsche Vereinigung zur Bekämpfung der Viruskrankheiten e. V.: Pressegespräch anlässlich des 4. Deutschen Influenza-Kongresses. 27.–29. September 2012, Kaisersaal Erfurt, S. 1, http://www.dvv-ev.de/Rueckblicke/PressegespraechZusammenfassung.pdf – abgerufen am 20. Februar 2015.

1188 Vgl. Ibid., S. 1 f.

1189 Ibid., S. 2.

1190 Ibid.

1191 Ibid.

einer Extensivierung der Impfungen zu unterstreichen, wurde von einer Rednerin der Tagung auf den 2012 von Bund und Ländern herausgegebenen Nationalen Impfplan verwiesen,[1192] der zwar ebenfalls die auf der Tagung geforderten Ziele der Influenza-Vakzinierung beinhaltete, aber nie über eine Entwurfs-Version hinausgekommen ist und in der Öffentlichkeit kaum wahrgenommen wurde.[1193]

Dessen ungeachtet stand die Influenza weiterhin im Fokus von Behörden wie dem RKI. In einer 2011 vom RKI herausgegebenen Handreichung für Ärzte rückte das pandemische Virus von 2009 jedoch eher in den Hintergrund bzw. wurde in einem Zuge mit der saisonalen Influenza genannt, von der nach Ansicht des RKI ein erhebliches Gefährdungspotenzial ausgehe. So habe es bereits 2007/2008 ein saisonales Influenzavirus gegeben, das Resistenzen gegen das antivirale Medikament Oseltamivir aufwies und gegen Amantadin vollkommen resistent sei. Auch sei die saisonale Influenza bezüglich der jährlich auftretenden Übersterblichkeit nicht zu unterschätzen; diese habe in der besonders influenzaaktiven Saison 1995/1996 bei 30.000 zusätzlichen Todesfällen gelegen. Darüber hinaus wies das RKI auf die immer noch zirkulierenden Vogelgrippe-Viren vom Typ H5N1 hin.[1194] Auch der Influenza-Eintrag im Klinischen Wörterbuch *Pschyrembel* aus dem Jahre 2012 unterstrich das ungebrochene Risiko aviärer Influenza-Virenstämme von den Subtypen H5N1, H7N7 und H9N2.[1195]

Im Gesundheitsressort des Landes Niedersachsen wurde das Wiederauftreten einer pandemischen Influenza weiterhin für möglich gehalten, wobei durchaus Szenarien angedacht wurden, die sich deutlich von einer bisher angenommenen Großschadenslage unterschieden. Abgesehen davon,

---

1192 Vgl. Ibid., S. 4.

1193 Für das Influenza-Risiko und die Ziele der Vakzinierung im Nationalen Impfplan vgl. Ministerium für Soziales, Gesundheit, Frauen und Familie des Saarlandes (Hrsg.): Nationaler Impfplan, S. 64–67, S. 86. Tatsächlich findet sich dieser Nationale Impfplan, obgleich er als gemeinsame Stellungnahme von Bund und Ländern intendiert war, lediglich auf den Webseiten von drei Landesministerien. Die ‚Ärzte Zeitung' bezeichnete den Nationalen Impfplan im Jahre 2012 als „große Enttäuschung" bzw. reine Bestandsaufnahme. Vgl. Geissel, Wolfgang: Kommentar zum Impfplan. Bestandsaufnahme ohne konkrete Ziele, in: Ärzte Zeitung vom 30. Mai 2012.

1194 Vgl. Robert Koch-Institut: Influenza 2011, S. 1 f., S. 9–11, S. 13 f.

1195 Vgl. Arnold; Mailahn; Nagl et al.: S. v. Influenza, in: Pschyrembel, 263. Auflage (2012), S. 993.

dass im behördlichen Alltag die Übersterblichkeit bzw. Exzessmortalität eine mittlerweile anerkannte Größe darstellte, konzentrierten sich die Bemühungen nach der Schweinegrippe-Pandemie zunehmend darauf, die Morbidität abzubilden, also Krankheitszahlen zu erfassen. Wie für das bereits beschriebene *GrippeWeb* des RKI und andere internetbasierte Plattformen wurde dabei verstärkt auf Ansätze aus dem Bereich *Big Data* zurückgegriffen. Bereits mit dem Aufkommen des Vogelgrippe-Virus hatte man im niedersächsischen Gesundheitsministerium eine Arbeits-Surveillance etabliert, die sich zum Ziel gesetzt hatte, neben Todes- auch Krankheitsfälle durch Datenlieferungen aus Kindergärten und Arztpraxen abzubilden, um frühzeitig die Grippelage einschätzen zu können.[1196]

Im Jahre 2015 fanden Gespräche zwischen dem niedersächsischen Gesundheitsministerium und der Krankenkasse AOK mit dem Ziel statt, durch einen zukünftigen Datenaustausch die Erkrankungsrate noch besser erfassen zu können. Zunehmend wurde die Zählung von Todesfällen durch die Erfassung der Morbidität verdrängt. Zur Beschreibung von Erkrankungen mit influenzaartigen Symptomen, die auch durch andere Viren verursacht werden können, wurden neue Begrifflichkeiten wie *Akute respiratorische Erkrankungen* (ARE) und *Influenza-like-illness* (ILI) eingeführt.[1197] In wöchentlichen Berichten trägt das Niedersächsische Landesgesundheitsamt die erfassten ARE-Fälle zusammen und ergänzt diese um Angaben zu laborbestätigten Funden von Influenza-, Adeno-, Picorna- und anderen Viren. Eine scharfe Trennung zwischen ‚echter' laborbestätigter Influenza und grippeartigen Erkältungskrankheiten, wie dies vom BGA noch in den 1960er Jahren nachdrücklich gefordert und durchgeführt wurde, ist hier nicht mehr Ziel der epidemiologischen Auswertung. Grundsätzlich werden alle Erkältungskrankheiten, die Auswirkungen auf den landesweiten Krankenstand haben, als relevant erachtet. Den Influenzaviren kommt darüber hinaus in der Berichterstattung eine besondere Rolle zu: Bei der Influenza werden nicht nur Todesfälle und Virenfunde, sondern zusätzlich die gefundenen Virentypen aufgeschlüsselt.[1198] Durch diese Form der Gesundheitsberichterstattung wird die nichtletale Ausprägung der Influenza deutlich stärker betont.

1196 Vgl. u. a. Interview mit Fabian Feil, siehe www.nomos-shop.de/30181.

1197 Vgl. Ibid., Z. 425–438.

1198 Vgl. beispielsweise Niedersächsisches Landesgesundheitsamt: Surveillance für Influenza und andere akute respiratorische Erkrankungen in Niedersachsen, Wochenbericht 7/2016 vom 23. Februar 2016.

Tödliche Fälle der Influenza wurden vor allem aus jenen Weltregionen außerhalb Europas berichtet, die bereits wiederholt als Herkunftsregion neuer Virustypen in Erscheinung getreten waren. So erkrankte im April 2013 eine als Haushaltshilfe tätige Indonesierin in Hongkong an dem bisher bei Menschen nicht aufgetretenen Vogelgrippevirus H7N9. Die Familie, in dessen Haushalt die Indonesierin tätig war, wurde daraufhin unter Quarantäne gestellt. Ferner wurden die Hygienekontrollen in Krankenhäusern intensiviert, Besuchszeiten in Kliniken reduziert und ‚wet markets' umfangreichen Desinfektionsmaßnahmen unterzogen. Durch das abermalige Keulen von Nutztierbeständen konnte die Ausbreitung des Virus H7N9 eingedämmt werden. Dennoch starben 37 Personen durch das Virus, und durch das Töten der Tiere entstand ein Schaden von etwa 8 Mrd. US-Dollar. Eine Übertragung von H7N9 fand auch darum nicht statt, da – ähnlich wie bei der Vogelgrippe H5N1 – die Bindungsfähigkeit des Virus an menschliche Zellen nur gering ausgeprägt war.[1199]

Selbst im 21. Jahrhundert gab es Gebiete, welche von der Influenza weitgehend unberührt waren. So meldete die *American Association for the Advancement of Science* im Jahre 2014, dass indigene Einwohner im brasilianischen Bundesstaat Acre nach Jahrzehnten der Isolation wieder Kontakt zur Außenwelt gesucht hätten und kurz darauf mehrere Angehörige des Stammes an Grippe erkrankten. Nach Meinung von Wissenschaftlern stellte die Grippe ein besonderes Risiko für den Stamm dar, weil dieser mangels Exposition gegenüber Influenzaviren keine Resistenzen aufweise:

> Flu virus is potentially deadly to isolated tribespeople because they have no immunity to it, and such transmission is exactly what anthropologists and medical experts hope to avoid during contact. In case after case, contact has proved tragic as diseases like flu and measles decimated previously isolated tribes.[1200]

Bevor eine medizinische Behandlung erfolgen konnte, seien die Angehörigen des Stammes jedoch wieder in den Urwald zurückgekehrt und nicht mehr auffindbar. Wissenschaftler befürchteten gravierende Folgen für das indigene Volk, da die Influenza über Holzarbeiter und Drogenschmuggler

---

1199 Vgl. Kaulen, Hildegard: Virus H7N9. Vogelgrippe unter Beobachtung, in: Frankfurter Allgemeine Zeitung vom 11. Dezember 2013, S. N1.

1200 Pringle, Heather: Members of previously uncontacted tribe infected with flu, in: News of The American Association for the Advancement of Science vom 21. Juli 2014, http://news.sciencemag.org/latin-america/2014/07/members-previously-uncontacted-tribe-infected-flu – abgerufen am 25. Juli 2014.

zu dem Stamm gelangen könne.[1201] Bedenkt man, dass der Spanischen Grippe ganze Inuit-Dörfer mangels früherer Virus-Exposition zum Opfer fielen,[1202] dann sind diese Befürchtungen nachvollziehbar.

Das Schweinegrippe-Virus vom Typ H1N1 stellte in Indien noch Anfang des Jahres 2015 ein großes Problem dar. Weitgehend unbeachtet von der Weltöffentlichkeit traten im Frühjahr 2015 in verschiedenen indischen Provinzen 32.000 laborbestätigte Influenza-Fälle auf. 1.895 Personen fielen der Epidemie zum Opfer. Urheber war das seit 2009 zirkulierende pandemische Virus H1N1,[1203] doch lag die Letalität mit ca. 6 % um ein Vielfaches höher als während der Schweinegrippe-Pandemie von 2009/2010. Forscher des Massachusetts Institute of Technology (MIT) befürchteten daher, dass der in Indien zirkulierende H1N1-Stamm zu einer weitaus gefährlicheren Variante mutiert sei. Allerdings stünden gerade einmal zwei Virus-Proben für weitere Untersuchungen zur Verfügung. Die Forscher des MIT bemängelten die schlechte Datenlage und kritisierten vor allem, dass Wissenschaftler westlicher Staaten nur geringes Interesse an der epidemiologischen Lage so großer und bevölkerungsreicher Nationen wie Indien zeigten.[1204]

Während in Deutschland also vor allem die saisonale Influenza und die durch Influenza bedingte Morbidität im Fokus stand, zugleich auf eine sehr umfangreiche Menge an wirksamen Vakzinen zurückgegriffen werden konnte, hatte man in Südostasien und Indien nach wie vor mit punktuellen oder gar epidemischen Influenza-Ausbrüchen zu kämpfen. Es bestand immer noch die Möglichkeit, dass sich ein bereits bekanntes oder noch unerkanntes Vogelgrippe-Virus zu einem gefährlichen, pandemischen Erreger wandelt. Die Surveillance in Südostasien und vor allem Indien war schlecht entwickelt, sodass das Entstehen eines solchen Erregers lange Zeit unbeachtet bleiben würde. Im Folgenden wird beschrieben werden, wie das persistente Influenza-Risiko europäische und amerikanische Forscher dazu motivierte, Versuche mit Influenzaviren durchzuführen, die

---

1201 Vgl. Ibid.

1202 Vgl. Witte: Tollkirschen und Quarantäne, S. 11–17.

1203 Vgl. Press Trust of India: Swine flu deaths at 1,895; number of cases near 32K mark, in: The Indian Express vom 21. März 2015, http://indianexpress.com/article/india/india-others/swine-flu-deaths-at-1895-cases-near-32k-mark/ – abgerufen am 25. Februar 2016.

1204 Vgl. Trafton, Anne: Swine flu outbreak in India raises concern, in: MIT News, http://news.mit.edu/2015/swine-flu-outbreak-india-mutations-0311 – abgerufen am 25. Februar 2016.

jedoch nicht von der Politik und einer breiten Öffentlichkeit gebilligt wurden.

6.3.2 Influenzaviren als Gegenstand von Biosicherheitsdebatten

In der Natur besteht grundsätzlich eine Wahrscheinlichkeit, dass Influenzaviren eine langsamen Antigen-Drift oder einen schnellen Antigen-Shift durchleben und dadurch neue, auch für den Menschen pathogene, Varianten hervorbringen. Erst zum Ende des 20. Jahrhunderts wurde deutlich, dass dieser Prozess auch durch den Menschen begünstigt wird, beispielsweise durch die Massentierhaltung. Der globale Luftverkehr wiederum beschleunigt die Ausbreitung von Influenzaviren immens. Allerdings sind drei Aspekte menschlichen Eingreifens, die in den 2010er Jahren diskutiert wurden, bisher noch nicht ausreichend gewürdigt worden: die Züchtung pathogener Virenstämme für Forschungszwecke, das absichtliche Freisetzen dieser Pathogene sowie die akzidentielle Freisetzung. Diese Aspekte, welche im Folgenden unter dem Begriff *Biosicherheit* behandelt werden, weist der Wissenschaft zwei entgegengesetzte Rollen zu: Zum einen wird sie als Kontrollinstanz einer Natur gesehen, die den Menschen stets mit neuen Pathogenen konfrontiert; zum anderen wird befürchtet, dass erst wissenschaftliche Experimente und die fortschreitende Technisierung die Genese neuer Pathogene ermöglichen.

Die Debatte um die intendierte oder akzidentielle Freisetzung von Erregern oder biologisch bedenklichen Stoffen ist an sich nicht neu. Bereits während des Ersten Weltkriegs zirkulierte in den USA eine Verschwörungstheorie, welche besagte, deutsche Agenten hätten die Erreger der Spanischen Grippe als biologische Waffe verbreitet. Antideutsche Ressentiments und die damalige Ahnungslosigkeit ob des tatsächlichen Erregers begünstigen diese Narration, welche 1918 von zahlreichen Zeitungen abgedruckt wurde.[1205] Auch Wissenschaftlern wurde immer wieder mit Skepsis begegnet. Im Juli 1976 untersagte der Stadtrat von Cambridge, Massachusetts, jede weitere Forschung, die sich mit der Rekombination von DNS befasste. Forscher hatten versucht, Bakterienkulturen so zu verändern, sodass sie Interferon produzieren, ein auch gegen Viren wirksames

1205 Vgl. Crosby: America's forgotten pandemic, S. 45–47.

Medikament.[1206] 2012 wurde der 17. Deutsche Bundestag darüber in Kenntnis gesetzt, dass die Erreger der Russischen Grippe von 1977 und von SARS womöglich aus Laboren stammten und versehentlich freigesetzt wurden.[1207] Als Jeffery K. Taubenberger 2005 die Ergebnisse zur Nachzüchtung der Spanischen Grippe publiziert hatte, wurde diskutiert, inwiefern dieses Wissen dafür genutzt werden könnte, biologische Waffen herzustellen, die von Terroristen genutzt oder auch bei zwischenstaatlichen Konflikten zum Einsatz kommen würden. Darüber hinaus dokumentierte die Autorin Petra Dickmann drei Vorfälle in Laboren in den Jahren 2005, 2007 und 2009, welche zu einer Freisetzung von Erregern hätte führen können.[1208]

Auf der anderen Seite besteht die Notwendigkeit, auf zufällig entstehende Influenzaviren vorbereitet zu sein. Am 12. September 2011 berichtete der niederländische Virologe Ron Fouchier auf einer Tagung von Experimenten, die er und ein Team von Wissenschaftlern mit dem Erreger der Vogelgrippe durchgeführt hatten. Um auf die Gefährlichkeit der Vogelgrippe hinzuweisen, habe Fouchier begonnen, eigens aus Südostasien beschaffte Viren vom Typ H5N1 gentechnisch so zu verändern, dass sie sich zwischen Frettchen übertragen lassen. Da Frettchen einen dem Menschen ähnlichen Atemtrakt besitzen, wurden sie bereits in den 1930er Jahren als Modelltiere für Influenza-Versuche herangezogen. Für gewöhnlich ist das Vogelgrippe-Virus nur selten in der Lage, Frettchen oder Menschen zu infizieren. Im Juli 2011 verzeichneten Fouchier und sein Team einen Durchbruch. Ihnen war es gelungen, das Virus H5N1 so zu verändern, dass es etwa drei Viertel der Frettchen tötete und eine Letalität aufwies, die in etwa zehnmal so hoch lag wie die der Spanischen Grippe. Als Fouchier seine Ergebnisse veröffentlichen wollte, entbrannte unter Wissenschaftlern eine heftige Debatte. Kritiker der Forschungen wiesen auf die Gefahren durch ein solches artifizielles ‚Killervirus‘ hin. Befürworter sahen Fouchiers Arbeit als wichtigen Beleg für die Gefährlichkeit von H5N1 –

1206 Vgl. Mendelsohn, Everett: “Frankenstein at Harvard“. The public politics of recombinant DNA research, in: Mendelsohn, Everett (Hrsg.): Transformation and Tradition in the Sciences. Essays in Honor of I. Bernhard Cohen, Cambridge, London, New York, u. a. 1984, S. 317–335.

1207 Vgl. Deutscher Bundestag - 17. Wahlperiode: Unterrichtung durch die Bundesregierung. Bericht zur Risikoanalyse im Bevölkerungsschutz 2012, Drucksache 17/12051 vom 3. Januar 2013, S. 57.

1208 Vgl. Dickmann: Biosecurity, S. 147–157.

schließlich könne eine solche Mutation ebenso auf natürlichem Wege stattfinden.[1209]

Als Fouchier und sein Team ihre Ergebnisse im Juni 2012 in der Zeitschrift ‚Science‘ veröffentlichten, argumentierten sie deutlich nüchterner als auf der Tagung. So sei während der Experimente keines der Frettchen an dem Virus gestorben. Die Versuchstiere seien lediglich für weitere Gewebeuntersuchungen eingeschläfert worden („euthanized“). Es sollte laut Fouchier vor allem gezeigt werden, dass ein mutiertes Vogelgrippe-Virus über die Luft übertragen werden könne und somit ein erhebliches Risiko darstelle. Durch die Forschungen konnten jene Oberflächenstrukturen und Aminosäure-Konstellationen identifiziert werden, welche eine Luftübertragung ermöglichen. Auch konnte Fouchier bestätigen, dass das erzeugte Vogelgrippe-Virus empfindlich auf Oseltamivir und Vakzine reagierte, ein wirksamer Schutz also trotz Mutation möglich ist.[1210]

Die Forschungsergebnisse wurden zwar anerkannt, doch intensivierte sich die Debatte um die Risiken durch die Neuzüchtung gefährlicher Influenzaviren. Kritiker merkten an, dass die akzidentielle Freisetzung eines derart veränderten H5N1-Virus, den es in der Natur nicht gebe, kaum abzuschätzende aber in jedem Fall gravierende Folgen haben dürfte. Im Januar 2012 hatte die Kritik sogar dazu geführt, dass weltweit alle Wissenschaftler ihre Forschungen zu H5N1 für 60 Tage unterbrachen. Das Team um Fouchier nahm die Kritik durchaus ernst und äußerte sich erneut im Jahre 2013 mit einem Artikel in der ‚Science‘. Sie schlugen vor, die Forschungen nur im Rahmen strenger internationaler Kontrollen durchzuführen. Versuche mit H5N1 sollten nur in Laboren der Biologischen Schutzstufe 3 oder 4 durchgeführt werden.[1211] Da Viren jedoch in der Natur vor-

---

1209 Vgl. Kittlitz, Alard von: Jenseits von Eden. Die Geschichte eines Virus, in: Frankfurter Allgemeine Zeitung vom 12. Mai 2012, online verfügbar unter: URL: http://www.faz.net/aktuell/gesellschaft/die-geschichte-eines-virus-jenseits-von-eden-11749185.html – abgerufen am 21. Mai 2012.

1210 Vgl. Fouchier, Ron A. M.; Herfst, Sander; Schrauwen, Eefje J. A. et al.: Airborne Transmission of Influenza A/H5N1 Virus between Ferrets, in: Science, 336/6088 (2012), DOI: 10.1126/science.1213362, S. 1534–1541.

1211 Fouchier et al. hatten ein Labor der Biologischen Schutzstufe 3 genutzt. Vgl. Ibid., S. 1537. Manche Staaten schreiben für die Experimente an luftübertragbaren Vogelgrippe-Viren jedoch auch die Schutzstufe 4 vor, von denen es 2016 weltweit gerade einmal 35 Einrichtungen gab, im Gegensatz zu mehreren Tausend Einrichtungen der Schutzstufe 3.

kommen und dort ein permanentes Risiko der Mutation bestünde, plädierte Fouchier dafür, die Forschungen weiterzuführen.[1212]

Auch wenn Fouchier und andere Wissenschaftler damit unterstreichen konnten, dass ihre Experimente unter Berücksichtigung hoher Sicherheitsstandards stattgefunden hatten, blieben Vorbehalte darüber, wem dieses Wissen zugänglich gemacht werden sollte. So wurde in der Wochenzeitung ‚Die Zeit‘ die Frage gestellt: „Darf man Forschungsergebnisse, die den Menschen sowohl schaden als auch nützen können ('dual use'), veröffentlichen?“[1213] Die Frage nach dem *Dual Use* beschäftigte verschiedene Gremien, beispielsweise den Deutschen Ethikrat. Das US-amerikanische *National Science Advisory Board for Biosecurity* (NSABB) wollte die Veröffentlichung der Forschungsergebnisse von Fouchier bereits im Jahre 2011 verhindern bzw. in Teilen zensieren, um Terroristen an der Nachzüchtung derartiger Viren zu hindern. Die WHO hingegen plädierte für eine Intensivierung der Virusforschung, da sich derartige Viren ohnehin in der Natur entwickelten und man diesem immerwährenden Vorsprung durch Forschung begegnen müsse. Als in China 2013 das Virus H7N9 entdeckt wurde, schien die Relevanz der Virusforschung noch deutlicher.[1214]

Der zunächst für 60 Tage geplante freiwillige Forschungsstopp wurde von den Wissenschaftlern auf ein Jahr verlängert; erst im Jahre 2013 begann Fouchier erneut mit der Erforschung verschiedener Vogelgrippe-Viren.[1215] Am 17. Oktober 2014 gab die US-Regierung bekannt, dass die Finanzierung für Wissenschaftler, welche bestehende Influenzaviren zu gefährlicheren Versionen verändern, eingestellt wird. Auch Wissenschaftler, die sich mit SARS und MERS befassten, wurden zu einem freiwilligen Forschungsstopp aufgerufen. In den USA war die Debatte besonders heftig geführt worden, nachdem bekannt wurde, dass CDC-Mitarbeiter versehentlich mit Milzbrand verseucht worden waren und die US-Seuchenbehörde Vogelgrippe-Viren per Post an kooperierende Labore verschickt hat-

---

1212 Vgl. Fouchier, Ron A. M.; Garcia-Sastre, Adolfo; Kawaoka, Yoshihiro: Letters. Transmission Studies Resume for Avian Flu, in: Science, 339/6119 (2013), DOI: 10.1126/science.1235140, S. 520–521.

1213 Schlütter, Jana: Supervirus-Debatte. Wer darf tödliche Viren erschaffen, in: Die Zeit vom 29. April 2013, Hervorhebung im Original.

1214 Vgl. Ibid.

1215 Vgl. Grunert, Dustin: Gain-of-Function. H5N1-Forschung wieder gestoppt, in: Deutsches Ärzteblatt, Jg. 112, 13 (2015), S. A582.

te.[1216] Fouchier hielt jedoch weiter an der Überzeugung fest, dass seine Forschungen notwendig seien. Dies begründete er nicht nur damit, dass der wissenschaftliche Nachwuchs im Bereich der Virusforschung ausgebildet werden müsse; auch waren Ende 2014 etwa 2000 Seerobben an dem Vogelgrippe-Virus H10N7 verendet.[1217] Fouchier unterstrich anhand des Virusfundes, dass Pandemien ein Resultat der Natur, nicht von Forschungen seien:

> Dieses Beispiel verdeutlicht den Unsinn des Moratoriums. Während wir keine molekularbiologische Forschung zum Schutz der öffentlichen Gesundheit verfolgen dürfen, induziert die Natur stetig Mutationen an Viren – mit ungewissem Ausgang für den Menschen. Ich bin der Überzeugung, dass das H5N1-Virus letztlich nicht gefährlicher als die Virusmutationen ist, die derzeit spontan entstehen.[1218]

In der BRD nahm im Juni 2014 der Gemeinsame Ausschuss zum Umgang mit Sicherheitsrelevanter Forschung, unterhalten von der DFG und der Nationalen Akademie der Wissenschaften Leopoldina, seine Arbeit auf, um bei sogenannter sicherheitsrelevanter Forschung Risiko und Nutzen gegeneinander abzuwiegen.[1219] In Deutschland gab es keine Beschränkung derartiger Virusforschungen. Es wurde stattdessen auf die Freiheit von Wissenschaft und Forschung nach Artikel 5 des Grundgesetztes verwiesen, gleichwohl den Wissenschaftlern jedoch zu einem verantwortlichen Umgang mit dem *Dual Use*-Problem geraten. Erwähnenswert ist sicherlich, dass der ehemalige Präsident des RKI, Jörg Hacker, 2014 auch im genannten Gemeinsamen Ausschuss für sicherheitsrelevante Forschung in seiner Funktion als Präsident der Leopoldina vertreten war.[1220]

In den 2010er Jahren war die Biosicherheitsdebatte um die Erforschung von Influenzaviren einer deutlichen Zäsur unterworfen. Während die Nachzüchtung der Spanischen Grippe durch Taubenberger et al. in den

1216 Vgl. McNeil, Donald G.: White House to Cut Funding for Risky Biological Study, in: The New York Times vom 17. Oktober 2014, http://www.nytimes.com/2014/10/18/us/white-house-to-cut-funding-for-risky-biological-study.html?_r=0 – abgerufen am 26. Februar 2016.

1217 Vgl. Grunert: Gain-of-Function.

1218 Ibid.

1219 Vgl. Ibid.

1220 Vgl. Deutsche Forschungsgemeinschaft; Leopoldina Nationale Akademie der Wissenschaften: Wissenschaftsfreiheit und Wissenschaftsverantwortung. Empfehlungen zum Umgang mit sicherheitsrelevanter Forschung, Bonn/Halle (Saale) 2014, S. 21 f.

1990er und 2000er Jahren keine große Beunruhigung hervorrief und angesichts einer drohenden Vogelgrippe-Pandemie sogar als hoch relevant angesehen wurde, unterlagen die Forschungen von FOUCHIER einer kontinuierlichen Kritik. Die Kommunikationswissenschaftlerin Petra DICKMANN kommt zu dem Schluss, dass bei den Experimenten mit dem Virus H5N1 nicht die akzidentielle Freisetzung des Virus im Vordergrund stand, sondern dass es unter dem Eindruck eines global zunehmenden Terrorismus um die Frage nach dem Missbrauch eines modifizierten Virus ging. Der Druck auf die Wissenschaft war ausreichend genug, dass sich diese sogar durch freiwillige Forschungsstopps gewissermaßen selbst zensierte.[1221] Dem ist hinzuzufügen, dass mit der harmlos verlaufenden Schweinegrippe von 2009/2010 womöglich die terroristisch motivierte Freisetzung von Krankheitserregern schwerer wiegt als die Vorbereitung auf eine mögliche Pandemie durch Vogelgrippe-Viren, wobei offen bleibt, ob sich die Influenza überhaupt als biologische Waffe eignet. Schließlich stellen die Beschaffung hochpotenter Viren, deren Verteilung und auch die Eigengefährdung eine solche Einsatzmöglichkeit durchaus infrage. Auch ist anzumerken, dass der ‚Zufallsgenerator Natur‘ und verschiedene menschliche Einflüsse in jüngster Zeit eine Reihe neuer Vogelgrippe-Viren hervorgebracht haben, sodass die unmittelbaren anthropogenen Einflüsse bei der Influenza womöglich geringer ausfallen als allgemein angenommen. Nach wie vor besteht die Möglichkeit, dass ein solches Virus, wie bereits 1918, 1957 und 1968, seinen pandemischen Zug um die Welt antritt. Die Geschichte der Vogelgrippe muss also eine unvollendete bleiben.

1221 Vgl. Dickmann: Biosecurity, S. 159–162.

7. Fazit

7.1 Die Influenza als Gegenstand sich wandelnder Diskurse

Die vorliegende Arbeit skizziert die Geschichte der Influenza auf zwei Ebenen: Neben einer historischen Betrachtung der Influenza geht es vor allem darum, der Rememorierung und der damit verbundenen Reaktualisierung des Themas Influenza seit dem Ausklingen der Spanischen Grippe nachzuspüren. Die grundlegende These dieser Arbeit besteht darin, dass die Wahrnehmung der Influenza durch diskursive Prozesse geprägt worden ist, die sich aus den Erinnerungen an frühere pandemische Ereignisse speist und sowohl die Wissensgenerierung zur Influenza als auch deren Risikowahrnehmung beeinflusst.

Wie in der vorliegenden Arbeit gezeigt werden konnte, unterlagen die Influenza-Risikodiskurse einem Wandel, bei dem neben der bereits vielbeachteten Spanischen Grippe ebenfalls bisher kaum untersuchte Pandemien wie die Asiatische Grippe und die Hongkong-Grippe sowie zwischenzeitlich stattfindende Debatten beispielsweise um das sogenannte Immungedächtnis eine Rolle spielten. Erst zu Beginn des 21. Jahrhunderts nahm auch in Deutschland das Interesse an der Spanischen Grippe soweit zu, dass sie als eine Art ‚pandemische Urkatastrophe des 20. Jahrhunderts' wahrgenommen wurde. Der historische Rekurs auf die Pandemie von 1918 veranlasste Behörden und Politik schließlich dazu, sich auf die nächste Pandemie als ein Großschadensereignis vorzubereiten – ein Szenario, das in den 1960er Jahren in dieser Form nicht denkbar gewesen wäre.

Wichtigstes Element des historischen Rekurses ist dabei die Analogiebildung zwischen der Pandemie von 1918 und zukünftigen, hypothetischen Pandemie-Ereignissen. Diese Analogiebildung ist kein rein semantisches Phänomen, sondern hat sich im Rahmen des beschriebenen Immungedächtnis-Konzeptes sowie in der viroarchäologischen Nachbildung der Spanischen Grippe ebenfalls in materieller Form niedergeschlagen. Doch selbst diese Ansätze ermöglichten keine valide Prognose zum Influenza-Geschehen: Wie in der vorliegenden Arbeit gezeigt werden konnte, führte das Konzept des Immungedächtnisses sowohl zu deutlichen Risikomarkierungen als auch zu deeskalierenden Einschätzungen bezüglich des Influenza-Risikos. Dennoch wurde die gelegentlich kritisierte Analogiebildung[1222] seit dem Auftreten der Vogelgrippe im Jahre 1997 zunächst inflationär gebraucht und in den 2000er Jahren zu einem weit verbreitetem Phänomen aller am Diskurs beteiligten Akteure. Großangelegte präventive Maßnahmen wie Massenimpfungen wurden zumeist unter Nutzung dieser Analogie legitimiert. Die Geschichte der Influenza wurde mehr und mehr zu einem offenen Raum respektive einem Instrumentarium, welches verschiedene Akteure für sich vereinnahmten, um beispielsweise zusätzliche Aufmerksamkeit für ihre Profession oder Disziplin, genannt sei hier die Veterinärmedizin, zu generieren.

Insbesondere in den Lebenswissenschaften und der Medizin besteht eine starke Sensibilisierung für die Variabilität des Influenzavirus. Es wird angenommen, dass durch einen Antigen-Shift eine neue Influenza-Variante entstehen könnte, die dann zu einem globalen Risiko wird. Zudem ist es selbst mit den heute zur Verfügung stehenden gentechnischen Methoden nicht möglich, die Virulenz und das Ausbreitungspotenzial eines neu entstandenen Influenzavirus einzuschätzen. So konnte während der Schweinegrippe 2009/2010 die neue Variante des Virus H1N1 zwar binnen weniger Wochen gentechnisch entschlüsselt werden – jedoch blieb die epidemiologische Relevanz des Virus eine ‚Black Box'. Das durch H1N1 implizierte Risiko, beispielsweise hinsichtlich Letalität, Mortalität oder Morbidität, konnte nicht antizipiert werden. Diese Form des temporären Nichtwissens erzeugt bei Wissenschaftlern, Politikern und einer breiten Öffentlichkeit erhebliche Unsicherheit.

Die globalen Auswirkungen eines neuen Virus können nur *in situ*, d. h. nicht im Labor, sondern erst während der Ausbreitung des Virus in verschiedenen Populationen, bemessen werden. Zwischen der Entdeckung eines neuen Virus und dessen Eindämmung über dementsprechende Gegenmaßnahmen wie der Produktion und Verteilung einer ausreichenden Menge an Impfmitteln bleiben den Verantwortlichen nur wenige Monate. Sowohl die Variabilität des Virus als auch der Zeitdruck vergrößern die bereits bestehende Unsicherheit, welche den Beobachter auf sein Erfahrungswissen zurückwirft. Der Verlauf vergangener epidemischer und pan-

---

1222 Die Analogiebildung wurde während der Schweinegrippe-Pandemie 2009/2010 in allen Öffentlichkeiten unkritisch übernommen; eine der wenigen Einwände gegen diese Instrumentalisierung der Geschichte bemühte ZYLBERMAN im Anschluss an die Pandemie, vgl. Zylberman: Comment. Influenza Epidemics and the Politics of Historical Analogy.

demischer Ereignisse wird von Epidemiologen und politischen Entscheidungsträgern herangezogen, um angesichts einer kommenden Seuche mit größerer Sicherheit mögliche Szenarien zu skizzieren. *Big Data*-Ansätze haben es zwar mittlerweile möglich gemacht, den Verlauf einer Epidemie für einige Wochen vorherzusagen, für eine weiterreichende Antizipation ist das Heranziehen von Erfahrungswissen jedoch weiterhin unabdingbar.

Dieses Erfahrungswissen bzw. der Erfahrungsraum, der für die Einschätzung von Influenza-Ereignissen herangezogen wird, ist zumeist ein historischer, der selbst zunächst durch Erinnerungen, (lebenswissenschaftliche) Forschung oder Historisierung konstituiert wird. Dieser Konstituierungsprozess unterliegt Diskursen, welche von verschiedenen Öffentlichkeiten und wissenschaftlichen Communities gestaltet werden. Zu nennen sind beispielsweise wissenschaftliche Debatten über die Ätiologie der Influenza und eine im kollektiven Gedächtnis memorierte Seuchenangst. Ebenfalls müssen Partikularinteressen aufgeführt werden, z. B. die Steigerung des Impfstoffverkaufs und Sensationsmeldungen über neue Großschadensereignisse. Diese Diskurse um die Influenza haben einen maßgeblichen Anteil an gesundheitspolitischen Präventionsmaßnahmen.

Vor allem die Spanische Grippe als größte Influenza-Pandemie der Geschichte beeinflusste erheblich sowohl den Erfahrungsraum als auch den Erwartungshorizont jener Akteure, die sich mit der Influenza beschäftigten und beschäftigen. Die in verschiedenen wissenschaftlichen Disziplinen verbreitete Annahme, dass die Spanische Grippe eine vergessene Pandemie sei und marginalisiert würde,[1223] ist heute nicht mehr haltbar. Vielmehr muss diese Erzählung als Teil eines Relevanz-Diskurses um die Influenza gesehen werden: Denn wird die Spanische Grippe ‚aus dem Vergessen geborgen', so kann sie als Paradebeispiel einer ‚pandemischen Urkatastrophe des 20. Jahrhunderts' markiert und ebenfalls auf die zukünftige Influenza-Ereignisse projiziert werden.

Auch in Deutschland ist der Rekurs auf die Spanische Grippe in den letzten Jahrzehnten nicht nur stärker, sondern bezüglich des Umgangs mit der Influenza auch insgesamt deutlich wirkmächtiger geworden. Der wiederholte Rekurs auf die Spanische Grippe entwickelte ein narratives Eigenleben und bestimmte die Wahrnehmung der Influenza im gesamten

---

1223 So beispielsweise noch Vasold im Jahre 2009, vgl. Vasold: Die Spanische Grippe, S. 136–138. Hieronimus hingegen kritisierte das Konzept der vergessenen Pandemie bereits im Jahre 2006, vgl. Hieronimus: Krankheit und Tod 1918, S. 14.

20. Jahrhundert. Allerdings war der Einfluss der Pandemie von 1918 nie gleichbleibend groß und wurde als Ereignis in bzw. für die verschiedenen Regionen der Welt ganz unterschiedlich memoriert. Während die Kolonialgebiete bezüglich der Auswirkungen der Spanischen Grippe zeitweise völlig in Vergessenheit gerieten, ist die Erinnerung für die BRD und die DDR für lange Zeiträume allenfalls als unterschwellig zu bezeichnen. Wurde die Spanische Grippe in Deutschland während der Pandemien 1957/1958 und 1968–1970 noch retrospektiv-vergleichend herangezogen, so galt sie ab den späten 1990er Jahren als ein realistisches Katastrophenszenario für zukünftige Seuchenereignisse. In den USA wurde die Spanische Grippe oftmals als Pandemie *par excellence* beschrieben; daher ist es kein Zufall, dass die Reaktualisierungen des Influenza-Themas und damit auch eine Adressierung des Influenza-Risikos wiederholt im angloamerikanischen Raum ihren Anfang nahm.

Im allgemeinen Sprachgebrauch wurde und wird die Influenza oftmals als Grippe und somit vergleichsweise harmloser Erkältungsinfekt marginalisiert. Zumeist waren es andere Infektionskrankheiten wie Tuberkulose, Pocken und HIV sowie in jüngerer Zeit auch Erkrankungen wie Krebs und Demenz, welche der Influenza hinsichtlich der Wahrnehmung den Rang abliefen. Die Influenza geriet vor allem während epidemischer oder gar pandemischer Ausbrüche verstärkt in das gesellschaftliche Bewusstsein. Aus diesem Grund konzentriert sich die vorliegende Arbeit auf die Pandemien des 20. Jahrhunderts. Während die Spanische Grippe mittlerweile historisch gut dokumentiert ist, bestand insbesondere bei der Aufarbeitung des Zeitraums zwischen der Spanischen Grippe und der Vogelgrippe, also etwa zwischen 1920 und 1997, erheblicher Nachholbedarf. Bisher waren es vor allem Epidemiologen, Mediziner und Virologen, die diesen Zeitraum aus einer lebenswissenschaftlichen Perspektive untersucht haben. Insofern waren die tatsächlich vergessenen Pandemien wie die Asiatische Grippe von 1957/1958 und die Hongkong-Grippe von 1968 bis 1970 nicht nur historisch weitgehend unerschlossen, sondern auch bezüglich ihrer Auswirkungen auf die bereits genannten Diskurse kaum untersucht.[1224] Im

---

1224 Bei der Rekonstruktion der Erinnerungsdiskurse um die Influenza in Deutschland hat sich in kürzeren Abhandlungen vor allem WITTE hervorgetan, vgl. Witte: Bedrohungsszenario, Ders.: Die Grippepandemie 1968–1970 und Ders.: Eine Bombe gegen Grippe. Ein sukzessiver Vergleich für das 20. Jahrhundert unter Berücksichtigung verschiedener Öffentlichkeiten war jedoch noch ein Desiderat.

Folgenden wird der Wandlungsprozess bei den Diskursen um die Influenza im 20. Jahrhundert nochmals exemplarisch dargestellt, sodass die Ergebnisse in eine Gesamtthese überführt werden können.

7.2 Synthese der Ergebnisse: vom ‚geduldigen Ausharren' zur ‚allumfassenden Prävention'

Die hier vorgelegte Untersuchung der Influenza-Rezeption in verschiedenen Öffentlichkeiten und im BRD-DDR-Vergleich hat gezeigt, welche diskursiven Bedingungen das Denken und Handeln um die Influenza präfiguriert haben, also wechselnde historische Apriori schufen. Witte kam in einem Aufsatz von 2014 zu dem Schluss, dass die Wahrnehmung der Influenza im 20. Jahrhundert in drei Phasen ablief,[1225] doch eine umfassende Untersuchung der Gründe und Zusammenhänge insbesondere für die BRD und die DDR stand noch aus. Den Befunden dieser Arbeit zufolge lassen sich vier Phasen umreißen, die sich angesichts größerer Influenza-Ereignisse zwischen einem ‚Ausharren' und dem Versuch einer ‚allumfassenden Prävention' bewegen. Nachfolgend werden die Untersuchungsergebnisse zu den einzelnen Phasen vorgestellt.

7.2.1 Die Influenza zwischen Bakteriologie und Virologie

Wie in Kapitel 3 dargestellt, ermöglichten es die Erfolge der Medizin und der Naturwissenschaften im späten 19. und frühen 20. Jahrhundert, zahlreiche gefährliche Infektionskrankheiten wirksam zu bekämpfen. Die Politik zögerte nicht, unter Zuhilfenahme wissenschaftlicher Expertise gegen Infektionskrankheiten regelrecht ‚zu Felde zu ziehen'. Dafür wurden erhebliche Ressourcen mobilisiert, und die Gründe dafür waren offensichtlich: Sie reichten von kolonialen Kontexten über die Verbesserung der allgemeinen Volksgesundheit bis hin zur Erhaltung der militärischen Schlagkraft. Bakterien wurden als Risiko markiert, Nichtwissen bezüglich unerkannter Erreger im Rahmen dieser ‚Erfolgsgeschichte' jedoch verschwiegen. Vor allem in Deutschland beförderte das erfolgreiche Vorgehen gegen bakterielle Infektionskrankheiten die Formierung eines bakteriologischen

1225 Vgl. Witte: Bedrohungsszenario.

Denkstils. Dieser fand Anhänger in den Wissenschaften sowie in Politik und Militär, wodurch sich entsprechende Netzwerke bildeten. Jedoch waren bakteriologische Erklärungen nicht für alle Infektionskrankheiten ausreichend. Folglich versagten einige Therapieansätze, insbesondere im Falle der Influenza.

Während der Spanischen Grippe befand sich nicht nur die deutsche, sondern ebenfalls die internationale Bakteriologie in einer Krise. Wissenschaftler und Ärzte blieben mit ihrer Suche nach einem Influenza-Bazillus erfolglos und konnten nicht gegen die Spanische Grippe vorgehen. Zwar wurden in Frankreich und den USA Versuche zur Darstellung von Viren durchgeführt; die deutschen Behörden ignorierten diese unkonventionellen Ansätze jedoch. Insbesondere im Deutschen Reich geriet die Spanische Grippe aufgrund der Pressezensur sowie der Hilflosigkeit von Wissenschaftlern und Ärzten in Vergessenheit. In den USA, die von der Spanischen Grippe besonders schwer betroffen waren und keiner derartigen Pressezensur unterlagen, blieb die Pandemie von 1918 im kollektiven Gedächtnis ungleich präsenter als in den europäischen Staaten. Nichtsdestotrotz hatten die vergleichsweise hochentwickelten Industriestaaten während und nach dem Ersten Weltkrieg keine andere Möglichkeit, als die Spanische Grippe auszusitzen. Weder verfügte man über ein hinreichend schlüssiges ätiologisches Modell zur Influenza noch über ein wirksames Therapeutikum.

In den 1920er Jahren kritisierten auch deutsche Ärzte die Vorstellung, dass ausschließlich Bakterien (und Plasmodien) als humanpathogen relevant angesehen wurden. Spätestens in der Zeit des Nationalsozialismus konnte sich der bakteriologische Denkstil wieder stabilisieren. In der angloamerikanischen Forschung wurde derweil der eigentliche Influenza-Erreger, ein Virus, entdeckt, Schritt für Schritt entschlüsselt und ab den 1940er Jahren die Grundlage für Impfungen und somit für eine Influenza-Prävention gelegt. In Deutschland wurden diese Ergebnisse erst zum Ende des Zweiten Weltkrieges bzw. in der Nachkriegszeit akzeptiert. Anschließend konnten sich der virologische Erklärungsansatz und die Subdisziplin der Virologie schnell etablieren. Die Systematik humanpathogener Erreger wurde um das Reich der Viren ergänzt. Das Influenzavirus stellte bis in die 1950er Jahre den Idealtypus aller Viren dar, galt es doch als das besterforschteste aller Viren. Erwähnenswert ist zudem, dass sich die neuen, aus der Virologie gewonnen Vorstellungen und Vorgehensweisen in jenen größeren Gesamtdiskurs von invasiven Kontagionen, Prävention und Hygiene einbetten ließen, welcher sich mit dem Siegeszug der Bakteriologie im

19. Jahrhundert ergeben hatte. Obgleich nun die wissenschaftlichen Voraussetzungen für die Bekämpfung der Influenza vorlagen, hielten sich sowohl die BRD als auch die DDR in den 1950er Jahren mit präventiven Maßnahmen zurück. Im Fokus standen andere Risiken wie Atomkraft und epidemisch relevantere Infektionskrankheiten; die Therapieansätze waren noch nicht ausgereift.

7.2.2 ‚Geduldiges Ausharren' in den 1950er und 1960er Jahren

In den Jahren 1957/1958 und 1968 bis 1970 fanden in relativ kurzem Abstand die in Kapitel 4 thematisierten Pandemien statt, welche zusammen weltweit etwa 2–3 Mio. Todesopfer forderten. Die Übersterblichkeit wird für die BRD und die DDR auf ca. 100.000 geschätzt. Gleichwohl führten diese Ereignisse insbesondere in der BRD nicht zu dementsprechenden Gegenmaßnahmen. Zwar wurde der immunbiologische und virologische Forschungsrückstand durch eine verstärkte Forschungsförderung ausgeglichen, und es setzte sich die Vorstellung durch, dass Impfungen gegen die Influenza wirksam sind, doch fand in der BRD kein groß angelegter Impfeinsatz statt. Tatsächlich lagen nach Ansicht des BGA und anderer Behörden gar keine Pandemien vor; *ergo* bestand auch aus Sicht der Ressortforschung kein Risiko. Dies basierte auf der Überlegung, dass vom BGA ausschließlich laborbestätigte Nachweise des Influenzavirus als Fälle der ‚echten Influenza' anerkannt wurden – demnach hätte es während der gesamten Hongkong-Grippe in der Bundesrepublik Deutschland gerade einmal 200 Todesfälle durch die Influenza gegeben.

Wissenschaftler und Ärzte forderten ebenfalls die Berücksichtigung der Exzessmortalität, also den Einbezug der berechneten Influenza-Übersterblichkeit auch jenseits von Labornachweisen auf Grundlage demographischer Artefakte. Dementsprechend hoch fallen die heutigen Schätzungen zur Mortalität der beiden Pandemien aus. Unter der Expertise des BGA schien es hingegen nicht erforderlich, in größerem Maße präventive Maßnahmen wie Impfungen zu empfehlen. Gleichwohl wurde die Influenza-Schutzimpfung von Wissenschaftlern und auch medial als Goldstandard im Kampf gegen die Influenza beworben. Der renommierte Virologe Thomas Francis argumentierte, dass man das natürliche Immunsystem durch eine vakzinbasierte Stimulation des Immungedächtnisses verbessern könne. Die Impfung bot sich als technische Lösung eines naturgegebenen

Problems, der Influenza, an. Mögliche Impfschäden spielten bis 1970 noch keine Rolle.

In der DDR wurden Influenza-Schutzimpfungen schon ab den 1950er Jahren eingesetzt und weitere Gesundheitsmaßnahmen ergriffen. Allerdings sahen politische Akteure weder die Asiatische Grippe noch die Hongkong-Grippe als Problem an. Vielmehr wurde das Gesundheitssystem der DDR als gut aufgestellt propagiert und in der Staatspresse sukzessive behauptet, dass nur die ‚Systemgegner' (USA, BRD u. a.) von der Influenza betroffen seien; durch deren schwächelndes, nur auf Gewinn ausgerichtetes und somit unsoziales Gesundheitssystem wären die Bürger dieser Staaten schlecht geschützt. Erst 1970 gab die Staatsführung der DDR gegenüber einer breiten Öffentlichkeit zu, dass auch die DDR in erheblichem Maße unter der Hongkong-Grippe gelitten habe, die durchgeführte Prävention also nicht besonders wirksam gewesen sein kann. Das wahrgenommene Influenza-Risiko stand also in einem unmittelbaren Zusammenhang mit der Leistungsschau des sozialistischen Gesundheitssystems, das sich als wenig effektiv gegen die Hongkong-Pandemie erwiesen hatte. In der Folge wurde ein Konzept erarbeitet, um in Zukunft besser gegen die Influenza gewappnet zu sein. Dieses in einem sogenannten Führungsdokument niedergelegte Konzept beschrieb nicht nur zahlreiche Maßnahmen gegen die Influenza, sondern war das erste amtliche Dokument überhaupt, das eine Definition verschiedener pandemischer und interpandemischer Phasen beinhaltete. In der DDR wurde bis dahin lediglich ein maßvolles Eingreifen gegen die Influenza umgesetzt.

7.2.3 New-Jersey-Grippe 1976/1977: reaktualisierter Erinnerungdiskurs und Sonderweg in den USA

Die frühen 1970er Jahre waren auch nach Abklingen der Hongkong-Pandemie von verschiedenen epidemischen Ausbrüchen der Influenza gekennzeichnet, die teils eine erhebliche Anzahl an Krankheits- und Todesfällen zur Folge hatten. Außerdem erschienen mehrere Monographien, die auf eine deutliche Rememorierung der Spanischen Grippe abzielten. Folglich nahmen die Präsenz der Spanischen Grippe in den in Kapitel 5 untersuchten Quellen und somit auch die Risikomarkierung der Influenza deutlich zu.

Anfang 1976 wurde in den USA ein neues Virus vom Typ H1N1 entdeckt, dem eine starke Ähnlichkeit mit dem Erreger der Spanischen Grippe attestiert wurde. Obgleich nur wenige Krankheitsfälle in einer US-amerikanischen Militärbasis auftraten, befürchtete man in den USA eine Rückkehr der Spanischen Grippe. Der damalige US-Präsident FORD rief auf Empfehlung seiner wissenschaftlichen Berater die bis dahin größte Impfkampagne in der Geschichte der USA ins Leben. 150 Mio. Personen wurden geimpft, tatsächlich wurde sogar ein Vollschutz der gesamten US-Bevölkerung angestrebt. Das war insofern eine Zäsur, als dass Wissenschaftler in der Vergangenheit davon ausgegangen waren, eine 30%ige Vakzinierung der Bevölkerung reiche aus, um die Weiterverbreitung der Influenza wirkungsvoll zu unterbrechen (Konzept der Herdenimmunität). Im Rahmen dieser Impfkampagne traten tatsächliche oder scheinbare Impfschäden auf, die auch dokumentiert wurden, sodass die Vakzinierung gegen die Schweinegrippe stark in die Kritik geriet und bald als ‚Schweinegrippe-Fiasko' bekannt wurde. Gleichwohl konnte nicht nachgewiesen werden, dass tatsächlich ein kausaler Zusammenhang zwischen dem Vakzin und Erkrankungen wie dem Guillain-Barré-Syndrom besteht.

In der BRD beobachtete man dieses ‚Großexperiment' aus sicherer Entfernung und war augenscheinlich froh, keine vergleichbare Gesundheitsmaßnahme ins Leben gerufen zu haben. In Niedersachsen hatte man bereits während der Hongkong-Grippe eine amtliche Empfehlung der Influenza-Schutzimpfung verzögert, um im Falle von Impfschäden nicht in Regress genommen zu werden. In der DDR wurde die Schweinegrippe überhaupt nicht öffentlich kommuniziert – vermutlich, weil man dann hätte eingestehen müssen, dass es den USA binnen Monaten gelungen war, 150 Mio. Impfdosen zu liefern, während man in der DDR erheblich unter Druck stand, für die eigene Bevölkerung regelmäßig 3 Mio. Impfdosen zur Verfügung zu stellen. Dieses im Führungsdokument postulierte Ziel wurde in der DDR weiter verfolgt, konnte aber erst 1986 umgesetzt werden. Insgesamt blieb es also sowohl in West- als auch in Ostdeutschland, trotz divergierender Zielsetzungen in der Influenzabekämpfung, bei einem ‚geduldigen Ausharren'. Überdies hatte sich in den USA gezeigt, dass die Rememorierung der Spanischen Grippe einen gewaltigen Mobilisierungseffekt auf Wissenschaft, Politik und Öffentlichkeit haben konnte. Vorläufig war die in den USA erprobte ‚allumfassende Prävention' jedoch in Misskredit geraten. Hervorzuheben ist, dass die USA gegenüber beiden deutschen Staaten und sogar der WHO, welche die Impfung gegen die Jersey-Grippe nicht empfohlen hatte, in Fragen der Prävention eine Sonderrolle einnahm.

7.2.4 Vogel- und Schweinegrippe: der Versuch der ‚allumfassenden Prävention'

Im Jahre 1997 erkrankten mehrere Personen in Hongkong an der Vogelgrippe, ausgelöst durch ein neues Influenzavirus vom Typ H5N1. Etwa 50 % der Infizierten starben. Zwar verbreitete sich das Virus kaum unter Menschen, jedoch waren Millionen oder womöglich sogar Milliarden Tiere betroffen (vor allem Nutztiere wie Geflügel, aber auch Wildvögel). Da die Behörden fürchteten, dass diese Nutztiere das Virus auf den Menschen übertragen und die Vögel als *mixing vessels* noch gefährlichere Virus-Mutationen hervorbringen könnten, ordnete man die Tötung von Milliarden Tieren an. Wissenschaftler, Ärzte und Medien, Sachbuchautoren und Gesundheitsexperten nahmen Einfluss auf den Diskurs um die Influenza und warnten vor einer neuen Pandemie. Als dem US-Wissenschaftler TAUBENBERGER eine Nachzüchtung und somit eine Rematerialisierung des Erregers der Spanischen Grippe gelang und sich herausstellte, dass dieses Virus aviären Ursprungs war, nahm die Risikowahrnehmung der Influenza weiter zu.

Wie in Kapitel 6 erörtert, wurde in der BRD ein Nationaler Pandemieplan erarbeitet, der nicht nur deutliche Bezüge zur Spanischen Grippe aufwies, sondern – komplementär zu den Voten zahlreicher Wissenschaftler – für die nächste Pandemie eine Großschadenslage mit zahlreichen Toten und dem Zusammenbruch der öffentlichen Ordnung postulierte. Mittlerweile hatte sich bei deutschen Behörden auch die epidemiologische Größe der Exzessmortalität etabliert. Diese Ereignisse ließen das Ziel einer ‚allumfassenden Prävention' der Bevölkerung als sinnvoll erscheinen. Der Nationale Pandemieplan sollte greifen, wenn eine neue Influenza-Pandemie droht. Für die Ausrufung einer neuen Pandemie zeichnete sich die WHO verantwortlich. Als sich das Schweinegrippe-Virus H1N1 im Frühjahr 2009 weltweit ausbreitete, rief die WHO das erste Mal nach fast 40 Jahren eine Pandemie aus.

Da auch die Schweinegrippe von 2009/2010 auf dem gleichen Subtyp wie die Spanische Grippe basierte, wurde insbesondere medial immer wieder auf die Pandemie von 1918 und deren gravierenden Folgen verwiesen und über diese historische Analogie eine sehr starke Risikomarkierung vorgenommen. Es gab kaum Publikationen, welche einen Bezug zur Spanischen Grippe aussparten. Die deutsche Regierung entschied sich für die Durchführung einer Influenza-Schutzimpfung, wofür ca. 50 Mio. Impfdosen beschafft wurden – die bisher mit Abstand größte Impfvorbereitung in der deutschen Geschichte. Diese ‚allumfassende Prävention' war nach der Pandemie von 2009/2010 – ähnlich wie in den USA etwa 33 Jahre zuvor – einer vernichtenden, hauptsächlich medialen Kritik ausgesetzt. Bemängelt wurden der Lobbyismus der Pharmafirmen, der Alarmismus von Organisationen wie der WHO, die nicht verifizierte Sicherheit der Vakzine und insbesondere die dem Impfmittel zugesetzten Adjuvantien. Im Rahmen von medialen Agendawechseln sah sich die Schutzimpfung einer viel stärkeren Risikomarkierung ausgesetzt als die Influenza selbst. Eine damit einhergehende einmalig niedrige Impfbereitschaft verurteilte die freiwillige Impfmaßnahme zum Scheitern.

Doch selbst die Erfahrungen mit der Schweinegrippe-Pandemie von 2009/2010, welche im historischen Vergleich die vermutlich harmloseste Pandemie der Geschichte darstellte, hatten kein Abweichen vom Ziel der ‚allumfassenden Prävention' zur Folge. Viele Wissenschaftler vertraten die Ansicht, dass die Schweinengrippe aufgrund der hohen Krankenlast und der Kosten für das Gesundheitssystems nicht so harmlos war, wie in der Retrospektive medial dargestellt. Ferner gab es zahlreiche Vogelgrippe-Viren, die immer noch Tote forderten und angesichts der weltweit verbreiteten Massentierhaltung jederzeit auf gefährliche Art und Weise mutieren könnten. Biosicherheitsdebatten um die Nachzüchtung des Influenzavirus konnten vor allem deswegen geführt werden, da die Influenza nach wie vor als gefährlich erachtet wurde. Auch nach der Schweinegrippe stellten die in der BRD verabreichten Influenza-Schutzimpfungen einen Großteil der insgesamt georderten und ausgegebenen Vakzine. Obgleich in den neuen Pandemieplänen von der Semantik der Großschadenslage abgerückt wurde, gilt die Influenza weiterhin als eine der wenigen Infektionskrankheiten, die von den Industriestaaten nicht besiegt werden kann. Ein kaum zu quantifizierendes Risiko mit einer erheblichen statistischen Spannweite verbleibt. Dieses ist nach wie vor auf die hohe Variabilität des Virus zurückzuführen.

7.2.5 Die vier Phasen des Influenza-Diskurses: vom ‚geduldigen Ausharren' zur ‚allumfassenden Prävention'

Im 20. Jahrhundert durchlief die Wahrnehmung der Influenza einen kontinuierlichen Wandel in Wissenschaft, Politik und Öffentlichkeit, welcher von einem ‚geduldigen Ausharren' zu einer ‚allumfassenden Prävention' führte. In der vorliegenden Arbeit wurde aus den genannten Gründen eine

Einteilung in vier Phasen präferiert. In der ersten Phase bestand zwar seitens starker Nationalstaaten wie Deutschland das Ziel, alle möglichen Infektionskrankheiten regelrecht ‚auszurotten', doch die Möglichkeiten dazu waren vor allem bei der Influenza nicht gegeben. Zum einen fehlte das notwendige Wissen über die Influenza bzw. die Offenheit, jenseits des bakteriologischen Denkstils über selbige nachzudenken, zum anderen überforderten die Auswirkungen des Ersten Weltkriegs das Gesundheitswesen des Deutschen Kaiserreiches und der Weimarer Republik vollständig, sodass kaum etwas gegen die Spanische Grippe unternommen werden konnte. In der zweiten Phase wurde seitens der deutschen Regierungen in Ost und West noch nicht die Notwendigkeit gesehen, gegen eine Influenza, die nicht als pandemisch wahrgenommen wurde, vorzugehen. In beiden Phasen blieb es also bei einem ‚geduldigen Ausharren'.

In der dritten Phase versuchten sich sowohl die USA als auch – in einem viel kleineren Maßstab – die DDR an einer ‚allumfassenden Prävention'. Dies mag zwar bei der Bevölkerung nicht auf Akzeptanz gestoßen sein, doch war unter Beweis gestellt, dass zumindest in den USA die wissenschaftlichen, industriellen und logistischen Kapazitäten ausreichten, einen solchen ‚Großversuch' durchzuführen. Die BRD unternahm in dieser Phase trotz verschiedener, auch in epidemiologischer Hinsicht relevanter Viren nichts. Die vierte Phase begann Ende der 1990er Jahre: Als sich in Wissenschaft, Politik und Teilen der Fachöffentlichkeit angesichts der Vogelgrippe der Konsens durchsetzte, die nächste Pandemie stände vor der Tür, schloss man sich auch in der BRD der Doktrin einer ‚allumfassenden Prävention' an. Entscheidend für das Ziel der ‚allumfassenden Prävention' war in beiden, hier aufgeführten Phasen, dass der mit der Erinnerung an die Spanische Grippe verbundene historische ‚Ballast' suggerierte, die nächste Pandemie werde weltweit bis zu 1 Mrd. Todesopfer fordern. Obwohl 2009/2010 keine Großschadenslage während der Schweinegrippe eintrat, bleibt die ‚allumfassende Prävention' immer noch ein wichtiges Leitmotiv in der Gesundheitspolitik. Trotz einer exponentiellen Wissenszunahme über die Influenza ist bisher jeder Versuch einer Risikoeinschätzung erfolglos geblieben; dieses Nichtwissen wird jedoch nur selten wirksam kommuniziert.

7.3 Schlussfolgerungen und Ausblick

Mit der vorliegenden Arbeit konnten nicht nur bestehende Lücken insbesondere bei der Historisierung und der Rezeption von zwei Pandemien, der Asiatischen Grippe von 1957/1958 und der Hongkong-Grippe von 1968 bis 1970, geschlossen werden; es wurden auch weitere Subdiskurse wie die kollektive Rememorierung der Influenza, die Rolle des Immungedächtnisses[1226] und die wandelnden Definitionen von Seuchenereignissen sowie die damit verbundenen quantitativen Größen identifiziert und ausgewertet. Gleichwohl bestehen weiterhin offene Fragen und Anschlussmöglichkeiten. Unberücksichtigt bleiben mussten beispielsweise zahlreiche noch nicht freigegebene Akten aus dem Bundesministerium für Gesundheit, welche die Vogel- und die Schweinegrippe zum Gegenstand haben. Womöglich ließe sich anhand dieser Quellen nicht nur die Entwicklung der Nationalen Pandemiepläne und somit die zunehmende Risikowahrnehmung der Influenza genauer rekonstruieren, sondern auch näher beleuchten, welche Aushandlungsprozesse zwischen Politik und Wirtschaft bei der Beschaffung von Vakzinen stattgefunden haben.

Ein weiteres, interessantes Forschungsfeld sind internationale Vergleiche. Eine Influenza-Pandemie ist *per definitionem* ein globales Phänomen. Wie anhand der Spanischen Grippe aber auch im deutsch-deutschen Vergleich gezeigt, ruft eine Pandemie in den betroffenen Staaten sehr unterschiedliche Reaktionen hervor. Für die Wahrnehmung der Pandemie von 1918 liegt bereits eine Studie vor, die einen Vergleich der drei Nationen Vereinigtes Königreich, Frankreich und Deutschland vornimmt.[1227] Allerdings sind solche internationalen Vergleiche des Phänomens Influenza eine Seltenheit, was teilweise schon darin begründet liegt, dass die Influenza in vielen Ländern bisher nur am Rande historisiert worden ist. Für ehemalige Kolonialgebiete, beispielsweise in Indien und Afrika, ist in der westlichen Welt erst in jüngerer Zeit diskutiert geworden, wie umfang-

1226 Das Konzept des Immungedächtnisses ist durchaus anschlussfähig zur Idee einer *Immunidentität*, also eines angelernten Immunverhaltens, durch das sich Organismen voneinander abgrenzen. Vorstellungen einer solchen Immunidentität finden sich beispielsweise bei Charles Richet sowie bei Burnet. Vgl. hierzu insbesondere Löwy, Ilana: The Immunological Construction of the Self, in: Tauber, Alfred I. (Hrsg.): Organism and the Origins of Self, Dordrecht/Boston/ London 1991, S. 43–75, hier: S. 55–63.

1227 Vgl. Hieronimus: Krankheit und Tod.

reich diese Regionen von der Spanischen Grippe betroffen waren. Da sich somit ein Ländervergleich nur erschwert durchführen und das Globalphänomen Influenza sicherlich nicht erschöpfend behandeln lässt, wäre vielleicht auch ein globalgeschichtlicher Ansatz denkbar. Dieser könnte es ermöglichen, die Influenza von ihrer amerika- und eurozentrischen Perspektive, die zweifelsohne große Wirkmächtigkeit besitzt, loszulösen. Ein erster Ansatzpunkt, um diese Perspektive überhaupt sichtbar zu machen, wäre eine historische Aufarbeitung der Influenza-Wahrnehmung durch die WHO und das *Worldwide Influenza Centre* in London sowie die mit Letzterem assoziierten 142 nationalen Referenzzentren. Dadurch ließen sich ‚glokale'[1228] Besonderheiten der Influenza sowie das besondere Raumverständnis in der Influenza-Beobachtung herausarbeiten.

Ein weiteres Desiderat, das in der vorliegenden Arbeit lediglich angerissen werden konnte, besteht in der Untersuchung der Influenza-Forschung, die in der DDR und darüber hinaus in der UdSSR getätigt wurde. Wie die untersuchten Archivquellen wiederholt andeuteten, gab es bei der Beobachtung der Influenza eine Zusammenarbeit der Ostblockstaaten, und bei der Entwicklung von Vakzinen kooperierten die UdSSR und die DDR miteinander. Allerdings bleibt unklar, wie intensiv diese Kooperationen waren und welcher Wissenstransfer sich daraus ergab. Zwar ist bekannt, dass auch in der UdSSR ab den 1930er Jahren eine Erforschung von Influenzaviren begann,[1229] doch ist nicht bekannt, ob dabei eine eigenständige wissenschaftliche Community entstand und wie sich die sowjetische Virusforschung zur angloamerikanischen wissenschaftlichen Community verhielt bzw. ob ein Wissenstransfer stattfand. Für derartige Fragestellungen wäre eine enge Kooperation zwischen Wissenschafts- bzw. Medizingeschichte einerseits und der osteuropäischen Geschichte andererseits

---

1228 Glokal meint hier Regionalität unter Berücksichtigung globaler Zusammenhänge. Schließlich hat sich in der vorliegenden Arbeit immer wieder gezeigt, dass sich das Influenzavirus trotz globaler Ausbreitung in bestimmten Landstrichen deutlich anders verhalten hat als zunächst antizipiert. Dazu kommen regionale Besonderheiten wie ‚wet markets' und Massentierhaltung, koloniale Kontexte, unterschiedliche soziale und ökonomische Voraussetzungen, um auf die Influenza zu reagieren, andere bestehende Krankheiten, ökologische Besonderheiten etc. Für einen Bottom-up-Ansatz jenseits einer hier vorgeschlagenen institutionsgeschichtlichen Perspektive, beispielsweise der WHO, müssten jedoch zunächst Quellen identifiziert werden, welche die Influenza in Afrika, Indien und Südostasien sichtbar werden lassen.

1229 Vgl. Witte: Eine Bombe gegen die Grippe, S. 410.

zweifellos fruchtbar. Die Aufarbeitung der Lebenswissenschaften und insbesondere der virologischen Forschung in beiden deutschen Staaten im Rahmen einer historisch-epistemologischen Fragestellung ist insgesamt ein dringendes wissenschaftshistorisches Desiderat, welches im Rahmen der hier vorliegenden Arbeit nur am Rande respektive stark ‚influenza-bezogen' thematisiert werden konnte.

Eine historische Untersuchung der Influenza und des von der Spanischen Grippe mitbestimmten Erfahrungsraums bietet die Möglichkeit, neues Entscheidungswissen zu generieren oder zumindest das alte, bisher wirkmächtige Entscheidungswissen kritisch zu hinterfragen. Obgleich in dem hier untersuchten Material vielfach beschworen, scheint eine Wiederholung der Spanischen Grippe, wie sie unter den besonderen Bedingungen zwischen 1918 und 1920 stattgefunden hat, unwahrscheinlich. Die Pandemie von 1918 stellte alleine hinsichtlich der Gesamtmortalität gemessen an anderen Epidemien und Pandemien eine vermutlich einmalige Ausnahme dar. Dies hat sogar Niederschlag in epidemiologischen Modellen gefunden: So schlug die CDC im Jahre 2007 einen fünfstufigen *Pandemic Severity Index* vor, um Influenza-Ausbrüche bezüglich ihrer Schwere zu klassifizieren und dementsprechende Maßnahmen zu veranlassen. Während saisonale Influenzausbrüche sowie die Pandemien von 1957/1958 und 1968 bis 1970 als Kategorie 1 oder 2 gewertet wurden, verbuchte man die Spanische Grippe unter der Kategorie 5. Für die Kategorien 3 und 4 bestehen überhaupt keine Beispiele, was weniger aus epidemiologischer Hinsicht, aber vor allem aus historischer Perspektive die Frage der Sinnhaftigkeit eines solchen Modells aufwirft.[1230] Der Einfluss, den die Spanische Grippe auf die Wahrnehmung der Influenza ausübt, ist immens. Selbst die von Kleinman et al. als positiv gewertete interdisziplinäre und intersystemische Betrachtung der Influenza, in diesem Falle der Vogelgrippe, unterliegt diesem historisch gewachsenen Diskurs und muss darum kritisch gesehen werden:

1230 Der *Pandemic Severity Index* unterteilt Influenza-Ausbrüche unter Berücksichtigung der Kriterien Letalität, Exzessmortalität, Morbidität und Gesamtmortalität in fünf Kategorien. Die quantitativen Größen, beispielsweise eine sich zwischen 0,1 % (Kategorie 1) und ≥ 2,0 % (Kategorie 5) bewegende Letalität, erscheinen im Rahmen bisher beobachtetet Influenza-Ausbrüche durchaus plausibel. Vgl. Centers for Disease Control and Prevention: Interim Pre-pandemic Planning Guidance: Community Strategy for Pandemic Influenza Mitigation in the United States. Early, Targeted, Layered Use of Nonpharmaceutical Interventions, February 2007, hier insbesondere S. 32.

> In the case of avian influenza, microbiologists have identified a potentially dangerous virus; historians have drawn comparisons between the epidemic that may arise from this virus and other viruses and epidemics that have come before it; epidemiologists, animal biologists, and ecologists have tracked the spread of the virus; and social scientists and journalists have probed ways in which people might suffer from it.[1231]

Unter anderem sollte in der hier vorliegenden Arbeit gezeigt werden, dass, wie von Kleinman et al. festgestellt, die primäre Aufgabe von Historikerinnen und Historikern eben *nicht* darin bestehen kann, historische Pandemien zu vergleichen. Tatsächlich haben schon Epidemiologen, Virologen, Mediziner sowie während der Vogel- und Schweinegrippe darüber hinaus auch viele Politiker und die Presse diese Form der Analogiebildung ausgiebig bemüht. Daher ist es erforderlich, die Position der genannten Akteure im Diskurs zu verorten, dadurch die diskursiven Bedingungen derartiger Analogiebildungen zu hinterfragen und vielleicht sogar das Heranziehen von historischen Analogien in ihrem heuristischen Kern selbst zu dekonstruieren.

Ein erster Ansatz für eine derartige Dekonstruktion könnte darin bestehen, das Heranziehen epidemiologischer Daten für die Beschreibung vergangener Seuchen im Rahmen einer ‚historischen Epidemiologie' einzuschränken. Diese Daten sind oftmals nicht verlässlich und eignen sich folglich nur bedingt als Quellen. Zukünftig sollte erwogen werden, zum einen im Rahmen einer ‚emotionalen Epidemiologie' stärker politische, wissenschaftliche, wirtschaftliche und gesellschaftliche Rahmenbedingungen miteinzubeziehen.[1232] Auch technologische Rahmenbedingungen nehmen eine wichtige Rolle ein, beispielsweise nie dagewesene, epidemiologische Datensammlungen im Zeitalter von *Big Data.* Zum anderen sollten auf dieser Grundlage diskursive Gesamtzusammenhänge herausgearbeitet werden, die wiederum präfigurierend auf die epidemiologischen Daten und die gesamte Seuchen-Rezeption gewirkt haben könnten. Bezüglich der beschriebenen Analogiebildung bleibt grundsätzlich festzustellen, dass es in den meisten Fällen nicht möglich ist, angemessene Vergleiche, die auf fundierten Daten beruhen, von willkürlichen oder gar dramatisieren-

1231 Kleinman, Arthur M.; Bloom, Barry R.; Mason, Katherine A. et al.: Avian and Pandemic Influenza. A Biosocial Approach, in: The Journal of Infectious Diseases, 197 - Supplement 1 (2008), S. 1–3, hier: S. 1.

1232 Wie bereits aufgeführt, u. a. von Vögele gefordert. Vgl. Vögele: Vom epidemiologischen Übergang zur emotionalen Epidemiologie, S. 47.

den Rückbezügen auf die Geschichte der Influenza zu differenzieren. Dieser Sachverhalt gilt auch für alle hier untersuchten Öffentlichkeiten, d. h. es kann nicht grundlegend davon ausgegangen werden, dass sich Wissenschaftler deutlich nüchterner und verhaltener über die Rolle äußern, welche die Spanische Grippe für die Einschätzung kommender Pandemien einnimmt. Werden bestimmte Vergleiche erst einmal einer breiten Öffentlichkeit zugespielt, so verselbstständigen sich die Risikodiskurse.

Doch selbst wenn man die kritisch zu hinterfragenden Vergleiche zwischen früheren und zukünftigen Pandemien weitgehend verwirft oder zumindest so weit wie möglich reduziert, verbleiben zwei Punkte, die sich nicht von der Hand weisen lassen. Zum einen besteht weiterhin das Risiko, dass ein Vogelgrippe-Virus zu einem gefährlichen Erreger mutiert und sich dann definitiv nicht dem in der derzeitigen Globalbevölkerung verankerten Immungedächtnis unterwerfen wird. In den 2010er Jahren wurden bereits mehrere neue Virusvarianten entdeckt. Zum anderen sind Entwicklungs- und Schwellenländer mangels einer belastbaren medizinischen Infrastruktur und der Verfügbarkeit von bezahlbaren Impfmitteln besonders vulnerabel. Tatsächlich spielen diese beiden Punkte gemeinsam eine Rolle, wenn man bedenkt, dass sich gerade in diesen Ländern mangels gründlicher Überwachung ein neues Influenzavirus entwickeln[1233] bzw. dass gerade diese Weltregionen als ökologische Nische für einen derartigen Prozess fungieren können.[1234] Zwar wurden die Influenza-Ausbrüche der letzten Jahrzehnte primär unter dem Namen ihrer zoonotischen Überträger und nicht mehr unter dem Herkunftsland oder der Herkunftsregion verhandelt.[1235] Doch dieser Sachverhalt darf nicht darüber hinwegtäuschen, dass

1233 Vermutlich sind es gerade die Schwellen- und Entwicklungsländer, die bei einer neuen Influenza-Pandemie wie auch schon bei vielen anderen Infektionskrankheiten die Auswirkungen am meisten zu spüren bekämen. Vgl. dazu auch: MacKellar: Pandemic Influenza, S. 440–446.

1234 Wallace et al. postulieren sogar das interessante Konzept einer „genomic cognition", um die Variabilität von Influenzaviren und deren Rückzug in ökologischen Nischen zu erklären, vgl. Wallace, Robert G.; Bergmann, Luke; Hogerwerf, Lenny et al.: Are Influenzas in Southern China Byproducts of the Region's Globalizing Historical Present?, in: Giles-Vernick, Tamara; Craddock, Susan (Hrsg.): Influenza and Public Health. Learning from past pandemics, London/Washington 2010, S. 101–144, hier insbesondere S. 132.

1235 Bis in die 1970er Jahre findet sich vor allem eine geographische Verortung (Russische Grippe 1889–1892, Spanische Grippe, Asiatische Grippe, Hongkong-Grippe, Victoria-Grippe und die Russische Grippe von 1977/1978). Ab

Länder wie Indien und Regionen wie Südostasien die erste Verteidigungslinie gegen die Influenza darstellen. Allerdings könnte sich ein neues Virus auch in anderen Regionen mit intensiver Tierzucht herausbilden, beispielsweise in Nordwestdeutschland. Doch selbst wenn sich das Virus außerhalb von Europa oder Amerika entwickelt, so besteht durch den Konsum tierischer Erzeugnisse zumindest eine Teilverantwortlichkeit seitens der ‚westlichen Welt'.

Dementsprechend ist und bleibt die Influenza insbesondere in ihrer pandemischen Manifestation ein globales Phänomen, welches zugleich vor allem ‚westlich' gedacht und vermessen wurde. Die Dominanz nichtinfektiöser Erkrankungen in der westlichen Welt wie z. B. Krebs, Diabetes und Demenz darf nicht über das Fortbestehen von Infektionskrankheiten hinwegtäuschen – vor allem, da die besonders vulnerablen Schwellen- und Entwicklungsländer auf Expertise und Hilfestellung aus den Industriestaaten angewiesen sind. Wie in der Arbeit gezeigt werden konnte, ist gerade die ärztliche Fachöffentlichkeit primär am Wohl des Individuums, also des Patienten, interessiert, verliert jedoch den Blick für größere bevölkerungsmedizinische Zusammenhänge. Das zeigte sich vermehrt während der Schweinegrippe 2009/2010, welche von Ärzten nicht selten als Hysterie abgetan wird, die von einer aus Pharmakonzernen und WHO-Funktionären bestehenden Impf-Lobby erzeugt worden sei. Dieser sicherlich berechtigte Vorwurf kollidiert unweigerlich mit dem Anspruch von Behörden und internationalen Organisationen, der Bevölkerung die bestmögliche Prävention zu ermöglichen. Es kann eigentlich als eine erfreuliche Entwicklung angesehen werden, dass die Gesunderhaltung der Bevölkerung heute – im Gegensatz zur nationalistischen Einstellung der Staaten am Ende des 19. Jahrhunderts – einen Globalanspruch beinhaltet.

Wie dieser Anspruch vor allem kommunikativ umgesetzt werden soll, ist Gegenstand einer weitreichenden Debatte. Die Influenza und ihr gehäuftes Auftreten changieren zwischen Unsicherheit (*uncertainty*) und Nichtwissen (*ignorance*) sowie zwischen dem LUHMANNschen Begriffspaar Risiko und Gefahr: Aus einem Nichtwissen über die Entwicklung künftiger Virusstämme ergibt sich eine nicht zu quantifizierende Gefahr, die gesellschaftlich verhandelt wird. Die Influenza und auch die damit verbundenen Gegenmaßnahmen, z. B. Impfungen, entziehen sich immer wieder

den 1970er Jahren traten Tiere bei der Bezeichnung größerer Influenza-Ausbrüche in den Vordergrund, vor allem Schweine und Vögel.

dem Versuch, diese als quantifizierbares Risiko zu verhandeln. Die daraus resultierende Unsicherheit setzt die Politik unter Zugzwang, sodass es Pharmakonzernen deutlich leichter fällt, Impfmittel und Virostatika abzusetzen. Darüber hinaus wird die Influenza hauptsächlich dann als eine diffuse Gefahr für die breite Bevölkerung konstruiert, wenn zentralistische Impfentscheidungen getroffen werden oder potenziell gefährliche Laborversuche mit Viren unternommen werden. Die breite Bevölkerung kann für sich die Risiko-Hoheit wiedergewinnen, indem sie beispielsweise die Influenza-Schutzimpfungen verweigert. Hier hat sich in der diachronen Perspektive eine deutliche Verschiebung ergeben: Wurde während der Spanischen Grippe bis in die 1970er Jahre das Risiko noch vor allem ‚Top-down' vorgegeben, so schalteten sich in den letzten Jahrzehnten sukzessive weitere Akteure in den Influenza-Diskurs ein. Zudem kam es nach tatsächlichen oder vermeintlich übertriebenen Warnungen, genannt seien hier die Schweinegrippe von 1976/1977 sowie die Schweinegrippe-Pandemie von 2009/2010, zu einem Vertrauensverlust der breiten Bevölkerung gegenüber Behörden, Regierungen, internationalen Organisationen und der Wissenschaft. Die Wahrnehmungsschwelle der Bevölkerung für Risikoereignisse steigt dementsprechend an.

Verantwortliche sind folglich mit dem bereits skizzierten ‚Kassandra-Dilemma' konfrontiert. Dabei handelt es sich um eine Art ‚Gefangenendilemma', das in den meisten Varianten – ob nun eine Pandemie eintritt oder nicht, ob gewarnt wird oder nicht – zu einem Glaubwürdigkeitsverlust der Verantwortlichen führt. Das Kommunizieren von Seuchenereignissen jenseits einer Großschadenslage, also jenseits einer Analogiebildung zur Spanischen Grippe, ist risikokommunikativ der richtige Weg. Grundsätzlich sollte darüber nachgedacht werden, welche historischen Analogien für welches zukünftige Influenza-Ereignis angemessen sind und was in welcher Form verglichen werden kann. Welche politischen, sozialen, ökonomischen und ökologischen Rahmenbedingungen bestanden während der Spanischen Grippe und welche bestehen heute? Welche Kennzahlen stehen zur Verfügung, z. B. aus der Epidemiologie, und wie valide scheinen diese? Wie kann eine ‚historischen Epidemiologie' bei der geschichtswissenschaftlichen Beschreibung von Seuchen deutlich reflektierter eingesetzt werden? Welche Analogiebildungen wurden jenseits von quantifizierbaren Größen schon von anderen Akteuren bemüht, beispielsweise in den Massenmedien? Wer entscheidet eigentlich für wen über das Vorhandensein eines Risikos, und wie stark ist dieser Entscheidungsweg ‚Top-down' angelegt? Welche Risikovorstellungen und (Nicht)wissensbestände findet man in den jeweiligen Communities und Öffentlichkeiten? Ist es überhaupt noch sinnvoll, eine Distinktion zwischen Pandemien und dem saisonalen Auftreten der Influenza vorzunehmen (eine Vorannahme, welche auch die hier vorliegende Arbeit betrifft)?

Diese Fragen müssten eigentlich schon bei der Wissensgenerierung zum Thema Influenza, d. h. in den Wissenschaften selbst, verhandelt werden. Es ist richtig, dass bei einer bevorstehenden Epidemie oder gar Pandemie enormer Handlungsdruck entsteht. Ein Influenza-Ereignis setzt einen hochkomplexen Entscheidungsapparat in Gang, der sich nicht alleine durch die Agitation einer ‚Pharma-Lobby' erklären lässt. Diese ‚Krise' ermöglichte in der Vergangenheit das Vorgehen unter dem Paradigma einer ‚allumfassenden Prävention'. Doch wenn gerade kein hohes Influenza-Risiko, keine Krise, vorliegt, dann sollte man die Zeit auch nutzen, ‚verschlossene Türen', in der Ressortforschung und der Politik aufzustoßen, um bestehende Vorannahmen zu überdenken. Nur dann kann man sich zwischen einem ‚geduldigen Ausharren' und einem ‚überzogenen Warnen' einer Risikowahrnehmung und Risikokommunikation annähern, die bei aller epistemischer Unsicherheit als angemessen bezeichnet werden kann.

Abkürzungsverzeichnis

AFP	Agence France-Presse
AGLMB	Arbeitsgemeinschaft der Leitenden Medizinalbeamten der Länder
AIDS	Acquired Immune Deficiency Syndrome
ARE	Akute respiratorische Erkrankung
BRD	Bundesrepublik Deutschland
BGA	Bundesgesundheitsamt
CDC	Centers for Disease Control and Prevention
DDR	Deutsche Demokratische Republik
DFG	Deutsche Forschungsgemeinschaft
DM	Deutsche Mark
DNS	Desoxyribonukleinsäure
dpa	Deutsche Presse-Agentur
EG	Europäische Gemeinschaft
EMA	European Medicines Agency (ab November 2009)
EMEA	European Medicines Agency (bis November 2009)
EU	Europäische Union
FAO	Food Agricultural Organization of Animal Health
GSK	GlaxoSmithKline
HIV	Humanes Immundefizienz-Virus
ILI	Influenza-like illness
NGO	Non-governmental organization (Nichtregierungsorganisation)
OIE	World Organisation of Animal Health (ursprünglich: Office International des Epizooties)
RKI	Robert Koch-Institut
RNS	Ribonukleinsäure
SARS	Severe acute respiratory syndrome
SED	Sozialistische Einheitspartei Deutschlands (DDR)
SFB	Sonderforschungsbereich

SPP	Schwerpunktprogramm
STIKO	Ständige Impfkommission
TVM	Tausend Valutamark (VM)
VEB	Volkseigener Betrieb
VEB SSW	Volkseigener Betrieb Sächsische Serumwerke
VM	Valutamark (DDR)
WHO	World Health Organization

Glossar [1236]

Antigen-Drift	Bei der Replikation von Viren in Tieren und Menschen kommt es immer wieder zu kleineren Variationen, die eine Veränderung des Viren-Genoms und gelegentlich auch der Oberflächenstruktur bewirken können. Dieser Prozess läuft langsam über unzählige Replikationszyklen ab, führt aber dazu, dass das Immunsystem die *Driftvariante* nicht gleich erkennt und somit wiederholte Erkrankungen erfolgen können.
Antigen-Shift	Der *Antigen-Shift* verläuft im Gegensatz zur → *Antigen-Drift* schlagartig durch → *Reassortment.* Durch parallele Infektion einer Zelle mit zwei ähnlichen Viren entsteht ein neues Influenzavirus, welches als bisher vom Immunsystem unerkanntes Pathogen eine größere Chance hat, eine → *Epidemie* oder → *Pandemie* hervorzurufen.
ARE	Die *Akute respiratorische Erkrankung* ist zumeist eine virenbedingte Atemwegserkrankung. Die Erhebung der Anzahl an ARE wird zur Überwachung der Influenza und anderer akuter Virenerkrankungen herangezogen.
Autochthone Infektion	Als *Autochthone Infektionen* bezeichneten Behörden wie das RKI während der Schweinegrippe 2009/2010 Infektionen, die nicht durch Reiserrückkehrer ‚importiert' wurden, sondern die sich bereits in Deutschland von Mensch zu Mensch ausbreiteten. Spätestens wenn diese *A. I.* überwiegen, kann die → *Epidemie* als manifest angesehen werden. Das Virus hat sich dann erfolgreich im Zielgebiet manifestiert.

1236 Viele Begriffe erschließen sich aus dem Kontext von Quellen und Sekundärliteratur bzw. werden dort genauer expliziert. Einige Begriffe bzw. mathematisch-statistische Größen stammen jedoch direkt aus der Epidemiologie. Eine gute Einführung dazu bietet: Bonita; Beaglehole, Robert; Kjellström: Einführung in die Epidemiologie.

Ätiologie	Fachrichtung der Medizin: Lehre zur Entstehung von Krankheiten. Die gesamte Debatte um die Genese der Influenza durch Bakterien bzw. Viren unterliegt streng genommen einer *ätiologischen* Fragestellung.
aviär	von Vögeln/Geflügel herrührend bzw. Vögel/Geflügel betreffend; für die Influenza insbesondere von Relevanz, da das Virus H5N1 *aviären* Ursprungs war; der Begriff *aviär* ist semantisch möglichst weit zu verstehen, es können also Wildvögel wie Zugvögel, Enten und Schwäne gemeint sein – ebenfalls sind Nutztiere wie Hühner bzw. generell Geflügel abgedeckt
BGA	Das *Bundesgesundheitsamt* war als Nachfolger des Reichsgesundheitsamtes von 1952 bis 1994 die zentrale staatliche Behörde und Forschungseinrichtung der Bundesrepublik Deutschland auf dem Gebiet der öffentlichen Gesundheit. Nachfolgeeinrichtung ist das → *Robert Koch-Institut*
Endemie	Von einem *endemischen* Auftreten einer Erkrankung wird gesprochen, wenn diese über einen langen Zeitraum gehäuft vorkommt, im Gegensatz zu einer → *Epidemie*, bei der es zu einer kurzfristigen, starken Zunahme der Erkrankungszahlen kommt. Auch das jahrelange oder jahrzehntelange Zirkulieren von bestimmten Viren-Stämmen in der Bevölkerung kann als *endemische* Häufung bezeichnet werden.
Epidemie	Der Begriff *Epidemie* beschreibt die zeitliche und örtliche Häufung einer Krankheit innerhalb einer menschlichen Population, allerdings im Gegensatz zu einer → *Pandemie* nicht weltweit. Bis sich der *Pandemie*-Begriff in der zweiten Hälfte des 20. Jahrhunderts durchgesetzt hat, wurde gelegentlich auch von einer *weltweiten Epidemie* gesprochen.
Epidemiologie	Wissenschaftliche Disziplin, die sich mit der Ursache, Verbreitung und Vermeidung von gesundheitsbezogenen Zuständen befasst. Ein großes aber sicherlich nicht das einzige Fachgebiet ist das Feld der Infektionskrankheiten.

Exzessmortalität Übersterblichkeit; Epidemiologen versuchen, die Todesfälle z. B. durch die Influenza demographisch zu quantifizieren, indem sie die Gesamtsterblichkeit einer Population auswerten und nach ‚Ausreißern' suchen, die durch eine → *Epidemie* oder → *Pandemie* verursacht sein könnten, s. a. → *Mortalität.*

Geflügelpest 1878 zum ersten Mal aufgetretene, influenza-induzierte Geflügelerkrankung. Zwischen 1959 und 1997 gab es 18 Ausbrüche. Die schwerste *Geflügelpest* mit über 450 Mio. getöteten Tieren kursierte global jedoch ab 1997 und wurde durch das Influenzavirus H5N1 hervorgerufen.[1237] G. wird teilweise synonym mit → *Vogelgrippe* gebraucht.

Guillain-Barré-Syndrom Das *Guillain-Barré-Syndrom* ist eine gefürchtete Nervenerkrankung, die zu Lähmungen und schließlich zum Tod führen kann. Das GBS wurde insbesondere mit der in den USA 1976/1977 durchgeführten Schweinegrippe-Impfung in Verbindung gebracht. Erneut trat die Erkrankung im Jahre 2016 als seltene Komplikation von Zika-Virus-Infektionen in Erscheinung.[1238] Die Ätiologie des selten auftretenden GBS konnte bisher nicht endgültig aufgeklärt werden.

Haemophilus influenzae auch: *Pfeiffer-Influenzabakterium* oder *Pfeifferscher Influenzanabazillus* genannt (bzw. *B. influenzae* bei A. Fleming); der *H. i.* wurde bis in die 1940er Jahre als bakterieller (Mit)verursacher der Influenza angesehen; das Bakterium ist dabei ebenfalls in der Lage, Erkrankungen hervorzurufen – wenn auch eher selten

1237 Vgl. hier insbesondere Grabkowsky: Qualitative Risikobewertung eines Eintrags von Aviärer Influenza, S. 25–40.

1238 Vgl. Lucey, Daniel R.; Gostin, Lawrence, O.: The Emerging Zika Pandemic. Enhancing Preparedness, in: JAMA online vom 27. Januar 2016, doi: 10.1001/jama.2016.0904, http://jama.jamanetwork.com/article.aspx?articleID=2485361 – abgerufen am 1. Februar 2016.

ILI Die *Influenza-like-illness* ist eine jüngere Bezeichnung in der Epidemiologie für eine grippeähnliche Erkrankung. Das gehäufte Auftreten von ILI könnte ein Hinweis auf eine zirkulierende Influenza sein.

Kasuistik Einzelfallbetrachtungen, die vor allem in der Medizin genutzt werden (z. B. in Ärztezeitschriften), um anhand weniger Fallbeispiele einen Eindruck vom Verlauf und den Therapiemöglichkeiten bei einer bestimmten Erkrankung zu vermitteln.

Kontagiosität Ansteckungspotenzial einer Krankheit; beschreibt die Wahrscheinlichkeit, dass sich eine gesunde Person bei einem Erkrankten ansteckt; als Größe wird auch der *Kontagiositätsindex* herangezogen, wobei die Ansteckungswahrscheinlichkeit in Prozent geteilt durch 100 angegeben wird, z. B. p=0,8 bei 80 %. Die *Basisreproduktionszahl* [R_0] gibt hingegen an, wie viele Personen ein(e) Erkrankte(r) mit einem bestimmten Pathogen anstecken kann, wenn die Exponierten keine Resistenzen gegen den neuen Erreger aufweisen.

Kontagium Nicht näher bestimmter Krankheitserreger; dabei kann es sich um Bakterien, Viren, Prionen, Plasmodien u. a. handeln

Latenzzeit Im medizinischen Gebrauch bei Infektionen gleichbedeutend mit der Inkubationszeit; symptomfreier Zeitraum vom Eindringen eines Mikroorganismus in den Körper bis zu den ersten Krankheitszeichen; das schließt jedoch die Infektiosität der/des Betroffenen nicht aus.

Letalität Tödlichkeit; Anzahl der Todesfälle im Verhältnis zur Anzahl der Erkrankten; Beispiel: etwa 50 % der am Vogelgrippevirus Erkrankten starben, nicht zu verwechseln mit der → *Mortalität*

Mixing vessel	Als *mixing vessel* wird der zumeist tierische Wirt bezeichnet, der ein neues Virus bzw. die Mutation eines bereits bekannten Virus hervorgebracht hat. Zumeist waren dies Schweine oder Vögel. Die *m. v.* können auch selbst infektiös sein, beispielsweise bei der → *Vogelgrippe*. Es ist allerdings auch möglich, dass die *m. v.* als → *zoonotische* Krankheitsüberträger später keine Relevanz mehr haben, so bei der Schweinegrippe-Pandemie 2009/2010, als die Übertragung von Mensch zu Mensch bereits möglich war.
Morbidität	Erkrankungsrate; Krankheitshäufigkeit bezogen auf eine bestimmte Population; Beispiel: mehr als 80 % der Hafenarbeiter San Franciscos erkrankten an der Spanischen Grippe
Mortalität	Sterblichkeit; Anzahl der Todesfälle bezogen auf eine bestimmte Population in einem bestimmten Zeitrahmen; Beispiel: etwa 33 % der Bevölkerung Westeuropas verlor durch die zwischen 1347 und 1351 grassierende Pest ihr Leben; s. a. → *Exzessmortalität*, abzugrenzen von der → *Letalität*
Pandemie	eine Nationen und Kontinente übergreifende Ausbreitung einer Infektionskrankheit, gewissermaßen eine weltweite → *Epidemie*; der Begriff *Pandemie* setzte sich erst in der zweiten Hälfte des 20. Jahrhunderts durch – zuvor wurde häufig von einer *weltweiten Epidemie* gesprochen
Pathogenität	Grundsätzliche Fähigkeit eines Krankheitserregers, eine Erkrankung auszulösen (*pathogen*) oder nicht auszulösen (*apathogen*); vgl. auch → *Virulenz*
Phylogenetische Methodik (Influenza)	Bei der Untersuchung der Influenza werden immunbiologische, genetische und andere Methoden herangezogen, um eine Art ‚Stammbaum' von Influenza-Virustypen zu skizzieren, die zu verschiedenen Zeiten global aufgefunden wurden. Diese *phylogenetischen* Stammbäume ermöglichen Rückschlüsse darüber, wie neue Virentypen aus der Kombination von älteren Virentypen entstanden sind.

porkin von Schweinen herrührend bzw. Schweine betreffend; für verschiedene Influenzaviren wurde angenommen, dass sie sich in Schweinen zu gefährlichen Erregern entwickelt hätten und dann auf den Mensch übertragen worden wären; im englischen („porcine“) deutlich häufiger anzutreffen als im deutschen Sprachgebrauch

Reassortment Bei einem *Reassortment* kommt es durch die gleichzeitige Infiltration einer Zelle mit verschiedenen, ähnlichen Viren zur Entstehung eines neuen Virus. Vor allem die zahlreichen Influenza-Virussubtypen gehen auf ein solches R. zurück. Die Neuentstehung eines Virus macht einen größeren Influenza-Ausbruch wie eine → *Epidemie* oder sogar eine → *Pandemie* deutlich wahrscheinlicher.

RKI Seit Auflösung des → *Bundesgesundheitsamtes* im Jahre 1994 ist das *Robert Koch-Institut* ein eigenständiges Bundesinstitut für Infektionskrankheiten im Geschäftsbereich des Bundesministeriums für Gesundheit.

SARS *Severe acute respiratory syndrome* bzw. Schwere Akutes Respiratorische (=Atemwegs) Syndrom, hochakute, virusbedingte Lungenerkrankung, die 2002 das erste Mal in China auftrat und Befürchtungen vor einer → *Pandemie* weckte, jedoch zeitnah eingedämmt werden konnte.

Sekundärinfektion Eine zusätzlich zu einer Erstinfektion erfolgte Infektion durch einen weiteren Erreger, z. B. kann nach einer Primärinfektion mit der Influenza zusätzlich eine bakterielle *Sekundärinfektion* mit einer Lungenentzündung auftreten; derartige Komplikationen verlaufen bei der Influenza gehäuft tödlich; ein bekanntes Opfer einer solchen Sekundärinfektion war vermutlich der deutsche Soziologie Max WEBER

Surveillance	Bezeichnet die kontinuierliche und systematische epidemiologische Überwachung einer Bevölkerung hinsichtlich der Funde von Pathogenen sowie die Dokumentation von Krankheits- und Todesfällen; die so gewonnenen Informationen sollen zur Einschätzung und zur Eindämmung verschiedener Krankheiten oder gar einer Seuchenlage herangezogen werden; eine *Surveillance* kann auch auf einen bestimmten Erreger, z. B. die Influenza (Influenza-*Surveillance*), ausgerichtet sein
Vakzin	Impfstoff, Impfmittel (Plural: *Vakzine*)
Vektor	ein Organismus, der Krankheiten von einem zu einem anderen Wirt überträgt, beispielsweise die Anopheles-Mücke, die den Erreger der Malaria, das *Plasmodium falciparum*, von Säugetier zu Säugetier trägt; teilweise erreicht der Krankheitserreger im *V.* auch erst seine → *Pathogenität* (z. B. ebenfalls bei der Malaria)
Virulenz	Potenzial eines *pathogenen* Erregers (→ *Pathogenität*), 1. eine Krankheit auszulösen und 2. für einen schweren Verlauf dieser Erkrankung verantwortlich zu sein; die *Virulenz* lässt sich nicht genau quantifizieren, eine exaktere Maßeinheit für 1. ist die → *Kontagiosität*, ein Resultat von 2. könnte die *Letalität* sein (insofern schwerere Erkrankungen tatsächlich zum Tod führen)
Vogelgrippe	Obgleich gelegentlich auch für die Erkrankung von Tieren benutzt (vgl. → *Geflügelpest*), soll der Begriff hier ausschließlich für die beim Menschen aufgetretenen H5N1-Fälle genutzt werden. Die *Vogelgrippe* breitet sich in den menschlichen Populationen viel langsamer aus als andere Grippen, ist aber in 50 % der Erkrankungsfälle letal.
wet markets	der insbesondere im südostasiatischen Raum verbreitete Verkauf von möglichst frischer Nahrung; teils werden auch lebende Tiere gehandelt; werden hygienische Standards nicht eingehalten, können sich über *w. m.* vor allem bei tierischen Produkten oder Lebendtieren auch für den Menschen gefährliche Seuchen entwickeln und verbreiten

Zoonose	Erkrankungen, die zwischen Tier und Mensch ausgetauscht werden können bzw. durch einen Pathogenaustausch zwischen Mensch und Tier erst zustande kommen
Zyanose	Blaufärbung der Haut aufgrund einer Sauerstoffmangelversorgung des Körpers; zumeist das Symptom eines hochakuten Zustandes (z. B. bei Atemnot); während der Spanischen Grippe wiesen viele Patienten derart schwere Lungenschäden auf, dass sie in der Endphase der Erkrankung häufig zyanotisch wurden, da sie gewissermaßen ‚innerlich erstickten'.

Quellen- und Literaturverzeichnis

Archivalien

Bundesarchiv Koblenz (BArch)

All. Proz 21/166	Prozessakten im Fall Eugen Haagen
B 142/34	Auftreten von Grippe-Erkrankungen in den Ländern der Bundesrepublik (1951–1962)
B 208/1025	Grippe (Influenza) 1965–1976
B 208/1028	Überwachung der Influenza-Erkrankung in Deutschland, hier: 1967–1968
B 208/1031	Vorsorge für eine mögliche Epidemie der 1976 in den USA aufgetretenen Influenza A/New Jersey/76 (Schweinegrippe), 1976–1979 (Bd. 1)
B 208/1032	Vorsorge für eine mögliche Epidemie der 1976 in den USA aufgetretenen Influenza A/New Jersey/76 (Schweinegrippe), 1976–1979 (Bd. 2)
B 208/1095	Überwachung der Influenza-Erkrankung in Deutschland, hier: 1968–1969
B 208/1096	Überwachung der Influenza-Erkrankung in Deutschland, hier: 1969–1970
B 208/1101	Überwachung der Influenza-Erkrankung in Deutschland, hier: 1976–1977
B 208/1102	Überwachung der Influenza-Erkrankung in Deutschland, hier: 1977–1978
B 227/010630	Sonderforschungsbereich 47 (1968)
B 227/010695	Sonderforschungsbereich 47 (1969)
B 227/010881	Sonderforschungsbereich 47 (1971)
B 227/011003	Sonderforschungsbereich 47 (1972)
B 227/011420	Sonderforschungsbereich 47 (1974) – Bd. 1
B 227/011634	Sonderforschungsbereich 47 (1975)
B 227/011867	Sonderforschungsbereich 47 (1976) – Bd. 2
B 227/012040	Sonderforschungsbereich 47 (1977) – Bd. 1
B 227/012042	Sonderforschungsbereich 47 (1977) – Bd. 3
B 227/012235	Sonderforschungsbereich 47 (1978)
B 227/077050	Sonderforschungsbereich 47 (1980) – Bd. 2

B 227/077051	Sonderforschungsbereich 47 (1980) – Bd. 3
B 227/077052	Sonderforschungsbereich 47 (1980) – Bd. 4
B 227/084050	Sonderforschungsbereich 47 (1981)
B 227/114810	Sonderforschungsbereich 47 (1983) – Bd. 2
FC 7565 N	Schwerpunktprogramm „Medizinische Forschung / Virusforschung“

Bundesarchiv Berlin-Lichterfelde (BArch)

DC 20 I/4/1917 (84802)	Information des Ministers für Gesundheitswesen vom 21. Jan. 1969 über die Entwicklung der Grippe-Situation
DC 20 I/4/1951 (84809)	Information des Ministers für Gesundheitswesen vom 21. März 1969 über den gegenwärtigen Stand der Erkrankungshäufigkeit an Grippe und grippalen Infekten
DC 20 I/4/2057 (84828)	Vorlage zum Prot. Vermerk über die Information des Ministers für Gesundheitswesen über Hilfsmaßnahmen zur Bekämpfung der Virus-Epidemie in der DRV
DC 20 I/4/2339 (84847)	Vorlage zum Beschluß über die Information zur epidemiologischen Situation bei Grippe und ähnlichen Erkrankungen
DO 1/63739	Dienstanweisung Nr. 11/58 vom 20. Okt. 1958 zur Impfung des gesamten Personals
DO 101/471	Anweisung Nr. 12/75 über die Durchführung von Impfungen gegen Influenzaerkrankungen
DQ 1/12222	Investitionsvorhaben Impfstoffproduktion VEB Sächsisches Serumwerk Dresden 1980
DQ 1/24189	Entwicklung der Häufigkeit von Grippe und grippeähnlichen Erkrankungen (Information an das Präsidium des Ministerrates)
DQ 1/24506	VEB Sächsisches Serumwerk Dresden. Investitionen zur Produktion von Influenza-Impfstoffen
DQ 1/25039	VEB Sächsisches Serumwerk Dresden. Investitionsvorhaben „Influenzaimpfstoff"
DQ 1/26637	Enthält u. a.: Bekämpfung von Grippe- und Ruhrerkrankungen und anderer epidemischer Krankheiten
DQ 1/26639	Hauptforschung Grippe und andere ausgewählte Infektionskrankheiten 1981 – 1985
DQ 1/3367	Bekämpfung von Grippe, Ruhr, Scharlach und Typhus („Führungsdokumente“)
DQ 1/4008	Schutzimpfung gegen Virus-Grippe 1958–1959 – Abschlussberichte
DQ 1/4011	Schutzimpfung gegen Virus-Grippe 1954–1957 – Abschlussberichte

DQ 103/334	Dr. med. Dominok, B. (Cottbus): Influenza-Epidemie 1976 im Bezirk Cottbus. Leitung und Organisation der Überwachung, Verhütung und Bekämpfung. Schlussfolgerungen für die Überarbeitung des territorialen Führungsdokumentes
NS 21/903	Kurzmitteilungen und Vermerke zu Schutzimpfungen gegen Fleckfieber und Influenza im Konzentrationslager Natzweiler durch Eugen Hagen
R 86/4163	Grippe (Influenza)

Geschäftsstellenarchiv der Deutschen Forschungsgemeinschaft (DFG-Archiv)

Gr 65/1	DFG-Sachbeihilfe „Die Isolierung und Differenzierung von Virusstämmen der Influenzagrippe“ (1954)
Gr 65/2	DFG-Sachbeihilfe „Die Isolierung und Differenzierung von Virusstämmen der Influenzagrippe“ (1955)
He 118/14	Sachbeihilfe zur Untersuchung von Influenzavirus A/Asia/57 (1958)
Li 58/2	DFG-Beihilfe zur Erforschung von Influenza- und Adenoviren (1957)
Li 58/3	DFG-Beihilfe zur Erforschung von Influenza- und Adenoviren (1958)
Li 58/4	DFG-Beihilfe zur Erforschung von Influenza- und Adenoviren (1959)
Li 58/5	DFG-Beihilfe zur Erforschung von Influenza- und Adenoviren (1960)
Li 58/6	Antrag zur Bearbeitung eines sicheren Neutralisationstestes zum Einblick in die Immunität nach einer Pockeninfektion oder Pockenschutzimpfung (1960)

Niedersächsisches Landesarchiv, Standort Hannover (NLA Hannover)

Acc. 2000/018 Nr. 3/1	Bekämpfung übertragbarer Krankheiten: Asiatische Grippe
Acc. 2000/050 Nr. 186	Prävention und Bekämpfung von Influenza (Grippe); Influenza-Überwachung
Acc. 2000/050 Nr. 62	Einzelne Medizinaluntersuchungsämter (alphabetisch nach Orten): Anerkennung und Zulassung des Staatlichen Medizinaluntersuchungsamtes Hannover als nationales Grippezentrum
Acc. 50/78 Nr. 140	Prävention und Bekämpfung von Influenza (Grippe); Influenza: Erkrankungen 1953–1955
Acc. 50/78 Nr. 141	Prävention und Bekämpfung von Influenza (Grippe); Influenza: Erkrankungen 1957–1958

Acc. 50/78 Nr. 143	Prävention und Bekämpfung von Influenza (Grippe); Influenza: Erkrankungen 1965–1968
Acc. 50/78 Nr. 144	Prävention und Bekämpfung von Influenza (Grippe); Influenza: Erkrankungen 1968–1970
Acc. 50/78 Nr. 54	Prävention und Bekämpfung von Influenza (Grippe); Schutzimpfung gegen Grippe

Quellenverzeichnis (gedruckte Quellen)

Fachwissenschaftliche Quellen

Alexander, D. J.: Avian Influenza Viruses and Human Health, in: Schudel, Alejandro; Lombard, Michel (Hrsg.): OIE/FAO International Scientific Conference on Avian Influenza. Paris, France, 7.–8. April 2005; Proceedings of a conference organized by the World Organisation for Animal Health (Development in Biologicals 124), Basel, Freiburg, Paris u. a. 2006, S. 77–84.

Barry, John M.: The Great Influenza. The Story of the Deadliest Pandemic in History, New York 2009.

Basler, Christopher F.; Reid, Ann H.; Dybing, Jody K. et al.: Sequence of the 1918 pandemic influenza virus nonstructural gene (NS) segment and characterization of recombinant viruses bearing the 1918 NS genes, in: Proceedings of the National Academy of Sciences of the United States of America, Jg. 98, 5 (2001), S. 2746–2751.

Bieling, Richard; Heinlein, Heinrich: Die Grippe. Ergebnisse experimenteller Untersuchungen, Leipzig 1949.

Bieling, Richard; Heinlein, Heinrich: Viruskrankheiten des Menschen, Wiesbaden 1947.

Brockmann, Dirk: Research on Complex Systems. Brockmann Lab, http://rocs.hu-berlin.de/ – abgerufen am 21. August 2015.

Bundesgesundheitsamt (Hrsg.): Zur Grippe-Pandemie 1957. Referate und Diskussionen auf einer Sachverständigen-Tagung am 25. und 26.11.1957 in Berlin, Abhandlungen aus dem Bundesgesundheitsamt Heft 1, Berlin/Göttingen/Heidelberg 1957.

Capua, Ilaria: Avian Influenza. Past, Present and Future Challenges, in: Schudel, Alejandro; Lombard, Michel (Hrsg.): OIE/FAO International Scientific Conference on Avian Influenza. Paris, France, 7.–8. April 2005; Proceedings of a conference organized by the World Organisation for Animal Health (Development in Biologicals 124), Basel, Freiburg, Paris u. a. 2006, S. 15–20.

Cliff, Andrew D.; Haggett, Peter; Ord, John Keith: Spatial aspects of influenza epidemics, London 1986.

Crosby, Alfred W.: America's forgotten pandemic. The influenza of 1918. (zunächst erschienen als: Epidemic and peace, 1918, im Jahre 1976), Cambridge 1989.

Crosby, Alfred W.: S. v. Influenza (1993), in: Kiple, Kenneth F. (Hrsg.): The Cambridge World History of Human Disease, Cambridge, Ausgabe von 1993, S. 807–811.

Crosby, Alfred W.: S. v. Influenza (2003), in: Kiple, Kenneth F. (Hrsg.): The Cambridge World History of Human Disease, Cambridge, Ausgabe von 2003, S. 807–811.

Davis, Mike: Vogelgrippe. Zur gesellschaftlichen Produktion von Epidemien, Hamburg 2005.

Drescher, J.: Über A/Asia/57 – ♑ – Aluminiumoxyd-Impfstoffe, in: Bundesgesundheitsamt (Hrsg.): Zur Grippe-Pandemie 1957. Referate und Diskussionen auf einer Sachverständigen-Tagung am 25. und 26.11.1957 in Berlin, Abhandlungen aus dem Bundesgesundheitsamt Heft 1, Berlin/Göttingen/Heidelberg 1957, S. 42–49.

Droebner, Karoline; Ludwig, Stephan; Planz, Oliver et al.: CYSTUS 052, a polyphenol-rich plant extract, exerts anti-influenza virus activity in mice, in: Antiviral Research, 76 (2007), S. 1–10.

Eggert, A.: Kulturelle und serologische Diagnostik bei Influenza A/Asia/57. Anzüchtungen aus Krankheitsmaterial, in: Bundesgesundheitsamt (Hrsg.): Zur Grippe-Pandemie 1957. Referate und Diskussionen auf einer Sachverständigen-Tagung am 25. und 26.11.1957 in Berlin, Abhandlungen aus dem Bundesgesundheitsamt Heft 1, Berlin/Göttingen/Heidelberg 1957, S. 7–9.

Fineberg, Harvey V.: Preparing for Avian Influenza. Lessons from the "Swine Flu Affair", in: The Journal of Infectious Diseases, 197 - Supplement 1 (2008), S. 14–18.

Fleming, Alexander: On the antibacterial action of cultures of a penicillium, with special references to their use in the isolation of influenzæ. Ursprünglich in: The British Journal of Experimental Pathology 10 (1929), S. 226–236, Nachdruck, in: Bulletin of the World Health Organization, Jg. 79, 8 (2001), S. 780–790.

Fouchier, Ron A. M.; Garcia-Sastre, Adolfo; Kawaoka, Yoshihiro: Letters. Transmission Studies Resume for Avian Flu, in: Science, 339/6119 (2013), DOI: 10.1126/science.1235140, S. 520–521.

Fouchier, Ron A. M.; Herfst, Sander; Schrauwen, Eefje J. A. et al.: Airborne Transmission of Influenza A/H5N1 Virus between Ferrets, in: Science, 336/6088 (2012), DOI: 10.1126/science.1213362, S. 1534–1541.

Garcia-Sastre, Adolfo; Whitley, Richard J.: Lessons Learned from Reconstructing the 1918 Influenza Pandemic, in: The Journal of Infectious Diseases, 194 – Supplement 2 (2006), S. 127–132.

Giles-Vernick, Tamara; Craddock, Susan: Introduction, in: Dies. (Hrsg.): Influenza and Public Health. Learning from past pandemics, London/Washington 2010, S. 1–21.

Ginsberg, Jeremy; Mohebbi, Matthew H.; Patel, Rajan S. et al.: Detecting influenza epidemics using search engine query data, in: Nature, 457 (2009), doi:10.1038/nature07634, S. 1012–1014.

Haas, Richard: Einleitung, in: Ders. (Hrsg.): Influenza-Symposium Nürnberg. 11. Juni 1976, München-Gräfelding 1977, S. 7–9.

Haas, Richard: Influenza - Bagatelle oder tödliche Bedrohung? Vorgelegt in der Sitzung vom 3. Februar 1979, in: Heidelberger Akademie der Wissenschaften (Hrsg.): Sitzungsberichte, Berlin/Heidelberg/New York 1979, S. 203–223.

Henneberg, H.: Anzüchtung von Influenzavirusstämmen im Robert Koch-Institut 1957, in: Bundesgesundheitsamt (Hrsg.): Zur Grippe-Pandemie 1957. Referate und Diskussionen auf einer Sachverständigen-Tagung am 25. und 26.11.1957 in Berlin, Abhandlungen aus dem Bundesgesundheitsamt Heft 1, Berlin/Göttingen/Heidelberg 1957, S. 9–13.

Henneberg, H.: Impfstoffe und Impfungen, in: Bundesgesundheitsamt (Hrsg.): Zur Grippe-Pandemie 1957. Referate und Diskussionen auf einer Sachverständigen-Tagung am 25. und 26.11.1957 in Berlin, Abhandlungen aus dem Bundesgesundheitsamt Heft 1, Berlin/Göttingen/Heidelberg 1957, S. 40–42.

Höring, F. O.: Grippe und grippeartige Krankheiten, in: Beckmann, Kurt (Hrsg.): Vorträge aus der praktischen Medizin, Stuttgart 1948, 23. Heft.

Höring, F. O.: Zur Klinik der Influenzaerkrankung 1957, in: Bundesgesundheitsamt (Hrsg.): Zur Grippe-Pandemie 1957. Referate und Diskussionen auf einer Sachverständigen-Tagung am 25. und 26.11.1957 in Berlin, Abhandlungen aus dem Bundesgesundheitsamt Heft 1, Berlin/Göttingen/Heidelberg 1957, S. 3–7.

Johnson, Niall; Müller, Jürgen: Updating the Accounts. Global Mortality of the 1918–1920 'Spanish Influenza Pandemic', in: Bulletin of the History of Medicine, Jg. 76, 1 (2002), S. 105–115.

Kilbourne, Edwin D.: A virologist's perspective on the 1918–19 pandemic, in: Phillips, Howard; Killingray, David (Hrsg.): The Spanish Influenza Pandemic of 1918–19. New perspectives (Routledge studies in the social history of medicine 12), London/New York 2005, S. 29–38.

Loeffler, Friedrich: Bericht der Kommission zur Erforschung der Maul- und Klauenseuche bei dem Institut für Infektionskrankheiten in Berlin, in: Centralblatt fuer Bakteriologie, Parasitenkunde und Infektionskrankheiten, Erste Abteilung, 24. Band (1898), S. 569–576.

MacKellar, Landis: Pandemic Influenza: A Review, in: Population and Development Review, Jg. 33, 3 (2007), S. 429–451.

Max-Planck-Gesellschaft (Hrsg.): Chemie - Infektionsbiologie - Medizin. Impfstoffe aus dem Reaktor, http://www.mpg.de/grippeimpfung?seite=1 – abgerufen am 17. März 2015.

Nicholson, Karl G.; Webster, Robert G.: Preface, in: Nicholson, Karl G.; Webster, Robert G.; Hay, Alan J. (Hrsg.): Textbook of influenza, Oxford u. a. 1998.

Raetig, H.: Epidemiologie der Influenza 1957 in Mitteleuropa, in: Bundesgesundheitsamt (Hrsg.): Zur Grippe-Pandemie 1957. Referate und Diskussionen auf einer Sachverständigen-Tagung am 25. und 26.11.1957 in Berlin, Abhandlungen aus dem Bundesgesundheitsamt Heft 1, Berlin/Göttingen/Heidelberg 1957, S. 31–40.

Scoones, Ian; Forster, Paul: Unpacking the International Response to Avian Influenza. Actors, Networks and Narratives, in: Scoones, Ian (Hrsg.): Avian Influenza. Science, Policy and Politics, London/Washington 2010, S. 19–64.

Scoones, Ian: Towards a One World, One Health Approach, in: Ders. (Hrsg.): Avian Influenza. Science, Policy and Politics, London/Washington 2010, S. 205–226.

Taubenberger, Jeffery K.: Genetic characterisation of the 1918 'Spanish' influenza virus, in: Phillips, Howard; Killingray, David (Hrsg.): The Spanish Influenza Pandemic of 1918–19. New perspectives (Routledge studies in the social history of medicine 12), London/New York 2005, S. 39–46.

Taubenberger, Jeffery K.; Reid, Ann H.; Lourens, Raina M. et al.: Characterization of the 1918 influenza virus polymerase genes, in: Nature, 437 (2005).

Tumpey T. M., Basler C. F., Aguilar P. V.: Characterization of the reconstructed 1918 Spanish influenza pandemic virus, in: Science 310 (2005), S. 77–80.

Webby, Richard J.; Webster, Robert G.: Are we ready for Pandemic Influenza?, in: Science, 302/1519 (2003), DOI: 10.1126/science.1090350, S. 1519–1522.

Webster, Robert G.; Hay, Alan J.: The H5N1 Influenza Outbreak in Hong Kong. A Test of Pandemic Preparedness, in: Nicholson, Karl G.; Webster, Robert G.; Hay, Alan J. (Hrsg.): Textbook of influenza, Oxford u. a. 1998, S. 561–565.

Parlament, Regierungsvertreter und Behörden

Arbeitskreis Blut des Bundesministeriums für Gesundheit: Aufrechterhaltung der Versorgung mit Blutprodukten im Falle einer Influenza-Pandemie. Stellungnahme angesichts der 69. Sitzung des Arbeitskreises, in: Bundesgesundheitsbl., Jg. 52, 12 (2009), S. 1210–1222.

Centers for Disease Control and Prevention: Interim Pre-pandemic Planning Guidance: Community Strategy for Pandemic Influenza Mitigation in the United States. Early, Targeted, Layered Use of Nonpharmaceutical Interventions, February 2007.

Deutscher Bundestag - 15. Wahlperiode: 63. Sitzung, Berlin, Plenarprotokoll 15/63 vom Donnerstag, den 25. September 2003.

Deutscher Bundestag - 15. Wahlperiode: Antrag der Abgeordneten Gitta Connemann, Peter. H. Carstensen (Nordstrand), Albert Deß u. a. Wirksamere Tierseuchenbekämpfung ermöglichen, Drucksache 15/1210 vom 24. Juni 2003.

Deutscher Bundestag - 15. Wahlperiode: Antwort der Parlamentarischen Staatssekretärin Marion Caspers-Merk vom 25. März 2004, Drucksache 15/2923 vom 16. April 2004, S. 61.

Deutscher Bundestag - 15. Wahlperiode: Beschlussempfehlung und Bericht des Ausschusses für Verbraucherschutz, Ernährung und Landwirtschaft (10. Ausschuss) zu dem Antrag der Abgeordneten Gitta Connemann, Peter H. Carstensen (Nordstrand), Albert Deß, weiterer Abgeordneter und der Fraktion der CDU/CSU (Drucksache 15/1210), Drucksache 15/2233 vom 12. Dezember 2003.

Deutscher Bundestag - 15. Wahlperiode: Schriftliche Fragen mit der in der Zeit vom 5. bis 16. September 2005 eingegangenen Antworten der Bundesregierung, Drucksache 15/5993 vom 16. September 2005.

Deutscher Bundestag - 16. Wahlperiode: 10. Sitzung, Berlin, Plenarprotokoll 16/10 vom 18. Januar 2006.

Deutscher Bundestag - 16. Wahlperiode: 19. Sitzung, Berlin, Plenarprotokoll 16/19 vom 16. Februar 2006.

Deutscher Bundestag - 16. Wahlperiode: Antwort der Bundesregierung auf die Kleine Anfrage der Abgeordneten Birgitt Bender, Dr. Harald Terpe, Elisabeth Scharfenberg und der Fraktion BÜNDNIS 90/DIE GRÜNEN, Drucksache 16/14052 vom 11. September 2009.

Deutscher Bundestag - 16. Wahlperiode: Antwort der Bundesregierung auf die Kleine Anfrage der Abgeordneten Frank Spieth, Dr. Martina Bunge, Klaus Ernst, weiterer Abgeordneter und der Fraktion DIE LINKE, Drucksache 16/13945 vom 26. August 2009.

Deutscher Bundestag - 16. Wahlperiode: Unterrichtung durch die Delegation der Bundesrepublik Deutschland in der Parlamentarischen Versammlung des Europarates, Drucksache 16/145 vom 7. Dezember 2005.

Deutscher Bundestag - 17. Wahlperiode: 8. Sitzung, Berlin, Plenarprotokoll 17/8 vom Mittwoch, den 2. Dezember 2009.

Deutscher Bundestag - 17. Wahlperiode: Antwort der Bundesregierung auf die Kleine Anfrage der Abgeordneten Dr. Harald Terpe, Birgitt Bender, Maria Klein-Schmeink, weiterer Abgeordneter und der Fraktion BÜNDNIS 90/DIE GRÜNEN, Drucksache 17/737 vom 17. Februar 2010.

Deutscher Bundestag - 17. Wahlperiode: Antwort der Bundesregierung auf die Kleine Anfrage der Abgeordneten Kathrin Vogler, Dr. Martina Bunge, Inge Höger, weiterer Abgeordneter und der Fraktion DIE LINKE., Drucksache 17/491 vom 20. Januar 2010.

Deutsche Bundestag - 17. Wahlperiode: Unterrichtung durch die Bundesregierung. Bericht zur Risikoanalyse im Bevölkerungsschutz 2012, Drucksache 17/12051 vom 3. Januar 2013.

Deutscher Bundestag - 17. Wahlperiode: Unterrichtung durch die Delegation der Bundesrepublik Deutschland in der Parlamentarischen Versammlung des Europarates. Tagung der Parlamentarischen Versammlung des Europarates vom 21. Juni bis 25. Juni 2010 in Straßburg, Drucksache 17/8243 vom 21. Dezember 2011.

Deutscher Bundestag - 5. Wahlperiode: 155. Sitzung, Bonn, Plenarprotokoll 05/155 vom Dienstag, den 13. Februar 1968.

Deutscher Bundestag - 5. Wahlperiode: 194. Sitzung, Bonn, Plenarprotokoll 05/194 vom Mittwoch, den 13. November 1968.

Deutscher Bundestag - 5. Wahlperiode: 224. Sitzung, Bonn, Plenarprotokoll 05/224 vom Mittwoch, den 26. März 1969.

Deutscher Bundestag - 6. Wahlperiode: Gesundheitsbericht, Drucksache 6/1667 vom 18. Dezember 1970.

Ehlen, Hans-Heinrich: Grußwort, in: Niedersächsisches Kompetenzzentrum Ernährungswirtschaft (Hrsg.): Aviäre Influenza - Hintergründe, Informationen und Perspektiven. Tagung am 27. Oktober 2005, Vechta 2005, S. 13–14.

Faßbender, Christian: Das epidemische Auftreten der Grippe und der Encephalitis lethargica in Preußen im Jahre 1920 und die gegenseitigen Beziehungen der beiden Krankheiten. Nach den amtlichen Berichten bearbeitet, in: Medizinalabteilung des Ministeriums im Auftrage des Ministeriums für Volkswohlfahrt (Hrsg.): Veröffentlichungen aus dem Gebiete der Medizinalverwaltung. Band 13, Berlin 1921, S. 563–602.

Koenig: Die Grippeepidemie im Regierungsbezirk Arnsberg (Herbst 1918), in: Medizinalabteilung des Ministeriums im Auftrage des Ministeriums für Volkswohlfahrt (Hrsg.): Veröffentlichungen aus dem Gebiete der Medizinalverwaltung. Band 10, Berlin 1920, S. 445–462.

Krause, G.; Gilsdorf, A.; Becker, J. et al.: Erster Erfahrungsaustausch zur H1N1-Pandemie in Deutschland 2009/2010. Bericht über einen Workshop am 22. und 23. März 2010 in Berlin, in: Bundesgesundheitsbl., Jg. 53, 5 (2010), S. 510–519.

Lemke: Die Grippeepidemie des Jahres 1918 im Regierungsbezirk Oppeln, in: Medizinalabteilung des Ministeriums im Auftrage des Ministeriums für Volkswohlfahrt (Hrsg.): Veröffentlichungen aus dem Gebiete der Medizinalverwaltung. Band 10, Berlin 1920, S. 463–478.

Niedersächsisches Landesgesundheitsamt: Surveillance für Influenza und andere akute respiratorische Erkrankungen in Niedersachsen, Wochenbericht 7/2016 vom 23. Februar 2016.

Peiper, Otto: Bericht über die Grippe-Epidemie in Preußen im Jahre 1918/19. Zusammengestellt aus amtlichen Berichten, in: Medizinalabteilung des Ministeriums im Auftrage des Ministeriums für Volkswohlfahrt (Hrsg.): Veröffentlichungen aus dem Gebiete der Medizinalverwaltung. Band 10, Berlin 1920, S. 417–443.

Robert Koch-Institut: Aktualisierung des wissenschaftlichen Teils des Nationalen Pandemieplans, in: Epidemiologisches Bulletin, Jg. 2014, 49 (8. Dezember 2014), S. 479–481.

Robert Koch-Institut: Bericht zur Epidemiologie der Influenza in Deutschland. Saison 2009/10, Berlin 2010.

Robert Koch-Institut: Erhebung zur Impfung gegen die pandemische Influenza (H1N1) 2009 im Gesundheitsamt der Stadt Bremen – erste Ergebnisse einer Befragung von Impfteilnehmern, in: Epidemiologisches Bulletin, Jg. 2010, 13 (6. April 2010), S. 112–114.

Robert Koch-Institut: GrippeWeb, https://grippeweb.rki.de/ – abgerufen am 21. August 2015.

Robert Koch-Institut: Infektionsepidemiologisches Jahrbuch meldepflichtiger Krankheiten für 2008 (Stand: 1. März 2009), Berlin: 2009.

Robert Koch-Institut: Infektionsepidemiologisches Jahrbuch meldepflichtiger Krankheiten für 2009 (Stand: 1. März 2010), Berlin: 2010.

Robert Koch-Institut: Infektionsepidemiologisches Jahrbuch meldepflichtiger Krankheiten für 2012. (Stand: 1. März 2013), Berlin 2013.

Robert Koch-Institut: Infektionsgeschehen von besonderer Bedeutung. Neue Influenza A (H1N1), in: Epidemiologisches Bulletin, Jg. 2009, 20 (11. Mai 2009), S. 188.

Robert Koch-Institut: Infektionsgeschehen von besonderer Bedeutung. Zur Situation bei ARE/Influenza in der 51. Kalenderwoche (KW) 2008, in: Epidemiologisches Bulletin, Jg. 2009, 1 (8. Januar 2009), S. 8.

Robert Koch-Institut: Influenza (Saisonale Influenza, Influenza A(H1N1) 2009, Aviäre Influenza). Aktualisierte Fassung vom Januar 2011. Erstveröffentlichung im Epidemiologischen Bulletin 7/1999, Berlin 2011.

Robert Koch-Institut: Mitteilung der Ständigen Impfkommission (STIKO) am Robert Koch-Institut Impfung gegen die Neue Influenza A (H1N1). Erneute Bewertung der Daten am 24.11.2009, in: Epidemiologisches Bulletin, Jg. 2009, 50 (14. Dezember 2009), S. 513–519.

Robert Koch-Institut: Modifikationsmöglichkeiten der Strategie zur Bekämpfung/ Eindämmung der Neuen Influenza A/H1N1 in Deutschland in Abhängigkeit von der Entwicklung der Ausbreitung und der Schwere der Erkrankungen, in: Epidemiologisches Bulletin, Jg. 2009, 27 (6. Juli 2009), S. 259–262.

Robert Koch-Institut: Nationaler Pandemieplan. Teil I (Stand: Mai 2007).

Robert Koch-Institut: Nationaler Pandemieplan. Teil II (Stand: Mai 2007).

Robert Koch-Institut: Nationaler Pandemieplan. Teil III (Stand: Mai 2007).

Robert Koch-Institut: Neue Influenza A/H1N1: Aktuelle nationale und internationale Lage, in: Epidemiologisches Bulletin, Jg. 2009, 23 (8. Juni 2009), S. 228–229.

Robert Koch-Institut: Neue Influenza: Ständige Impfkommission legt Impfempfehlungen vor, Pressemitteilung vom 8. Oktober 2009.

Robert Koch-Institut: Neue Tests und neue Daten zur Neuen Influenza, Pressemitteilung vom 2. Juni 2009.

Robert Koch-Institut: Repräsentative telefonische Erhebung zur Impfung gegen die Neue Influenza A/H1N1, in: Epidemiologisches Bulletin, Jg. 2010, 4 (1. Februar 2010), S. 34–35.

Wallace, Robert G.; Bergmann, Luke; Hogerwerf, Lenny et al.: Are Influenzas in Southern China Byproducts of the Region's Globalizing Historical Present?, in: Giles-Vernick, Tamara; Craddock, Susan (Hrsg.): Influenza and Public Health. Learning from past pandemics, London/Washington 2010, S. 101–144.

Webster, Robert G.; Laver, W. G.: The origin of pandemic influenza, in: Bulletin of the World Health Organization, 47 (1972), S. 449–452.

World Health Organization, Executive Board: 114th Session – Report by Secretariat (08. April 2004). Avian influenza and human health, http://apps.who.int/iris/bitstream/10665/20166/1/B114_6-en.pdf – abgerufen am 18. April 2013.

World Health Organization: Pandemic (H1N1) 2009 – update 112, http://www.who.int/csr/don/2010_08_06/en/ – abgerufen am 21. August 2015.

World Health Organization: Pandemic Influenza Preparedness and Response. A WHO guidance document, Genf 2009.

World Health Organization, Representative Office China: Transcript of press conference in Beijing. The China-WHO joint mission on H7N9 assessment (24. April 2013), http://www.wpro.who.int/china/topics/h7n9_influenza/transcript_20130424/en/ – abgerufen am 20. August 2015.

World Health Organization: WHO global influenza preparedness plan. The role of WHO and recommendations for national measure before and during pandemics, Genf 2005.

Medizinische Zeitschriften und Publikationen von Ärzten

Anonymus: Arznei-Vorsorge für Grippe-Epidemien, in: Deutsches Ärzteblatt, Jg. 67, 4 (1970), S. 228.

Anonymus: Bundesländer. Grippeschutzimpfung öffentlich empfohlen, in: Deutsches Ärzteblatt, Jg. 67, 15 (1970), S. 1128.

Anonymus: Die aktuelle Information. Asiatische Grippe, in: Deutsches Ärzteblatt, Jg. 42, 25 (1957), S. 727.

Anonymus: Die aktuelle Information. Keine zweite Grippewelle, in: Deutsches Ärzteblatt, Jg. 43, 12 (1958), S. 307.

Anonymus: Grippe und Grippeschutzimpfung, in: Deutsches Ärzteblatt, Jg. 68, 45 (1971), S. 2995–3001.

Anonymus: Hongkonggrippe: verwandte Viren, in: Deutsches Ärzteblatt, Jg. 66, 21 (1969), S. 1622.

Anonymus: Impfung gegen Schweinegrippe, in: Deutsches Ärzteblatt, Jg. 73, 25 (1976), S. 1671.

Anonymus: Kleine Mitteilungen. Die asiatische Grippepandemie, in: Deutsche Medizinische Wochenschrift, Jg. 82, 33 (1957), S. 1357.

Anonymus: Kleine Mitteilungen. Droht eine neue Grippe-Epidemie?, in: Deutsche Medizinische Wochenschrift, Jg. 103, 6 (1978), S. 277.

Anonymus: Kleine Mitteilungen. Grippejahr 1968, in: Deutsche Medizinische Wochenschrift, Jg. 93, 49 (1968), S. 2406.

Anonymus: Kleine Mitteilungen. Größere Grippeepidemie, in: Deutsche Medizinische Wochenschrift, Jg. 84, 12 (1959), S. 574.

Anonymus: Kleine Mitteilungen. Hämorrhagische Pneumonien im weiteren Verlauf der Grippe-Epidemie, in: Deutsche Medizinische Wochenschrift, Jg. 82, 47 (1957), S. 2017.

Anonymus: Kleine Mitteilungen. Hongkong-Virusgrippe in Europa, in: Deutsche Medizinische Wochenschrift, Jg. 94, 5 (1969), S. 242.

Anonymus: Kleine Mitteilungen. Neuer Grippe-Impfstoff, in: Deutsche Medizinische Wochenschrift, Jg. 101, 42 (1976), S. 1550.

Anonymus: Kleine Mitteilungen. Starke Zunahme der Sterbefälle 1968, in: Deutsche Medizinische Wochenschrift, Jg. 94, 35 (1969), S. 1777.

Anonymus: Nochmals: „A 2 Hongkong". Nachklang zur Grippewelle - Harte Notstandsgesetze für Ärzte?, in: Deutsches Ärzteblatt, Jg. 67, 6 (1970), S. 394–395.

Anonymus: Neue Grippe. Impfung startet planmäßig, in: Deutsches Ärzteblatt, Jg. 106, 43 (2009), S. A2119.

Anonymus: Neue Grippe. Rasante Ausbreitung, in: Deutsches Ärzteblatt, Jg. 106, 31–32 (2009), S. A1541.

Anonymus: Neue Influenza. Regierung stellt sich auf Grippewelle ein, in: Deutsches Ärzteblatt, Jg. 106, 39 (2099), S. A1861.

Anonymus: Neue Grippe. Zahl der Neuinfektionen steigt, in: Deutsches Ärzteblatt, Jg. 106, 45 (2009), S. A2214.

Anonymus: Schutzimpfung gegen Masern und Grippe, in: Deutsches Ärzteblatt, Jg. 65, 44 (1968), S. 2462.

Anonymus: Vielseitiges Virostatikum, in: Deutsches Ärzteblatt, Jg. 66, 34 (1969), S. 2336.

Arnold, Ulrike; Mailahn, Miriam; Nagl, Britta et al. (Hrsg.): Pschyrembel Klinisches Wörterbuch. 263., neu bearbeitete und erweiterte Auflage 2012.

Balhorn, Friedrich: Über chirurgische Nachkrankheiten der Grippe. Diss., Tübingen 1920.

Blumencron, Wilhelm (Hrsg.): Der praktische Arzt, Zeitschrift für ärztliche Fortbildung. Band 5: Grippe, Wien 1970.

Bundesärztekammer u. Kassenärztliche Vereinigung Köln (Hrsg.): Ärztliche Mitteilung. 60. Deutsche Ärztetag in Köln am Rhein, in: Deutsches Ärzteblatt, Jg. 42, 17 (1957), Programmbeilage zum Ärztetag.

Bundesgesundheitsamt (Hrsg.): Influenza. Verhütung und Bekämpfung - Ratschläge an Ärzte, in: Deutsches Ärzteblatt, Jg. 74, 22 (1977), S. 1499–1503.

Bundesgesundheitsamt (Hrsg.): Ratschläge an Ärzte zur Bekämpfung der echten Virusgrippe (Influenza), in: Deutsches Ärzteblatt, Jg. 42, 10 (1957), S. 281–282.

Daelen, M.: Tagungsberichte. 10. Welt-Gesundheits-Versammlung in Genf vom 7.–25. Mai 1957, in: Deutsches Ärzteblatt, Jg. 42, 27 (1957), S. 810–813.

Deutsche Vereinigung zur Bekämpfung der Viruskrankheiten e. V.; Bundesgesundheitsamt; Paul-Ehrlich-Institut (Hrsg.): Die aktuelle Influenza-Situation. Gemeinsame Stellungnahme, in: Deutsche Medizinische Wochenschrift, Jg. 103, 10 (1978), S. 402–403.

Dornblüth, Otto (Hrsg.): Klinisches Wörterbuch. 12. Auflage 1922.

Dornblüth, Otto (Hrsg.): Wörterbuch der Klinischen Kunstausdrücke, Leipzig 1894.

Dressel, H.; Nowak, D.: Grippeschutzimpfung im Gesundheitswesen. Stärkung der Eigenverantwortung oder Zwang?, in: Deutsche Medizinische Wochenschrift, Jg. 134, 33 (2009), S. 1649.

Drigalski, Wilhelm von: Männer gegen Mikroben. Pest, Cholera, Malaria und ihre Verwandten in Geschichte und Leben, Berlin 1951.

Ehrengut, W.; Sarateanu, D.-E: Leser-Zuschriften. A/New Jersey/76-Influenzavirus endemisch bei Schweinen?, in: Deutsche Medizinische Wochenschrift, Jg. 101, 41 (1976), S. 1506.

Ellner, Katrin: Kurze Mitteilungen. Influenza-A/H1N1-Infektion: Falsche Verdachtsdiagnose, in: Deutsche Medizinische Wochenschrift, Jg. 135, 7 (2010), S. 290–292.

Feldheim, W.: Fragen aus der Praxis. Grippale Infekte und Vitamin C, in: Deutsche Medizinische Wochenschrift, Jg. 95, 22 (1970), S. 1244.

Francis, Th., jr.: Faktoren gegen Immunität gegen respiratorische Infekte. Aschoff-Vorlesung der Universität Freiburg am 9. Juli 1958, in: Deutsche Medizinische Wochenschrift, Jg. 94, 8 (1969), S. 355–362.

Franke, Felix: Die chronische Influenza (Grippe), in: Gmelin, Otto (Hrsg.): Sammlung diagnostisch-therapeutischer Abhandlungen für den praktischen Arzt. Heft 28, München 1928.

Geissel, Wolfgang: Kommentar zum Impfplan. Bestandsaufnahme ohne konkrete Ziele, in: Ärzte Zeitung vom 30. Mai 2012.

Gerth, H.-J: Aktuelle Therapie. Möglichkeit der spezifischen Grippeprophylaxe, in: Deutsche Medizinische Wochenschrift, Jg. 94, 48 (1969), S. 2510–2512.

Gross, Horst: Infektiologie. Risikoeinschätzung für besseren Umgang mit H1N1, in: Deutsche Medizinische Wochenschrift, Jg. 134, 44 (2009), S. 2210.

Grunert, Dustin: Gain-of-Function. H5N1-Forschung wieder gestoppt, in: Deutsches Ärzteblatt, Jg. 112, 13 (2015), S. A582.

Haas, Richard; Stickl, Helmut: Grippeimpfung vorläufig ohne Alternative, in: Deutsches Ärzteblatt, Jg. 74, 46 (1977), S. 2751–2753.

Haferkamp, O.; Matthys, H.: Grippe und Lungenembolien, in: Deutsche Medizinische Wochenschrift, Jg. 95, 18 (1970), S. 2560–2562.

Heckler, Rolf; Lange, Werner: Diagnostik, in: Lange, Werner; Vogel, Georg E. (Hrsg.): Influenza. Klinik, Virologie, Epidemiologie, Therapie und Prophylaxe, Berlin 2004, S. 28–43.

Henneberg, G.: Schutzimpfung gegen Grippe. Aus dem Bundesgesundheitsamt / Robert Koch-Institut / Virusabteilung, in: Deutsches Ärzteblatt, Jg. 43, 9 (1958), S. 236–238.

Henneberg, G.: Verhandlungsberichte der Berliner Medizinischen Gesellschaft. Sitzung am 11. Dezember 1957: Influenzavirus A / Asia / 1957, in: Deutsche Medizinische Wochenschrift, Jg. 83, 32 (1958), S. 1375–1376.

Heymann, W.: Verhandlungsberichte der 65. Tagung der Deutschen Gesellschaft für Innere Medizin. Wiesbaden, vom 6. bis 9. April 1959, in: Deutsche Medizinische Wochenschrift, Jg. 84, 20 (1959), S. 959–964.

Himly, Gustav: Darstellung der Grippe (Influenza) vom Jahre 1782, ihrer Symptome und Behandlung / Aus vielfachen Berichten englischer Ärzte zur Beurtheilung und Vergleichung mit der jetzigen Epidemie übersetzt von Dr. Gustav Himly, ausübendem Arzte zu Hannover und Assistent-Wundarzte K. H. Artill. Regts., Hannover, in Commission der Helwingschen Hof-Buchhandlung 1833, Gottfried Wilhelm Leibniz Bibliothek Hannover.

Hoffbauer, Gabi: Vogelgrippe. Fakten – Gefahren – Schutzmaßnahmen, Berlin 2006.

Höpken, W.; Willers, Hildegard: Influenza-A-Epidemie durch zwei Subtypen in Niedersachsen in Februar/März 1978, in: Deutsche Medizinische Wochenschrift, Jg. 103, 35 (1978), S. 1381–1382.

Höring, F. O.: Grippe, in: Deutsche Medizinische Wochenschrift, Jg. 82, 45 (1957), S. 1934–1935.

Höring, F. O.: Verhandlungsberichte der Berliner Medizinischen Gesellschaft. Sitzung am 11. Dezember 1957: Klinische Beobachtungen bei der Grippe-Epidemie 1957, in: Deutsche Medizinische Wochenschrift, Jg. 82, 32 (1958), S. 1376.

Hügler, Stephanie: Die Weltseuchenlage verändert sich. Interview mit Tomas Jelinek, Centrum für Reisemedizin Berlin, in: Deutsche Medizinische Wochenschrift, Jg. 134, 27 (2009), S. 1394–1395.

Itzstein, Mark von: Geleitwort, in: Lange, Werner; Vogel, Georg E. (Hrsg.): Influenza. Klinik, Virologie, Epidemiologie, Therapie und Prophylaxe, Berlin 2004.

Kairies, Albrecht: Die Pasteurellen-Influenza des Frettchens als Modell zur Erklärung der Hemophilus-Influenza des Menschen. Habilitationsschrift, Jena 1936.

Kobel, Walter: Über Influenza unter besonderer Berücksichtigung der Influenzabazillen-Meningitis und Sepsis. Diss., Bonn 1936.

Kukovetz, Walther R.: Pharmakologie der Grippe, in: Blumencron, Wilhelm (Hrsg.): Der praktische Arzt, Zeitschrift für ärztliche Fortbildung. Band 5: Grippe, Wien 1970, S. 106–109.

Lange, Werner: Pandemie, in: Lange, Werner; Vogel, Georg E. (Hrsg.): Influenza. Klinik, Virologie, Epidemiologie, Therapie und Prophylaxe, Berlin 2004, S. 204–230.

Lange, Werner: Überwachung der Influenza, in: Lange, Werner; Vogel, Georg E. (Hrsg.): Influenza. Klinik, Virologie, Epidemiologie, Therapie und Prophylaxe, Berlin 2004, S. 188–203.

Levisohn, Max: Ueber Grippe. Diss., Bonn 1927.

Lippelt, H.; Mannweiler, E.: Zur gegenwärtigen Influenza-Situation (1957), in: Deutsche Medizinische Wochenschrift, Jg. 82, 39 (1957), S. 1692–1694.

Löscher, T.; Bogner, J. R.: Infektiologie und Tropenmedizin 2009, in: Deutsche Medizinische Wochenschrift, Jg. 134, 25/26 (2009), S. 1343–1348.

Löscher, T.; Bogner, J. R.: Klinischer Fortschritt. Infektiologie und Tropenmedizin 2010, in: Deutsche Medizinische Wochenschrift, Jg. 135, 25/26 (2010), S. 1315–1321.

Löscher, T.; von Sonnenburg, F. : Neue Influenza A/H1N1: alles unter Kontrolle?, in: Deutsche Medizinische Wochenschrift, Jg. 134, 48 (2009), S. 2441–2442.

Masurel, N.: Die Zukunft der Immunoprophylaxe bei Influenza, in: Blumencron, Wilhelm (Hrsg.): Der praktische Arzt, Zeitschrift für ärztliche Fortbildung. Band 5: Grippe, Wien 1970, S. 98–105.

Meyer, Rüdiger: Schweinegrippe. Virengedächtnis, in: Deutsches Ärzteblatt, Jg. 107, 14 (2010), S. A642.

Müller, F.: Übersichten. Akute virusbedingte Erkältungskrankheiten I, in: Deutsche Medizinische Wochenschrift, Jg. 83, 24 (1958), S. 1058–1061.

Pommer, P.: Infektionsepidemiologie – Seuchenhygiene. Aktuelle Daten zur Schweinegrippe („Neue Grippe“), in: Deutsche Medizinische Wochenschrift, Jg. 134, 28/29 (2009), S. 1449.

Popp, Walter; Hansen, Dorothea; Spors, Jörg et al.: H1N1. Schweinegrippe verstehen statt fürchten, Berlin 2009.

Preuss, Kristine: Erfolgreicher Schutz gegen die Grippe. Podiumsgespräch „Grippeschutz und Grippeimpfung“ des Deutschen Grünen Kreuzes in Frankfurt am Main, in: Deutsches Ärzteblatt, Jg. 66, 46 (1969), S. 3263–3266.

Pschyrembel, Willibald (Hrsg.): Dornblüth Klinisches Wörterbuch. 23. bis 26. vermehrte u. verbesserte Auflage 1935.

Pschyrembel, Willibald (Hrsg.): Klinisches Wörterbuch. 61. bis 84. Auflage 1944.

Richter-Kuhlmann, Eva: Influenzapandemie. In vier Tagen um die Welt, in: Deutsches Ärzteblatt, Jg. 106, 18 (2009), S. A868–A870.

Richter-Kuhlmann, Eva; Siegmund-Schultze, Nicola: Pandemieimpfstoffe. „Die Sicherheit ist gewährleistet“, in: Deutsches Ärzteblatt, Jg. 106, 33 (2009), S. A1610.

Schattenberg, Jost: Zur Haematologie und Bakteriologie der diesjährigen Grippe. Diss., Rostock 1935.

Schleyer, Ingrid: Zum klinischen Bild der sogenannten „Asiatischen Grippe" in Berlin 1957. Diss., Berlin 1960.

Schmager, A.: Grippeprophylaxe. Eine Aufgabe der Präventivmedizin, in: Deutsches Ärzteblatt, Jg. 65, 27 (1968), S. 1555.

Schoeller, Annegret: Influenzapandemie. Risikomanagement in Arztpraxen, in: Deutsches Ärzteblatt, Jg. 106, 18 (2009), S. A870.

Schulze-Hanke, Ines: Infektiologie. H1N1: Schwangere frühzeitig behandeln, in: Deutsche Medizinische Wochenschrift, Jg. 135, 5 (2010), S. 170.

Schwarzenburg, Lothar: Die A2-Influenza-Pandemie 1957/58. Therapie und insbesondere Prophylaxe, Diss., Hamburg 1963.

Siegert, Rudolf: Die Pandemie der „asiatischen“ Grippe 1957, in: Deutsches Ärzteblatt, Jg. 42, 31 (1957), S. 926–931.

Siegmund-Schultze, Nicola; Zylka-Menhorn, Vera: Neue Influenza. Nicht nur bei Reisenden sollte jetzt an die Neue Grippe gedacht werden, in: Deutsches Ärzteblatt, Jg. 106, 25 (2009), S. A1290–A1292.

Stepantschitz, Gerhard: Klinische Erfahrungen bei der Grippeepidemie 1969/70, in: Blumencron, Wilhelm (Hrsg.): Der praktische Arzt, Zeitschrift für ärztliche Fortbildung. Band 5: Grippe, Wien 1970, S. 30–35.

Thiele, Hans: Epidemiologische Untersuchungen zur Schutzimpfung gegen Influenza. Diss., Marburg 1971.

Veh-Hölzlein, M.: Korrespondenz. Zistrosenextrakt Cystus 052 gegen Influenza?, in: arznei-telegramm, Jg. 41, 3 (2010), S. 29–30, hier: S. 30.

Vivell, O.; Schröpl, F.; Reimold, G. et al.: Die Häufung von Grippe- und Adenovirusinfektionen in Südwestdeutschland im Jahre 1957. Ergebnisse serologischer und klinischer Studien, in: Deutsche Medizinische Wochenschrift, Jg. 84, 11 (1959), S. 510–516.

Vogel, Georg E.: Klinik der Influenza, in: Lange, Werner; Vogel, Georg E. (Hrsg.): Influenza. Klinik, Virologie, Epidemiologie, Therapie und Prophylaxe, Berlin 2004, S. 69–118.

Vogel, Georg E.: Praxishandbuch Influenza - verstehen, vorbeugen, erkennen und behandeln, Stuttgart 2011.

Weise, Hans Joachim: Impfkalender für Kinder und Jugendliche. Zusammenfassung der Empfehlungen der Ständigen Impfkommission des Bundesgesundheitsamtes, in: Deutsches Ärzteblatt, Jg. 73, 52 (1976), S. 3365–3370.

Weiß, Johannes: Schwein gehabt: H1N1-Pandemie verlief glimpflicher als befürchtet, in: Deutsche Medizinische Wochenschrift, Jg. 135, 46 (2010), S. 2282–2283.

Wiedermann, Gerhard; Hofmann, Hanns: Geschichte, Epidemiologie und Prophylaxe der Grippe, in: Blumencron, Wilhelm (Hrsg.): Der praktische Arzt, Zeitschrift für ärztliche Fortbildung. Band 5: Grippe, Wien 1970, S. 7–20.

Wolf, T.; Brodt, H.-R: Die „Schweinegrippe" Influenza A/H1N1 – eine Probe-Pandemie?, in: Deutsche Medizinische Wochenschrift, Jg. 134, 30 (2009), S. 1539–1541.

Wutzler, Peter: Antivirale Therapie und Prophylaxe, in: Lange, Werner; Vogel, Georg E. (Hrsg.): Influenza. Klinik, Virologie, Epidemiologie, Therapie und Prophylaxe, Berlin 2004, S. 153–171.

Zylka-Menhorn, Vera: Neue Influenza (H1N1). Nicht adjuvantierte Vakzine für Schwangere und Kinder, in: Deutsches Ärzteblatt, Jg. 106, Heft 39 (2009), S. A1876.

Zylka-Menhorn, Vera: Neue Influenza. Kritik ohne Realitätssinn, in: Deutsches Ärzteblatt, Jg. 107, 5 (2010), S. A163.

Zylka-Menhorn, Vera: Neue Influenza. Kritischer Rückblick mit wegweisender Vorausschau, in: Deutsches Ärzteblatt, Jg. 107, 18 (2010), S. A850–A855.

Zylka-Menhorn, Vera: Pandemie-Prophylaxe mit Tamiflu®. Ein Fall von Multisystemversagen, in: Deutsches Ärzteblatt, Jg. 111, 16 (2014), S. A665.

Zylka-Menhorn, Vera: Schweinegrippe. Neuer Erreger hat das Potenzial zu einer Pandemie, in: Deutsches Ärzteblatt, Jg. 106, 18 (2009), S. A866–A867.

Zeitungsartikel und Nachrichtenmagazine (gedruckt und online)

ADN: 26 Grippetote in Bayern, in: Neues Deutschland vom 17. Februar 1955, S. 2.

AFP: Pandemie. Nationale Schweinegrippe-Impfungen laut WHO gefährdet, in: Spiegel online vom 15. Juli 2009, http://www.spiegel.de/wissenschaft/mensch/pandemie-nationale-schweinegrippe-impfungen-laut-who-gefaehrdet-a-636307.html – abgerufen am 11. Dezember 2014.

Albrecht, Harro: Impfung gegen die Schweinegrippe. Erstklassig geschützt, in: Zeit online vom 22. Oktober 2009, http://www.zeit.de/2009/44/01-Impfung-Schweinegrippe – abgerufen am 20. Februar 2014.

Albrecht, Harro: Schweinegrippe. Mutter, Baby und ein Virus, in: Die Zeit vom 6. August 2009, http://www.zeit.de/2009/33/Grippe-Schwangere – abgerufen am 16. Februar 2014.

Anonymus: 1608 Grippetote in den USA, in: Neues Deutschland vom 4. Januar 1969, S. 7.

Anonymus: 473 weitere Grippeopfer, in: Neues Deutschland vom 9. Januar 1973, S. 7.

Anonymus: Asiatische Grippe, in: Die Zeit vom 20. Juni 1957, S. 2.

Anonymus: Bestattungsnotstand. Rund um die Uhr, in: Der Spiegel vom 26. Januar 1970, 85–86.

Anonymus: Das Geschäft mit der Krankheit - ärztliche Versorgung in der Bundesrepublik. 2. Teil: Der niedergelassene Arzt (1), in: Der Spiegel vom 13. März 1972, S. 124–140.

Anonymus: Die Impfaktion gegen Grippe beginnt Mitte September. 50 Prozent mehr Impfstoff als im Vorjahr stehen zur Verfügung, in: Neues Deutschland vom 31. August 1976, S. 4.

Anonymus: Eine Bonner Epidemie, in: Die Zeit vom 24. Oktober 1957, S. 3.

Anonymus: Erforscht und gefunden. Wie giftig ist Plutonium?, in: Die Zeit vom 21. Januar 1977, S. 48.

Anonymus: Für ein Jahr gegen Grippe geschützt, in: Neues Deutschland vom 27. September 1968, S. 4.

Anonymus: Grippe-Epidemie in Asien, in: Neues Deutschland vom 16. Juni 1957, S. 5.

Anonymus: Grippe-Epidemie. In die Berge, in: Der Spiegel vom 5. Januar 1970, S. 86.

Anonymus: Grippeepidemie in Westberlin, in: Neues Deutschland vom 12. März 1957, S. 6.

Anonymus: Grippe-Epidemie. Viren aus Singapur, in: Der Spiegel vom 3. Juli 1957, S. 46–47.

Anonymus: Grippe grassiert in Europa. Keine Epidemie in der DDR, in: Neues Deutschland vom 1. Januar 1970, S. 2.

Anonymus: GRIPPE / MEDIZIN. Das Virus A 1, in: Der Spiegel vom 4. Februar 1953, S. 29–30.

Anonymus: Grippe. Schuß mit atü, in: Der Spiegel vom 12. Februar 1968, S. 116–118.

Anonymus: Grippe-Welle. A 2 - Hongkong 68, in: Der Spiegel vom 11. November 1968, S. 195–197.

Anonymus: Grippewelle geht zurück, in: Neues Deutschland vom 24. Oktober 1957, S. 4.

Anonymus: Grippewelle in Japans Schulen, in: Neues Deutschland vom 17. Februar 1977, S. 7.

Anonymus: Grippewelle klingt ab, in: Neues Deutschland vom 2. November 1957, S. 6.

Anonymus: Gut versorgt, in: Neues Deutschland vom 24. Oktober 1957, S. 4.

Anonymus: Halb Amerika war krank, in: Die Zeit vom 19. Dezember 1957, S. 2.

Anonymus: H1N1-Virus. Erster Europäer stirbt an Amerikagrippe, in: Zeit online, http://www.zeit.de/online/2009/25/amerikagrippe-europa-toter – abgerufen am 22. Februar 2016.

Anonymus: Hongkong-Grippe grassiert, in: Neues Deutschland vom 8. Dezember 1969, S. 5.

Anonymus: Hongkong-Grippe. Wie eiskalt, in: Der Spiegel vom 20. Januar 1969, S. 114–115.

Anonymus: Hygiene erster Schutz vor der Grippe, in: Neues Deutschland vom 25. Dezember 1969, S. 2.

Anonymus: Impfreserve gegen Schweinegrippe, in: Der Spiegel vom 11. November 1976, S. 262.

Anonymus: Impfung gegen Schweine-Grippe, in: Der Spiegel vom 29. März 1976, S. 216.

Anonymus: Im Wettlauf mit der Virusgrippe, in: Neues Deutschland vom 16. April 1969, S. 8.

Anonymus: Keine Hongkong-Grippe in der Republik, in: Neues Deutschland vom 25. Januar 1969, S. 8.

Anonymus: Kein Grund zur Besorgnis, in: Neues Deutschland vom 2. Oktober 1957, S. 6.

Anonymus: Pockenimpfung. Zweifel am Zwang, in: Der Spiegel vom 9. Februar 1970, S. 84–85.

Anonymus: Schweinegrippe absurd. Bei Infektionsgefahr dreimal hupen und im Auto warten, in Spiegel online vom 4. Mai 2009, http://www.spiegel.de/panorama/schweinegrippe-absurd-bei-infektionsgefahr-dreimal-hupen-und-im-auto-warten-a-622731.html – abgerufen am 11. Dezember 2014.

Anonymus: Schwere Grippe-Epidemie in Westdeutschland, in: Neues Deutschland vom 28. Januar 1955, S. 2.

Anonymus: Seuchen / Pocken. Durchs Fenster, in: Der Spiegel vom 9. Februar 1970, S. 83–84.

Anonymus: USA-Besatzer schleppen Seuche ein, in: Neues Deutschland vom 18. Juli 1957, S. 1.

Anonymus: Von ZEIT zu ZEIT. Erfolge, in: Die Zeit vom 20. Dezember 1968, S. 8.

Anonymus: Vorsicht - Grippewetter!, in: Neues Deutschland vom 20. November 1971, S. 8.

AP: Schweinegrippe. Deutschland droht Impf-Chaos im Herbst, in: Spiegel online vom 25. Juli 2009, http://www.spiegel.de/wissenschaft/mensch/schweinegrippe-deutschland-droht-impf-chaos-im-herbst-a-638240.html – abgerufen am 12. Dezember 2014.

Bahnsen, Ulrich: Impfung gegen Schweinegrippe. Akute Unlust, in: Zeit online vom 29. Oktober, http://www.zeit.de/wissen/gesundheit/2009-10/schweinegrippe-h1n1-impfung – abgerufen am 20. Februar 2014.

Bahnsen, Ulrich: Pandemie. Out of Mexico, in: Die Zeit vom 30. April 2009, http://www.zeit.de/2009/19/Schweinegrippe – abgerufen am 1. Oktober 2013.

Bahnsen, Ulrich: Schweinegrippe. Scheinbare Nebenwirkungen, in: Die Zeit vom 5. November 2009, http://www.zeit.de/2009/46/M-Impfen – abgerufen am 20. Februar 2014.

Bethge, Philip; Elger, Katrin; Glüsing, Jens et al.: Seuchen. Chronik einer Hysterie, in: Der Spiegel vom 8. März 2010, S. 128–132, http://magazin.spiegel.de/EpubDelivery/spiegel/pdf/69407395 – abgerufen am 12. Dezember 2014.

Briseño, Cinthia: Erste Bilanz aus England. H1N1-Virus ist viel harmloser als Spanische Grippe, in: Spiegel online vom 10. Dezember 2009, http://www.spiegel.de/wissenschaft/mensch/erste-bilanz-aus-england-h1n1-virus-ist-viel-harmloser-als-spanische-grippe-a-666183.html – abgerufen am 12. Dezember 2014.

Conradi, Malte: Grippe-Impfung. Ein Geschäft ohne Risiko und Nebenwirkungen, in: Zeit online vom 28. Oktober 2009, http://www.zeit.de/wirtschaft/2009-10/schweinegrippe-impfung-glaxo – abgerufen am 20. Februar 2014.

ddp; AP; dpa et al.: Schweinegrippe. Bürger lassen sich nur zögerlich impfen, in: Spiegel online vom 7. Dezember 2009, http://www.spiegel.de/wissenschaft/medizin/schweinegrippe-buerger-lassen-sich-nur-zoegerlich-impfen-a-665547.html – abgerufen am 12. Dezember 2014.

dpa; AFP; AR al.: Schweinegrippe. Experten geben vorsichtige Entwarnung, in: Spiegel online vom 2. Mai 2009, http://www.spiegel.de/wissenschaft/natur/schweinegrippe-experten-geben-vorsichtig-entwarnung-a-622485.html – abgerufen am 11. Dezember 2014.

dpa; Reuters: Amerikagrippe. Brüssel will Flugverbindungen nach Mexiko kappen, in: Zeit online vom 29. April 2013, http://www.zeit.de/online/2009/18/schweinegrippe-eu-will-fluege-mexiko-stoppen – abgerufen am 19. Oktober 2013.

dpa; Reuters; AP et al.: Tödliches Virus. WHO warnt vor Schweinegrippe-Pandemie, in: Spiegel online vom 25. April 2009, http://www.spiegel.de/wissenschaft/mensch/toedliches-virus-who-warnt-vor-schweinegrippe-pandemie-a-621117.html – abgerufen am 11. Dezember 2014.

dpa; Reuters; dal: Folgen der Schweinegrippe. Impfstoffe werden knapp, in: Zeit online vom 7. Februar 2010, http://www.zeit.de/wissen/2010-02/impfstoff-kinder-schweinegrippe – abgerufen am 19. April 2013.

Faigle, Philip: Schweinegrippe. Ist der Welthandel bedroht?, in: Zeit online vom 28. April 2009, http://www.zeit.de/online/2009/18/grippe-weltwirtschaft – abgerufen am 13. Februar 2014.

Fröhlingsdorf, Michael; Grill, Markus; Hackenbroch, Veronika et al.: Medizin. Das Geschäft mit der Spritze, in: Der Spiegel vom 3. August 2009, S. S. 98–101, http://www.spiegel.de/spiegel/print/d-66284721.html – abgerufen am 12. Dezember 2014.

Geil, Karin: Amerikagrippe. Das Notfallprogramm läuft an, in: Zeit online vom 29. April 2009, http://www.zeit.de/online/2009/18/schweinegrippe-bayern – abgerufen am 19. Oktober 2013.

Hackenbroch, Veronika; Traufetter, Gerald: Seuchen. Immun gegen die Impfung, in: Der Spiegel vom 19. Oktober 2009, S. 140–142, http://www.spiegel.de/spiegel/print/d-67398874.html – abgerufen am 12. Dezember 2014.

Hannes, Dieter: Impfung bester Schutz vor Grippe, in: Neues Deutschland vom 2. November 1974, S. 2.

Hermann, Horst: Wanderwege einer weltweiten Grippe, in: Neues Deutschland vom 17. Februar 1973, S. 12.

Hilkmann, Klaus: Pflanzlicher Wirkstoff gegen die Vogelgrippe. Besser als Tamiflu, in: die tageszeitung vom 12. Februar 2009, http://www.taz.de/!30316/ – abgerufen am 9. Januar 2009.

Hoferichter, Andrea: Ausbreitung von Pandemien. Wie ein Steinwurf in die Pfütze, in: Süddeutsche.de vom 12. Dezember 2013, http://www.sueddeutsche.de/gesundhe it/erforschung-von-pandemien-wie-ein-steinwurf-in-die-pfuetze-1.1842544 – abgerufen am 10. Januar 2014.

Kaulen, Hildegard: Sollen die Pandemie-Erreger doch über ihren Stil stolpern, in: Frankfurter Allgemeiner Zeitung vom 2. September 2015, S. N 1.

Kaulen, Hildegard: Virus H7N9. Vogelgrippe unter Beobachtung, in: Frankfurter Allgemeine Zeitung vom 11. Dezember 2013, S. N1.

Kekulé, Alexander S.: Impfstoffengpass. Keine Gefahr für Kinder, in: Zeit online vom 10. Februar 2010, http://www.zeit.de/meinung/2010-02/impfung-engpass-kind er – abgerufen am 19. April 2013.

Kittlitz, Alard von: Jenseits von Eden. Die Geschichte eines Virus, in: Frankfurter Allgemeine Zeitung vom 12. Mai 2012, online verfügbar unter: URL: http://www.f az.net/aktuell/gesellschaft/die-geschichte-eines-virus-jenseits-von-eden-11749185.h tml – abgerufen am 21. Mai 2012.

Kloth, Hans Michael: Grippe-Katastrophe von 1918/19. „Nehmen Sie alle Tischler und lassen Sie Särge herstellen“, in: Spiegel online vom 27. April 2009, http://www .spiegel.de/einestages/grippe-katastrophe-von-1918-19-a-948269.html – abgerufen am 11. Dezember 2014.

Le Ker, Heike: Schweinegrippe. Experten fürchten Impfrisiko für Schwangere, in: Spiegel online vom 7. August 2009, http://www.spiegel.de/wissenschaft/medizin/sc hweinegrippe-experten-fuerchten-impfrisiko-fuer-schwangere-a-640884.html – abgerufen am 12. Dezember 2014.

Lippelt, Heinrich: Was tun gegen „asiatische Grippe“?, in: Die Zeit vom 12. September 1957, S. 4.

Lubbadeh, Jens: Grippe-Pandemie. Wie sich Deutschland für die Seuche rüstet, in: Spiegel online vom 27. April 2009, http://www.spiegel.de/wissenschaft/mensch/gri ppe-pandemie-wie-sich-deutschland-fuer-die-seuche-ruestet-a-621333.html – abgerufen am 11. Dezember 2014.

Lubbadeh, Jens: Reduzierte Fallzahlen in Mexiko. Erste Zweifel an Gefährlichkeit der Schweinegrippe, in: Spiegel online vom 29. April 2009, http://www.spiegel.de/ wissenschaft/mensch/reduzierte-fallzahlen-in-mexiko-erste-zweifel-an-gefaehrlichk eit-der-schweinegrippe-a-621905.html – abgerufen am 11. Dezember 2014.

Lüdemann, Dagny: Die Influenza aus Amerika. Kein Schwein hat Schweinegrippe, in: Zeit online vom 29. April 2009, http://www.zeit.de/online/2009/18/kein-schwei n-grippe – abgerufen am 13. Februar 2014.

Lüdemann, Dagny: Neuer Grippeerreger aus Mexiko. „Hygiene ist jetzt besonders wichtig“, in: Zeit online vom 28. April 2009, http://www.zeit.de/online/2009/18/int erview-mettenleiter – abgerufen am 13. Februar 2014.

Lüdemann, Dagny: Schweinegrippe. Sprunghafter Anstieg der H1N1-Fälle in Deutschland, in: Zeit online vom 27. Juli 2009, http://www.zeit.de/online/2009/31/schweinegrippe-aktuell – abgerufen am 16. Februar 2014.

Mauersberger, Helga: Kinderlähmung – Impfen oder nicht?, in: Der Spiegel vom 24. April 1957, S. 28–32.

McNeil, Donald G.: White House to Cut Funding for Risky Biological Study, in: The New York Times vom 17. Oktober 2014, http://www.nytimes.com/2014/10/18/us/white-house-to-cut-funding-for-risky-biological-study.html?_r=0 – abgerufen am 26. Februar 2016.

Müller-Jentsch, Ekkehard: Grippe-Impfung mit fatalen Folgen, in: Süddeutsche.de vom 17. Dezember 2014, http://www.sueddeutsche.de/muenchen/prozess-in-muenchen-grippe-impfung-mit-fatalen-folgen-1.2271421 – abgerufen am 6. März 2015.

Neudecker, Tilman: Droht uns das Killervirus?, in: Die Zeit vom 13. August 1976, S. 44.

Press Trust of India: Swine flu deaths at 1,895; number of cases near 32K mark, in: The Indian Express vom 21. März 2015, http://indianexpress.com/article/india/india-others/swine-flu-deaths-at-1895-cases-near-32k-mark/ – abgerufen am 25. Februar 2016.

Renker, Karlheinz: Die Grippe - harmlos oder gefährlich?, in: Neues Deutschland vom 23. Oktober 1953, S. 6.

Reuters; AFP: Mexiko. Dutzende Menschen an Schweinegrippe gestorben, in: Spiegel online vom 24. April 2009, http://www.spiegel.de/wissenschaft/mensch/mexiko-dutzende-menschen-an-schweinegrippe-gestorben-a-621044.html – abgerufen am 11. Dezember 2014.

Reuters; dpa; AFP: Grippeepidemie. WHO warnt vor zweiter Viren-Welle, in: Spiegel online vom 4. Mai 2009, http://www.spiegel.de/wissenschaft/natur/grippeepidemie-who-warnt-vor-zweiter-viren-welle-a-622649.html – abgerufen am 11. Dezember 2014.

Reuters; dpa: Angst vor Pandemie. WHO erhöht Alarmstufe wegen Schweinegrippe, in: Spiegel online vom 27. April 2009, http://www.spiegel.de/wissenschaft/mensch/angst-vor-pandemie-who-erhoeht-alarmstufe-wegen-schweinegrippe-a-621528.html – abgerufen am 11. Dezember 2014.

Reuters: Tamiflu beschert Roche deutlichen Umsatzanstieg, http://de.reuters.com/article/topNews/idDEBEE59E05K20091015 – abgerufen am 28. September 2015.

Scheidler: Grippeerkrankungen normal, in: Neues Deutschland vom 19. September 1957, S. 6.

Schlütter, Jana: Supervirus-Debatte. Wer darf tödliche Viren erschaffen, in: Die Zeit vom 29. April 2013.

Schmeck, Harold M.: U.S. Calls Flu Alert On Possible Return Of Epidemic's Virus; U.S. FLU ALERT SET ON EPIDEMIC VIRUS, in: New York Times vom 20. Februar 1976, S. 1.

Schmitt, Stefan: Amerikagrippe. Gestärkte Abwehr, in: Die Zeit vom 7. Mai 2009, http://www.zeit.de/2009/20/01-Grippe – abgerufen am 13. Februar 2014.

Stockrahm, Sven: Schweinegrippe. Die Stunde der Opportunisten, in: Zeit online vom 27. Januar 2009, http://www.zeit.de/wissen/gesundheit/2010-01/schweinegrippe-europarat-kommentar – abgerufen am 21. Februar 2014.

Stockrahm, Sven: Schweinegrippe. WHO ruft höchste Warnstufe aus, in: Zeit online, http://www.zeit.de/online/2009/25/amerikagrippe-who-pandemiefall – abgerufen am 22. Februar 2016.

Ulbricht, Walter; Stoph, Willi; Correns, Erich: An alle Bürger der DDR!, in: Neues Deutschland vom 17. April 1970, S. 1.

Woratschka, Rainer: Schweinegrippe. Risiken mit Nebenwirkungen, in: Zeit online vom 2. August 2009, http://www.zeit.de/online/2009/32/schweinegrippe-impfstoffe – abgerufen am 16. Februar 2014.

Zeit online; dpa; Reuters: Schweinegrippe. Ägypter protestieren gegen Massenkeulung, in: Zeit online vom 4. Mai 2009, http://www.zeit.de/online/2009/19/schweinegrippe-protest-aegypten – abgerufen am 13. Februar 2014.

Zeit online; dpa; Reuters: Schweinegrippe. Bundesregierung streitet Vorwurf einer Zwei-Klassen-Medizin ab, in: Zeit online vom 19. Oktober 2009, http://www.zeit.de/politik/deutschland/2009-10/schweinegrippe-bundespolitik – abgerufen am 20. Februar 2014.

Zeit online; dpa; tos: Schweinegrippe. Kabinett beschließt Massenimpfung, in: Zeit online vom 19. August 2009, http://www.zeit.de/online/2009/34/kabinett-schweinegrippe-impfungen – abgerufen am 16. Februar 2014.

Zeit online; rf, dpa: Schweinegrippe. Bundesländer einigen sich auf Impfstrategie, in: Zeit online vom 14. Juli 2009, http://www.zeit.de/online/2009/29/schweinegrippe-bundeslaender-impfstrategie – abgerufen am 16. Februar 2014.

Sonstige Quellen

Ackerknecht, Erwin H.: Geschichte und Geographie der wichtigsten Krankheiten, Stuttgart 1963.

Antimo, José Ordás: S. v. Influenza, in: Encyclopaedia Britannica, Bd. 13, Edinburgh 1880, S. 73.

Collier, Richard: The Plague of the Spanish Lady, London 1974, revidierte Paperback-Ausgabe von 1996.

Deutsche Forschungsgemeinschaft: Bericht der Deutschen Forschungsgemeinschaft über ihre Tätigkeit vom 1. April 1957 bis zum 31. März 1958, Bad Godesberg 1958.

Deutsche Forschungsgemeinschaft: Bericht der Deutschen Forschungsgemeinschaft über ihre Tätigkeit vom 1. April 1958 bis zum 31. März 1959, Bad Godesberg 1959.

Deutsche Forschungsgemeinschaft: Bericht der Deutschen Forschungsgemeinschaft über ihre Tätigkeit vom 1. April 1960 bis zum 31. Dezember 1960, Bad Godesberg 1961.

Deutsche Forschungsgemeinschaft: Bericht der Deutschen Forschungsgemeinschaft über ihre Tätigkeit vom 1. Januar bis zum 31. Dezember 1964, Bad Godesberg 1965.

Deutsche Forschungsgemeinschaft: Bericht der Deutschen Forschungsgemeinschaft über ihre Tätigkeit vom 1. Januar 1965 bis zum 31. Dezember 1965, Bad Godesberg 1966.

Deutsche Forschungsgemeinschaft: Jahresbericht der DFG. Band I: Tätigkeitsbericht, 2 Bände, Bonn-Bad Godesberg 1975.

Deutsche Forschungsgemeinschaft: Jahresbericht der DFG. Band I: Tätigkeitsbericht, 2 Bände, Bonn 1989.

Deutsche Forschungsgemeinschaft: Jahresbericht der DFG. Band II: Programme und Projekte, 2 Bände, Bonn 1989.

Deutsche Forschungsgemeinschaft: Jahresbericht der DFG. Band II: Programme und Projekte, 2 Bände, Bonn-Bad Godesberg 1971.

Deutsche Forschungsgemeinschaft; Leopoldina Nationale Akademie der Wissenschaften: Wissenschaftsfreiheit und Wissenschaftsverantwortung. Empfehlungen zum Umgang mit sicherheitsrelevanter Forschung, Bonn/Halle (Saale) 2014.

Deutsche Vereinigung zur Bekämpfung der Viruskrankheiten e. V.: Pressegespräch anlässlich des 4. Deutschen Influenza-Kongresses. 27. –29. September 2012, Kaisersaal Erfurt, http://www.dvv-ev.de/Rueckblicke/PressegespraechZusammenfassung.pdf – abgerufen am 20. Februar 2015.

Deutschlandfunk, Die Zeit: 37. Zeit-Forum der Wissenschaft: Krise oder Hysterie? Mitschrift des 37. Zeitforums der Wissenschaft vom 28. April 2010 in der Berlin-Brandenburgischen Akademie Wissenschaften, http://images.zeit.de/2010/19/ZEIT-Forum-April-2010.pdf – abgerufen am 21. Februar 2014.

Francis, Th., jr.: Influenza, in: Encyclopaedia Britannica, Bd. 12, Chicago/Toronto/London 1962, S. 347.

Google Inc.: Google Flu Trends, http://www.google.org/flutrends/ – abgerufen am 5. April 2013.

Leibniz-Informationszentrum Lebenswissenschaften (ZB MED); Deutsches Institut für Medizinische Dokumentation und Information (DIMDI): MedPilot Metasuchmaschine, s. v. 'Influenza'; 'Pandemie', http://www.medpilot.de/app/search/search/f2baa266309d69e3f6012635ce46cda4?FS=TI%3DInfluenza+AND+TI%3DPandemie – abgerufen am 20. Februar 2015.

Leibniz-Informationszentrum Lebenswissenschaften (ZB MED); Deutsches Institut für Medizinische Dokumentation und Information (DIMDI): MedPilot Metasuchmaschine, s. v. 'Spanische Grippe' und 'Spanish Flu', http://www.medpilot.de/app/search/search/26af2bbe07ad8c57fd92da0aa9e3c169?FS=%22Spanische+Grippe%22+OR+%22Spanish+Flu%22 – abgerufen am 20. Februar 2015.

Mullen, Thomas: Die Stadt am Ende der Welt, Hamburg 2007.

Pringle, Heather: Members of previously uncontacted tribe infected with flu, in: News of The American Association for the Advancement of Science vom 21. Juli 2014, http://news.sciencemag.org/latin-america/2014/07/members-previously-uncontacted-tribe-infected-flu – abgerufen am 25. Juli 2014.

Temmler, Mirko; Ludäscher, Simon: Influenzapandemie. Prävention und Maßnahmen, in: Maurer, Klaus; Mitschke, Thomas (Hrsg.): SEGmente, Bd. 10, Edewecht 2011.

Trafton, Anne: Swine flu outbreak in India raises concern, in: MIT News, http://news.mit.edu/2015/swine-flu-outbreak-india-mutations-0311 – abgerufen am 25. Februar 2016.

Uhl, Doris: Influenza-Prophylaxe. Umstrittene Studien zu Cystus 052, in: daz.online - Das Internetportal der Deutschen Apotheker Zeitung vom 8. Juli 2009, http://www.deutsche-apotheker-zeitung.de/pharmazie/news/2009/07/08/umstrittene-studien-zu-cystus052.html –abgerufen am 9. Januar 2014.

US National Library of Medicine; National Institute of Health: PubMed-Metadatenbank, s. v. 'influenza'; 'pandemic', http://www.ncbi.nlm.nih.gov/pubmed/?term =influenza+pandemic – abgerufen am 20. Februar 2015.

US National Library of Medicine; National Institute of Health: PubMed-Metadatenbank, s. v. 'Lung Cancer', http://www.ncbi.nlm.nih.gov/pubmed/?Db=pubmed &term=lung%20cancer – abgerufen am 5. März 2015.

US National Library of Medicine; National Institute of Health: PubMed-Metadatenbank, s. v. 'Pneumonia'; 'children', http://www.ncbi.nlm.nih.gov/pubmed/?term =pneumonia+children – abgerufen am 26. August 2015.

US National Library of Medicine; National Institute of Health: PubMed-Metadatenbank, s. v. 'Spanish Influenza', http://www.ncbi.nlm.nih.gov/pubmed/?term=sp anish+influenza – abgerufen am 20. Februar 2015.

Westenhöfer: Die Aufgaben der Rassenhygiene (des Nachkommenschutzes) im neuen Deutschland. Vortrag, gehalten am 27. Februar 1919 in der Berliner Gesellschaft für Rassenhygiene, in: Medizinalabteilung des Ministeriums im Auftrage des Ministeriums für Volkswohlfahrt (Hrsg.): Veröffentlichungen aus dem Gebiete der Medizinalverwaltung. Band 10, Berlin 1920, S. 77–116.

Sekundärliteratur

Zur Influenza

Anonymus: Das Einfallstor für Vogelgrippe-Viren, in: Frankfurter Allgemeine Zeitung vom 20. Januar 2016, S. N1.

Bauer, Frieder; Vögele, Jörg: Die „Spanische Grippe“ in der deutschen Armee 1918: Perspektive der Ärzte und Generäle, in: Medizinhistorisches Journal, 48 (2013), S. 117–152.

Blaha, Thomas: Epidemiologische Grundlagen der Aviären Influenza, in: Niedersächsisches Kompetenzzentrum Ernährungswirtschaft (Hrsg.): Aviäre Influenza - Hintergründe, Informationen und Perspektiven. Tagung am 27. Oktober 2005, Vechta 2005, S. 15–19.

Bundesministerium für Ernährung, Landwirtschaft und Verbraucherschutz: Vogelgrippe / Geflügelpest, http://www.bmelv.de/DE/Landwirtschaft/Tier/Tiergesundheit/Tierseuchen/Vogelgrippe/vogelgrippe_node.html – abgerufen am 18. April 2013.

Deutscher Hochschulverband (Hrsg.): Grippewellen, in: Forschung und Lehre, Jg. 2013, Ausg. 1.

Eyler, John M.: Influenza and the Remaking of Epidemiology, 1918–1960, in: Giles-Vernick, Tamara; Craddock, Susan (Hrsg.): Influenza and Public Health. Learning from past pandemics, London/Washington 2010, S. 156–179.

Grabkowsky, Barbara J.: Qualitative Risikobewertung eines Eintrags von Aviärer Influenza in europäischen Geflügelbetrieben auf lokaler und überregionaler Ebene, in: Broll, Gabriele; Flath, Martina; Windhorst, Hand-Wilhelm (Hrsg.): Vechtaer Studien zur Angewandten Geographie und Regionalwissenschaft, Bd. 29, Vechta 2010.

Haas, Walter (Hrsg.): Influenza. Prävention, Diagnostik, Therapie und öffentliche Gesundheit, München 2009.

Hannoun, Claude; Craddock, Susan: Hong Kong Flu (1968) revisited 40 years later, in: Giles-Vernick, Tamara; Craddock, Susan (Hrsg.): Influenza and Public Health. Learning from past pandemics, London/Washington 2010, S. 180–190.

Hieronimus, Marc: Krankheit und Tod 1918. Zum Umgang mit der Spanischen Grippe in Frankreich, England und dem Deutschen Reich, Köln 2006.

Keck, Frédérick: Comment. Influenza Histories and the Coexistences of Old and New, in: Giles-Vernick, Tamara; Craddock, Susan (Hrsg.): Influenza and Public Health. Learning from past pandemics, London/Washington 2010, S. 191–196.

Kleinman, Arthur M.; Bloom, Barry R.; Mason, Katherine A. et al.: Avian and Pandemic Influenza. A Biosocial Approach, in: The Journal of Infectious Diseases, 197 - Supplement 1 (2008), S. 1–3.

Lorenz, Victoria Daniella: Die Spanische Grippe von 1918/1919 in Köln. Darstellung durch die Kölner Presse und die Kölner Behörden, Diss. Köln 2011.

Löwy, Ilana: Comment. Influenza and Historians: A Difficult Past, in: Giles-Vernick, Tamara; Craddock, Susan (Hrsg.): Influenza and Public Health. Learning from past pandemics, London/Washington 2010, S. 91–97.

Mendelsohn, J. Andrew: Von der »Ausrottung« zum Gleichgewicht. Wie Epidemien nach dem Ersten Weltkrieg komplex wurden, in: Sarasin, Philipp; Berger, Silvia; Hänseler, Marianne et al. (Hrsg.): Bakteriologie und Moderne. Studien zur Biopolitik des Unsichtbaren, Frankfurt am Main. 2007, S. 239–281.

Michels, Eckard: Die Spanische Grippe 1918/19. Verlauf, Folgen und Deutungen in Deutschland im Kontext des Ersten Weltkriegs, in: Vierteljahrshefte für Zeitgeschichte (1) 2010, S. 1–33.

Mulder, J.; Hers, J. F. Ph.: Influenza, Groningen 1972.

Müller, Jürgen: Die Spanische Influenza 1918/19. Einflüsse des Ersten Weltkrieges auf Ausbreitung, Krankheitsverlauf und Perzeption einer Pandemie, in: Eckart, Wolfgang U.; Gradmann, Christoph (Hrsg.): Die Medizin und der Erste Weltkrieg, Pfaffenweiler 1996, S. 321–342.

Phillips, Howard; Killingray, David: Introduction, in: Dies. (Hrsg.): The Spanish Influenza Pandemic of 1918–19. New perspectives (Routledge studies in the social history of medicine 12), London/New York 2005, S. 1–25.

Potter, Christopher W.: Chronicle of Influenza Pandemics, in: Nicholson, Karl G.; Webster, Robert G.; Hay, Alan J. (Hrsg.): Textbook of influenza, Oxford u. a. 1998, S. 3–18.

Pyle, Gerald F.: The diffusion of Influenza. Patterns and Paradigms, New Jersey 1986.

Rosenberg, Charles E.: Siting Epidemic Disease. 3 Centuries of American History, in: The Journal of Infectious Diseases, 197 – Supplement 1 (2008), S. 4–6.

Scoones, Ian: The International Response to Avian Influenza. Science, Policy and Politics, in: Ders. (Hrsg.): Avian Influenza. Science, Policy and Politics, London/Washington 2010, S. 1–18.

Tao, Hui; Steel, John; Lowen, Anice C.: Intrahost Dynamics of Influenza Virus Reassortment, in: Journal of Virology, Jg. 88, 13 (2014), S. 7485–7492.

Vasold, Manfred: Die Spanische Grippe. Die Seuche und der Erste Weltkrieg, Darmstadt 2009.

Vasold, Manfred: Pest, Not und schwere Plagen, München 1991.

Vögele, Jörg: Vom epidemiologischen Übergang zur emotionalen Epidemiologie. Zugang zur Seuchengeschichte, in: Thießen, Malte (Hrsg.): Infiziertes Europa. Seuchen im langen 20. Jahrhundert (Historische Zeitschrift Beihefte N.F., 64), München 2014, S. 29–49.

Wehling, Peter: Jenseits der Wissens? Wissenschaftliches Wissen aus soziologischer Perspektive, in: Zeitschrift für Soziologie, 6 (2001), S. 465–484.

Witte, Wilfried: Bedrohungsszenario. Historische Deutungen der Spanischen Grippe im 20. Jahrhundert, in: Thießen, Malte (Hrsg.): Infiziertes Europa. Seuchen im langen 20. Jahrhundert (Historische Zeitschrift Beihefte N.F., 64), München 2014, S. 186–205.

Witte, Wilfried: Die Grippepandemie 1968–1970: Strategien der Krisenbewältigung im getrennten Deutschland. „Wodka und Himbeertee", in: Deutsche Medizinische Wochenschrift, 51/52 (2011), S. 2664–2668.

Witte, Wilfried: Eine Bombe gegen Grippe. Grippe im Jahre 1976 – ein deutsch-deutscher Vergleich, in: Wahrmann, Carl Christian; Buchsteiner, Martin; Strahl, Antje (Hrsg.): Seuche und Mensch. Herausforderung in den Jahrhunderten, Berlin 2012, S. 409–428.

Witte, Wilfried: The plague that was not allowed to happen. German medicine and the influenza pandemic of 1918–19 in Baden, in: Phillips, Howard; Killingray, David (Hrsg.): The Spanish Influenza Pandemic of 1918–19. New perspectives (Routledge studies in the social history of medicine 12), London/New York 2005, S. 49–57.

Witte, Wilfried: Tollkirschen und Quarantäne. Die Geschichte der Spanischen Grippe, Berlin 2008.

Wood, John M.; Williams, Michael S.: History of Inactivated Influenza Vaccines, in: Nicholson, Karl G.; Webster, Robert G.; Hay, Alan J. (Hrsg.): Textbook of influenza, Oxford u. a. 1998, S. 317–323.

Zylberman, Patrick: Comment. Influenza Epidemics and the Politics of Historical Analogy, in: Giles-Vernick, Tamara; Craddock, Susan (Hrsg.): Influenza and Public Health. Learning from past pandemics, London/Washington 2010, S. 84–90.

Zur Methodik

Assmann, Aleida: Der lange Schatten der Vergangenheit. Erinnerungskultur und Geschichtspolitik, München 2006.

Böschen, Stefan; Kastenhofer, Karen; Rust, Ina et al.: Entscheidungen unter Bedingungen pluraler Nichtwissenskulturen, in: Mayntz, Renate; Neidhardt, Friedhelm; Weingart, Peter (Hrsg.): Wissensproduktion und Wissenstransfer. Wissen im Spannungsfeld von Wissenschaft, Politik und Öffentlichkeit, Bielefeld 2008, S. 197–219.

Eckart, Wolfgang Uwe; Jütte, Robert: Medizingeschichte. Eine Einführung, Köln/Weimar/Wien 2007.

Fleck, Ludwik: Entstehung und Entwicklung einer wissenschaftlichen Tatsache, Frankfurt am Main. 1980.

Foucault, Michel: Archäologie des Wissens. 8. Aufl., Frankfurt am Main 1997.

Foucault, Michel: Der Wille zum Wissen. Sexualität und Wahrheit 1, Frankfurt am Main [1]1977.

Füssel, Marian; Neu, Tim: Diskursforschung in der Geschichtswissenschaft, in: Angermuller, Johannes; Nonhoff, Martin; Herschinger, Eva et al. (Hrsg.): Diskursforschung. Bd. 1: Theorien, Methodologien und Kontroversen. Ein interdisziplinäres Handbuch. 2 Bände, Bielefeld 2014, S. 145–161.

Groß, Matthias; Hoffmann-Riem, Holger; Krohn, Wolfgang: Realexperimente. Ökologische Gestaltungsprozesse in der Wissensgesellschaft, Bielefeld 2005.

Jasanoff, Sheila: Design and Nature. Science and Democracy in Europe and the United States, Princeton 2007.

Keller, Reiner: Diskursforschung, Wiesbaden 2011.

King, Lester S.: Medical Thinking. A Historical Preface, Princeton 1982.

Knorr-Cetina, Karin: Wissenskulturen. Ein Vergleich naturwissenschaftlicher Wissensformen, Frankfurt am Main 2002.

Koselleck, Reinhart: Vergangene Zukunft. Zur Semantik geschichtlicher Zeiten, Frankfurt am Main 1989.

Kuhn, Thomas S.: Die Struktur wissenschaftlicher Revolutionen Frankfurt am Main [2]1969.

Kurath, Monika; Gisler, Priska: Informing, involving or engaging? Science communication in the ages of atom-, bio- and nanotechnology, in: Public Understanding of Science, Jg. 18, 5 (2009), S. 559–573.

Landwehr, Achim: Historische Diskursanalyse, Frankfurt am Main 2009.

Lax, Gregor: Das „lineare Modell der Innovation" in Westdeutschland. Eine Geschichte der Hierarchiebildung von Grundlagen- und Anwendungsforschung nach 1945, Baden-Baden 2015.

Luhmann, Niklas: Soziologie des Risikos, Berlin u. a. 1991.

Morgan, Mary S.; Morrison, Margaret: Models as mediating instruments, in: Dies. (Hrsg.): Models as Mediators. Perspectives on Natural and Social Sciences, Cambridge 1999, S. 10–37.

Nikolow, Sybilla; Schirrmacher, Arne: Das Verhältnis von Wissenschaft und Öffentlichkeit als Beziehungsgeschichte. Historiographische und systematische Perspektiven, in: Dies. (Hrsg.): Wissenschaft und Öffentlichkeit als Ressourcen füreinander. Studien zur Wissenschaftsgeschichte im 20. Jahrhundert, Frankfurt am Main 2007, S. 11–36.

Oevermann, Ulrich: Wissenschaft als Beruf. Die Professionalisierung wissenschaftlichen Handelns und die gegenwärtige Universitätsentwicklung, in: die hochschule, 1 (2005), S. 15–51.

Steinmetz, Willibald: Das Sagbare und das Machbare. Zum Wandel politischer Handlungsspielräume: England 1780–1867, Stuttgart 1993.

Stokes, Donald E.: Pasteur's quadrant. Basic science and technological innovation, Washington 1997.

Weingart, Peter: Die Stunde der Wahrheit? Weilerwist 2005.

Sonstige Sekundärliteratur

Anderson, Chris: The End of Theory: The Data Deluge Makes the Scientific Method Obsolete, in: Wired vom 27. Juni 2008.

Anonymus: Deutsches Grünes Kreuz. Grünes Feigenblatt für Pharmamarketing, in: arznei-telegramm, Jg. 40, 6 (2009), S. 53 f.

Anonymus: Milzbrand. Zehntausende verseuchte Briefe?, in: Spiegel online vom 9. November 2001.

Baader, Gerhard: Menschenversuche im Nationalsozialismus. Die Beteiligung des Robert Koch-Instituts, in: Bundesgesundheitsbl., Jg. 32, 3/Sonderheft (1999), S. 7–12.

Bächi, Beat: Vitamin C für alle!. Pharmazeutische Produktion, Vermarktung und Gesundheitspolitik (1933–1953), Zürich 2009.

Bernard, Andreas: Das totale Archiv. Zur Funktion des Nicht-Wissens in der digitalen Kultur, in: Merkur, Heft 801 (2016), S. 5–17.

Berger, Silvia: Bakterien in Krieg und Frieden. Eine Geschichte der medizinischen Bakteriologie in Deutschland 1890 – 1933, Göttingen 2009.

Bonita, Ruth; Beaglehole, Robert; Kjellström, Tord: Einführung in die Epidemiologie, Bern ^{2}2008.

Darwin, John: Das unvollendete Weltreich. Aufstieg und Niedergang des Britischen Empire 1600–1997, Frankfurt am Main 2013.

Deutsche Forschungsgemeinschaft: Sonderforschungsbereiche, http://www.dfg.de/foerderung/programme/koordinierte_programme/sfb/ – abgerufen am 2. Oktober 2015.

Deutscher Ärzte-Verlag: Media-Information 2014. Deutsches Ärzteblatt, http://www.aerzteblatt.de/down.asp?id=12098 – abgerufen am 8. Februar 2014.

Deutscher Bundestag - 14. Wahlperiode: Beschlussempfehlung und Bericht des Ausschusses für Gesundheit (14. Ausschuss). Entwurf eines Gesetzes zur Neuordnung seuchenrechtlicher Vorschriften (Seuchenrechtsneuordnungsgesetz – SeuchR-NeuG), Drucksache 14/3194.

Deutscher Bundestag - 3. Wahlperiode: Entwurf eines Gesetzes zur Verhütung und Bekämpfung übertragbarer Krankheiten beim Menschen (Bundes-Seuchengesetz), Drucksache 1888.

Deutscher Bundestag - 3. Wahlperiode: Kleine Anfrage der Fraktion FDP. Betr. Durchführung des Bundesseuchenschutzgesetzes, Drucksache 2974.

Dickmann, Petra: Biosecurity. Biomedizinisches Wissen zwischen Sicherheit und Gefährdung, Bielefeld 2012.

dpa: Käfer-Sammeln und Sehtest-Pflicht, in: Frankfurter Rundschau vom 29. August 2008.

dpa/oc: Herzmittel mit Digitalis erhöhen die Sterblichkeit, in: Die Welt vom 5. Mai 2015, http://www.welt.de/gesundheit/article140527421/Herzmittel-mit-Digitalis-erhoehen-die-Sterblichkeit.html?config=print – abgerufen am 6. August 2015.

Fechner, Carmen: Die Frühgeschichte der Sportvereinigung Dynamo. Hegemoniebestrebungen, Dominanzverhalten und das Rivalitätsverhältnis zur Armeesportvereinigung „Vorwärts", Berlin 2012.

Fleischmann, R. D.; Adams, M. D.; White, O. et al.: Whole-genome random sequencing and assembly of Haemophilus influenzae Rd, in: Science 269/5223, DOI: 10.1126/science.7542800, S. 496–512.

S. v. life sciences, in: **Freudig, Doris; Sauermost, Ralf** (Hrsg.): Lexikon der Biologie, Bd. 8, Heidelberg 2002, S. 425 f.

Geißler, Erhard: Hitler und die Biowaffen, Münster 1998.

Gesetz über Nachfolgeeinrichtungen des Bundesgesundheitsamtes (BGA-Nachfolgegesetz – BGA-NachfG), § 2: Robert Koch-Institut - Bundesinstitut für Infektionskrankheiten und nicht übertragbare Krankheiten; http://bundesrecht.juris.de/bundesrecht/bga-nachfg/gesamt.pdf – abgerufen am 11. Februar 2016.

Gewin, Virginia: Movers. Klaus Stöhr moves from the WHO to industry, in: Nature, 447 (2007), doi: 10.1038/nj7140-112 a, S. 112.

Gieseke, Jens: Die DDR-Staatssicherheit. Schild und Schwert der Partei, Bonn 2001.

GlaxoSmithKline plc.: Geschichte des ehemaligen Sächsischen Serumwerks, heute GlaxoSmitkKline Biologicals, http://www.glaxosmithkline.de/html/untemehmen/dresden_geschichte.html – abgerufen am 26. September 2014.

Gradmann, Christoph: Bakteriologie und politische Sprache im Deutschen Kaiserreich, in: Sarasin, Philipp; Berger, Silvia; Hänseler, Marianne et al. (Hrsg.): Bakteriologie und Moderne. Studien zur Biopolitik des Unsichtbaren, Frankfurt am Main 2007, S. 327–353.

Gradmann, Christoph: Krankheit im Labor. Robert Koch und die medizinische Bakteriologie, Göttingen 2005.

Harseim, Christine; Wilke, Jürgen: Nachrichtenproduktion und Nachrichtenangebot der Deutschen Presse-Agentur. Mit einem Ausblick auf den Agentur-Vergleich, in: Wilke, Jürgen (Hrsg.): Von der Agentur zur Redaktion. Wie Nachrichten gemacht, bewertet und verwendet werden, Köln u. a. 2000, S. 1–122.

Häussler, Bertram; Höer, Ariane; Hempel, Elke (Hrsg.): Arzneimittel-Atlas 2014. Der Arzneimittel-Verbrauch in der GKV, Berlin/Heidelberg 2014.

Hülsbeck, Marcel; Benyaa, Yacine: Die Organisation globaler Innovation. Post-Merger-Integration pharmazeutischer Forschung und Entwicklung bei Novartis (Ciba-Geigy & Sandoz), in: Fisch, Jan-Hendrik; Roß, Jan-Michael: Fallstudien zum Innovationsmanagement. Methodengestützte Lösung von Problemen aus der Unternehmenspraxis, Wiesbaden 2009, S. 273–288.

Hüntelmann, Axel C.: Hygiene im Namen des Staates. Das Reichsgesundheitsamt 1876-1933, Göttingen 2008.

International Society for Influenza and other Respiratory Diseases: Contact Information Klaus Stohr, https://isirv.org/site/index.php/board-members?id=64 – abgerufen am 22. Januar 2016.

Jacobsen, Jens: Schatten des Todes. Die Geschichte der Seuchen, Darmstadt/Mainz 2012.

Kiple, Kenneth F.: The Ecology of Disease, in: Bynum; W.F.; Porter, Roy (Hrsg.): Companion Encyclopaedia of the History of Medicine. 2 Bände, London/New York 1993, Bd. 1, S. 357–381.

Köhler, Claus: Geldwirtschaft, Berlin 1979.

Löwy, Ilana: The Immunological Construction of the Self, in: Tauber, Alfred I. (Hrsg.): Organism and the Origins of Self, Dordrecht/Boston/London 1991, S. 43–75.

Lucey, Daniel R.; Gostin, Lawrence, O.: The Emerging Zika Pandemic. Enhancing Preparedness, in: JAMA online vom 27. Januar 2016, doi: 10.1001/jama.2016.0904, http://jama.jamanetwork.com/article.aspx?articleID=2485361 – abgerufen am 1. Februar 2016.

Martin, Douglas: Edwin Kilbourne, Flu Vaccine Expert, Dies at 90, in: The New York Times vom 24. Februar 2011, http://www.nytimes.com/2011/02/25/us/politics/25kil bourne.html?src=twrhp&_r=0 – abgerufen am 5. März 2013.

Mendelsohn, Everett: "Frankenstein at Harvard". The public politics of recombinant DNA research, in: Mendelsohn, Everett (Hrsg.): Transformation and Tradition in the Sciences. Essays in Honor of I. Bernhard Cohen, Cambridge, London, New York, u. a. 1984, S. 317–335.

Ministerium für Soziales, Gesundheit, Frauen und Familie des Saarlandes (Hrsg.): Nationaler Impfplan. Impfwesen in Deutschland – Bestandsaufnahme und Handlungsbedarf, Stand: 1. Januar 2012.

Munk, Klaus: Virologie in Deutschland. Die Entwicklung eines Fachgebietes, Basel 1995.

Niedersächsisches Landesgesundheitsamt (Hrsg.): 100 Jahre dem Gesundheitsschutz verpflichtet. 1903–2003, von der Bakteriologischen Untersuchungsstelle der Königlichen Regierung zu Hannover zu dem Landesgesundheitsamt der Niedersächsischen Landesregierung (NLGA) Hannover 2003.

Noack, Winfried: Die Arzneimittelproduktion, in: 7 b DIREKT Apothekenservice AG (Hrsg.): 45 Jahre Pharmazie in Deutschland *Ost*. Beiträge zur Geschichte des Arzneimittel- und Apothekenwesens der Deutschen Demokratischen Republik, Berlin, 2007, S. 319–347.

Olbrecht, Urs: Fluch und Segen, Die indische Juteindustrie in spät- und nachkolonialer Zeit, Stuttgart 2000.

Osterhammel, Jürgen: Die Verwandlung der Welt. Eine Geschichte des 19. Jahrhunderts, München ^{6}2011.

Packard, Randall M.: The Making of a Tropical Disease. A Short History of Malaria, Baltimore 2007.

Parlamentarische Versammlung des Europarates: Handbuch für die Mitglieder der Parlamentarischen Versammlung des Europarates, übersetzt vom Sprachendienst Deutscher Bundestag und Parlamentarische Versammlung des Europarates.

PMG Presse-Monitor: PMG Zitate-Ranking 2013, http://www.pressemonitor.de/fileadmin/assets/pmg/Pressemitteilungen/2014-01-13_PMG_Zitate-Ranking_2013.pdf – abgerufen am 11. Dezember 2014.

Radecke, Hans-Dieter; Teufel, Lorenz: Die Diktatur der Zukunft, in: Cicero, 7 (2013), S. 92–95.

Radkau, Joachim: Aufstieg und Krise der deutschen Atomwirtschaft: 1945–1975. Verdrängte Alternativen in der Kerntechnik und der Ursprung der nuklearen Kontroverse, Hamburg 1983.

Radkau, Joachim: Max Weber. Die Leidenschaft des Denkens, Wien 2005.

Rheinberger, Hans-Jörg: Epistemologie des Konkreten. Studien zur Geschichte der modernen Biologie, Frankfurt am Main 2006.

Robert Koch-Institut: Kurzbeschreibung: Humane Affenpocken, http://www.rki.de/DE/Content/Infekt/Biosicherheit/Agenzien/dl_Humane_Affenpocken.html – abgerufen am 21. Januar 2016.

Robert Koch-Institut: RKI 2010 - eine Zwischenbilanz. Der Ausbau des Robert Koch-Instituts zu einem Public Health Institut für Deutschland, Berlin 2009.

Robert Koch-Institut: Ständige Impfkommission (STIKO), http://www.rki.de/DE/Content/Kommissionen/STIKO/stiko_node.html – abgerufen am 6. Januar 2016.

Robert Koch-Institut: Steckbriefe seltener und importierter Infektionskrankheiten, Berlin 2011.

Robert Koch-Institut: Übersicht Ebolafieber unter http://www.rki.de/DE/Content/InfAZ/E/Ebola/Uebersicht.html – abgerufen am 6. November 2014.

Sarasin, Philipp: „Anthrax“. Bioterror als Phantasma, Frankfurt am Main 2004.

Sarasin, Philipp; Berger, Silvia; Hänseler, Marianne et al.: Bakteriologie und Moderne. Eine Einleitung, in: Dies. (Hrsg.): Bakteriologie und Moderne, S. 8–43.

Schramm, Stefanie: Lexikon. Handbuch für Hypochonder, in: Zeit online vom 20. September 2007, http://www.zeit.de/2007/39/M-Pschyrembel – abgerufen am 10. September 2015.

Statistisches Bundesamt: Bevölkerung und Erwerbstätigkeit. Fachserie 1 Reihe 1.1 (Natürliche Bevölkerungsbewegung) 2010, Wiesbaden 2012.

Steiner, Cornelia: „Wir erwarten sehr gefährliche Erreger", in: Braunschweiger Zeitung vom 27. Juni 2012.

Thacker, Stephen B.; Gregg, Michael B.: Implementing the Concepts of William Farr: the Contributions of Alexander D. Langmuir to Public Health Surveillance and Communications, in: American Journal of Epidemiology, 144/8 – Supplement (1996), S. S23–S28.

Thieme-Verlag: Mediadaten zur Deutschen Medizinischen Wochenschrift, https://www.thieme.de/de/dmw-deutsche-medizinische-wochenschrift/mediadaten-dmw-2608.htm – abgerufen am 29. September 2015.

Wehler, Hans-Ulrich: Deutsche Gesellschaftsgeschichte. Vom Beginn des Ersten Weltkriegs bis zur Gründung der beiden deutschen Staaten 1914–1949 (Bd. 4), Bonn 2010.

Weingart, Peter: Wozu Leitlinien guter wissenschaftlicher Politikberatung? Ringvorlesung: Wissenschaftliche Politikberatung Universität Göttingen am 19. Mai 2009.

Windhorst, Hand-Wilhelm: Die globale Eier- und Putenwirtschaft im Wandel. Herausforderungen an die Welteierwirtschaft, in: Mitteilungen des Instituts für Strukturforschung und Planung in agrarischen Intensivgebieten der Hochschule Vechta, 59 (2005), S. 11–34.

Winkle, Stefan: Geißeln der Menschheit. Kulturgeschichte der Seuchen, Düsseldorf/Zürich 1997.

World Health Organization: World Health Statistics 2015, Genf 2015.

World Health Organization; UNICEF: Diarrhoea. Why children are still dying and what can be done, Genf 2009, S. 1–7.

Interview mit Dr. F. Feil: Leitfaden und Transkript

Leitfaden für das Interview und Hinweise zur Transkription

<table>
<tr><td>Interviewpartner:</td><td colspan="2">Herr Dr. med. Fabian Feil, Niedersächsisches Ministerium für Soziales, Gesundheit und Gleichstellung, Abteilung 4 (Gesundheit und Prävention), Referat 401 (Öffentl. Gesundheitsdienst, übertragbare Krankheiten, Umwelthygiene, med. Zivil- u. Katastrophenschutz) — Kürzel: FF</td></tr>
<tr><td>Interviewender:</td><td colspan="2">David Rengeling — Kürzel: DR</td></tr>
<tr><td>Datum:</td><td colspan="2">9. April 2015</td></tr>
<tr><td>Dauer:</td><td colspan="2">2 Stunden</td></tr>
<tr><td>Uhrzeit:</td><td colspan="2">10:00 bis 12:00 Uhr</td></tr>
<tr><td>Aufzeichnung:</td><td colspan="2">elektronische Audioaufzeichnung[1239]</td></tr>
<tr><td>Transkription:</td><td colspan="2">Die Transkription erfolgte nicht nach konversationsanalytischen Standards, sondern pragmatisch nach dem Vorbild von Knorr-Cetina.[1240]</td></tr>
<tr><td rowspan="4">Zeichen:</td><td>/</td><td>ein Schrägstrich zeigt eine Unterbrechung an</td></tr>
<tr><td></td><td>Punkte indizieren auslaufende Worte</td></tr>
<tr><td>( )</td><td>einfache Klammern geben an, dass die beinhalteten Worte nicht mit Sicherheit oder gar nicht identifiziert werden konnten</td></tr>
<tr><td>(( ))</td><td>doppelte Klammern bezeichnen Kommentare und (gelegentlich sinngemäße) Ergänzungen durch den Transkribierenden</td></tr>
</table>

1239 Herr Feil stimmt der elektronischen Aufzeichnung zu (telefonische Rücksprache dazu erfolgte bei Terminabsprache am 12. März 2015).

1240 Für die hier genutzte vereinfachte Transkriptionsform vgl. Knorr-Cetina, Karin: Wissenskulturen. Ein Vergleich naturwissenschaftlicher Wissensformen, Frankfurt am Main 2002, hier insbesondere S. 9 f.

Fragenkatalog

A. Prolog: Vorstellung des Interviewpartners
   1. Zu Beginn: Bitte erläutern Sie doch kurz Ihren Aufgabenbereich und Ihre Tätigkeiten innerhalb dieser Behörde.
   2. Inwiefern sind Sie in leitender Position tätig beziehungsweise gegenüber nachgeordneten Mitarbeiterinnen und Mitarbeitern oder gar Behörden weisungsberechtigt?
   3. Wie lange arbeiten Sie bereits in der derzeitigen Position?
      Ggf. auch: Kurze Skizze des Lebenslaufs, also: Welche Tätigkeiten haben Sie vorher ausgeführt?
   4. Welcher Profession rechnen Sie sich zu?

B. Aufmerksamkeit gegenüber dem Phänomen ‚Influenza' bzw. ‚Grippe' und deren Erscheinungsformen im Allgemeinen
   1. *Vorab eine definitorische beziehungsweise Begriffsfrage:* Präferieren Sie den Begriff „Grippe" oder „Influenza"?
   2. Inwiefern spielt die Influenza eine Rolle für Sie oder Ihre Behörde?
   3. Wie schätzen Sie die Bedrohung ein, die von der Influenza ausgeht?
   4. Wie definieren Sie innerhalb Ihrer Behörde Begriffe wie ‚Epidemie' und ‚Pandemie'? Wird dafür z. B. auf den WHO-Standard zurückgegriffen?
   5. Sind mögliche Pandemien beziehungsweise das Auftreten neuer Virusstämme Thema in Ihrem Arbeitsalltag oder in Ihrer Behörde?
   6. *Falls (9) bejaht*:
      Wie präsent sind die Themen ‚Pandemien' und ‚Influenza' in Ihrer Behörde?
   7. Welche Ausbreitungsform der Influenza würden Sie als bedrohlicher ansehen, die regelmäßig auftretende saisonale oder die selten auftretende pandemische Influenza?

C. Wissensstand und Datengenerierung über Influenza
   1. Wie aktualisieren Sie Ihr Wissen über die Influenza und Pandemien?
   2. Welche Medien/Formen kommen dafür zum Einsatz? Publikationen (Handbücher, Zeitschriften, Monographien)? Fortbildungsveranstaltungen und Tagungen? Das Internet? Presse?
   3. Wie werden Informationen über die Influenza generiert? Zum Beispiel mittels epidemiologischer Methoden, immunologisch/serologischer Untersuchungen?

4. Wie funktioniert die Datenauswertung und -verarbeitung von epidemiologischen Kenngrößen? Das heißt, wie werden Größen wie Morbidität, Mortalität und andere erhoben, in Ihrer Behörde wahrgenommen und gegebenenfalls weitergereicht?
5. Welche Rolle spielen serologische und immunologische Untersuchungen wie beispielsweise Virus-, Antigen- und Resistenznachweise? Werden hier Einzel- oder gar Kohortenuntersuchungen durchgeführt? Passiert dies regelmäßig, oder nur in einem größeren ‚Seuchenfall'?
6. Stehen Sie bezüglich der Influenza mit weiteren ‚Influenza-Experten' wie zum Beispiel Wissenschaftlern, Epidemiologen, Immunologen, Ärzten oder anderen in Kontakt?
7. *Falls vorige Frage bejaht:* Besteht dieser Kontakt nur während größerer ‚Seuchenereignissen' oder gibt es einen regelmäßiger Austausch?
8. Denken Sie, dass die Datenlage bezüglich epidemiologischer und anderer Kenngrößen an Ungenauigkeiten krankt?
9. *Wenn vorige Frage bejaht:* Wie wird mit diesen Ungenauigkeiten umgegangen, und wie werden die Ungenauigkeiten zum Beispiel an die Presse weiterkommuniziert?
10. Unterscheiden Sie zwischen echter Grippe, grippeähnlichen Infekten und akuten respiratorischen Erkrankungen (ARE)?
11. *Wenn vorige Frage bejaht:* Macht die Unterscheidung ein Unterschied bei der Risikobewertung der Influenza?
12. Sehen Sie Spannungen zwischen verschiedenen Gruppen, die mit der Influenza befasst sind, zum Beispiel denjenigen, die mit dem Labornachweis des Virus befasst sind und Ärzten, die sich eher auf die Symptome und die Gesundung ihrer Patienten konzentrieren?

D. <u>Das Seuchenereignis: Risikoeinschätzung und Alarmierung</u>

1. Wie gehen Sie mit Unsicherheiten um? Sagen wir mal, es wird ein neuer Virusstamm in Hongkong gefunden, der potenziell humanpathogen ist. Was sind Ihre ersten Schritte? Gibt es da Vorgaben? Mit wem treten Sie in Kontakt beziehungsweise von wem werden sie kontaktiert?
2. Über welche Datengrundlagen läuft die Alarmierung im Falle vermehrter Influenza-Fälle? Schauen Sie zunächst auf epidemiologische Größen, oder ist der Virusnachweis relevant?
3. Ab welchen Befunden würden Sie tatsächlich von einer Epidemie oder Pandemie sprechen? Spielen dabei ebenfalls epidemiologi-

sche Größen, Virusnachweise oder womöglich noch ganz andere Faktoren eine Rolle?

4. Welche Rolle spielen bei der Alarmierung beziehungsweise der Einschätzung der Influenzalage Institutionen wie die World Health Organization (WHO), das Robert Koch-Institut, die Arbeitsgemeinschaft Influenza mit ihrem Surveillance-System sowie das Landesgesundheitsamt und die Kreisbehörden?
5. *Sachfrage:* Was ist eigentlich aus dem Referenzzentrum für Influenza der WHO geworden, das in den 1970er Jahren am Staatlichen Medizinaluntersuchungsamt Hannover (heute: Landesgesundheitsamt) angesiedelt wurde beziehungsweise werden sollte? Bestehen noch eigenständige Verbindungen der Landesbehörden zur WHO, oder wurden diese komplett an das RKI delegiert?
6. Wie verläuft der Kontakt zur Öffentlichkeit z. B. im Falle eines größeren Seuchenereignisses? Im Rahmen der sogenannten ‚Schweinegrippe' von 2009/2010 erfolgte die Agendasetzung doch sehr stark und zum Leidwesen der Behörden über die Medien. Hat sich bei der Adressierung der Öffentlichkeit mittlerweile etwas geändert?

E. Das Seuchenereignis: Maßnahmen

1. Welche Maßnahmen sehen Sie als wirksam zur Eindämmung und zur Behandlung der Influenza?
2. Welche Meinung haben Sie zur Sicherheit und Wirksamkeit der Impfung gegen die Influenza?
3. Sehen Sie die niedrige Durchimpfungsrate gegen die Influenza, die während der ‚Schweinegrippe'-Pandemie 2009/2010 sowohl bei medizinischem Personal als auch bei chronisch Kranken mehr als ersichtlich wurde, als Problem?
4. Wie werden Entscheidungen über Maßnahmen (z. B. Quarantänen, Impfungen. Einsatz von Virostatika) veranlasst? Wer veranlasst diese Maßnahmen beziehungsweise wer trifft die Entscheidungen darüber?
5. Welche Rolle spielt (dabei) der Nationale Pandemieplan? Gibt es weitere gesetzliche Vorgaben auf Landesebene im Seuchenfall, und wie relevant sind diese gegenüber nationalen Vorgaben?
6. Welche Vor- und Nachteile sehen Sie im föderalistischen System der Bundesrepublik Deutschland bezüglich der Influenzabekämpfung?

F. Reflexive Sicht auf Alarmierung, Maßnahmen und den Einfluss historischer Pandemien bei der Risikoeinschätzung

1. Denken Sie, dass Interessengruppen wir Pharmakonzerne bei der Definition des Grippe-Risikos eine Rolle gespielt haben, um Impfmittel und Virostatika absetzen zu können?
2. Sind die WHO, Wissenschaftler und andere von ‚Seuchen-Euphorikern' durchsetzt, die – aus welchen Gründen auch immer – auf die nächste Influenza-Pandemie warten und ‚Alarm schlagen' wollen?
3. Würden Sie Epidemien oder gar Pandemien generell als Großschadensereignisse bezeichnen?
4. Inwiefern ist die Spanische Grippe Ihnen ein Begriff?
5. Welche weiteren früheren Pandemien oder Epidemien kennen Sie noch?
6. *Wenn vorige zwei Fragen bejaht bzw. weiter ausgeführt:* Wie viele Menschen sind in den jeweiligen Epidemien/Pandemien in etwa gestorben?
7. Als wie effektiv beurteilen sie die damaligen (behördlichen) Maßnahmen gegen die Influenza beziehungsweise wie effektiv konnten diese damals lediglich sein? Ist die Ausgangslage heute besser?
8. Was meinen Sie, warum die Pandemien so unterschiedlich in die kollektive Erinnerung eingegangen sind? Das heißt: Warum scheinen sich die Amerikaner viel stärker zum Beispiel an die Spanische Grippe zu erinnern als wir das in Deutschland tun?
9. Inwiefern spielen die Spanische Grippe oder andere frühere Pandemien im Behördenalltag irgendeine Rolle?
10. Inwiefern wird das Wissen um die früheren Epidemien/Pandemien in Ihrer Behörde genutzt, um gegen aktuelle Influenza-Fälle vorgehen zu können?
11. Gibt es Versuche, sich von historischen Pandemien aktiv abzugrenzen, beispielsweise gegen die oft in den Medien gemachten Vergleiche zwischen der Schweinegrippe 2009/2010 und der Spanischen Grippe?
12. Meinen Sie, dass ein besseres historisches Verständnis um frühere Pandemien vorteilhaft sein kann, um gegen kommende Pandemien effektiver vorzugehen
    oder zumindest die Risikokommunikation zu verbessern? Zum Beispiel, dass diese sich nicht zwischen ‚gar nicht warnen' und ‚Hysterie' bewegt?

13. Hat sich die Perspektive nach der Schweinegrippe-Pandemie von 2009/2010 womöglich dahingehend geändert, von der Einordnung der Pandemie als ‚Großschadensereignis' ein wenig abzurücken?

Transkript des Interviews

DR Wenn ich mir erlauben darf, fange ich mal ad personam an, damit ich Sie ein bisschen einordnen kann. Bitte erläutern Sie doch kurz Ihren Aufgabenbereich und Ihre Tätigkeiten innerhalb der Behörde…

FF Mein Aufgabenbereich / zuständig bin ich für ((die)) Verhinderung von Infektions-krankheiten bzw. Infektionsschutz / in Niedersachsen. Bin von Haus aus Mediziner und habe Public Health studiert auch… bin darüber sozusagen in den Bereich Epidemiologie gekommen und bin hier eben zuständig dafür, was kann man machen um Infektion zu verhindern. Und Grundlage meiner Tätigkeit ist letztendlich das Infektionsschutzgesetz, das eben sozusagen dafür da ist, im staatlichen Interesse bei Infektionskrankheiten / wie kann man die Weiterverbreitung von Infektionskrankheiten verhindern / durch welche Maßnahmen. Wie z. B. Impfungen aber auch im Ausbruchsfall / was muss gemacht werden / da ist ja auch immer eine staatliche Intervention da / weil die ärztliche Intervention, die betrachtet eigentlich immer nur den Betroffenen und behandelt den und das Gesundheitsamt in den Kommunen ist dafür zuständig eben die Weiter… die Dritten zu schützen. Und das begleite ich. Thema sind Impfungen / der Pandemieplan, aber eben auch wenn es zum Erkrankungsfall kommt, dann werde ich dann immer gefragt ( ) zu Durchfallerkrankungen aber auch Krankenhaushygiene oder Antibiotikaresistenz. Wie kann man das begrenzen. Das sind meine Aufgabengebiete.

DR Ok, vielen Dank. Ja, dann haben Sie schon drei Fragen beantwortet. Nein, nicht ganz. Aber die Professionsfrage hätte ich auch noch gehabt. Mediziner und Public Health – ist das so eine Art Doppelstudiengang…

FF Ne, das ist ein Zusatzstudiengang / ein Masterstudiengang im Anschluss des Medizinstudiengangs. Ich war dann schon tätig als Arzt im Krankenhaus, hab dann / mich hatte die Epidemiologie dann schon immer ein bisschen fasziniert, so ein bisschen… sozusagen, von oben draufschauen und nicht der Einzelne / Patient ist im Fokus, sondern wie entstehen Krankheiten, welche Bedingungen brauchen

Krankheiten. Z. B. das Phänomen, dass sozial Schwache grundsätzlich kränker sind sozusagen als / sozial Höhegestellte, dass die ((die sozial Schwachen)) gefährdeter sind zu sterben, und solche Zusammenhänge, die haben mich eben interessiert. Wie kann man da herangehen. Und dann bin ich an das Landesgesundheitsamt gegangen. 2001 wurde das Infektionsschutzgesetz / neu erlassen, als Nachfolge des Bundesseuchengesetzes, und das war eben auf Epidemiologie ausgerichtet, und das hatte ich dann eben zunächst im Landesgesundheitsamt betreut gehabt. Wie kann man Daten verarbeiten auf Landesebene und bin dann aber 2003 hier her gekommen, ins das Ministerium, weil hier eine Rochade stattfand, und man die Expertise ganz gerne brauchte eher sozusagen am Ministerium direkt. Damals ging es vor allem um (Planung), weil die Bioterrorismusdiffusion im Zuge des 11. Septembers aufkam, und dann war ja auch / hat man Pockenimpfstoffe bestellt gehabt und so, und eine Pockenalarmplanung. Und dafür bin ich auch hier her gekommen, und dann bin ich hier geblieben.

DR Das ist ja hochinteressant, sie hatten ja schon unglaublich viele Themen, die mich auch historisch durchaus interessieren.

FF Ja, ja. Pocken ist extrem spannend. Das haben wir auch wirklich... Da hatten wir auch sehr viele alte Akten, Und da habe ich die auch alle eingescannt, und was da alles so gemacht wurde, das ist extrem spannend gewesen. Warum ist es überhaupt gelungen, Pocken zu eliminieren, vollständig zu eliminieren, was hat das unterschieden von den anderen Erkrankungen, Polio, Kinderlähmung, oder jetzt Masern, wie sind da die Anforderungen tatsächlich, und das war schon sehr spannend.

DR Sind Sie bzw. inwiefern sind Sie in leitender Position tätig bzw. gegenüber nachgeordneten Mitarbeiterinnen oder Behörden weisungsberechtigt. Also gibt es da... gibt es bestimmte Hierarchien?

FF Wir sind sozusagen die Fachaufsichtsbehörde, das Ministerium über die Gesundheitsämter. Und die Gesundheitsämter sind ja kommunal. Früher in den 70er Jahren waren die staatlich organisiert. Also das waren wirklich Landesdienststellen sozusagen und waren regional verteilt. In den 70er Jahren hat man dann die große Kommunalreform gemacht, wo die Aufgaben des Gesundheitsamtes, die vormals staatlich waren, zu Aufgaben der Landkreise wurden. Aber das Land ist trotzdem noch verantwortlich für die Aufgabe, und deswegen ist es sozusagen im / die ((Kommunen)) führen die ((Aufgaben)) zwar aus, aber wir haben zumindest im Bereich des Infektionsschutzes zumindest eine Weisungsbefugnis. Das ist eine der wenigen Befugnisse gegenüber dem Gesundheitsamt, die noch so aufgebaut ist, es gibt andere Themen wie Gesundheitsberichtserstattung oder so, das machen die in eigener Verantwortung, da begleiten wir die nur, haben aber keine Weisungsbefugnis. Aber prinzipiell, genau, man nennt das übertragener Wirkungskreis im Infektionsschutz, müssen die das dann so machen, wie wir das denen sagen. Rein theoretisch. Aber die Kommunen sind auch sehr selbstständig, und so richtig so von Gebrauch gemacht habe ich davon nicht so, sondern man sagt grundlegende Linie und man sagt was fachlich erforderlich ist und gibt in dem Sinn selten Anweisungen. Nur wenn man wirklich sieht, dass was ganz falsch läuft. Durch dieses Fachliche / das Fachliche Begleitung auf Landesebene, die Ebene des Landesgesundheitsamtes, durch dieses Zusammenspiel denke ich eigentlich überzeugt man die durch Inhalte und nicht durch Befehle.

DR Ok, die Ausführung ( ) geschieht auf Kreisebene dann.

FF Die ist auf Kreisebene und in Landkreis / kreisfreie Städte. ((Die Umsetzung der fachlichen Vorgaben des Gesundheitsschutzes als aufsichtsführende Behörde passiert in den Landkreisen und in den kreisfreien Städten)).

DR Gut. Dann würde ich mich gerne meinem eigentlich epistemischen Gegenstand, der Influenza / der Grippe widmen. Und, oder. Dann könnte ich gleich mal fragen, präferieren Sie den Begriff Grippe oder Influenza? In den Quellen begegnet er ((der Grippebegriff)) mir in verschiedener Art und Weise. Das ist schon schwierig.

FF Eigentlich eher, genau, Influenza. Weil Grippe dann doch eher, man sagt grippale Symptome / ist doch ein Konglomerat von vielen Erkrankungen, die unter der echten Grippe, sagt man dann ja auch / Also… / Es kommt immer drauf an, also im Kontext… fachlichen Kontext würde ich auf jeden Fall Influenza sagen, und im Kontext mit der Bevölkerung würde ich das immer erläutern, dass es eben immer den Unterschied gibt.

DR Gut, danke ja. Und Sie erwähnten ja gerade schon die Pocken. Die haben eine große Aufmerksamkeit erregt. Aber inwiefern spielt die

Influenza eine Rolle für Sie oder Ihre Behörde. Ist das was, das alltäglich aufscheint, oder…?

FF Das ist / dadurch / erstens dadurch, dass es jährlich auftritt, die Influenza, machen wir auch jährliche Überwachung des Krankheitsgeschehens, und die Pandemieplanung beschäftigt uns eigentlich ständig. Also, das ist immer noch ein ganz wichtiges Thema, wobei natürlich immer dadurch, dass im Alltagsgeschäft ziemlich große Dinge… zu planen, und dadurch, dass man im Alltagsgeschäft häufig von anderen Dingen wie Masern überrollt wird, tritt es ((die Influenza)) dann immer in den Hintergrund, weil es dann / derzeit nicht immer so im Fokus steht. Und wir eigentlich auch schon relativ viel gemacht haben im Zuge der Vorbereitungen Anfang 2008, Anfang 2005 haben wir eigentlich uns relativ gut vorbereitet. Und mit der Influenza-Pandemie 2009 haben wir das wirklich einmal durchgespielt / Aber ist jetzt auch, sozusagen, die Impfstoffsicherung ist akutes Thema, von uns. Also es beschäftigt uns regelmäßig und man müsste da ständig was machen. Aber man ist noch nicht fertig.

DR Wie schätzen Sie das Risiko, die Bedrohung ein, die von der Influenza ausgeht?

FF Es ist schwierig das zu sagen. Man kann ja immer sagen, es kommt auf jeden Fall, man kann nur nicht sagen, wann. Und das ist eben das Problem. Also / ich glaube / also das wär… ich sage mal so, aus den geschichtlichen Beispielen, die immer herangezogen werden wie die Influenza-Pandemie 2018 ((gemeint ist: 1918 – die Spanische Grippe)). Ich glaube schon, dass wir, dass wir andere Bedingungen haben, was die Schwere oder die Auswirkungen betrifft und weil das Gesundheitswesen ganz anders dasteht. Am Ende eines Weltkriegs ist die Bevölkerung… also es spielt nicht nur eine Rolle, die Auswirkung, sondern auch der Gesundheitszustand und das Gesundheitswesen insgesamt, aber ich glaube schon, dass wir 2009 sehr viel Glück gehabt haben, dass wir nicht, also…. Und teilweise kam auch / gewisse Strukturen an ihre Grenzen schon in der Pandemie, obwohl die eigentlich für die Bevölkerung so nicht wahrgenommen wurde. Und insgesamt denke ich, ist es eben eine große Herausforderung, weil wir was dagegen tun können, weil wir Instrumentarien haben eigentlich, wo wir wirklich was dagegen tun zu können. Aber ich glaube, dass wir relativ schnell an die Kapazitätsgrenzen kommen, sozusagen. Dass man dann Kompromisse machen muss in der Behandlung.

Wenn es soweit ist / eine neue Pandemie kann auch anders aufgehen als die 2009.

DR Das ist also die große Befürchtung, die immer mitschwingt.

FF Ja, man weiß eben nicht wann / ich fand es immer komisch, dass herangezogen wurde, alle 30 Jahre gibt es so eine Pandemie. Ich konnte mir nicht vorstellen, dass dieses Virus irgendwie eine Uhr hat. Aber, das Verrückte daran war, als es dann wirklich kam. Und das Phänomen, dass… / als es ja in den Folgejahren aufgrund der Pandemie / oder ich gehe fest davon aus, dass aufgrund der Pandemie in den Folgejahren eine geringere Influenzaaktivität da war, zeigt, dass es Zusammenhänge gibt, die wir so noch nicht verstehen. Und insofern dieses Intervall / tatsächlich vielleicht da doch was dran ist. Dass die Immunitätslage, dann mit der Zeit irgendwie sich so ändert in der Bevölkerung, dass dann ein neues Virus wieder mehr Möglichkeit hat, sich auszubreiten. Also insofern denke ich, mit den Intervallen hat es dann schon was auf sich, so. Und diese Beobachtung, ja, und insofern müssen wir auf jeden Fall vorbereitet sein auf eine neue Influenza-Pandemie.

DR Gut. Dann / wie definieren Sie innerhalb Ihrer Behörde Begriffe wie Epidemie oder Pandemie? Wird dabei / zum Beispiel auf den WHO-Standard zurückgegriffen? Da gibt es ja diese Pandemiedefinition.

FF Ja, genau. Die neue Pandemiedefinition ist ja wieder ein bisschen anders. Aber genau, das ziehen wir heran, sozusagen. Also die Epidemie als lokal begrenzter Ausbruch und die Pandemie als Ausbruch, der weltweit / stattfindet. Also ich weiß nicht, Epidemie jetzt / die Ebola-Epidemie war ganz klar eine Epidemie und keine Pandemie oder ist eine Epidemie, aber Influenza oder auch Masern es ist dann / sind dann tatsächlich auch Pandemien.

DR Das knüpft jetzt mehr an eine Frage an, die wir schon hatten. Beziehe das jetzt aber mehr auf die Virusstämme, die wieder neu auftauchen in der Influenza. Sind mögliche Pandemien bzw. das Auftreten neuer Virusstämme auch Thema im Arbeitsalltag? Also das spezifiziert die Grippefragen, das haben Sie auch schon weitgehend beantwortet…

FF Jaja, jaja klar, das ist ja eben diese Grundlage überhaupt der Entstehung einer Pandemie, aber jetzt z. B. beobachten wir natürlich auch die Veränderung des Virus jetzt in der letzten Saison, dass man dann den Impfstoff eben nicht / zielgenau erfasst hatte. Also dass sich das Virus so verändert hatte, dass der Impfstoff dann anscheinend schlechter wirksam war. Das beobachten wir natürlich dann auch in der saisonalen Grippewelle diesen Unterschied zwischen Driftvariante und / dann Shiftvariante, also dass man dann wirklich sagt, es ändert sich grundsätzlich, dass gar kein / Pandemie / oder gar kein Impfstoff wirksam ist, oder es verändert sich leicht, obwohl es eigentlich noch dasselbe Virus ist, aber dass dann die Immunität dann nicht erzeugt wurde durch den verabreichten Impfstoff.

DR Ich hatte den Pikser gerade erhalten, als ich das gelesen hatte. Das kann passieren.

FF Ja, genau.

DR Welche Ausbreitungsform der Influenza würden Sie als bedrohlicher ansehen? Die regelmäßig / das regelmäßige Auftreten der saisonalen oder die selten auftretende, aber durchaus ja auch regelmäßig auftretende pandemische Influenza? Also eher das saisonale Ereignis, oder das / die Dreißigjahre-Zyklen ((der pandemischen Influenza))

FF In Bezug auf was? / Also letztendlich / ist es eben / diese jährliche ist ein Naturphänomen, das andere natürlich auch. Aber so wie unser Gesundheitswesen aufgestellt ist, kommt es eben mit der / für den Betroffenen ist es eigentlich Wurscht, ob er an der / genau, so ist es. Bevölkerungsmedizinisch ist die pandemische die größere Bedrohung, weil wir eben an die Kapazitätsgrenzen kommen, im Gesundheitswesen. Individualmedizinisch ist es eigentlich egal, ob ich eine schwere Influenza kriege in der Saison oder aufgrund einer Pandemie. Das unterscheidet sich nicht. Also, deswegen bin ich auch ein Vertreter davon, dass z. B. wir … Also jährlich ja alle erkrankten Kinder / für ein Kind, das zum ersten Mal mit einem Influenzavirus sich auseinandersetzen muss, ist es für mich Wurscht, ob es ein pandemische Virus ist, oder ein saisonales. Für die ist es jedes Mal dasselbe. Die brauchen wir gar nicht so stark beachten, finde ich, weil individualmedizinisch ist es dem Kind egal, ob es zum ersten Mal da ist. Das Entscheidende ist eben, dass man sich mit einem Virus zum ersten Mal / wenn man sich mit einem neuen Virus zum erster Mal auseinandersetzt, spielt es eben auch eine Rolle, ob es eben als Kind ist oder als junger Erwachsener, und wir beobachten eben bei jungen Erwachsenen, wenn die zum ersten Mal mit Influenza in Kontakt kommen, dass die deutlich schwerer erkranken. Und das ist ja das

Phänomen, warum die Pandemie ja auch stärker / stärkere Auswirkungen hat. Also insofern / ist Beides relevant, aber man kann sich natürlich auch besser schützen, individualmedizinisch, vor einer saisonalen Grippe eben durch Impfung / Insgesamt sozusagen von der Menge her, spielen die ((pandemischen Grippen?)) wahrscheinlich die größere Rolle, also über die Jahre hinweg, diese dreißig Jahre... Influenza spielt die größere Rolle für die Bevölkerung, dass das stattgefunden hat als die einmalige pandemische. Aber wie gesagt, da sind eben die Kapazitätsgrenzen entscheidend. Wofür wir denn dann auch / die Politik dann verantwortlich gemacht werden, wenn das dann nicht ausreicht. Dann würde Jeder sagen, warum haben wir denn da nicht mehr Betten oder Extrabetten oder so. Das passiert natürlich in einer saisonalen eher selten. Jetzt hatten wir wieder eine starke, aber nur kurz über zwei Wochen, und das lässt sich dann / bis das jeder merkt, dann ist es schon wieder... / also das ist dann... das kann man dann gut überbrücken, solche Zeiten.

DR Das war auch glaube ich... Darum hatte ich die Frage auch mit aufgenommen, da man bei der pandemischen natürlich auch die größere Aufmerksamkeit gewinnt. Die saisonale wird, wenn die mal besonders stark ( ) ist, dann taucht die auch in den Zeitungen auf, und dann wird der Bevölkerung auch klar, uh, da läuft was Größeres, aber die pandemische, das ist natürlich die, vor der mehr gewarnt wird, die medial auch irgendwie, denke ich, auch mehr konzertiert wird. Das ist mir zumindest so aufgefallen.

FF Ja, da wird dann vom Staat dann auch noch mehr erwartet. Das kommt... Da wird plötzlich eine staatliche Verantwortung deutlich, oder wie auch immer. Weil Infektionsschutz ist eben eine staatliche Angelegenheit, und das war immer unser Problem, dass auch in der Pandemie / ich habe immer gesagt, wir können doch so handeln wie normal auch, aber da sagen alle plötzlich, nein, Impfstoffverteilung muss plötzlich ganz anders laufen wie sonst, obwohl das sonst ja immer ganz gut läuft, und wir auch ein starkes Gesundheitswesen haben und viele impfende Ärzte, die können das viel besser wie der öffentliche Gesundheitsdienst, der / ein Bruchteil / also wieviel haben wir hier, ich weiß nicht, 100 oder 400 Ärzte, im öffentlichen Gesundheitsdienst, und auf der anderen Seite ((im gesamten Bundesland)) haben wir 20.000. Also, trotzdem Seite soll dann eine Massenimpfung durch den Gesundheitsdienst geführt werden, und das ist so ein bisschen etwas ganz Komisches. Aber / gut, man muss sich dann dafür rechtfertigen, warum man Impfstoff kauft, in welcher Höhe man Impfstoff braucht, warum wir Investitionen tätigen. Für den Fall der Fälle. Und insofern ist man dann auch in einer anderen Rechtfertigungsnot, so. Und daher kommt es auch / ist es natürlich dann auch / genau, das ist wichtig auch für die Kommunikation. Warum haben wir den Impfstoff gekauft, im Vorfeld, und konnten das noch nicht richtig abschätzen, zu dem Zeitpunkt, wie schlimm es wirklich wird, aber wir mussten trotzdem entscheiden. Das sind ja lauter Prozesse, die müssen der Bevölkerung auch klar gemacht werden. Und das ist nur bedingt gelungen, aber …

DR Schwierige Aufgabe. Ja, dann würde ich gerne ein bisschen über die Datengenerierung zur Influenza sprechen. Da bin ich ja jetzt in der glücklichen Lage mit einer / mit einem Doppelfachmann zu sprechen. Sie haben ja schon gesagt, dass Sie einmal die medizinische Perspektive, aber auch die... / also die Einzelfallperspektive, aber natürlich auch das große Ganze, also die Kohortenperspektive kennen. Und das macht es natürlich sehr spannend jetzt. Die Fragen. Ich würde einmal mit einer ganz allgemeinen Frage anfangen, und zwar wie aktualisieren Sie Ihr Wissen über die Influenza und Pandemien, ganz grob gefragt. Also, ich könnte noch anhängen, welche Medien kommen dafür zum Einsatz, also Publikationen, wie Handbücher, Zeitschriften und Monographien? Oder gibt es Fortbildungsveranstaltungen, Tagungen …?

FF In erster Linie Publikationen würde ich sagen. Klar, es gibt auch den jährlichen Influenzakongress / das ist aber meistens eher so virologisch ausgerichtet. Und weniger epidemiologisch. Also das Epidemiologische ist meine erste Quelle, tatsächlich, sowohl, die Daten vom Landesgesundheitsamt, aber das Robert Koch-Institut auch. Und dort die regelmäßige Beobachtung des Geschehens. Und dann im Rahmen der Planung, der Pandemieplanung, sind wir natürlich auch im Austausch mit dem Paul-Ehrlich-Institut, was sozusagen Impfstoffentwicklung betrifft. Da ist ja am meisten Luft drin / was braucht man für einen Impfstoff in der Pandemie, und was braucht… Also solche Sachen werden in direktem Kontakt dann mit den Experten dann erläutert. Dadurch, glaube ich, habe ich das meiste Wissen darüber gekriegt, weil man in direktem Austausch mit ihnen ist. Also das vielleicht sogar noch mehr als das, was ich lese. Das ist ( ) persönlicher ( ).

DR Journal-Artikel sind gar nicht so …

FF Also das machen bestimmt viele meiner Kollegen, und Kollegen machen das bestimmt mehr als ich. Aber / also durch den Austausch im Rahmen der Pandemieplanung kriegt man da schon sehr viel mehr mit ( ) Behörden. Das sind natürlich absolute Experten beim Paul-Ehrlich-Institut. Meines Erachtens, ja, machen die Spitzenforschung. Und die sind ganz vorne mit dabei, zu schauen, was kann man denn machen derzeit in der Impfstoffentwicklung, und das ist vielleicht auch das Interessanteste derzeit, so. Wie kann man Impfstoffe entwickeln. Ansonsten eben die regelmäßige Beobachtung, hier Grippeweb, da mache ich dann auch mit, und die Erfassungssysteme, die wir ja auch aufbauen. Also, wo wir auch dran mitarbeiten.

DR Also das heißt / die epidemiologischen Größen sind für Sie eigentlich interessanter als immunologisch-serologische Untersuchungen? Oder ist das beides relevant? Also …

FF Eigentlich ist die Epidemiologie für mich interessanter, also für mich persönlich. Was natürlich sich gegenseitig auch bedingt, also eben diese Frage, warum hatten wir 2010 keine, nach Weihnachten hatten wir keinen Influenzanachweis. Das / oder nur vereinzelt. Und das ist ein Phänomen, was ich / also darüber habe ich noch nichts gefunden, warum das so war. Also ich hatte mich um, was weiß ich, um Weihnachten mich wirklich aufgetankt, weil ich gedacht hatte, es geht richtig los mit der Influenza-Welle, und dann kam gar nichts, und das ist ein Phänomen, was meines Erachtens noch nicht so richtig… Ich glaube, das ist noch nicht so richtig erklärt.

DR Also, dass die immunologischen … oder dass die serologischen Ergebnisse und die epidemiologischen auseinanderfallen? Verstehe ich das richtig? Also dass man …

FF Das lässt sich ja nur immunologisch erklären. Letztendlich, warum das so war, also insofern / das hängt immer zusammen, sozusagen eine Barriere, eine immunologische Barriere gibt es ja nur, wenn die Immunlage jedes Einzelnen so ist, dass es nicht zu einer Epidemie kommt. Und deswegen / hängt das miteinander zusammen, aber eher ist es für mich tatsächlich das Faszinierende, dass das damals ausblieb. Das kann man einfach nur durch immunologische Phänomene erklären. Also, glaube ich zumindest. Die ist für den ersten Erklärungsansatz schon wichtig.

DR Gut, aber die epidemiologischen Kenngrößen sind für Sie, wenn ich das richtig verstanden habe, von oberstem Interesse ...

FF Genau, die sind die Wichtigen. Also es gibt die schöne Geschichte / als ich ganz neu war hier und drüben die Influenza ... der Virologe wurde angesprochen / es war ganz am Anfang einer Pandemie ... eine saisonalen Grippewelle, wurde hier von der Pressestelle angeschrieben. Ja, da ist ein Todesfall in Influenza, und jetzt müssen wir die Presse und so. Und dann hat er so schön gesagt, ziemlich trocken aber ein bisschen brutal eben auch, und da war die Pressesprecherin entsetzt darüber. Ja das wäre ja jedes Jahr, wir zählen am Schluss zusammen. Und das sind so zwei Herangehensweisen so, wie der Epidemiologe draufguckt, und wie so ein Pressemensch, der sich natürlich an Einzelbeispielen viel besser damit identifizieren kann, mit der Zahl 1.000 Tote. Das sind da für mich die zwei Welten, die da aufeinanderprallen.

DR Das ist mir auch schon aufgefallen, von Lehrbüchern oder wenn man so Kasuistiken hatte. Da war mal ein Fall, schwer / beatmeter Patient, übergewichtig et cetera ist gestorben. Und jetzt, Alarm.

FF Auch wenn Sie ärztliche Fortbildungen sehen, da die finden die Einzelbeispiele immer viel, viel größere Diskussionen als über Epidemiologie. Das ist ganz / und deswegen ist es aber auch so schwierig, als Bevölkerungsmediziner, Gehör zu finden. Man muss immer versuchen, die individualmedizinische Perspektive mit zu beachten, aber es ist für Ärzte, für die meisten Ärzte, außer im Gesundheitswesen und die Sozialmediziner vielleicht, aber ansonsten spielt die Epidemiologie eine ganz geringe Rolle.

DR Wobei ich den Eindruck hatte, dass das teilweise auch gelungen ist, da man ja ganz klar sagt, dass es Risikogruppen z. B. gibt, die geimpft werden sollen oder Ähnliches.

FF Ja, ja okay. Das stimmt.

DR Aber dafür zu sensibilisieren ist schwierig, das kann ich ...

FF Ja, genau. Aber das kommt dem Individualmediziner ja entgegen, weil der den kranken Patienten sieht und der darf jetzt nicht noch eine Influenza kriegen. Das ist eher eine individualmedizinische

Sicht, und nicht so sehr / oder auch das Phänomen, dass sich, vielleicht kommen wir da noch zu, dass sich das Personal im Gesundheitswesen nicht so gut impfen lässt. Der ( ) Aspekt ist gar nicht so da, ich bin ja nicht so bedroht wie der Patient. Also wenn ich mich impfen, dass ich da den ((Patient)) schütze / ist nur bedingt / wenig verwurzelt, sage ich mal.

DR Gut, zu der medizinischen Fachpresse hätte ich jetzt noch eine Frage gehabt, die hatte ich gerade vergessen. Deutsches Ärzteblatt, Deutsche Medizinische Wochenschrift oder Ähnliches, ist das für Sie interessant? Oder eher nicht? Ihre alte Profession, sozusagen.

FF Nein, nein, ich glaube tatsächlich / also das ist jetzt vielleicht ein bisschen anmaßend, man liest das dann immer und da ist selten etwas drin für mich, der sich hauptsächlich damit beschäftige. Also das hat man dann gesehen in der Pandemie. Wir haben ja / das Konzept der Impfstoffbeschaffung und der / und wie der Impfstoff aufgebaut ist, das haben wir ja schon Jahre vorher festgelegt / wie das zu erfolgen hatte. Und dann hatten wir das auch veröffentlicht. Und das wurde in diesen Zeitschriften nicht wahrgenommen. Und dann plötzlich haben die gesagt, ha, warum brauchen wir den Wirkverstärker, und, und und … Das wurde nicht verstanden. Und das war für uns so klar wie Kloßbrühe. Und das haben wir nicht geschafft / in Zeiten der Ruhe, da hat das eben Niemanden interessiert, aber das war alles schon vorher öffentlich, und schon vorher sehr transparent, warum wir das so machen, das Impfstoffkonzept, wie wir das gemacht haben. Und es wurde dann in der Situation stark infrage gestellt. Also insofern, wenn auch in diesen, diesen Ärztezeitungen oder so. Die gucke ich mir eh eher unter dem Aspekt an, was wurde falsch verstanden.

DR Interessant. Also ich muss sagen, mir sind Publikationen des BGA in die Hand gefallen von 1957, da werden die Wirkstoffverstärker diskutiert. Diese Aluminiumzusätze und Ähnliches. Gut, dann würde ich noch mal auf die epidemiologischen Kenngrößen kommen. Wir funktioniert bei Ihnen so die Datenauswertung und -verarbeitung von epidemiologischen Kenngrößen. Also es gibt ja / ich als Laie kenne jetzt, Morbidität, Mortalität, hatten wir ja schon. Und wie werden diese ganzen Daten erhoben, prozessualisiert, werden die weitergereicht. Oder …

FF Also es gibt ja mehrere Kenngrößen, und bei manchen sind wir noch dabei, die zu, die zu bearbeiten, das ist so diese To-Do-Liste. Also

Mortalität, genau die Sterblichkeit, die wird bislang noch nicht / es gibt Konzepte dafür, dass man wirklich die Sterblichkeit durchschnittlich abfragt, wie viele Menschen sind einfach gestorben in dieser Woche oder an jenem Tag. Das reicht schon aus, um so eine Exzessmortalität herauszukriegen. Da sind wir eigentlich dran, das bundesweit zu etablieren. Das findet derzeit noch nicht statt, weil diese Datenflussrate auf Statistikseite neu, neu aufgebaut wird von den Meldeämtern. Aber das ist eigentlich das, wo wir hinwollen, dass wir einfach nur Kenngrößen haben über die Mortalität am Tag X. Und die ist eben in Influenza, in der Influenzasaison punktuell höher, so eine Exzessmortalität, als erwarten lässt. Und entscheidend, das ist eben auch das Entscheidende, wir machen in Niedersachsen so ein System, dass wir Kindergartenkindereinrichtungen abfragen, wie viele Kinder fehlen aufgrund von grippalen Symptomen. Und haben darüber sozusagen die Kenngröße, wie ist so eine / wie ist der… die Betroffenheit aufgrund der Grippewelle, sozusagen. Und parallel dazu wird am Landesgesundheitsamt eben / haben die auch Ärzte, gewisse Sentinelärzte, also nur punktuell ein paar Ärzte, die bei grippaler Symptomatik den Patienten / Abstriche abnehmen, und das wird viral untersucht. So auf verschiedene Viren. So können wir dann sagen, dadurch, dass es ja epidemisch auftritt, die Influenza-Welle, kann man das sozusagen übereinanderlegen, die zwei Informationsquellen. Einmal die Kinderbetroffenheit, weil das sind auch die in erste Linie betroffene Altersgruppe. Und dann, was sehen wir, sozusagen welche Viren zirkulieren. Und dann kann man danach eben feststellen, was ist sehr wahrscheinlich, woran die Menschen zurzeit erkranken. Und das ist unsere Arbeitssurveillance, wie wir dazu sagen. Akut respiratorische Erkrankungen / Surveillance ist ja der Begriff für Überwachung. Ist aber ein moderner Begriff insofern, dass man mit dieser Überwachung tatsächlich auch / die schnell zur Verfügung hat, diese Information. Und das machen wir wöchentlich in Niedersachsen, und darüber hinaus bin ich mit der, mit der AOK in Gespräch, dass man auch die Krankenhauseinweisungen zeitnah mitkriegt. Also wie viele Krankenhauseinweisungen gibt es in dieser letzten Woche. Das versuchen wir zeitnah auszuwerten. Man kann das ja auch / hinterher machen, aber dann ist es meistens schon zu spät. Das bringt einem sozusagen / das bringt einem schon was, weil man… wir haben das jetzt gesehen, in so einen Prototyp ( ) dass 2013 z. B. mehr Menschen im Krankenhaus waren als 2012, aber schön wäre, wenn man das eben zeitnah hätte. Und das ist eben die Herausforderung, auch bei der Mortalitätsstatistik. Es wäre natürlich toll, wenn wir sozusagen / das gibt es auch Pilotprojekte, die sind aber eingestampft worden. In Hessen und in Berlin, wo man wirklich gesagt hat, wie viele sind letzte Woche, Montag hat man, wie viele sind letzte Woche gestorben. So. Und da kann man relativ zeitnah die Schwere der jeweiligen Grippewelle... eine Aussage darüber treffen, und das ist extrem wichtig, das ständig durchzuführen, weil wir dann in einer / pandemischen Situation Vergleichsgrößen hätten. Und das ist / also deswegen ist so eine ständige Surveillance ganz entscheidend dafür / auch Aussagen treffen zu können in einer außergewöhnlichen Situation. Man könnte dann immer sozusagen vergleichen können … / es macht ja … wenn wir jetzt heute erfahren würden, Mensch, heute sind 100.000 Leute ins Krankenhaus gekommen. Das ist ja so eine Zahl, die kann man erst dann bewerten wenn man weiß, was ist denn normal. Und deswegen ist eine kontinuierliche Surveillance der Influenza so wichtig.

DR Das geschieht jetzt speziell nur für die Influenza, oder ist das für alle Erkrankungen … für verschiedene Erkrankungen, und mithilfe von serologischen Nachweisen schaut man, was gerade aktuell Anlass für die epidemiologischen Auffälligkeiten ist …

FF Also eigentlich war es lange Zeit nur die Influenza. Man hat … also bzw. im Landesgesundheitsamt als erste Institution damit angefangen, mehrere Virustypen zu diagnostizieren, in die Diagnostik einzuschließen. Jetzt macht es das auch das Robert Koch-Institut, die wichtigsten Erkrankungen oder Viren, die eine grippale Symptomatik auslösen können, werden mitgemacht, und das hat aber letztendlich tatsächlich im Rahmen der Pandemieplanung 2005 glaube ich, wirklich in Niedersachsen etabliert. Und das / das war ziemlich gut, weil da haben wir dann / da war eben die Pandemiediskussion und, und, und. Und dann hat damals der damalige Leiter, Professor ( ), hat dann gesagt, wir brauchen für unsere Surveillance Geld, und zwar, ich glaube, 100.000 Euro im Jahr. Und das hat er damals dann auch gekriegt, und seither läuft so ein System über / sechs Virustypen werden da abgegriffen, und so dass wir im Herbst ( ) feststellen konnten, die Grippewelle, die war eine… Grippewelle ausgelöst, die erstens, zum ersten Mal überhaupt eher im Erwachsenenalter stattfand. Und auslösende Viren waren hier, eher Picorna-Viren, also so Entero-Viren, die ähnlich sind einem / die, die immer so eine Spitze machen und im November auftreten. Und das ist dann schon spannend. Also wir können auch sagen, diese Erkrankungswelle ist nicht Influenza, sondern explizit ist ein anderer Virus.

DR Sie sagten ja / führten ja auch schon die Exzessmortalität an, die teilweise ja auch nicht immer unumstritten war. Denken Sie, dass die epidemiologische Datenlage oder andere Kenngrößen gewisse Ungenauigkeiten haben. Also an gewissen Ungenauigkeiten leiden, so dass man immer Restunsicherheiten hat, mit denen man vielleicht auch dann / sage ich mal, wenn die an die Presse kommen, diese Informationen oder so, wie kann man damit umgehen, mit gewissen Unsicherheiten?

FF Ja, das ist natürlich / diese Exzessmortalität / wobei jetzt im letzten Jahr irgendwann eine sehr gute Arbeit dazu war, warum man wirklich davon ausgeht, dass die ((Exzessmortalität)) influenzainduziert ist, weil man ja immer sagt wieso, in der Krankenhausstatistik oder in der Todesursachenstatistik kommen doch nur zehn Influenza-Fälle vor, wie könnt Ihr dann behaupten, da sind 40.000 Tote. Also, das ist natürlich noch ein bisschen zu kommunizieren. Da gibt es natürlich Unsicherheiten, aber es ist / und die genaue Zahl, auf die kommt es dann auch gar nicht so an, aber das sind / das sagt dann natürlich der Epidemiologe. Der Epidemiologe sieht die Sachen ein bisschen anders und nicht ganz so konkret, also in der EHEC-Krise z. B. / der Pressprecher wollte der Öffentlichkeit immer... die Öffentlichkeit will immer genau wissen, wieviel Erkrankungsfälle haben wir. Und dann hat man 157 gesagt, und in der nächsten Woche waren ja bisher... haben wir doch nur 146 oder so. Und dann, wie kann das sein, dass wir plötzlich weniger haben als letzte Woche? Obwohl wir letzte Woche... Und der Epidemiologie, dem kommt es nicht so darauf an / wie genau die Zahl wirklich ist, sozusagen, sondern auf das Phänomen an sich. Und dann muss man sich eben dann Definitionen festlegen, was zähle ich denn mit und was zähle ich nicht mit? / Und durch Recherche sieht man dann, das war gar kein Fall, man nimmt diese Zahl, sozusagen, nicht ganz genau, also da ist man ein bisschen großzügiger, glaube ich, als Epidemiologe, ( ) wie in der Öffentlichkeit dann vermittelt wird.[1241] Bei der EHEC-Krise war das ganz deutlich, und bei der Influenza dann auch. Ja, wieviel Leute sind es denn nun wirklich? Also, das … also wir arbeiten hier mit Größenordnungen, um das einzuschätzen. Die sind recht unterschiedlich.

DR Ah, sehr interessant. Das ist sowieso etwas, was mir bei der Influenza oft aufgefallen ist. Sie ist ja / die Grippe oder Influenza- oder grippeähnliche Infekte sind ja oft schwer zu greifen. Schwerer als, keine Ahnung / HIV oder Ähnliches, da ist ja der Nachweis recht gut möglich, und das würde mich gleich zur nächsten Frage bringen. ARE hatten Sie ja schon angeführt. Unterscheiden Sie zwischen echter Grippe und grippeähnlichen Infekten und ARE?

FF Jaja, jaja, genau. Also es fängt ja schon damit an, dass man ARE sagt, also akuter respiratorischer Infekt und der ILI-Symptomatik, also influenza like illness. ARE ist ja schon, wenn ich Husten oder Schnupfen habe, dann habe ich ja schon ARE. Das ist seltenst eine influenza-induzierte Erkrankung oder ausgelöste Erkrankung / einer ILI-Symptomatik, also wenn ich Gliederschmerzen oder hohes Fieber habe, dann ist es schon näher dran. Aber deswegen gibt es für uns dieses parallele System, dass wir gleichzeitig schauen, welche Viren es die Infekte stellt und wie ist die Erkrankungsrate, ganz wichtig, so. Also, und dann kann man ja schon mit einer relativ hohen Wahrscheinlichkeit sagen / wie gesagt, letzten Herbst konnte man sagen, das ist keine Influenza. Das ist insofern wichtig, als dass man derzeit impft, aber die Leute werden dann in der Zeit trotzdem krank / dass das eben dann ein anderes Virus ist. Und deswegen ist es auch sehr gut, dass es dazu Aussagen gibt. Aber eben auch meistens, also in erste Linie bevölkerungsmedizinisch, nicht individualmedizinisch, das stimmt schon. Weil man dann ja dann die Diagnostik nicht unbedingt immer einleitet.

DR Also die echte Influenza wäre eigentlich streng genommen, wenn man H5N1, H1N1 oder Ähnliches nachweisen würde, im Blut, oder?

FF Oder, oder im Rachenabstrich.

DR Oder im Rachenabstrich, natürlich.

1241 Gemeint ist: Der Epidemiologe sieht die ermittelten epidemiologischen Kenngrößen eher als Tendenzen und nicht als finale Tatsache belastbar, wie dies in der Öffentlichkeit wahrgenommen und auch gezielt nachgefragt wird.

FF Genau, direkt eher. Ja / ja, aber das wird eben nicht immer gemacht. Das wird eben selten gemacht. Es gab da so Schnelltestsysteme von Roche[1242] / die ja das / dieses Oseltamivir, das Tamiflu herstellen, damit die Ärzte vor Ort wissen, das ist jetzt eine Influenza, da kann man einen Nachweis direkt vor Ort machen. Dann kann man denen Tamiflu geben.

DR Also dann ergeben sich quasi mehrere Kurven, man hat dann einmal die Mortalität, die Morbidität. Und wenn so was alles hochgeht, sage ich mal, dann sehe ich, aha, da kommt was.

FF Also es gibt z. B. dieses Grippeweb, ich weiß nicht, ob Sie das kennen, das ist auch ein ganz tolles System, dass Leute selber gucken und sagen, wie krank sie sind. Und wie stark, war ich beim Arzt, war ich Zuhause. Da gibt es auch noch mehr ( ) für die Schwere oder die Schwere der Erkrankung. Das haben ja noch nicht so viele, dass man wirklich sagen / wir haben zwar im Kindergarten so ein bisschen, wie viele bleiben weg, aber wie ist sozusagen die Binnendifferenzierung, dass man sagt, wir haben auch / Wir haben dann noch die Meldepflicht für Influenza, also wenn die Influenza nachweisbar ist, dann muss die ja auch gemeldet werden, das geht auch noch in die Abschätzung rein, aber das führt noch nicht dazu, zu sagen, wie schwer ist die Welle tatsächlich. Also, weil es gibt ja Infektionen die leicht verlaufen, und es gibt Infektionen die sehr schwer verlaufen, und da haben wir noch nicht ausreichend Messungen sozusagen, das festzustellen, und das versuchen wir eben über die Krankenhausstatistik vielleicht zusätzlich zu bieten, und eben über die Exzessmortalität. Also das sind die einzigen, die sozusagen innerhalb der Welle so eine Differenzierung machen, wie schwer wirkt sich das auf die Krankheitslast aus.

DR Also das finde ich sehr spannend, denn als ich im Archiv, im Bundesarchiv, war, habe ich mir natürlich angeguckt, wie das BGA und die Gesundheitsministerien in den 60er Jahren vorgegangen waren während der Hongkonggrippe, und da war das kaum denkbar diese ganzen Hilfsgrößen miteinzubeziehen. Also es gab Ärzte, die wollten das ganz gerne, aber es gab durchaus Vertreter der Ämter, die haben gesagt: Nein! Nur der Virusnachweis zählt, und da haben wir so 10

1242 Ein Pharmaunternehmen.

Stück, also haben wir kein Problem. Und das ist ja total interessant, wie …

FF …wie die das geändert hat…

DR … wie die Behörden auch das akzeptiert haben, dazugelernt haben und daher meine historische Fragen, wie ist das passiert. Vielleicht wegen der Vogelgrippe, ich weiß es nicht.

FF Ja, also, ich glaube tatsächlich, dass man über diese zwei anderen, die Hongkonggrippe und wie hieß die andere dann…

DR Es gab 1976/77 eine Schweinegrippe-Panik, da ist ja dann nichts passiert …

FF Das ist nichts passiert / genau, da sind dann die Guillain-Barré-Syndrome wegen der Impfstoffe…

DR Wobei nur die Hälfte tatsächlich, wie ich gelesen habe, nachgewiesen werden konnten, die andere Hälfte mit dem Guillain-Barré war gar nicht geimpft. Der Artikel ist mir letztens erst in die Hände gefallen dazu, ich habe mich richtig gefreut. ( ) 1997 fängt das ja so langsam an mit dem H5N1, glaube ich. Also, vorher gab es ein paar Geflügelpest-Auftreten mit Massenschlachtungen und 1997 tritt das erste Mal die Hongkong … ((gemeint ist eigentlich die Vogelgrippe in Hongkong)). Und die hat eine erschreckend hohe Letalität, Jeder Zweite stirbt da ja trotz intensivmedizinischer Behandlung. Und da ist natürlich die große Panik angesagt, denn vorher hatte keine Grippe derart hohe Letalität. Selbst die Spanische Grippe hatte vielleicht eine von 1, 2, 3 Prozent, es sei denn bei den Inuit oder so, da ist auch mal ein ganzes Dorf umgekippt, die hatten keinen Kontakt vorher zu Influenza.

FF Genau, da ist der Erstkontakt mit der Influenza, spielt da auch eine Rolle.

DR Dann würde ich / vielleicht noch mal zum Seuchenereignis an sich kommen. ( ) Versetzten wir uns mal zurück in das Jahr 2009 oder 2005. Ich fange mal wieder mit so etwas Situativem an. Sagen wir mal, es wird ein neuer Virusstamm in Hongkong gefunden, wir hatten gerade das Beispiel 1997, das ((Virus H5N1, das)) potenziell humanpathogen ist, oder in dem Falle sogar tatsächlich. / Was sind Ihre ersten Schritte, gibt es da Vorgaben mit wem sie in Kontakt treten oder wen Sie alarmieren oder schauen Sie erst mal …

FF Ja, da würde man relativ schnell die Alarmierungskette... Also man muss ja immer gucken... Das würde bestimmt Freitagnachmittag passieren. Aber, da haben wir tatsächlich Alarmierungsketten, erst mal richtig, Landesgesundheitsamt, natürlich würden wir dann die Hausspitze, die Politik informieren darüber. / Aber auch relativ schnell die Gesundheitsämter und wären im engen Austausch mit dem Robert Koch-Institut. Die würden dann relativ schnell / wir haben so ein Verwaltungsverfahren / die / ob das jetzt gleich bei der ersten Meldung wäre nicht, aber dass die dann sozusagen die zentrale Führung übernehmen für dieses / für dieses Ereignis. Und das würde bestimmt relativ schnell greifen. Und dann würden die koordinieren. Das heißt, dies ist das Koordinierungsverfahren. Die würden dann die ganze zentrale Koordination übernehmen, der Ereignisse, das Robert Koch-Institut, als nachordnete Behörde vom BMG ((Bundesministerium für Gesundheit)). Und das wäre dann ja erst mal nicht / nichts zu tun. Aber, genau, die Beobachtung, das würde dann allerdings schnell laufen, da haben sich dann relativ schnell Telefonkonferenzen und solche Sachen etabliert.

DR Gut, das ist jetzt auch eine Frage: Das Virus wird gefunden, es muss ja noch nicht hier sein. Ist für die, diese Alarmierung müssen ja auch Daten irgendwie angeführt werden, dass man sagt, wir haben folgende Problemlage, oder sowas. Spielen da auch eher epidemiologische Größen oder der Virusnachweis eine Rolle? Was würde vermutlich ...

FF ... epidemiologische ...

DR ...würde eher Alarm machen als jetzt beispielsweise ein / ein Erkrankter in Hongkong?

FF Ja genau. / Also, das maßgebliche ist ja, wenn beobachtet wird, dass eine Mensch-zu-Mensch-Übertragung stattfindet. Das ist der Trigger. Deswegen sehen wir mit H5N1, das war auch für uns damals, für die Fachleute, diese Vogelgrippe damals, diese toten Schwäne auf Rügen, die waren ja gar nicht so entscheidend, die waren ja mehr für die Politik entscheidend. Aber das / das Entscheidende ist eben der Moment wo man... eine nachhaltige Mensch-zu-Mensch-Übertragung stattfindet. Insofern ist die Epidemiologie, aufgrund des neuen Virus natürlich, die Epidemiologie spielt da die große Rolle.

DR Und / ab welchen Befunden würden Sie dann tatsächlich von einer Epidemie oder Pandemie sprechen? Das geht wahrscheinlich von der WHO aus, oder …?

FF … das geht dann von der WHO aus. Das hat man ja gesehen, dass die Pandemie, die pandemische Phase, heute ist man ein bisschen vorsichtig damit, aber eigentlich hat sich da gar nicht so viel geändert. Also die erste Stufe, wie ich gerade sagte, ist ja erst mal, dass ein Mensch krank wird an einem neuen Influenzavirus. Wie H5N1 oder / wenn jetzt H7N9 oder wer jetzt auch immer schwer erkrankt wäre, dann wäre das ja so die erste Stufe. Die zweite Stufe ist, dass es dann im Kontext Mensch-zu-Mensch übertragen wird, nicht mehr nur vom Tier auf den Menschen, sondern, dass Deine Familienangehörigen oder die engen Kontakte krank werden. Und dann hat man schon diese zweite Eskalationsstufe. Und dann fehlt da nicht mehr viel, dass es dann wahrscheinlich schnell zu einer Pandemie kommt. / Also zu einer pandemischen Phase, also zu einer weltweiten Ausbreitung. Das hat man da ja 2009 relativ schnell beobachte.

DR Gut, ja. / Mir ist aufgefallen, also wir haben ja ganz viele verschiedene Institutionen oder hierarchische Schichten, die durchaus ineinandergreifen. Wir haben internationale Organisationen, das RKI, wir haben im Land verschiedene Behörden. Und daher meine Frage auch, welche Rolle bei der Alarmierung bzw. der Einschätzung der Influenzalage, also die WHO, das RKI, vielleicht die Arbeitsgemeinschaft Influenza, ihre Behörde spielt, also ich hab… Vielleicht kann man das noch mal klar stellen, wie das Durcheinander kreist.

FF Ja, also letztendlich ist / ja ist es wirklich ein Zusammenspiel, weil / weil man jetzt auch bei Influenza immer sieht, dass es, obwohl es eine Pandemie ist, regional unterschiedlich sich darstellt. Es können Regionen betroffen… deutlich schwerer betroffen sein als andere Regionen, warum auch immer. Insofern für die Lageeinschätzung müssen wir schon aussagefähig sein, nur für Niedersachsen. Also was sehen wir in Niedersachsen. Weil das werden wir gefragt, und deswegen müssen wir dafür auch geradestehen sozusagen. Für die / Situation in Deutschland muss das Robert Koch-Institut dann den Überblick haben. Und das sind dann andere Fragestellungen wie bei uns. Also 2009 war ein typisches Beispiel dafür, dass / dass es sehr wohl regionale Unterschiede gibt, weil wir dann frühe Sommerferien hatten. Wir hatten dann schon Spanienrückkehrer ( ) war viel mehr / also Mallorca war extrem / vom Pool, vom... / wurde es weiter ausgebreitet, sich ausgebreitet hat. Und, was wir zumindest beobachtet haben, die Spanier würden das so nicht sagen. Aber die Mallorca-Rückkehrer waren zu einem ganz hohen Prozentsatz betroffen, und wir waren in Niedersachsen ein ganz frühes Land mit Sommerferien damals, und deswegen hatten wir schon extrem viele Fälle, wo andere Bundesländer noch gar nicht betroffen waren. Und deswegen muss man tatsächlich immer auch diese Regionalität... den regionalen Bezug selbst in der Pandemie noch mit beachten. Und das ist uns damals nicht gelungen, weil wir wollten dann unsere Strategie schon umstellen, und die Politik hat dann auch schon noch gesagt, das geht nicht, wir können jetzt nicht nur noch jeden Zehnten diagnostizieren, wo alle anderen noch / das heißt ja dann, wir wären nicht mehr fähig, aber... Das zu managen, und wir müssen das aufrechterhalten. Aber / das war für uns schon ein Hinweis darauf, wie wichtig auch der regionale Bezug ist, selbst in der Pandemie. Wie Betroffenheit unterschiedlich ist.

DR Das ist sehr interessant. Ich habe nämlich, das würde die Anschlussfrage implizieren / in den Akten des Niedersächsischen Landesarchivs sind mir auch / Dokumente in die Hände gefallen, die von dem Medizinal... Staatlichen Medizinaluntersuchungsamt berichten, und da gab es ja mal die Planung in den 70ern, dass da ein Referenzzentrum für die WHO ( )

FF An der (MHH?).[1243] Das war da noch lange Zeit / bis Ende 90er Jahre war das Landesgesundheitsamt ((gemeint ist hier vermutlich: war die Einrichtung das Staatlichen Medizinaluntersuchungsamt)), dann später, ab 1995, ist es dann Landesgesundheitsamt geworden, die Medizinaluntersuchungsämter sind aufgelöst worden, und das zentrale Landesgesundheitsamt ((ist)) daraus entstanden. Wir haben ja noch eine Außenstelle in Aurich, die machen Wasser...untersuchungen. Aber sonst sind alle eingestampft worden, und / das war lange

1243 Nicht klar zu identifizieren. Womöglich bedeutet es ‚MHH‘, was dann für ‚Medizinische Hochschule Hannover‘ stehen würde. Das WHO-Influenzareferenzzentrum wurde nach Aktenlage am Staatlichen Medizinaluntersuchungsamt und an einem Institut der MHH angesiedelt, es war ein Gemeinschaftsprojekt. Vgl. Niedersächsisches Sozialministerium: An die Medizinische Hochschule Hannover. Betr.: WHO-Collaborative Influenza Center Hannover, Hannover vom 2. Februar 1977, NLA Standort Hannover, Acc. 2000/050 Nr. 62.

Zeit Influenzareferenzzentrum, weil / ich glaube, ja ich weiß gar nicht wie er hieß / ich kann Ihnen da mal die Hundertjahrschrift[1244] geben…extrem interessant / weil die die erste Institution waren, denen es gelungen ist, glaube ich, oder eine der ersten, denen es gelungen ist, das Influenzavirus anzuzüchten. Ich meine deswegen ist das / wir waren ziemlich fit. Deswegen waren die lange Zeit nationales Referenzzentrum, und das Robert Koch-Institut hat dann irgendwann gesagt, das ist ein wichtiges Themenfeld, und hat denen (das dann) entzogen.

DR Ich hatte auch (den Eindruck), dass es da einen Streit… einen Kompetenzstreit zwischen Berlin und Hannover gab. Da stand dann irgendwie… ((FF und DR versuchen sich an den Namen des Initiators für die Idee des Referenzzentrums zu erinnern, es fällt der Name ‚Köpken'[1245])). Da kamen dann auch Schriften… da gab es Briefe auf Berlin, wo dann auch drin stand, ja, charakterlich halten wir ((Köpken)) nicht für geeignet etc. pp. Gibt es denn, also das ist ja super spannend, wenn wir den regionalen Aspekt haben, auch den globalen Aspekt der Pandemie, gibt es da noch Kontakte zwischen, sage ich mal, Ihnen z. B. und der WHO-Ebene oder der EU-Ebene oder hat das komplett Berlin an sich gerissen?

FF Das hat dann komplett Berlin. Also ist das ist auch deren Aufgabe, würde ich sagen. Aber ich war danach, im Nachgang dazu, auf so einem WHO-Workshop. Und da wurden wir dann auch schon gefragt, unsere Expertise da einzubringen, aber letztendlich ist tatsächlich / bin ich ein Anhänger davon, dass es immer … sozusagen / die Vertikale und die Horizontale ((hierarchischen Abläufe)) beachtet werden. Wir gucken dann auf unser Ressort, also was weiß ich, wenn ich jetzt im Landwirtschaftsministerium über Influenza rede, wenn die ein(en) Influenza-Ausbrüche im Tierreich haben, dass wir wirklich das einhalten, und dass jede Station dazwischen immer Bescheid wissen muss. Dass auch das Robert Koch-Institut z. B. nicht direkt

---

1244 Die hier erwähnte Jubiläumsschrift wurde anschließend ausgewertet, vgl. Nieders. Landesgesundheitsamt (Hrsg.): 100 Jahre dem Gesundheitsschutz verpflichtet.

1245 Der Name konnte nicht zweifelsfrei ermittelt werden. Tatsächlich war die Person, die im Zentrum der Debatte zwischen Hannover und Berlin stand, Dr. WOHLRAB, vgl. Ibid.

mit dem Gesundheitsamt / die können schon direkt Kontakt aufnehmen bei uns in Niedersachsen, weil ( ) stille Post ganz schlecht, aber ich muss immer Bescheid wissen was da läuft.

DR Sie müssen mindestens in cc bleiben.

FF In cc, genau. Es muss nicht unbedingt über mich laufen, weil wie gesagt, das ist manchmal komplizierter, aber in erster Linie ist das schon eher… muss das schon sein sozusagen… ist das zu beachten, dass wir die Kommunikation gewährleisten zu den Gesundheitsämtern und / jede Station bis zur Nächsten. ( ) Es kann mal auftreten, dass wir mit der CDC konferieren direkt, dann fragen die beim RKI, wir haben gehört, bei Euch ist ein neuer Influenzafall, und die wissen noch gar nichts. Und das ist dann natürlich doof. Das muss vermieden werden.

DR Auf jeden Fall. Wir hatten ja auch am Telefon ein bisschen darüber gesprochen, dass bezüglich der Öffentlichkeitarbeit sich gewisse Sachen geändert haben. Sie sagten etwas von einer Telefonkonferenz bezüglich den neuen / ach diesem Virus…

FF …diesem MERS-Corona-Virus…

DR Ach MERS, genau. Deshalb folgende Frage, wie der Kontakt zur Öffentlichkeit im Falle eine größeren Influenza dann läuft, denn im Rahmen der sogenannten Schweinegrippe war mir dann aufgefallen, dass die Agendasetzung doch zum Leidwesen der Behörden sehr stark über die Medien lief. Ich hatte da den Eindruck, die haben da viel von der WHO bekommen und schon viel vorweggeschossen, und / hat sich seitdem bei der Adressierung der Öffentlichkeit geändert? Hat man sich da irgendwie überlegt…

FF Das ist jetzt schon das Hauptthema gewesen der Evaluation, die Kommunikation mit der Öffentlichkeit, und das ist es immer wieder in den Krisen / auch in… also wir haben so Übungen, auch so Katastrophenschutzübungen, und / da hat sich auf jeden Fall was geändert, obwohl es vorher auch schon klar war, weil wir ja andere Krisen auch schon hatten, also insofern / dass die Öffentlichkeitsarbeit oder die Pressearbeit ganz zentrales Element des Managements sein muss. Aber wir sind nun mal kein / wir haben nun mal keine Staatspresse, aus gutem Grund, und insofern ist es, bleibt es eine Herausforderung des sozusagen / wie will man das führen. Man kann natürlich nicht denen verbieten, Impfkritiker dann zu Wort kommen zu lassen oder so. Da kann man noch so viel dagegen powern, und das transparent machen, wenn das nicht gelesen wird, sondern das ist der Presse dann meistens zu wenig spektakulär. Dann / ja / dann kann man das letztendlich nicht steuern.

DR Gewissermaßen ein interessanter Aspekt, fällt mir gerade ein, dann, nach Ihren Worten, gewissermaßen eine Unsicherheit, die eine Demokratie quasi aushalten muss.

FF Ja.

DR Das ist mit jetzt auch aufgefallen, als ich mir die DDR-Presse angeguckt habe, da ging das irgendwie einfacher.

FF Ich meine, womit kaufen wir uns das ein. Dann muss man sich dann auch immer sagen, was heißt das eigentlich. Insofern / ich bin dann soweit gegangen, dass ich das kaum (erleben) konnte, weil ein / sozusagen ein bisschen sprachlos macht, was dann da kolportiert wird teilweise, und so / das nehme ich nur selektiv auf. Und man kann das tatsächlich ganz schlecht / aber nichtsdestotrotz muss natürlich aktive Öffentlichkeitsarbeit gemacht werden. Deswegen… es wurde dann auch gesagt, in England lief das besser, da gab es einen so Ansprechpartner. Der hat immer die Meldungen / jeden Morgen um Neun gab es eben eine Pressekonferenz, egal ob was war oder nicht, und da konnten die… Und dazwischen hat man auch gesagt, da geben wir keine Zwischeninformationen, sondern wieder morgen um neun. Und das ist natürlich schwierig in, in einer / in so einer demokratischen ( ), wo eben Professoren jeder Zeit zur Verfügung stehen, mal in der Presse aufzutauchen. Aber / aber deswegen haben wir auch Netzwerke aufgebaut, gerade hier mit den Universitäten, die würden wir sofort miteinbeziehen, in die Öffentlichkeitsarbeit und in die Informationsarbeit, um das zu verhindern, dass nicht zu viele Experten gleichzeitig was anderes sagen.

DR Laden Sie die dann gezielt ein, oder…?

FF Das haben wir damals auch gemacht, gleich an dem Montag, da haben wir eine Krisensitzung gemacht gehabt, und das würde ich heute / also bei EHEC haben wir das versäumt gehabt, und das war schlecht eigentlich, weil / Das würde ich heute jeder Zeit wieder machen, das haben wir bei Ebola auch gemacht, das man sich auch die Experten von extern dazu gezogen haben, um auch zu zeigen, wir sind aufgestellt, und dass man da kein Vakuum, kein Pseudovakuum / nur weil die nicht Bescheid wissen, was wir so alles machen / ist es eben auch wichtig, was wir wissen und was wir nicht wissen, denen auch zu sagen. Was wir dagegen tun.

DR Also die werden dann quasi in die Pressekonferenz miteinbezogen und können dann auch antworten…

FF Nein, das würde dann nicht unbedingt passieren, aber / dass wir so einen Expertenkreis haben / und dass wir die darüber informieren, was so stattfindet ( ), das muss ganz schnell passieren.

DR Ja, ok. Gut, ja das ist ja in Deutschland irgendwie üblich, dass man immer sagt in anderen Ländern läuft alles besser. Das ist ja quasi endemisch vorhanden.

FF Ob das wirklich so ist, ist natürlich auch die Frage.

DR Nein, das würde ich auch nicht sagen. Vor allem, es ist an sich schwierig, ich meine England oder Amerika oder andere Staaten haben nun mal auch andere / auch wenn es Demokratien sind, kann es ja sein, dass sie eine andere Öffentlichkeitskultur haben und so weiter. Muss ja nicht alles auf uns übertragbar sein. ((Zustimmung FF)) Kann ich ja mal sagen, mir fällt da zum Beispiel das dänische System ein mit Arbeitslosigkeit umzugehen, da werden die Leute innerhalb des Landes herumgeschickt. Sozusagen.

FF Die sind ja viel autoritärer.

DR Und das geht in Dänemark aufgrund der Geographie. Hier würde das gar nicht gehen, ohne weiteres, sage ich mal.

DR Impfungen hatten Sie gerade angesprochen, darum würde jetzt zu meinem Maßnahmen-Fragen kommen ( ). Einfach frei heraus: Welche Maßnahmen sehen Sie als wirksam zur Eindämmung und zur Behandlung der Influenza und auch des, in Anführungszeichen, Seuchenereignis Influenza an?

FF Also erste Maßnahmen tatsächlich allgemeine Hygiene. Hände waschen und Vermeidung von Menschenansammlungen und so, also / das ist das Erste, auch ganz wesentlich. Aber speziell für Influenza-Pandemie, steht und fällt es mit der Impfstoffentwicklung, würde ich sagen. Inwiefern die medikamentöse Gabe / von Tamiflu und Relenza wirklich was bringt, seuchenhygienisch, da / habe so meine… könnte was bringen, so, aber es ist kaum durchführbar. Also weil man das sieht / wenn wir die Influenza hätten, und man wüsste das, dann könnte ich das Tamiflu schlucken und ich würde tatsächlich deutlich effektiver nicht erkranken. Aber das ist dann wieder / wie projiziere ich das individualmedizinische Phänomen, oder gut, bevölkerungsmedizinisch. Das ist kaum darstellbar in der pandemischen Situation, und deswegen habe ich da noch keine Konzepte, wie man das tatsächlich machen würde. Wir haben zwar Arzneimittel ja eingelagert, um wirklich relativ schnell in so einer frühen Phase auch Symptome / also den Krankheitsverlauf zu verbessern, und ich glaube auch, das würde auch gelingen und ist gar nicht so schlecht, wie es kontrakariert wird, ist aber auch nicht so gut wie es / im Vorfeld gesagt wurde. 2006 wurden wir ja ziemlich kritisiert, dass wir zu wenig antivirale Arzneimittel hatten, aber das Schwierige wäre eben, wie kann man das seuchenhygienisch tatsächlich / hat das seuchenhygienisch einen Effekt, das weiß ich nicht. Aber die / es würde auf jeden Fall die Krankheit vielleicht ein bisschen minimieren, was unter Umständen dann schon gut ist in einer solchen Situation. Und seuchenhygienisch wäre das nur möglich, wenn man das prophylaktisch nimmt und über einen längeren Zeitraum nimmt, und das ist bevölkerungsmedizinisch kaum darstellbar. Und deswegen gibt es meines Erachtens noch keine schlüssigen Konzepte, wie man diese antiviralen Arzneimittel einsetzt. Ganz anders bei den Impfstoffen, da könnte man natürlich schon / je schneller da die Entwicklung ist, aber das ist tatsächlich das wichtigste Mittel, um die Pandemie einzugrenzen, denke ich, ein Impfstoffe, ein effektiver Impfstoff. Und… aber das sind wahnsinnige Herausforderungen… man macht sich ja keine Vorstellungen, was das für Herausforderungen sind, obwohl wir also wahnsinnige Kapazitäten haben. Das sind die größten Impfstoffkapazitäten überhaupt, glaube ich. In der Influenza spielt auch die saisonale Influenza dann überhaupt im Budget von Krankenkassen, was Impfungen betrifft, ist die Influenza-Impfung die Hälfte des ganzen Budgets von Impfungen. Also das spielt ganz mächtig…

DR …die Hälfte des Gesamtbudgets für Impfungen?

FF Ja, genau.

DR Das muss ich noch mal lauter sagen. Meine Güte!

FF Haben mir die Krankenkassen-Leute gesagt.[1246] Also das ist ein richtiger Markt, deswegen waren da auch so viele Firmen tätig. Und ist unglaublich, was die da geleistet haben auch in der Pandemie das umzustellen, und so, GSK[1247], das wird dem ja alles nicht gerecht, dass man die dafür kritisiert hat, die wollen nur Geld machen. Also, wollen sie natürlich auch, und das ist deren Existenzberechtigung, aber / das dann umzustellen, das ist schon enorm, und das ist kürzester Zeit unter die Leute zu bringen, also das... da macht man sich keine Vorstellungen, was das bedeutet auch schon für die Produktionsstraßen und und und. ( ) Der Produktionsprozess bis zum...

DR Das können Sie in meiner Arbeit irgendwann nachlesen, ich habe das historisch rekonstruiert für die DDR. Die versucht haben, das Sächsische Serumwerk, VEB, umzustellen. Das ist in den elf Jahren nicht gelungen... erst nach elf Jahren gelungen, genug Impfstoff für drei Millionen Leute herzustellen. So lange haben die dafür gebraucht.

FF Ja, ja, und die sind weltweit die Besten inzwischen.

DR Ja genau, das hat sich... gehört zu GSK. Die haben sich dann da draufgesetzt, faszinierend, ja. Also damit haben Sie meine Folgefrage quasi schon antizipiert. Welche Meinung haben Sie zur Sicherheit und Wirksamkeit der Impfung gegen die Influenza? Das brauche ich jetzt wahrscheinlich gar nicht mehr fragen...

FF Ja, sagen wir so, das ist ja dann schon auch / faszinierend, sage ich jetzt mal, oder wie auch immer... Also die Sicherheit von der saisonalen Impfung ist ja sehr hoch, und da kann wirklich ständig / und da gibt es genügend Daten dazu, auch hier die Sicherheit nachzuweisen. Was ja wirklich das Problem ist bei der pandemischen Influenza, dass man im Nachhinein eine Narkolepsie festgestellt hatte. Also der hat dann tatsächlich ein signifikant höheres Risiko an einer Narkolepsie zu erkranken, wenn man / wenn man mit so einem / mit dem Pandemrix geimpft wurde.

DR Tatsächlich? ( )

1246 Wenn man nun bedenkt, dass sich der weltweite Umsatz von Impfstoffen nach Informationen der Max-Planck-Gesellschaft zwischen 2001 und 2015 von 6,9 auf 64,2 Mrd. Euro erhöht hat, ist das eine relevante Information, vgl. Max-Planck-Gesellschaft (Hrsg.): Chemie – Infektionsbiologie – Medizin. Impfstoffe aus dem Reaktor.

1247 GlaxoSmithKline, einer der größten Impfstoffhersteller.

FF Und zwar ist das festgestellt worden in Finnland. Dort haben sie eine Impfquote von 90 Prozent und dort ist aber auch meines Wissens die Narkolepsie häufiger verbreitet. Aber man hat es tatsächlich festgestellt, dass es zu dieser Nebenwirkung gekommen ist, und wir haben hier auch in Niedersachsen Fälle davon / von Narkolepsie / das ist so eine Schlafkrankheit, die ja auftritt. Den Mechanismus ganz genau, ich glaube den weiß man immer noch nicht… da gibt es zwei verschiedene Meinungen, inwiefern das tatsächlich durch dieses Adjuvans gekommen ist… durch diesen Zusatz oder tatsächlich durch das H1N1-Virus, so. Weil dann auch nach H1N1, weil da irgendwelche Immun / Immunantworten im Gehirn stattfinden, die sehr ähnlich aussehen. Also die Immunkörper, die das Gehirn an dieser Stelle strukturieren… zerstören, sind sehr ähnlich mit den Immunantikörpern, die auch gegen dieses H1N1-Virus wirken. Man geht davon aus, dass es das getriggert hat. Inwiefern man / inwiefern das jetzt nur eine Vorverlagerung der tatsächlichen Erkrankung ist, die sowieso gekommen wäre, oder / oder tatsächlich dadurch ausgelöst, glaube ich, das weiß man noch gar nicht hundertprozentig. Aber, das hat dann tatsächlich danach stattgefunden, und das ist natürlich doof für / für die kommende Impfstoff… ( ). Vor allem hat man das festgestellt bei Menschen unter vierzig Jahren. Also… und insofern ergeht dann immer die Frage, wie gehe mit diesem Risiko, was absolut gesehen sehr klein ist, dann wirklich um, im Rahmen einer Empfehlung.

DR Wie viele Fälle sind in etwa bekannt geworden durch Narkolepsie?

FF Weiß ich jetzt gar nicht so genau.

DR Oder eher Einzelfälle?

FF Ja es sind schon Einzelfälle, aber man hat es eben, es ist tatsächlich, das müsste ich noch mal nachgucken. Ich glaube in Finnland achtfach erhöhtes Risiko. Und das sind ja immer so Zahlen, also das ist ja zum Verrücktwerden in der Epidemiologie, wenn man dann mit Risiken arbeitet. Achtfach erhöht. Das ist natürlich insgesamt, dass ich Narkolepsie kriege, wenn ich geimpft wurde, trotzdem noch sehr, sehr, sehr gering. Und wenn ich eine schwere Influenza verhindern kann, dann ist das miteinzukalkulieren, aber das wird natürlich / aber das müssen Sie halt kommunikativ hinkriegen.

DR Außerdem… vielleicht, dass auch Einzelfälle historisch sehr gut memoriert werden. Wenn man von der ( ) wir hatten gerade schon das Barré-Syndrom[1248], das wird ewig weitererzählt…

FF …auch vor allem diese Nebenwirkungen werden weitererzählt. Es gibt so eine, ich weiß nicht, ob Sie die kennen, zu Impfungen, die in Jena dazu forscht, zu Impfkritikern, also die Kommunikation von Impfkritikern… Bautsch heißt die glaube ich…

DR Ja, da gibt es ein Institut für Wissenschaftsgeschichte, zufällig…?

FF Ne, ne, Psychologin.

DR Ne, sagt mir gar nichts, interessant, ja.

FF Die, die forscht darüber wie Impfkritiker… Nicht Bautsch / Betsch heißt sie. Betsch.

DR Das ist ein spannendes Thema.

FF Die arbeitet über Kommunikation… Risikokommunikation von Impfungen und wie Impfkritiker arbeiten. Die sagt aber auch, die können durch ein Beispiel, egal ob es wichtig ist oder nicht ( ) so verunsichern, dass die Menschen sich tatsächlich nicht mehr impfen lassen. Und da kann man kaum, da kann man kaum dagegen an, weshalb wir vorhin gesagt haben, der eine Todesfall am Anfang der Influenzagrippe ist für die Öffentlichkeit viel wichtiger wie für den… Und der Experte sagt, schauen wir mal wie viele wirklich, wie schlimm die Welle wirklich war.

DR Das habe ich auch historisch nachzeichnen können, dass ab einem bestimmten Punkt, der Point of no return, die gesamte Rezeption in der Öffentlichkeit immer zur Impfung umgeschwenkt. Dann spielt die Pandemie fast keine Rolle mehr. Ist mir aufgefallen. Kann man ( ) was von einer zweiten Welle ((Influenza-Welle)) erzählen, das interessiert dann keinen mehr. Die Impfung, der Pieks, der ist dann das Interessante. Da habe ich auch unglaublich viele Artikel zu.

FF Ja, der ist dann der aktive Aktions… das ist dann eine aktive Entscheidung. Dem anderen bin ich ausgesetzt, sozusagen. Da kann ich ja gar nichts gegen unternehmen.

DR Deus lo vult.

1248 Gemeint ist das Guillain-Barré-Syndrom.

FF Deswegen ist so eine Infektionskrankheit immer spannend, bleibt spannend. Und es ist enorm, was da immer so ausgelöst wird. Für ein Hype.

DR Ja / gut. Dann… Sie hatten ja gerade schon angeführt, 400 Ärzte die es im Gesundheitswesen gibt, 20.000 Ärzte, die natürlich tatsächlich dann vor Ort sind. Ärzte sind also gewissermaßen ja Multiplikatoren. Das kann man so sagen. Und was mir aufgefallen ist an der Schweinegrippe, Ihnen sicherlich auch höchst bekannt. Sehen Sie die niedrige Durchimpfungsrate gegen die Influenza, und wird ja nicht nur bei / die war ja nicht nur ersichtlich bei der allgemeinen Bevölkerung, sondern leider auch bei Ärzten und bei chronisch Kranken oder bei Risikopatienten, sehen Sie die als Problem?

FF Ja, das denke ich schon. Ja, die Vorbildfunktion… man muss immer gucken, woher das kommt. Also das ist schon… das ist schon ein Problem, also das für sich nicht als notwendig erachten und… Also ich habe das selber gesehen, ich war zum Beispiel in der ersten Welle der Impfempfehlung damals in der Pandemie nicht unter den Leuten, die zu Impfen waren. Und deswegen habe ich auch da drauf verzichtet, weil ich gesagt habe, man muss ja erstmal die ((impfen)), die es wirklich brauchen. Aber das kam als Beispiel nicht gut an, dass ich da noch nicht geimpft war. Weil es ist schon immer eine Beispielfunktion. Der Arzt kann dann eher sagen… ( ) Da nützt es dann schon nicht mehr, wenn ich sage, ich gehöre nicht zu der Indikatorengruppe im jetzigen Moment. Das ist dann schon ( ) ach, der ist ja auch nicht geimpft, der findet das nicht so wichtig.

DR Ja stimmt, das wirft die Priorisierung total über den Haufen. Wäre der Schweinegrippe 76/77 oder der befürchteten Pandemie hat sich ja Gerald Ford z. B. öffentlichkeitswirksam richtig vor laufenden Kameras pieksen lassen wie auch das britische Könighaus sich mal gegen Pocken hat impfen lassen im 18. oder 19. Jahrhundert. Da gab es auch schon diese… ((Impfskepsis und Gegenreaktionen dazu)). Ah ja, interessant.

FF ( ) Sollte man dann fast trotzdem machen, auch wenn man nicht hundertprozentig dazu gehört, unter Umständen. Gut, das Personal im Gesundheitswesen hat halt die ganze Priorität, insofern werden die dann tatsächlich davon getroffen, und das wäre schon gut wenn die das dann machen würden.

DR Das ist dann die erste Verteidigungslinie. Wie werden eigentlich Entscheidungen über Maßnahmen, z. B. Quarantänen, Impfungen, Virostatikaeinsatz, veranlasst, also wo liegt da die Entscheidungshoheit?

FFTatsächlich mehr / das wäre tatsächlich auch auf Gesundheitsministerkonferenz-Ebene, das wären tatsächlich die Minister. Also damals die Impfstoffbeschaffung, wieviel wir jetzt wirklich bestimmen, haben dann die Minister gemacht. Und dadurch, dass das Landesminister sind, immer in Abstimmung natürlich auch mit den Bundesministerien, aber das Problem ist da, dass das Bundesministerium keine Investitionen tätig dazu, also die sagt / die sagen, die Länder sind zuständig, Impfstoffe zu kaufen, wir beteiligen uns nicht. Sprechen aber mit. Wir werden gefragt, wie viel Impfstoff haben wir denn jetzt bestellt, dann sagt der Herr Gröhe[1249] jetzt, würde ich sagen, die Länder haben viel zu wenig bestellt oder zu viel oder wie auch immer. Aber die sind nicht tatsächlich nicht in die Finanzverantwortung getreten, und das bringt ein bisschen Ungleichgewicht. Das war damals ganz, ganz schwierig. Das Zusammenspiel von Bund und / Bundespolitik und Landespolitik war damals sehr, sehr schwierig. War ja auch Wahl, und Frau Schmidt ((die Bundesgesundheitsministerin zur Zeit der Schweinegrippe-Pandemie 2009/2010)) hat uns mehr oder weniger angeraten, 80 Prozent… für 80 Prozent der Bevölkerung Impfstoffe zu kaufen. So. Was auch dazu geführt hätte, dass wir mehr Chargen frühzeitig gekriegt hätten. Da hat sie schon recht gehabt, aber wir waren ja schon mit den 30 Prozent, die war dann auf 15 Prozent reduziert haben, stark in der Kritik.

DR 80 Prozent.

FF Hat die gesagt, dass wir kaufen sollen. Und wir haben im Juni ((2009)) dann entschieden, 30 Prozent reicht auch.

DR Das ist ja auch mehr… 80 Prozent ist ja auch mehr als alles, was ich bis jetzt in dieser Debatte, sozusagen in der wissenschaftlichen Debatte…

FF Zweifache Impfung 80 Prozent, also 160 Prozent.

DR Hu!

FF Naja, das hat sie angeraten.

1249 Bundesgesundheitsminister zum Zeitpunkt des Interviews.

DR Wie kommt die denn auf solche Zahlen?

FF Ja, die wollte einen Komplettschutz, die wollte es allen anbieten.

DR Es gibt ja durchaus auch, soweit ich das gelesen habe, ja durchaus die Theorie, dass man eine gewisse Herdenimmunität mitnehmen kann und ähnliches.[1250]

FF Ja ja, genau. Also wenn man das wirklich hinkriegen würde / dieses politische Versprechen, jeder kann sich impfen lassen.

DR Ach so, klar.

FF Das stand im Vordergrund. 80 Prozent, genau. Und auch eben weil, weil man / weil wir wöchentlich beliefert wurden mit unserem Anteil in einem großen Pool. Je mehr ich von diesem Pool kaufe, desto schneller werden ich auch / die relevanten Bevölkerungsgruppen impfen können ( ). Ob sie das wirklich mitgedacht hat, weiß ich nicht, aber das wäre der Vorteil gewesen. Wir hätten in den ersten Tagen schon mehr Impfstoff zur Verfügung gehabt. Das logistische Problem, mal abgesehen davon, ob man das hinkriegt, aber / und das dann auch wirklich unter die Leute kriegt, aber das wäre natürlich schon gut gewesen, weil am Anfang war das / dass wir das dann auch flächendeckend verteilen mussten.

DR Ja, da haben Sie auch schon wieder etwas vorweggenommen, denn welche Vor- und Nachteile sehen Sie im föderalistischen System der Bundesrepublik bezüglich Influenzabekämpfung? Das ist ja eine (politische?) Herausforderung.

FF Ja, also ich sag mal so. Die Vorteile ist das, was ich vorhin sagte, wir können nur lokal agieren, und ich glaube tatsächlich, dass der Föderalismus da relativ gut ist, lokal relativ stark zu sein, egal wo das auftritt in Deutschland. Wir sind irgendwie immer aufgestellt, so, da muss nicht erst wer aus Berlin erst bis nach Freiburg fahren oder so, um da genau hinzugucken. Wir haben auch vor Ort eine hohe Expertise, auch in den Ländern. Der Nachteil ist diese Verantwortlichkeit. Dass letztendlich doch auf einen geguckt wird in Deutschland, der sagt wie es lang geht, so. Und wenn es dann nicht Angela Merkel ist,

1250 Angedacht war eigentlich zu diskutieren, dass in früheren Debatten diese Herdenimmunität schon für eine Durchimpfungsrate von 30 Prozent angenommen wurde, also jede höhere Durchimpfungsrate für einen bevölkerungsweiten Schutz nicht notwendig wäre.

dann ist es eben der Gesundheitsminister, der dann aber auch gar nicht die Verantwortung trägt. Deswegen der Nachteil ist so wie es jetzt kommt / dass der Bund zwar sozusagen hohe Expertise hat, im Infektionsschutz, aber dass tatsächlich den Ländern delegiert (wird), den Impfstoff zu kaufen. Also ich hätte am besten gefunden, wenn man wirklich Fifty-Fifty macht. Das haben wir beim Pockenimpfstoff übrigens auch gemacht. Und das / der Bund sagt derzeit immer, das ist nicht möglich, weil das grundgesetzwidrig wäre, aber die haben auch / das in der Pandemie 2009 erst möglich gemacht, Arzneimittel zu kaufen. Insofern, die haben für / nochmal also 10 Prozent der Bevölkerung auch Arzneimittel gekauft, also zusammen. Insofern ist es immer auch eine Interpretationssache. Das ist tatsächlich schlecht, dass dann nicht mit einer Stimme gesprochen werden kann, mit derselben Verantwortung auch, die dahintersteht. Und / und auch jetzt in den Verhandlungen sozusagen... Wir verhandeln ja jetzt mit der EU... Wir sind verantwortlich, das dann zu kaufen, aber wer hat das Mandat gegenüber der EU, eine Bestellung abzugeben und so. Das ist / das ist ziemlich schwierig.

DR Das da auch die Hierarchie eingehalten wird.

FF Genau, genau. Weil eigentlich das Vertretungsrecht nur der Bund hat und so. Und das wird dann ein bisschen kompliziert, aber das ist eigentlich so wie es war. Und es ist dann natürlich schon, tatsächlich in den Bundesländern / schwieriger, eine Konsensfindung ist schwieriger. Aber / ich liebe den Föderalismus, weil es einfach... es dauert zwar länger, aber ich glaube, die Lösungen sind häufig besser durchdacht. Besser begründet.

DR GG-technisch ist ja festgelegt, dass wir mindestens zwei Bundesländer haben müssen.

FF Darüber kann man... aber es ist ja hier nicht das Thema. Also inwiefern es 16 sein müssen, das weiß ich nicht, aber tatsächlich diese Ortsnähe und, das ist schon...

DR Und das ist ja auch mit gewissen gesetzlichen Grundlagen / verbändelt. Also bei den Maßnahmen, welche Rolle spielt dabei der Nationale Pandemieplan, den gibt es ja. Und dann gibt es ja weitere Vorgaben, ( ) auf Landesebene, es gibt das Infektionsschutzgesetz. Wie verhält sich das zueinander?

FF Also genau, der Nationale Pandemieplan ist ja mehr das / Konstrukt. Den schreiben wir ja gerade auch noch, jetzt wurde gerade der wissenschaftliche... der ist fast fertig, der wissenschaftliche Teil. Das wurde jetzt sehr stark getrennt. / Und letztendlich, der Nationale Pandemieplan ist für mich erst mal so / sozusagen die Möglichkeit der Maßnahmen dargestellt, und / unterschiedliche Maßnahmen dargestellt, was denn überhaupt, genau, möglich ist, welcher Effekt, ist durch Schutzimpfung überhaupt zu erwarten, wann ist das theoretisch sozusagen sinnvoll. Das ist das eine, und der / die regionalen oder die Landespandemiepläne müssen dann wirklich ausdifferenzieren, wer ist bei uns der Ansprechpartner, wer hat was zu sagen, wann werden Entscheidungen gefällt und / wie sind da die Strukturen. Letztendlich sind es diese Pläne, hat man ja auch sozusagen / da gibt es auch solche Sprüche, der Plan ist nichts, die Planung ist alles. So. Und das ist glaube ich das Entscheidende, dass die Leute miteinander ins Gespräch kommen, die dann in der Situation etwas zu sagen haben.

DR Dann würde ich hier vielleicht noch mal auf die Historie kommen. Die ja auch quasi so der / sozusagen der Beginn für mich ist. Oder der Anlass, sich damit auseinanderzusetzen. Und ich steige sofort mit einer / häretischen Frage ein, von der ich hoffe, dass ich jetzt nicht herausgeworfen werde. Denken Sie, dass Interessensgruppen wie Pharmakonzerne bei der Definition des Grippe-Risikos eine Rolle gespielt haben, um Impfmittel und Virostatika absetzen zu können? Das ist ja eine Argumentation, die Impfkritiker und andere gerne bringen.

FF Also ich glaube / also ich würde es ein bisschen anders ausdrücken. Ich glaube die haben natürlich / die haben enorme Entwicklungskosten da reingesteckt und haben natürlich auch finanziell davon profitiert / zumindest / zumindest in Europa. Weil z. B. Relenza und Tamiflu bei uns nicht so die große Rolle spielt. In Japan wird das in jeder Saison ganz anders benutzt und da auch tatsächlich verschrieben noch und nöcher. Also die haben tatsächlich eine ganz andere / Kultur damit umzugehen, als bei uns. Bei uns ist es eben nicht anerkannt als Arzneimittel in der normalen Influenzasaison, deswegen haben die da schon sehr von profitiert / finanziell, dass wir uns bevorratet haben. Das denke ich schon, dass die da auch natürlich ein Interesse hatten, das lieber heute zu verkaufen als in einer Pandemie. So. Was dann auch erstaunt hat, die hatten uns vorher immer gesagt, die könnten in einer Pandemie nicht genügend / produzieren, das war aber auch am Anfang der Entwicklung dieses Medikaments. Und / in der Pandemie 2009 haben sie dann relativ schnell gesagt, wir sind jederzeit lieferfähig. Und das hat mich schon dann / nachhaltig überrascht, dass sie das sagen konnten. Das haben die dann damit begründet, vor allem Roche hat das damit begründet, dass / dass die in der Zwischenzeit eben viele Sekundärfirmen hatten, die das konfektionieren konnten, das Mittel. Aber / das weiß ich nicht, wie ja / inwiefern der Effekt tatsächlich überschätzt wurde, auch von Experten überschätzt wurde, der Tamiflu-Einsatz… Das Tamiflu, das kann ich immer noch nicht so richtig sagen. Wie gesagt, man ging von einer schwereren Pandemie aus, und da hätte man das bestimmt auch eingesetzt. Und wir haben das ja dann auch noch im Mai 2009 dann aufgestockt, unsere Vorräte. Auf 20 Prozent für die… der Bevölkerung. Also insofern hat es dann… bei den Impfstoffen bin ich mir nicht so ganz sicher, bei den Impfstoffen / ist das eine enorme Herausforderung, das wirklich zu wuppen, und das können nur ganz, ganz Große. Und / das bedarf auch einer sehr großen Vorbereitung, und wenn, wenn natürlich so ein pandemischer Impfstoff, der wird entwickelt für nichts oder wo man nicht abschätzen kann, ob die Investition jemals reinkommt / und in dieser Pandemie wurde dann deutlich, was das trotzdem noch, obwohl sie vorbereitet waren, für eine große Herausforderung… Da habe ich / weniger den Eindruck, die hatten zwar auch gesagt, wir wollen für unsere Arbeit, die wir machen, im Vorfeld natürlich auch eine Entlohnung für diese Verträge, die haben uns ja dann, die haben uns ja Adjuvantien verkauft im Vorfeld. Wir haben da schon mit GSK ein… Verträge geschlossen, wo im Vorfeld Geld floss. Aber das finde ich auch ok. Also ich meine / dass das nicht umsonst ist. Also da habe ich nicht so den Eindruck, weil bei den antiviralen Arzneimitteln dadurch, dass das so ein neues Medikament war, den Wert… der Wert nicht überschätzt war, da bin ich nicht so ganz sicher. Damit eben so ein, so ein Hoffnungsschimmer, also muss man da auch wieder sagen, also, ich meine, wir wissen, dass man mindestens ein halbes Jahr braucht, bis der Impfstoff da ist, und dann habe ich auf der anderen Seite ein Medikament. Ich glaube, so kritisch gehen wir sonst in der Medizin auch nicht mit Medikamenten um. So. Aber sobald der Staat dann seine Finger da drin hat, dann / also wir mussten uns vor Transparency immer wieder / also auch jetzt noch / rechtfertigen, warum wir das gemacht haben, und ich glaube trotzdem, dass die Entscheidung… dass die Entscheidung richtig war, das zu machen.

DR Gut. Ich habe noch eine häretische Frage, dann werde ich auch wieder… Denken Sie dass die WHO oder auch in der Wissenschaft oder Wissenschaftler von, sage ich mal, Seucheneuphorikern durchsetzt sind, die auch, aus welchem Grund auch immer, auf die nächste Influenza-Pandemie gewissermaßen warten und Alarm schlagen wollen?

FF Ja, das denke ich schon. Also in der WHO weiß ich jetzt nicht so, da bin ich mir jetzt nicht so sicher, aber / Das Problem… das Problem an der ganzen Vorbereitung, an der politischen Vorbereitung ist, wir müssen wahrscheinlich Geld in die Hand nehmen, um / um den Impfstoff jetzt vorrätig zu haben in der Pandemie. Und wenn es diese Leute nicht gibt, die davor extrem warnen, würde das nicht stattfinden. Und / deswegen sind die nötig. Also Herr Kurth[1251] hat… den haben Sie kennengelernt, der hat auch bei der Pocken( ) meines Erachtens, weiß ich nicht, ob das mit der Pockengefahr wirklich so war wie es dargestellt wurde, aber nur dann passiert was, das ist meine Beobachtung. Wenn… die saisonale Grippewelle, die holt eben kein Politiker mehr / das ist kein Bedrohungsszenario, um sich eben gegen eine Pandemie vorzubereiten, und insofern, ist schon beachtlich, was 2005 durch diese Vogelgrippe und durch die toten Schwäne erreicht wurde. Schon. Das ist dann schon auch faszinierend. Dann wird es natürlich / dann werden Investitionen möglich, die vorher nicht möglich sind, aber die auch nötig sind, um / der politische Druck ist auch nötig, um sich vorzubereiten.

DR Ein bisschen so wie PISA dann vielleicht über einen ganz langen Weg zu einer Exzellenzinitiative…

FF Ja, in gewisser Weise, genau. Ob das dann immer gut ist, aber das weiß man dann ja immer nicht. Die Vorbereitung braucht sozusagen Kapazitäten, und / und die werden nur locker gemacht, wenn Handlungsdruck da ist, und der kann man natürlich nur in der Vorbereitung erzeugt werden, dadurch, dass Angst da ist, dass was passieren

---

1251 Reinhard Kurth (* 1942; † 2014), deutscher Virologe, leitete von 1996 bis 2007 das RKI.

könnte. Wenn die nicht da ist, dann sagen die naja. Und deswegen sind die Warner da auch immer / haben ihre Rolle in dem Spiel, werden natürlich dann auch, also ich meine, ich weiß nicht... In Ihrer Recherche es gibt ja einen Mikrobiologen aus Halle, den Herrn Kekulé[1252], der immer auftritt, und so. Es werden natürlich auch persönliche Eitelkeiten bedient, also das muss ich natürlich auch nicht... da bin ich auch nicht frei von. Es macht natürlich mehr Spaß, so ein MERS-Fall zu managen, und man ist dann sozusagen wichtig und wird wahrgenommen, als wenn man einfach nur für Impfungen gegen Masern oder gegen, was weiß ich, Keuchhusten jetzt so... was keinen interessiert. Das darf man natürlich nicht außer Acht lassen, und da sind ja immer persönliche Eitelkeiten dabei. Und wenn man jahrelang da forscht in der Uni Bonn zu MERS-Coronavirus, und jetzt ist plötzlich mal ein Fall, und man hat die Möglichkeit da wissenschaftliche... mal rauszukommen. Das sind persönliche Eitelkeiten, ich glaube, das ist aber auch Antrieb von, ne...

DR Ja, das geht selbst mir mittlerweile schon so. Also nicht im Sinne von vielleicht... von Eitelkeit, aber / na klar, wenn ich jetzt mal zu Grippe gefragt werde, ist das auch schön. Sobald man natürlich in der Zeitung was entdeckt, ha! Da ist ja das Virus, da ist man ja neugierig.

FF Und wenn man / und Medien, in Medien sein oder Leute, die das können wir Herr Kekulé, ja, das ist schon toll. Also / und das war damals in der Pandemie, damals war ja Herr Hacker RKI-Präsident, ein sehr, ich meine, den kennen Sie wahrscheinlich auch von der Wissenschaftskommission, also der ist Präsident der Leopoldina. Der war extrem zurückhaltender Wissenschaftler, sehr gewissenhafter Wissenschaftler, und / bestimmt ein super Typ, ja, aber der kam öffentlich eben nicht rüber. So. Der wird dann auch mal... die stehen dann auch oben unter dem ( ) vom BMG, also die dürfen dann auch nicht alleine handeln, müssen dann auch immer politisch abgestimmt handeln, aber wir hatten eben nicht so Jemand, der vor die Presse geht und sagt, wie es geht, und / so positiv das sein mag, aber hat auch seine negativen Auswirkungen, wenn es dann mal nicht ganz so eitel ist.

1252 Alexander S. Kekulé, Direktor des Instituts für Medizinische Mikrobiologie des Universitätsklinikums Halle (Saale), Stand: April 2015.

DR Würden Sie Epidemien oder gar Pandemien generell als Großschadensereignis sehen?

FF Ja, das auf jeden Fall. Also / es kann sogar… also ich denke schon auch, dass es soweit kommen könnte, es ist vorstellbar, dass es auch / Katastrophen, also mehr als ein Großschadensereignis ist, sondern tatsächlich in Katastrophenbegriff auslösen könnte… lokal, das glaube ich auch. Und zwar, genau, also, auch überregional. Also, das wirklich alle / alle Bereiche des Lebens betroffen sind, plötzlich. Das kann ich mir schon vorstellen. Ja.

DR Also eher im Bereich der Vorstellung, aber nicht / aber bedeutet das im Umkehrschluss, nicht, dass jede Pandemie gleich ein Großschadensereignis…

FF Nein, nein. Das hat die Letzte gezeigt. Das ist ja… das ist ja des Verrückte, dass man das gleichgesetzt hat. Es gibt ja immer so Leute, und da gehöre ich leider auch dazu, ich habe es immer gesagt, in der Vorbereitung auf die Pandemie, die 2009… also, wir waren ja so gut vorbereitet, das muss man ja sagen, wir waren so gut vorbereitet wie nie auf diese Pandemie. Und die nie gewesen wäre, wenn diese Vogelgrippe nicht gewesen wäre, obwohl die Pandemie dann eine ganz andere war. Also wir hatten ja wahnsinnig Glück, dass wir so viel vorbereitet… dass wir Impfstoffe hatten und so. Das war ja nur aufgrund eines ganz anders gedachten Szenarios. Aber damals hat / lustiger Weise ein Pharmavertreter sagte… Herr Feil, sie haben immer gesagt, sie glauben nicht an die H5N1-Pandemie, aber es könnte ja was anderes kommen, so. Und / und ich habe immer auch mit dem RKI gesagt, warum arbeiten wir immer mit so eskalierenden Szenarien. Also, das kann ja auch sein, dass sie gar nicht so schlimm ist, weil wir das auch bei einer normalen Influenza ja kennen, es gibt Virustypen, die machen kränker als andere. So. Und / trotzdem ist die Zahl dann der betroffenen Patienten dann das Entscheidende, nicht das Individuelle, das was wir am Anfang hatten, nicht das individuelle Krankheitsbild ist das Entscheidende, sondern das Entscheidende in der Pandemie wird immer sein, die Anzahl der Erkrankten. Wahrscheinlich höher ist als (sonst?). Dass es jetzt so schwach auslösendes Virus ist, 2009, dass es gar nicht in jedem Infektionsfall, also ganz selten zu schwerwiegenden Erkrankungen kam, das war unser Glück. Aber das ist das einzige Glück gewesen sozusagen, das kann schon… bei einer H3N2 wäre das schon wieder anders. Und / und deswegen wären dann tatsächlich diese Strukturen betroffen. Dann hätten wir tatsächlich… dann müssen wir mit dem Innenministerium auch zusammensitzen und… und dann wären ganz andere Strukturen plötzlich labiler, sozusagen.

DR Dann müssen wahrscheinlich noch weitere Kräfte herangezogen werden aus anderen Bereichen.

FF Die gibt es nirgends. / Das ist ja wieder das Problem. Also als ich hier ( ) … Na, da muss ich jetzt für jeden Dritten, der draußen vorbeiläuft, die Impfung organisieren. Das sind schon komische Dimensionen. Also sozusagen, wirklich für den, der… / das ist schon komisch.

DR Wir haben ja auch schon über historische Pandemien auch immer wieder gesprochen. Sind die Ihnen so vertraut, oder spielen, sage ich mal, historische Pandemien im Behördenalltag oder Entscheidungsfindungen eine Rolle? Also Nationalen Pandemieplan hatte ich durchaus, die Spanische Grippe wird ja angeführt. Also, nicht nur medial, medial kennt man das ja schon. 2009, April, da hat die WHO gerade die Warnung herausgegeben, Pandemiestufe 4 war das…

FF …ja, diese Bilder da…

DR Genau, die müssen immer kommen. Ich habe es ((den Bezug auf die Spanische Grippe)) dann auch hier und da mal im behördlichen Kontext gefunden. Aber spielt das eine Rolle, die früheren Pandemien?

FF Man wusste da relativ wenig davon. Nur aus Erzählungen tatsächlich. Also ich habe es damals von meiner Berliner Kollegin, ganz am Anfang noch mal, die die letzte ((Pandemie, Hongkong-Grippe 1968–70)) da mitgekriegt hat, und die gesagt hat, wir mussten die U-Bahn-Schächte freischaufeln und so. Aber / da gibt es ganz wenig Wissen zu. Das hat mich ja auch immer so gewundert. Warum werden die nicht mehr… also warum wird immer 18 ((1918, Spanische Grippe)) hervorgekramt mit diesen verrückten Bildern da, die ja schon per se ganz krank aussehen so. Warum wird nicht mehr das Szenario anhand, also auch die Planung anhand der zwei letzten Pandemien ausgerichtet? Das bringt uns nichts, die 1918er Grippewelle / danach uns auszurichten, weil die Umstände ganz andere waren. Nach dem Weltkrieg und so. Wobei die… mit der Globalisierung haben wir es sowieso anders. Aber warum hat das nie eine Rolle gespielt. Das hat mich... Und das / für mich war das immer nur ein Hinweis, dass wir da wenig wissen.

DR Ja, das ist mir auch so ein bisschen... So in der Literatur habe ich hauptsächlich etwas zur Spanischen Grippe gefunden, selbst da ist es eher mau. Im amerikanischen Raum ein bisschen stärker, bei uns ein bisschen weniger. Es ist auch ein Befund meinerseits, dass in Amerika die Spanische Grippe viel stärker memoriert wird. Da die sehr viele Todesopfer hatten. Also, ich glaube, in der Spanischen Grippe sind mehr Menschen ((gemeint sind die Bürger der USA)) umgekommen als Soldaten im Ersten und Zweiten Weltkrieg, also GIs. Das hat einen anderen Impact

FF Die kamen ja... die kamen ja alle da zurück, glaube ich, und wurden da ja krank rübergebracht, auch. Deswegen war das dann auch dort. Vor Ort.

DR Letztendlich sind durch die Krankheit mehr Leute gestorben also durch die Kriegshandlungen.

FF Ist ja (noch) heute so. Napoleon auch.

DR Oder der Sezessionskrieg. Da kenne ich noch die witzige Geschichte, dass man die Frischwasserentnahme am Fluss unterhalb der Einleitung der Fäkalien der Truppen gemacht hat. Die hatten tatsächlich keine Ahnung von Mikroorganismen und so. Faszinierend. Aber gut, sie würden schon sagen, dass die Spanische Grippe ein singuläres Ereignis darstellt, oder können Sie sich vorstellen, dass sich etwas Ähnliches z. B. mit einem neuen Vogelgrippevirus wiederholen könnte?

FF Das möchte ich mir nicht vorstellen.

DR Möchte man sich nicht vorstellen. Okay, dann lassen wir das lieber...

FF Nein, weil... ich sage mal so. Selbst wenn das so wäre. Ich wüsste nicht, wie ich rechtfertigen könnte, mich darauf adäquat vorzubereiten. Verstehen Sie, wie ich meine?

DR (Zustimmung)

FF Weil wenn wir das vorbereiten würden wollen... wollen würden, müssten wir ja extremste Investitionen tätigen, um das wirklich... um die Auswirkungen zu minimieren. ( ) Man bräuchte zusätzliche Krankenhäuser, und, und, und. Das würde ja dann... und das wäre... das ist ein Ding der Unmöglichkeit. Und insofern muss man / muss man dann reagieren, wenn es soweit ist. Also die Vorstellung ist jetzt eine, aber man muss reaktionsfähig sein und auf das vertrauen, was man vorbereitet hat und dann / und was man dann, dann auch in der Krise bewerkstelligen kann. Und deswegen ist das für mich nicht so der / nur bedingt Teil der Planung, wenn ich ganz ehrlich bin, weil... weil das kann man nicht planen, so. Die Strukturen müssen stimmen, dass man weiß, wir haben was getan, also die Planungen bis zu einem gewissen Grad müssen stimmen, aber auch häufig so Katastrophenschutzübungen werden so konstruiert, dass man keinen Ausweg mehr hat. Und ich finde, das bringt es irgendwie nicht. Man kann all das gegen die Wand fahren. Also wir können uns nicht davor vorbereiten, dazu vorbereiten, dass uns der Himmel auf den Kopf fällt. Das ist so immer mein Standard... mein Spruch dazu. Das, das geht nicht. Wir können uns nicht an Worst Case orientieren in unserer Tätigkeit. Man müsste das dann eben im Fall vielleicht... Natürlich wird dann jeder sagen, wir haben immer gesagt, dass wir noch zusätzliche Beatmungsplätze bräuchte und, und, und, oder Beatmungsgeräte... Zu Recht wird ja auch gesagt, für die Vorbereitung der Pandemie müssen wir so und so viel Prozent zusätzliche Beatmungsgeräte anschaffen. Aber das könnte dann keiner bedienen, und, und, und. Also das / und das wäre... die wären bis dahin dann wahrscheinlich schon wieder so veraltet, dass sie niemand mehr bedienen kann, und, und, und. Das / man muss mit dem wahrscheinlich auch kommen, was man dann hat. So schwierig das ist, und deswegen sage ich, ich will mir das nicht vorstellen. Weil das keine Konsequenz hat in der letzten... in gewisser Hinsicht. Mein Abteilungsleiter damals hat 2005, 2006 immer gesagt, was könnten wir mit dem Geld alles jetzt tatsächlich anrichten, das wir jetzt für die Medikamente ausgeben. Das können wir für Infektionskrankheiten, in der AIDS-Prävention wunderbar, oder... wie auch immer, könnte man richtig gut investieren, und da hätten die Leute wirklich was davon. Das ist immer so der Punkt, wie viele Feuerwehrautos kaufe ich tatsächlich. Und das ist... und da ist man auch immer in der Rechtfertigungsnot, wenn es dann nicht passiert oder so. Insofern war die Planung, wie wir sie gemacht haben, sehr gut, fand ich. Und auch die Entscheidung, dass wir 30 Prozent, ich hätte damals mehr gekauft, ich persönlich, mehr Impfstoff, und der Vorwurf nachher, dass das 20 Millionen Euro gekostet... Wir haben für 20 Millionen Euro Impfstoffe gekauft, und davon den größten Teil auch verworfen, aber, das konnte man vorher nicht sehen. Und, wenn man dann anschaut, jährlich werden, also bis vor paar Jahren, wurden in Niedersachsen jährlich für 20 Millionen Euro Impfstoffe, Influenzaimpfstoffe, weggeschmissen. Die haben die Kassen bezahlt gehabt, die wurden aber nicht verimpft. Da habe ich gesagt, gut, dann ist das plötzlich eine Relation, diese 20 Millionen Euro, die im Bereich des Verantwortbaren liegt. Also wenn man jedes Jahr 10 Millionen Kassengelder, 10 Millionen Euro Kassengelder weg(wirft), dann fand ich das mit den 20 Millionen für ein nicht vorhersagbares Ereignis ganz gut. Und insofern glaube ich so die Planung, wie sie laufen, wie sie läuft, dass wir Impfstoffe haben, das ist das Nonplusultra. Glaube ich.

DR Man kann ja auch / man kann sich auch nicht auf alles maximal vorbereiten, wäre auch schlecht, wenn wir an jeder Ecke ein Feuerwehrauto haben und dann gäbe es 1000 Einbrüche.

FF Ja, ja. Das ist das verrückte an dem Beispiel mit dem Piloten. Das ist ja aus einem Sicherheitsbedürfnis heraus entstanden, das Problem.[1253]

DR Ja, ja, genau. 11. September und ähnliches.

FF Genau, das ist / sonst wäre der da einfach reingegangen und hätte gesagt, was machst denn Du hier? Sondern, das ging eben nicht. Und das / das zeigt so ein bisschen das Sicherheitsbedürfnis, dass wir zweifelsohne haben / da bin ich Bevölkerungsmediziner sozusagen... oder Epidemiologe. ( ) erhöhtes Sicherheitsbedürfnis, dem entgegenzutreten, führt nicht automatisch zu mehr Sicherheit. Also es gibt dann Kollateralschäden, die unter Umständen mehr bewirken, sozusagen, nachteilige Effekte haben. Und dadurch dass die Ressourcen begrenzt sind, müssen wir irgendwie damit auskommen, und deswegen... müssen wir, also, denke ich... Was der Clou wäre in der Pandemievorbereitung, wäre ein ganz neuer Impfstoff, der / den wir nur

---

1253 FF bezieht sich auf den Absturz von Germanwings-Flug 9525 am 24. März 2015 in Südfrankreich, der durch den Kopiloten wahrscheinlich in suizidaler Absicht verursacht wurde. Die bittere Ironie an diesem Ereignis besteht darin, dass es erst das erhöhte Sicherheitsbedürfnis im Luftfahrtbereich vor allem im Zuge der Terrorismusabwehr möglich gemacht hatte, den Rest der Besatzung aus dem Cockpit auszusperren und somit den fatalen Sinkflug der Passagiermaschine einzuleiten.

noch einmal verbrauchen würden und gegen alle Influenzatypen wären wir immun.

DR Das ist so ein Dreh- und Angelpunkt der... der Influenza-Impfung, es muss immer die richtigen Virusstämme und die Subtypen treffen.

FF Und da bin ich mir / nicht sicher, ob nicht doch mehr möglich wäre.

DR Wenn Sie den finden würden, hätten Sie den Nobelpreis sicher. Vielleicht.

FF Ja, aber wir würden wesentlich weniger Impfstoff verkaufen. Aber / das wäre der Clou. Das wäre gut. Da hängen die auch dran, die versuchen das ja auch, den universalen Impfstoff. Na gut... oder auch, das wäre ja schon gut, wenn man einen hätte, der alle / wenn man auch regelmäßig impfen würde, oder so, aber der alle Typen erfassen würde. Irgendwie eine Immunantwort, der generell gegen Influenza helfen würde. Das wäre sehr, sehr gut.

DR Interessant, ja. Seit den 40ern weiß man eben, dass das jetzt noch nicht geht. Hat noch nicht... sich seit den 40ern nicht geändert. 1942, 44 war man mit den ersten Impfversuchen in der US-Army recht erfolgreich, und 1947 klappte es plötzlich nicht mehr. Das war sehr frustrierend. Ja, da hat man / da wurden dann auch die Hämagglutinin und die Neuraminidase-Oberflächenstrukturen entdeckt. Da gibt es ja verschiedene Kandidaten. Denken Sie, dass historisches Wissen über eher nicht ganz so dramatischen Pandemien z. B. von 57/58 und 68 bis 70, also diese Asien- und die Hongkong-Grippe, dass die hilfreich sein könnten, um / um sich besser vorzubereiten?

FF Dadurch, dass wir jetzt die Neuner ((Pandemie von 2009)) nicht mehr. Vorher hätte ich das schon gesagt, ja.

DR Das heißt, man versucht schon, sage ich mal in Rückgriff auf die Erfahrungen mit der Schweinegrippe von 2009/10, sich stärker abzugrenzen von historischen Pandemien. Also angenommen, folgendes Szenario, wir haben jetzt wieder so eine neue Pandemie... (wie) 2009, 2010. Diese Presse kommt und fragt, und? Wird das eine neue Spanische Grippe? Dann müsste... versucht man schon, von der Presseseite einzuschreiten oder von der Pressesprecherseite oder Sie als Experte würden dann schon versuchen einzuschreiten und sagen, Moment! Seid vorsichtig mit solchen historischen Vergleichen. Passiert das?

FF Ja, tendenziell schon. Ja, das bringt einem nicht wirklich… Ja, also, man kann das… man sieht das an der 2009er, wie relativ das ist. Also man hat das vielleicht vor Augen als Worst-Case-Szenario. Das vielleicht schon, und das wird auch immer noch herangezogen. Wie gesagt, ich fand das immer komisch, dass diese zwei anderen nicht so herangezogen wurden. Die wahrscheinlich viel realer, die… aber… die auch nicht so viel Druck erzeugt hätten, unter Umständen sagt man dann, das ging doch auch, hat kaum Jemand gemerkt. Ist ja nicht mal in den Geschichtsbüchern oder so. Das hätte natürlich auch nicht den Druck erzeugt, das muss man sagen. Den Vorbereitungsdruck. Also deswegen… Und jetzt werden wir kritisiert für unsere Vorbereitungen, die hervorragend waren, meines Erachtens. Und prompt ist man sehr zurückhaltend mit neuen Impfstoffverträgen und so, was aber nicht gut ist, sozusagen. Weil man ist ja… weil man ebenso in die Kritik kam, also man hat eben das ganz wenig… Irgendwann hatten wir den Pressesprecher mal so weit, dass er gesagt hat, gut, genau, ein Feuerwehrauto braucht man auch nicht ständig. Das muss man erst mal haben. Und Katastrophenschutz ist immer eine Investitionen in die Zukunft, und man weiß nicht, ob das Feuerwehrauto… das, das amortisiert sich wahrscheinlich, ich weiß nicht, wie häufig in so einer Gemeinde ein Feuerwehrauto ausfährt oder zu Schützenfesten. Das weiß ich nicht. Könnte man mal gucken, aber macht ja keiner. Weil das ja auch wichtig ist, punktuell.

DR Und weil auch… und weil letztendlich einmal quantifizierbarer Schaden, z. B. so eine Scheune brennt ab, und dann gibt es natürlich… geht um Menschenleben. Das darf man nicht quantifizieren, damit macht man sich ziemlich unbeliebt. Eine Millionen für… eine Katze im Baum, weiß ich nicht. Gut, dann noch eine Abschlussfrage vielleicht, hat sich, dann ist es auch noch eine Punktlandung um Zwölf ((Uhr)), hat sich Ihre Perspektive nach der Schweinegrippe-Pandemie, also sogenannten Schweinegrippe-Pandemie von 2009, womöglich dahingehend geändert, von der Einordnung der Pandemie als Großschadensereignis ein wenig abzurücken? Also, Sie hatten ja gerade gesagt, ah… nein, Vorbereitung ist wichtig, bleibt wichtig, auch nach diesem niederschwelligeren Ereignis, aber… oder plant man heute teilweise auch so, dass man sagt, ja, ich meine es könnte ja noch mal so eine 2009er kommen, also nicht so ein… heißt zwar Pandemie, ist aber nicht das Massensterben, also ist nicht ((die)) neue Pest.

FF Ja, also… / Das hat / das hat es schon geändert, wobei ich immer davon ausgegangen bin, dass man sehr flexibel reagieren muss. Also die Planungen müssen extrem flexibel bleiben, auch in der, der (Nächsten). Und das… und das wurde ja auch vorgeworfen. Ihr habt da gleich sozusagen drauf los / Eure Planungen / angeleiert und Impfstoffe bestellt, das war ja gar nicht notwendig, aber das sehr wohl notwendig, weil wir das nicht… zu dem Zeitpunkt nicht wissen konnten, dass das so endet. Weil die ersten Berichte auch deutlich dramatischer waren aus Mexiko und aus Amerika. Und deswegen, zu dem Zeitpunkt konnte man das nicht sehen, dass der Anteil der schwachen Fälle, die nicht einmal klinisch richtig auffällig waren, so gering ist. Das wusste man nicht. / Man darf keine Automatismen machen, sozusagen, dass man sagt… und das… Ich finde, das ist uns auch gelungen, das ist uns nur nicht gelungen, das zu kommunizieren, damals, dass wir sehr wohl sehr flexibel waren. Wir haben 30 Prozent gestellt und GSK hat dann wirklich gesagt, Ihr braucht nicht alles abnehmen, obwohl sie schon viel in der Produktionslinie hatten. Wir mussten dann nur noch das abnehmen, was zu dem Zeitpunkt im Dezember dann sozusagen in der Produktionslinie war. Und das fand ich dann auch… das finde ich auch nicht mehr als Recht und billig, dass man das dann macht. Wenn man das bestellt und sagt, ach ne, jetzt wollen wir das nicht mehr, und dann haben die das in der Produktion und haben da schon die Produktion umgestellt und… Das hat ja enorme Investitionskonsequenzen und wenn man nun bestellt, der muss auch die Musik bezahlen. Und… und wir waren deutlich flexibler wie die uns weismachen wollten, also wie die Öffentlichkeit das wahrgenommen haben. Die haben uns eigentlich vorgeworfen, wir hätten viel zu viel gemacht. Und ich glaube nicht, dass wir zu viel gemacht haben. Gut, die Medikamente nicht benutzt haben / Das heißt aber wie gesagt für die Zukunft nur bedingt was, wir müssen eben flexibel genug sein… bleiben. Also da bin ich ganz froh, dass wir das… also, dass wir das nicht eskalieren mussten, in den Maßnahmen. Und da haben wir schon aufgrund der Beobachtungsfähigkeit, die wir haben, unsere Beobachtungssysteme, deswegen wollen wir die auch noch weiter stärken, das wir wirklich das Szenario tatsächlich abgreifen können, wie schlimm ist es denn wirklich. Das ist ganz, ganz wichtig. Wobei / wir laufen trotzdem den Ereignissen hinterher, weil wir die Entwicklung… es gelingt uns immer noch nicht, die Entwicklung vorherzusagen. Also… obwohl wir hier… wir können jetzt schon in der saisonalen Grippewelle kann man sagen, an Ostern ist es vorbei, mit den Osterferien ist es vorbei. Das kann man so sagen. Aber man kann nicht im Vorfeld, wenn wir da noch mehr Mechanismen hätten, wie man das voraussagen kann aufgrund des Ist-Zustandes, das kann man nicht. Und das ist das Spannende, auch in der Pandemie. Wir werden immer in die Situation kommen, dass wir Entscheidung treffen müssen, trotz Unsicherheiten.

DR Das ist auch eine interessante Frage, gibt es die Möglichkeit… gibt es irgendwie ein Ansatz dazu, diese Unsicherheiten, oder ich glaube in der Wissenschaftssoziologie
oder der Wissenschaftsgeschichte gibt es auch den Begriff des Nichtwissens, das ist so eine eigene Komponente… eine eigene Analysekategorie. Gibt es irgendwie eine Überlegung, wie man das kommuniziert kann? Ich meine, dass man an die Öffentlichkeit… Man kann schlecht… wahrscheinlich schlecht an die Öffentlichkeit gehen und sagen, wir wissen das eigentlich gar nicht so genau. Wir machen es auf Verdacht und so was. Das ist… das gibt wahrscheinlich schlechte Schlagzeilen.

FF Aber das ist auch Teil der Kommunikationsstrategie. Ich glaube das steht sogar in dem Pandemieband / oder Herr Leidel sagt das immer, das ist einer… der STIKO[1254]-Vorsitzende, dieses… es gibt irgendwie so ein Spruch / mit Unsicherheit. Und das muss man schon auch, man muss auch die Unsicherheiten, das… Klar, ( ) was wissen wir, was nehmen wir… was ist unsere Grundlage für unsere ( ) und was wissen wir nicht. Aber das eben… das Nichtwissen kann in beide Richtungen gehen, und das ist tatsächlich… das ist echt schwierig. Weil Experten, dass die jetzt sagen, ich weiß das nicht, ist natürlich… kommt nicht… Da haben Sie schon Recht, das kommt nicht gut, aber man muss das… ganz, ganz wichtig in der Kommunikationsstrategie, was wissen wir nicht, und… / Und warum machen wir es trotzdem, so.

DR Das wäre noch eine Optimierungsfrage, die man noch…

FF Ja, ja, das wäre eine Optimierungsfrage.

1254 Die am RKI angesiedelte Ständige Impfkommission, welche Impfempfehlungen erarbeitet.

DR Wenn Wissenschaftler in der Öffentlichkeit auftreten, dann erwartet man, das die Wissen offerieren, und nicht… sonst wären es ja Nichtwissenschaftler. Das ist halt eine Erwartungshaltung.

FF Z. B. / hier dieser MERS-Corona-Fall in Osnabrück / aufgrund dessen, dass der hier auftritt, können wir hier Wissen generieren, das wir in Saudi-Arabien nicht hinkriegen, weil wir wirklich sagen, wie ansteckend ist es denn wirklich von Mensch zu Mensch oder so, das kann man da unten nicht feststellen, weil man nicht weiß, gibt es irgendwo anders eine Ansteckungsquelle. Deswegen ist auch der Beginn von so einer Pandemie ganz, ganz wichtig. Um da wirklich herauszukriegen, ja wer steckt sich da denn alles an, und wie krank sind die denn und so. Also da kann man dann schon relativ aufgrund von spezifischen Studien, ganz frühe Studien / eine Vielleicht-Aussage treffen, ganz früh. Also deswegen muss man tatsächlich vor Ort sein, und deswegen ist auch die generell Influenza-Forschung oder Influenza-Surveillance extrem, extremst wichtig, dass das mit dann in so einem Szenario funktioniert.

DR Klar, im Anfangsstadium…

FF Da haben wir nur Einzelfälle, und da ist das ganz, ganz spannend, wie es sich denn ausbreitet.

DR Als meine Freundin das gehört hat mit dem MERS, da war sie gleich… Oh nein, nicht schon wieder die Kamele, kriegen wir das jetzt hier auch? Ich habe schon ein bisschen die Angst in ihren Augen gesehen.

FF Infektionskrankheiten sind immer Angst auslösend. Weil wir denen ausgeliefert sind.

DR Eben, eben. In einer globalisierten Welt, haben Sie gerade schon gesagt, Flugzeuge die das umher tragen in Nullkommanichts, da kann man schnell von Ereignissen überholt werden.

FF Also die Ausbreitung der Pandemie 2009 war phänomenal. Das war unglaublich.

DR Das war eine größere Beschleunigung. Und das war ungefähr das, was in den 70er Jahren ein Historiker voraus gesagt hat. Der hat so etwas geschrieben wie: Imagine a plane hitting this and this airport with (380) miles per hour… und schon ist der Virus da. Nun ja, herzlichen Dank, ich glaube, das wäre es jetzt auch erst mal.

Abbildungsverzeichnis